U0359227

国家出版基金项目
NATIONAL PUBLICATION FOUNDATION

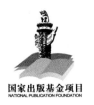

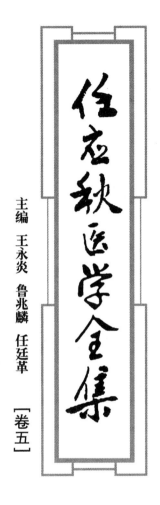

任应秋医学全集

主编 王永炎 鲁兆麟 任廷革 ［卷五］

中国中医药出版社
·北京·

图书在版编目（CIP）数据

任应秋医学全集/王永炎，鲁兆麟，任廷革主编．—北京：中国中医药出版社，2015.1

ISBN 978 – 7 – 5132 – 2115 – 3

Ⅰ.①任…　Ⅱ.①王…　②鲁…　③任…　Ⅲ.①中国医药学 – 文集　Ⅳ.①R2 – 53

中国版本图书馆 CIP 数据核字（2014）第 253130 号

中 国 中 医 药 出 版 社 出 版

北京市朝阳区北三环东路 28 号易亨大厦 16 层

邮政编码　100013

传真　010 64405750

北京天宇万达印刷有限公司印刷

各地新华书店经销

*

开本 710 × 1000　1/16　印张 456.75　字数 7600 千字

2015 年 1 月第 1 版　2015 年 1 月第 1 次印刷

书号　ISBN 978 – 7 – 5132 – 2115 – 3

*

定价　1980.00 元（全 12 册）

网址　www.cptcm.com

总目录

中医各家学说研究

中医各家学说及医案选讲义
宋元明清

中医各家学说及医案选
中级讲义

中医各家学说讲义

9

中医各家学说研究

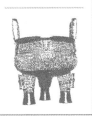

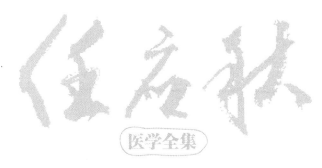

医学全集

中医学院试用教材

中医各家学说及医案选讲义

宋元明清　1960~1961年

绪　言

　　中国医药学是一个伟大的宝库，它包含着中国人民长时期同疾病做斗争的丰富经验和理论知识，其中具有大量的科学性精华，越来越多的事例证实了中医中药在人民卫生事业中所起的重大作用。

　　我国历代劳动人民和其中无数的有代表性的医药学家，在以他们的毕生精力献身于维护人民健康的医疗活动中，创造并发展了中国医药学。其中富有独创性的各医学家的学说和医案，就是反映中国医药学中科学性精华部分的一个重要方面。因此，系统地、重点地学习和研究各家学说和医案，不仅是继承发扬、整理提高祖国医学遗产中的一项重要工作，而且对于提高当前的医学理论技术水平，更好地为社会主义建设事业服务，也有巨大意义。

　　我国医学学术的发展，远在春秋战国时期就已自发而成功地运用古代朴素的辩证唯物主义思想，创建了阴阳五行学说，以此为指导，总结了当时及之前的医疗实践经验，著成《内经》一书。嗣后，历代医药学家在理论密切联系实际的基础上，在临证实践与理论研究辩证统一的基础上，根据《内经》的理论原则，不断有了新的发展和成就。如《黄帝八十一难经》《黄帝内经太素》，以及全元起、杨玄操、王冰等注释的《素问》，都是从各个不同角度去阐发《内经》所提出的理论；特别是东汉张仲景在《内经》的理论原则指导下，结合临证经验，创造性地发展了辨证施治的方法和理论，著成《伤寒论》等书，为后世医家所师法。两宋以后，各家学说纷起竞立，各家医案也愈积愈多，而方治必须以理论为指导的问题，尤为各家所重视。如北宋的儿科名医钱乙，在他的著作中，结合临证治疗，竭力申说五行生克之理；宋末时的刘完素提出，掌握医学必须首先穷究阴阳变化之道，所以他在畅发病机变化的时候，处处贯彻了《素问》五运六气诸理。以后，张元素、张从正、李杲、朱震亨诸大家相继而起，无不以《内经》的阴阳五行学说为理论指导，各就所长，提出了许多独到的医学见解。明清以后，温病学说的发展更为突出，在丰富对热性病治疗方法的同时，也大大地提高了指导临证实践的医学理论。

　　如上所述，可见我国医学体系的形成和发展，是在实践、认识、再实践、再认识的发展过程中形成和发展的。而各家学说和医案，正是这个发展过程中所积累的理论和经验的结晶。因此，认真地学习和研究各家学说和医案，对于深入了解中国医药学理体系和医疗经验是很必要的。

为了避免授课内容重复，宋代以前的重要论述，如《内经》《伤寒论》等，以及历代专门研究内经学、伤寒学的各家论说，因有《内经》《伤寒》等专门课程讲授，所以，本讲义不另选述；同样，温病学说也有专门课程讲授，故本讲义所取材料中，除了一部分为了阐明个人学术见解而必须涉及的以外，凡专治温病学的各家，也不选述。

本讲义选列的宋元医家，计有钱乙、许叔微、陈自明、刘完素、张元素、张从正、李杲、朱震亨等八家，王好古、罗天益因均法李杲之学，故附述于李杲之后；王履、汪机因均传朱震亨之学，故附述于朱震亨之后。所选列的明代医家，计有张介宾、李中梓、赵献可（献可所持的"命门"学说，因颇同于张介宾，故在介绍张介宾之后附及）三家；所选列的清代医家，计有喻昌、张璐、徐大椿、王清任、王泰林、吴师机、唐宗海等七家。以上共二十二家。这些医家，在各个不同时期先后在学术上都做出了很大的贡献，并各具一定的代表性。

本讲义的主要内容，是介绍各家的学术思想和其基本内容，并加以分析与讨论。对于其中实践意义较大的，则更予详述，以期有助于临证的应用。各家医案，亦尽量选取与其所主张的学术理论互有发明者，以便两相印证，更易领会其精湛所在；如本人无适当医案可选，便附以可以作为借鉴的他家医案；如两者均不可得，则暂时不列。至于产生各家学说的时代背景，以及有关各个医家的身世经历，因属医学史研究的范围，本讲义也就从略了。

我们的主观愿望，虽如上述，但因限于我们的理论水平和分析能力，对所选各家学说和医案，难免不够全面，内容分析，也未必尽妥，因而迫切地希望各地读者在教学实践过程中，不断发现问题，不断提出意见，以便今后修正提高。

钱　乙

钱乙，字仲阳，宋，东平人，约生于 1023 — 1104 年，是一位著名的儿科大家。钱氏著有《小儿药证直诀》，是继《千金要方·少小婴孺方》以后的第一部幼科专书。他的学术成就，主要的有以下两个方面。

五脏辨证

脏腑分证，最先见于《内经》中的"风论""痹论""痿论""欬论"等篇文献，至《难经》《金匮要略》《中藏经》《备急千金要方》而渐有发展。然诸家所论，以叙述成人疾患为多，惟钱乙体会到小儿为稚阳之体，脏腑柔弱，易实易虚，一旦疾病发生，所反映的脏腑症状，至为繁复，故尤当细辨。他认识到小儿体质的这一特点，便根据《内经》五行理论，结合自己经验，总结出以"五脏"为纲的儿科辨证方法。钱氏这一辨证体系的构成，并不局限于内伤杂病，同时也广泛地适用于六淫外感诸疾。由于五脏性能不同，若被外邪侵袭，发生病变亦必不同，所现症状自然也不一致。

如"心"，属火而主神明。遇骇异必惊从内生，若为邪热所扰，亦可发惊、发悸；火热有余，心阳太亢，则多见身热、喜饮；心为木之子，子能令母实，心热过盛，则往往火炽生风，引起肝风蠢动而发为哭叫、抽搐；心阴不足，则必心失所养，神失所依而悸动不安。所以《小儿药证直诀·五脏病》指出心病的主症为："多叫哭，惊悸，手足动摇，发热，饮水。"又辨别心病虚实说："心主惊，实则叫哭发热，饮水而摇（一作搐），虚则卧而悸动不安。"（《小儿药证直诀·五脏所主》）

"肝"属木，主筋，其声呼，目为肝之窍。肝阳有余，则直视、呼叫，肝阴被伤，筋失涵养，则现颈项强急等症；肝气郁结，欲得舒展条达之性，则呵欠频作，郁甚则猝倒闷绝，人事不醒；若肝阴不足而导致肝阳偏胜，亦可变生虚风，出现咬牙啮齿等状，似有余之象；阳留于上，阴积于下，阴阳失交，上下相引则为欠气（参看《灵枢·口问》）；肝热则风动于外，如抽风发搐等是；湿则风生于内，如肠风便血等是。所以《小儿药证直诀·五脏病》指出肝病的主症为："哭叫目直，呵欠顿闷，项急。"又辨别肝病虚实说："肝主风，实则目直大叫，呵欠项急，顿闷；虚则咬牙多欠气，热则外生气，湿则内生气。"（《小儿药证直诀·五脏所主》）

"脾"属土，能为胃行其津液，而主四肢肌肉。脾湿有余，失其运化之职，则肢体不能受气于胃而感到困倦，身重沉沉欲睡；若为邪热所蒸，则为遍体发热，口渴欲饮；脾土不足，清气下陷，则下为泄泻；若被肝邪所乘，每致发为慢脾惊一类的虚风。所以《小儿药证直诀·五脏病》指出脾病的主症为："困睡泄泻，不思饮食。"又辨别脾病虚实说："脾主困，实则困睡，身热饮水，虚则吐泻生风。"（《小儿药证直诀·五脏所主》）

"肺"属金，主气。肺气有余，则喘满闷乱；肺家有热者，口渴欲饮；肺热不甚，或有停饮者，不欲饮水；肺气不足，则气息不利，甚或出气多于入气。所以《小儿药证直诀·五脏病》指出肺病的主症为："闷乱哽气，长出气，气短喘息。"又辨别肺病虚实说："肺主喘，实则闷乱、喘促，有饮水者，有不饮水者，虚则哽气，长出气。"（《小儿药证直诀·五脏所主》）

"肾"属水而主藏精，是人体真阴、真阳之所在。小儿阳气未盛，阴亦未充，故肾病实证甚少。肾虚，精不能上注于目，则目无精光而羞明；精不内渗于骨，则骨节沉重。钱氏认为，只有疮疹黑陷属肾实，因为疮疹之所以黑陷，实由于肾阴的枯涸，而肾阴之所以枯涸，实由于火热亢盛的缘故。所以《小儿药证直诀·五脏病》指出肾病的主症为："无精光，畏明，体骨重。"又辨别肾病虚实说："肾主虚，无实也，惟疮疹，肾实则变黑陷。"（《小儿药证直诀·五脏所主》）这都是说肾病实少虚多。

钱氏的五脏辨证体系，虽说渊源于《内经》《难经》《金匮要略》等书，但从他所选列的五脏主症来看，与上述诸书内容已有很大的不同。其不同处，正是结合小儿特点而发展了前人理论的地方。钱氏学术体系既以五脏为纲，因而他在临证时亦概从五脏分证着眼。例如他论面部诸症时说："左腮为肝，右腮为肺，额上为心，鼻为脾，颏为肾；赤者热也，随证治之。"又论目内症说："赤者心热，导赤散主之；淡红者心虚热，生犀散主之；青者肝热，泻青丸主之，浅淡者补之；黄者脾热，泻黄散主之；无精光者，肾虚，地黄丸主之。"这都是诊断五脏热病的察色方法，前者基本上采用了《素问·刺热》的理论，后者发展与充实了《灵枢·五阅五使》关于"肝病者，眦青；

脾病者，唇黄；心病者，舌卷短，颧赤；肾病者，颧与颜黑"等理论。又如钱氏论诸疳时，虽明言都由伤亡津液、脾胃虚弱所致，但又根据各个不同的形症分成了心、肝、脾、肺、肾、筋、骨七种类型。此外，如论疮疹，他认为五脏各有一症：肝为水疱，肺为脓疱，心为斑，脾为疹，归肾则皆变黑而难治。所有这些，都是运用五脏辨证体系的具体例子。

这里必须说明，钱氏虽很强调五脏分证，但并不等于分裂五脏之间的关系，相反的，他极重视五脏间的相互影响。例如肝病发于秋，他认为是肝强反侮肺，治宜补肺泻肝；肺病发于春，是肺强乘肝，治宜泻肺；心病见于冬，是心强反侮肾，法当补肾治心；肾病见于夏，是肾邪凌心，法当治肾。（参看《小儿药证直诀·五脏相胜轻重》）钱乙这种诊治方法，不但可以说明他清楚地看到了五脏是个相互联系的整体，同时还反映了他非常注意四时五行对人体的影响。不过应该注意，钱氏这一五脏相胜诊治原则，固然有他一定的正确性，但也有一定的片面性，因为他仅仅谈到了脏气有余所引起的病变，并没有提到因不足而造成的疾患。因此运用这一方法时，必须全面参合脉症进行诊断，才能得出正确的结论，而不犯虚虚实实之戒。

调制方剂

小儿为稚阳之体，阴气未盛，阳气柔弱，过用香窜，不但足以耗阴，且亦易于损阳。而宋代医家，往往习用"香燥"之药，钱乙处于这样的历史条件下，便促使他在"柔润"方面下了很大工夫。例如地黄丸之治肾虚失音、囟开不合；泻白散之治肺盛气急喘嗽；导赤散之治心热咬牙、小便赤；阿胶散之治气粗喘促；白术散之治呕吐、泄泻而致津液枯竭之烦渴、躁、但欲饮水等。皆足以看出其使用柔润药的精纯手法。

不仅如此，钱乙还善于巧妙地化裁古方以为今用。如他的异功散，只在四君子汤中加陈皮一味，以收温而不燥、补而不滞之功；豆蔻香连丸，于香连丸中只加肉豆蔻一味，取其醒脾消食、清热调气之效，用于小儿伤食泄泻、腹胀痛、发热最为适合。

钱氏既重五脏分证，又以小儿脏腑柔弱易虚易实易寒易热，故在治疗上处处能照顾到五脏的寒热虚实，并制有补泻各方。如肝实有泻青丸，肝肾虚有地黄丸，心实重则用泻心汤，轻则导赤散，心虚用安神丸，脾实泻黄散，脾虚益黄散，肺实泻白散，肺虚阿胶散。这又反映了他在调剂处方方面重视病情虚实寒热的特点。

钱乙的学术思想，对于后世影响很大，继承其儿科成就的代表人物有明代薛铠、薛己父子。五脏补泻诸方，极为南宋张元素所喜用。钱氏从金匮肾气丸化裁而成的六味地黄丸，给后世倡导养阴者有一定的启发作用，如朱丹溪的大补阴丸、滋阴大补丸都由此方脱化而来。薛立斋推本方为治疗肾阴不足所引起一切疾病的良药；赵养葵以六味丸作为补养命门真水之专剂。于此可见，钱乙学术思想影响所及，不限于儿科方面，以目前来说，他的五脏补泻诸方，仍为临床上所广泛应用。

钱氏有这样的成就，不可否认，他是一位杰出的儿科学家。但若从他整个思想体系来看，也并不是完美无缺的。如他所说"肾主虚"，但在治疗上仅仅强调小儿纯阳而重视了肾阴虚的一面，并没有指出肾阳虚的处理方法，显然是有所偏颇，以致后人认为钱氏开辟了后世"滋阴派"的先河。不过，钱乙所制的六味地黄丸，虽有熟地的滋补，但又有茯苓、泽泻的渗利，还不能说这是养阴的典型方剂。

钱乙医案

治　惊

治惊搐 1

四大王宫五太尉，因坠秋千发惊搐，医以发热药治之不愈。钱氏曰：本急惊，后生大热，当先退其热。以大黄丸、玉露散、猩猩丸，加以牛黄、龙、麝解之。不愈。至三日，肌肤上热。钱曰：更二日不愈，必发斑疮，盖热不能出也。他医初用药发散，发散入表，表热即斑生。本初惊时，当用利惊药下之，今发散，乃逆也。后二日果斑出。以必胜膏治之，七日愈。（《小儿药证直诀·记尝所治病二十三证》）

按：小儿惊风，有虚实之别。急惊属实属热，发病急；慢惊属虚属寒，发病缓。此则案中明言急惊，其证属实属热无疑。病虽得于惊恐，然发病之先，可能早为外邪所袭，堕坠惊恐，只是此病的诱因罢了。惊则气乱，恐则气下，气机紊乱，升降失常，则心火不能下交，肾水不能上济，心肾不交，水火不济，阴阳一有偏胜，则外邪乘机而发。肾不濡润肝木，则肝阳偏亢而生风，风动惊搐乃作。前医失察，误用辛温发表，热不得泄，而阴液愈伤，虽经钱乙用"大黄丸""玉露散"之养阴柔肝泄热，"猩猩丸"之安神镇惊祛风，复加"牛黄""麝香"以清心开窍，终因邪热郁于肌肤不得发泄而形成斑烂疮。"必胜膏"之所以能愈此疾，主要是取"李子"酸寒能去瘤热的作用。

治惊搐 2

皇都徐氏子，三岁，病潮热。每日西则发搐，身微热而目微斜，反露睛，四肢冷而喘，大便微黄。钱与李医同治。钱问李曰：病何搐也？李曰：有风。何身热微温？曰：四肢所作。何目斜露睛？曰：搐则目斜。何肢冷？曰：冷厥必内热。曰：何喘？曰：搐之甚也。曰：何以治之？曰：嚏惊丸鼻中灌之，必搐止。钱又问曰：既谓风病，温壮搐引，目斜露睛，内热肢冷，及搐甚而喘，并以何药治之？李曰：皆此药也。钱曰：不然！搐者肝实也，故令搐；日西身微热者，肺热用事，肺主身温且热者，为肺虚，所以目微斜；露睛者，肝肺相胜也；肢冷者，脾虚也。肺若虚甚，用益黄散、阿胶散。得脾虚证退，后以泻青丸、导赤散、凉惊丸治之。后九日平愈。（《小儿药证直诀·记尝所治病二十三证》）

按：本案与前例不同，既非急惊，又非慢惊，而是虚实互见的抽搐病。如潮热、抽搐，虽属实证，但热不甚重，目微斜、反露睛、四肢冷而喘、大便微黄等，又是脾肺两虚，此实肝木有余的乘脾侮肺之证。故用"益黄散""阿胶散"，先补脾肺之虚；又用"泻青丸""导赤散"再泻心肝之实；泻心者，实则泻子之义。"凉惊丸"用硼砂、粉霜、郁李仁、轻粉、铁粉、牵牛、腊茶等药，镇坠涤痰；不用脑麝，不犯香窜耗气燥液之弊，于肺阴不足之惊搐，尤为恰当。

治吐泻慢惊

东都王氏子吐泻，诸医药下之，至虚，变慢惊，其候睡露睛，手足瘈疭而身冷。钱曰：此慢惊也，与瓜蒌汤。其子胃气实，即开目而身温。王疑其子不大小便，令诸医以药利之。医留八正散等数服，不利而身复冷。令钱氏利小便。钱曰：不当利小便，利之则身冷。王曰：已身冷矣，因抱出。钱曰：不能食而胃中虚，若利大小便即死，久即脾胃俱虚，当身冷而闭目，幸胎气实而难衰也。钱用益黄散、使君子丸四服，令微饮食；至日午，果能饮食。所以然者，谓利大小便，脾胃虚寒，当补脾，不可别攻也。后又不语，诸医作失音治之。钱曰：既失音，开目而能饮食，又牙不紧而口不紧也，诸医不能晓，钱以地黄丸补肾，所以然者，用清药利小便，致脾肾俱虚，今脾已实，肾虚，故补肾必安。治之半月而能言，一月而愈也。(《小儿药证直诀·记尝所治病二十三证》)

按：病起上吐下泻，脾胃先虚可知，诸医失察，复用利下药重虚其虚，致使肝木得以乘虚进袭脾胃而致风从内生。症现瘛疭、身冷、睡中露睛，知是内外虚寒而非热甚生风；内外虚寒的慢惊，治当温振中阳，"理中汤"为必用之方；而钱乙云用"瓜蒌汤"以实胃气，颇难置信。因为本方主要是由"瓜蒌根""白甘遂"组成，以寒凉之药而治虚寒之证，药证不符，所以"李时珍"对此亦甚怀疑，认为此方用于阳证则可，用于阴证，殊不恰当。(见《本草纲目》) 或有错简，缺以待考。

其小便不利，正是脾胃新虚，未复转输常职，与"张机"所谓"小便不利者，亡津液故也""不大便，以为津液内竭"为同一意义。奈前医以"八正"利水，无怪其小便不利而身体复冷。钱乙用"益黄散""使君子丸"，令微饮食，是"虚则补之"的对症疗法。旋又不语，明系下虚，液失上潮。此所以诸医作失音治之不愈，而钱氏用"地黄丸"补肾告愈。

以上三案，虽然同是"惊"证，然其间有虚实寒热的差别，钱乙根据不同情况，采取不同措施，结果均获痊愈。据此已可窥见其治惊心得之一斑。钱氏这种治惊经验的累积，不但发展了前人理论，并在治疗上给后世开辟了更宽的思路。

治　热

肺热

东都张氏孙九岁，病肺热，他医以犀、珠、龙、麝、生牛黄治之，一月不愈。其症嗽喘闷乱，饮水不止，全不能食，钱氏用使君子丸、益黄散。张曰：本有热，何以又行温药？他医用凉药攻之，一月尚无效。钱曰：凉药久则寒不能食，小儿虚不能食，当补脾，候饮食如故，即泻肺经，病必愈矣。服补脾药二日，其子欲饮食，钱以泻白散泻其肺，遂愈。张曰：何以不虚？钱曰：先实其脾，然后泻肺，故不虚也。（《小儿药证直诀·记尝所治病二十三证》）

按：此症嗽喘、闷乱、饮水不止，肺家明有蕴热。服凉药经月，不但不效，而反全不能食，是因久用凉药，损伤脾气使然。脾气一虚，则必散精失职而肺失所养，肺津不足，郁热有加，欲借水液自救，故饮水不止；肺热不除，则嗽喘、闷乱何能自退。于此可见，此证病本在肺，经一月误治而伤及脾土。所以钱乙先用"使君子丸""益黄散"补脾，候其脾气来复，饮食如故，再以"泻白散"泻其肺家蕴热。此病早投"泻白散"，本可热退喘平，奈先以犀、珠、龙、麝等重坠耗真之药诛伐无辜，故病未去而新病复作；钱氏不治肺而先治脾，是本"急则治标"的原则。

脾虚发热

朱监簿子五岁，夜发热，晓即如故。众医有作伤寒者，有作热治者，以凉药解之不愈。其候多涎而喜睡，他医以铁粉丸下涎，其病益甚，至五日，大引饮。钱氏曰：不可下之。乃取白术散末一两煎汁三升，使任其意取足服。朱生曰：饮多不作泻否？钱曰：无生水不能作泻，纵泻不足怪也，但不可下耳。朱生曰：先治何病？钱曰：止渴治痰、退热清里，皆此药也。至晚服尽，钱看之曰：更可服三升。又煎白术散三升，服尽得稍愈。第三日又服白术散三升，其子不渴无涎。又投阿胶散二服而愈。（《小儿药证直诀·记尝所治病二十三证》）

按：此病夜发热而晓如故，显非外感之热可知，无怪众医作伤寒、作热治之而病仍不愈。喜睡者脾不散精，多涎者土不制水，则病属脾气虚弱无疑；用"铁粉丸"下涎者，是重虚其虚，故其病情有增无减。钱乙取"七味白术散"，一以健脾，一以升津，使脾胃得复升降之权，则虚热不治自退；末投"阿胶散"，滋其水之上源，仅是善后而已。

医案小结

　　以上诸案，颇能反映钱乙学术思想的整体观念。上面谈过，钱乙的学术特点，是以五脏分证，但他并不割裂五脏之间联系，因此在临证时不但不孤立地看待某一脏器的病变，相反的，很注意五脏间的相互影响。例如第二案，病的根本所在是肝，因其影响了肺脾二脏，所以在泻肝之前，先补脾肺。又如第四案，证候集中在肺，但主要关键已转移到脾，因之先补其脾，后泻其肺。诸如此类的病案，在《小儿药证直诀》中并不少见。仅此数案足以反映钱氏学术思想中重视整体观念的特点了。

许叔微

　　许叔微，字知可，生于宋元丰三年（1080），真州白沙人，曾中绍兴进士，故又称许学士。著有《伤寒百证歌》《伤寒发微论》《伤寒九十论》三种，并选集生平经验方三百余首，编成《类证普济本事方》十卷。

　　许氏治医学颇重视辨证。他说："伤寒治法，先要明表里虚实，能明此四字，则仲景三百九十七法，可坐而定也。"他之所以这样强调辨证，与当时医学界的情况是有关系的。因为晋、唐以来的医家，多侧重于搜残补缺、荟萃方药、义疏经论等方面。到了宋初，这种学风不仅仍然盛行，而且还偏于对"五运六气"的研究，从而忽视了实践中的辨证施治。当时有些医家，目睹这种理论脱离实际的严重情况，就开始着重对仲景《伤寒论》的研究，如庞安时的《伤寒总病论》、朱肱的《南阳活人书》、韩祗和的《伤寒微旨》等，都是阐发《伤寒论》辨证施治的著作。许叔微研究《伤寒论》的论著三种，自然也不例外，他在《伤寒百证歌》中，几乎没有一症不是从辨证角度来进行分析归纳的。兹将他在医学上的成就分作两部分介绍如下。

对辨证的阐发

　　许叔微认为，《伤寒论》虽以三阴三阳分证，但足以分析病情、取决治

任应秋 医学全集

则的关键，还在于阴阳、表里、寒热、虚实。然八者之中，尤以"阴阳"为纲而统括其他六变，因而阴阳不辨，便无法进一步分析表里、寒热、虚实。例如"三阳"为阳，而阳热之证莫盛于"阳明"；"三阴"为阴，而阴寒之证莫盛于"少阴"。所以他说："发热恶寒发于阳，无热恶寒自阴出；阳盛热多内外热，白虎相当并竹叶；阴盛寒湿脉沉弦，四逆理中为最捷；热邪入胃结成毒，大小承气宜疏泄。"（《伤寒百证歌·伤寒病证总类歌》）这就指出：阳、热、实的典型病证，是"白虎承气证"；阴、寒、虚的典型病证，是"四逆理中证"。至于辨别表里，表证一般都指太阳，固然比较简单，而里证则有阴阳之别，在阳专指阳明腑证，在阴则总赅太阴、少阴、厥阴。所以他说："身热恶寒脉又浮，偏宜发汗更何求。"（《伤寒百证歌·表证歌》）"不恶寒兮反恶热，胃中干燥并潮热，手心腋下汗常润，小便如常大便结，腹满而喘或谵语，脉沉而滑里证决；……三阴大约可温之，积证见时方发泄，太阴腹满或时痛，少阴口燥心下渴……"（《伤寒百证歌·里证歌》）

阳证，属热、属实；阴证，属寒、属虚。这是辨证的最基本理论，然临证所见，并不如此单纯。例如同一实证，有表实、有里实；同一虚证，有表虚、有里虚；同一热证，有表热、有里热；同一寒证，有表寒、有里寒；甚至有表里俱寒，有表里俱热，有表热里寒，有表寒里热。凡此种种，都是临证必须掌握的具体问题。因此许氏又进一步辨别表里寒热虚实说："病人身热欲得衣，寒在骨髓热在肌；病人身寒衣褛退，寒在皮肤热在髓。脉浮而缓表中虚，有汗恶风腠理疏，浮紧而涩表却实，恶寒无汗体焚如；脉沉无力里虚证，四逆理中为对病，沉而有力紧且实，柴胡承气宜相应。"（《伤寒百证歌·表里虚实歌》）他在这里概括了《伤寒论》表热里寒、表寒里热、表虚表实、里虚里实的辨证治疗规律，并给后人辨别表里、虚实、寒热等错综复杂症候以一定的启发。

不仅如此，临证时还有寒极似热、热极似寒、真寒假热、真热假寒之证，最属难辨，毫厘之差，生死反掌。诚如许氏所说："烦躁面赤身微热，脉至沉微阴作孽，阴证似阳医者疑，但以脉凭斯要诀，身热里寒阴躁盛，面戴阳兮下虚证。"（《伤寒百证歌·阴证似阳歌》）这是阴极似阳证。又："小便赤色大便秘，其脉沉滑阳证是，四肢逆冷伏热深，阳证似阴当审谛。"（《伤寒百证歌·阳证似阴歌》）这是阳极似阴证。由此可见，寒热真假之辨，其不同竟有如此。若能隅一反三，临证时自能左右逢源。

以上所举的例子，都是对于病的辨证方法。另外，他对每一症状，也无不从辨证的角度来进行分析，如"发热"有阴阳之辨，"发厥"有寒热之分，"烦躁"有虚实之别，"恶寒"有表里之异等等。可见《伤寒论》经过许氏加工以后，不但没有打乱原有的理论体系，而且经过这样简明扼要的歌咏，更显出了仲景的辨证施治的特点。

许氏不只善辨伤寒，即对杂病辨证也有其独到之处。例如"气中"和"中风"，在他以前，很少有人做过详细的鉴别。他认为，气中多得于暴喜伤阳、暴怒伤阴、忧愁失意之后，所现症状虽然酷似中风，有痰涎潮涌、神志昏塞、猝然倒仆、不省人事、牙关紧闭等症，但中风是正气先虚而后为邪中，气中则正本未伤，亦未中邪，仅因情志妄动，自身气血的一时厥逆所致，故无口眼㖞斜、半身不遂等症。他还认为，如果上逆之气复还于下，也可不治自愈，若误作中风用药，而徒用攻邪之品，反足损伤正气而造成死亡。（参看《本事方·卷一·中风肝胆筋骨诸风》）这是他反复实践的经验总结，临证时不可忽视。

许氏不但长于辨证，而且还精于辨脉，他深信脉之形态动静，颇能判断病之在表在里、在脏在腑、在气在血，以及邪正盛衰、吉凶生死等等。他说："脉静人病内虚故，人安脉病曰行尸；右手气口当主气，主血人迎左其位，气口紧甚食必伤，人迎紧盛风邪至；数为在腑迟为脏，浮为在表沉在里；脉浮而缓风伤营，浮紧兼涩寒伤卫；脉微大忌令人吐，欲下犹防虚且细；沉微气弱汗为难，三者要须常审记；阳加于阴（风伤营）有汗证，左手沉微却应未；趺阳胃脉定死生，太溪肾脉为根蒂，脉来六至或七至，邪气渐深须用意；浮大昼加并属阳，沉细夜加分阴位；九至以上来短促，状若涌泉无人气；更加悬绝渐无根，命绝天真当死矣。"（《伤寒百证歌·伤寒脉证总论歌》）这是临证切脉大法，虽为伤寒而设，但对于杂病的诊断也有同样帮助。从《伤寒百证歌·伤寒脉证总论歌》中可以看出，许氏的学术思想相当重视肾与脾胃，他认为肾是一身之根蒂，脾胃乃人体生死所系之处。并考其实际，他重视肾气尤甚于重视脾胃之气。其所以这样，是因为他认为，腰肾气盛，是为真火，上蒸脾胃，才能变化饮食，分流水谷从二阴出，精气入骨髓，荣卫行血脉，然后能营遍全身。所以他温脾健脾主张"常须暖补肾气"（参看《本事方·卷六·八味肾气丸论证》）；再从他的"温脾汤""实脾散"等方（方见《本事方·卷四》），喜用"附""桂"一类温肾之药，亦足以反映他治肾重于治脾的主导思想。

许氏虽甚主张暖补肾气，但他却反对使用刚燥之药（肾恶燥）。他认为，如"硫黄""钟乳""炼丹"等刚燥之剂，用以助阳补接真气则可，若用以补肾，正是肾之所恶，因此古人制方益肾，都取滋润之药，如"金匮肾气丸""深师增损肾沥汤"，皆用"地黄"为主，这才是补肾的正法（见《本事方·卷二》）。

治疗上的成就

许叔微极推崇《伤寒论》辨证的学术思想，因之仲景的施治法则也很自然地成为他临证取法的主要依据，试观《伤寒九十论》所记载的医案，即可清楚地证明这点。不过这九十个医案虽足以反映他运用古方的心得，但不足以说明他治疗方面的成就。许叔微在治疗上的成就，应该说是善于运用前人制方法度，机动灵活地化裁古方。

例如他的"真珠丸"，主治肝经因虚内受风邪，卧则魂散而不守，状若惊悸，是由《金匮》中"酸枣仁汤"化裁而来。"酸枣仁汤"用"酸枣仁"为君，以补肝阴之虚，略加"川芎"调血养肝，"茯苓""甘草"培土生血以荣木，"知母"降火以除烦，这仅是平调土木之剂。而"真珠丸"则取"真珠母""龙齿"二味直入肝经，以镇飞扬浮越的神魂；用"枣仁""柏子仁"补肝肾之阴虚；"当归""地黄"补血养肝；"人参""茯神"培土荣木；"犀角"凉血清火以除烦；"沉香"微温，行气不伤气，温中不助火，能扶脾达肾，摄火归源。这显然是许氏发展了仲景理论并在实际治疗中向前推进了一步。

又如他用"破阴丹"（硫黄舶上者、水银各一两，陈皮去白、青皮去白各半两末；先将硫黄铫子内熔，次下水银，用铁杖子打匀，令无星，倾入黑茶盏内，研细，入二味匀研，用厚面糊丸，如桐子大，每服三十丸；如烦躁，冷盐汤下；如阴证，冷艾汤下）主治阴中伏阳，六脉沉伏不见，深按至骨，则沉紧有力，症见头疼、身温、烦躁、指末皆冷、中满、恶寒等症。这个方剂的主症虽与《伤寒论》的"白通加猪胆汁汤证"貌似，但实质上有很大不同。"白通加猪胆汁汤证"是因泄利不止，厥逆无脉，干呕而烦，为虚阳上浮；即使以"白通加猪胆汁汤"救治，仍无一定把握，故曰"服汤脉暴出者死，微续者生"。此证则既未经吐利，又无汗泄，阳气、阴液当不致有所亡失，仅是阳伏阴中，水火升降失司而造成的寒热格拒之证，故脉虽沉伏但深按仍然沉紧有力。虽不若前证危急，但用药亦颇感左右为难，正如许氏所说："若用热药以助阳，则为阴邪隔绝，不能导引真阳，反生客热；用冷药则所伏真火愈见消铄。"据此可知，如处理不当，亦足以造成生命危险。许氏见当时流行此证甚多，而仲景书中又未提及本病的证治，因而制此一方，既取禀性纯阳大热的"硫黄"以开阴凝，复以禀性至阴的"水银"导硫黄直达阴中，以制格拒，再加善调气机的"青陈二皮"，以复中焦升降之权，俾脾胃升降之职一复，则水火互得其济，而阴阳自无偏胜。这一方剂的制成，足可以说是补充了仲景法所未备的内容。

此外，许氏用"黄芪建中"加"当归汤"治伤寒尺中脉迟，"小柴胡"加"地黄汤"治妇人热入血室等等，都是通过他的医疗实践，把仲景《伤寒论》的理论做了进一步的发展。

再如许氏所著《伤寒发微论》中，首先罗列了七十二证候，广泛地引用扁鹊、华佗、《千金》等语作为印证，以说明《伤寒论》在历史上所起的承先启后的作用。书中还论述了"桂枝汤"用"赤芍""白芍"的不同，用"桂枝""肉桂"的不同，伤寒慎用丸药，伤寒以真气为主等等。他这种探微索奥的研究方法，不仅对于仲景辨证施治的精神大有阐明，而且对后世的临证应用尤多启发。

许叔微医案

治肝经受邪失眠

绍兴癸丑，予待次四明，有董生者，患神气不宁，每卧则魂飞扬，觉身在床，而神魂离体，惊悸多魇，通夕无寐，更数医而不效。予为诊视，询之曰：医作何病治？董曰：众皆以为心病。予曰：以脉言之，肝经受邪，非心病也。肝经因虚，邪气袭之，肝藏魂者也，游魂为变，平人肝不受邪，故卧则魂归于肝，神静而得寐。今肝有邪，魂不得归，是以卧则魂飞扬若离体也。肝主怒，故小怒则剧。董欣然曰：前此未之闻，虽未服药，已觉沉疴去体矣，愿求药法。予曰：公且持此说与众医议所治之方，而徐质之。阅旬日复至云：医偏议古今方书，无与病相对者。故予处此二方（真珠丸、独活汤）以赠，服一月而病悉除。此方大抵以真珠母为君，龙齿佐之；真珠母入肝经为第一，龙齿与肝同类故也。龙齿虎睛，今人例作镇心药，殊不知龙齿安魂，虎睛定魄，各言类也。东方苍龙木也，属肝而藏魂，西方白虎金也，属肺而藏魄。龙能变化，故魂游而不定，虎能专静，故魄止而有守。予谓治魄不宁者，宜以虎睛，治魂飞扬者，宜以龙齿，万物有成理而不说，亦在夫人达之而已。（《类证普济本事方·卷一·中风肝胆筋骨诸风》）

按：五脏有疾，都能令人不寐，许氏断本病在"肝"，其凭证则在"游魂多惊""小怒而剧"，盖魂不藏和易惊多怒，皆为肝之病变也。许叔微的着眼，尤在于脉，但其虽未明言何脉，其为"弦而细"或"弦而涩"可知，以其肝阴伤而有邪也。"真珠丸"为安魂熄风之方，"独活汤"为驱风养血之剂，"真珠丸"借水以养肝安魂，"独活汤"祛邪以敛阴扶正，两方配合为用，于阴虚阳亢而有邪之失眠症，最为合拍。

治热入血室

辛亥中寓居毗陵，学官王仲礼，其妹病伤寒发寒热，遇夜则如有鬼物所凭，六七日忽昏塞，涎响如引锯，牙关紧急，瞑目不知人，疾势极危。召予视。予曰：得病之初，曾值月经来否？其家云：月经方来，病作而经遂止，得一二日，发寒热，昼虽静，夜则有鬼祟，从昨日来，涎生不省人事。予曰：此热入血室证也。仲景云，妇人中风，发热恶寒，经水适来，昼则明了，暮则谵语，如见鬼状，发作有时，此名热入血室。医者不晓，以刚剂与之，遂致胸膈不利，涎潮上脘，喘急息高，昏冒不知人。当先化其涎，后除其热。予急以一呷散投之，两时顷，涎下得睡省人事；次授以小柴胡加地黄汤，三服而热除，不汗而自解矣。

又记一妇人，患热入血室证，医者不识，用补血调气药，涵养数日，遂成血结胸。或劝用前药，予曰：小柴胡用已迟，不可行也。无已，则有一焉，刺期门穴斯可矣。予不能针，请善针者治之。如言而愈。或问曰：热入血室，何为而成结胸也？予曰：邪气传入经络，与正气相搏，上下流行，或遇经水适来适断，邪气乘虚而入血室；血为邪迫，上入肝经，肝受邪则谵语而见鬼；复入膻中，则血结于胸也。何以言之？妇人平居，水当养于木，血当养于肝也，方未受孕，则下行之以为月水，既妊娠则中蓄之以养胎，及已产则上壅之以为乳，皆血也。今邪逐血并归肝经，聚于膻中，结于乳下，故手触之则痛，非汤剂可及，故当刺期门也。活人书海蛤散（海蛤、滑石、甘草炙各一两、芒硝半两为末，每服二钱，鸡子清调下）治血结胸。（《类证普济本事方·卷八·伤寒时疫上》）

按：入夜神昏、谵语、视觉错乱，固是热入血室常见的现象，但牙关紧急、昏塞不省人事，殊非本症之所应有。许叔微根据喘急息高、涎声如引锯等症，测知昏塞、口噤是由痰涎阻塞胸膈所致。因此用"一呷散"，先化胸中之痰，此乃"急则治标"之法；待至涎下神清，再用"小柴胡"加"地黄"以治其本。

前一证是热入血室而兼痰，后一证是热入血室而兼血结膻中。热入血室固可用"小柴胡"加"生地"，清热凉血、和解枢机而愈；血结胸证是邪气迫血上郁肝经，为肝经血实之证，殊非本方之力所能胜任，故当刺"期门"，"期门"为肝经的募穴，刺之足以泻其血热也。通过上面同病异治的两个病案，可以看到许氏辨证精细之一斑。

治翻胃

治一妇人，年四十余，久患翻胃，面目黄黑，历三十余年，医不能效。脾俞诸穴，烧灸交遍，其病愈甚。服此药七日，顿然全愈。服至一月，遂去其根。方名附子散。用附子一枚极大者坐于砖上，四面煮火，渐渐逼热，淬入生姜自然汁中，再用火逼，再淬，约尽生姜汁半碗，焙干，入丁香二钱。每服二钱，水一盏、粟米少许同煎七分。不过三服瘥。（《续名医类案·卷六·反胃》）

按：翻胃一症，或朝食暮吐，或暮食朝吐，或食已即吐，甚至水药点滴难以入口，所以该病确是一种难治之证，无怪常有经年累月而不能痊愈者。本病初起间有实热，故仲景设有大黄甘草等汤，但为时较久，大部转成虚寒为多。该妇翻胃已历三十余年，则其病不属实热可知，且面目黄黑又是一派虚寒之象。故许氏处方径用"熟附"为君，大温命门真火，俾元阳一壮，则胃土自有生化之源；淬以"生姜"自然汁者，是取姜能散寒下气，可平胃府冲逆；复入"丁香"之意，以丁香禀纯阳之气，为暖胃温肾之上品；煎加"粟米"少许，因粟米最能安胃故也。此案用药丝丝入扣，故获效如此迅速。然本方只宜于虚寒而不宜于实热，不可不辨。

陈自明

陈自明，字良甫，宋，临川人，约生于1190－1270年。陈自明家三世业医，陈氏在医学上的成就，远胜过他的父辈，尤其是对妇科很有研究。中医学对妇科病的治疗，虽早有仲景《金匮要略》的妇人篇，孙思邈《千金要方》中的妇人方，以及唐昝殷的《经效产宝》、李师圣的《产育宝庆方》、陆子正的《胎产经验方》等，但内容都比较简略。陈氏因感不足，遂搜集了历代有关妇产科的医书三十多种，结合家传的经验方，经过整理后，著成了《妇人大全良方》一书，对丰富祖国医学妇产科的内容做出了一定的贡献。

学术渊源与治学方法

陈自明认为，治病的固然是方药，而掌握方药的却是医生，因此治医学不能偏重在一方一药，最重要的是医生必须很好地学习医学理论，掌握辨证论治的规律。作为一个医生，如只限于一方一药的知识，便随时受到限制，往往遭到一方不效辄为束手而无他方可据。假使医生有很高的学术修养，则平脉辨证，随证施治，据证立法，一方不效，可更换他方。故他说"世无难治之病，有不善治之医"。如果只掌握一些局限性的方药，不从辨证施治着手，便会陷于"看方三年，无病可治，治病三年，无药可疗"的境地。

陈自明的治学方法究竟是怎样的呢？他主要是以《内经》的理论为先

导。如他在《妇人大全良方·调经门》阐述月经的生理时，即以《素问·上古天真论》所载"女子七岁肾气盛，齿更发长，二七而天癸至，任脉通，太冲脉盛，月事以时下"之说为依据，畅发"天癸"与"冲任"二脉对月经的重大关系。不仅如此，陈氏多半都是以《内经》的十二经脉为基础，如论"妇人风痹手足不随"时说："诸阳之经，皆起于手足而循行于身体，风寒之气客于肌肤，始为痹。"论"妇人脚气"时说："女子以胞络气虚，为风毒所搏。""论妇人心腹胀满"时说："夫妇人心腹胀满者，由脏腑久冷，气血虚损而邪气客之，乘于心脾故也……足少阴肾之经也，其脉起于小指之下……贯肾络膀胱，从肾上贯肝膈，入肺中。其支者从肺出络于心。脏虚，邪气客于三经，与正气相搏，积聚在内，气并于脾，脾虚有胀，故令心腹烦满而胀也。"他如论"妇人喘满"，则悉以《内经》出肾病肺、出肝病脾、出肺伤心之说为依据。凡此种种，都足以说明，阐发《内经》理论是陈自明治学的主导思想。

其次，对陈自明影响较大的要算巢元方等的《诸病源候论》了。如他论"月水不调"，认为由劳伤气血，体虚而风寒客于胞内，伤于冲任之脉，是主要原因；论"崩中带下"，认为总因经行产后，风邪入胞门，传于脏腑所致；论"妊娠恶阻"，认为总由胃气怯弱，中脘停痰；论"妊娠心痛"，乃由风邪痰饮交结所致……诸如此类，都出于《诸病源候论》，因此说，陈氏对历代妇科的整理和总结，是以《内经》理论为指导，并参考《病源》诸论而进行的。

对妇科的贡献

陈自明既感到历来许多妇科书都"纲领散漫而无统"，因而他对妇科各个疾病的研究重在提其纲领，而为立法治疗的依据。例如他论"月经不通"症，提出"肝脾伤损"为致病的主要原因。他认为：妇人月水不通，由劳伤血气致令体虚，或因醉饱入房，或因吐血失血，伤损肝脾所致，但滋其化源，其经自通。(《妇人大全良方·月水不通方论》)

的确，肝脾两经是月经的化源，盖脾裹血、肝藏血，如肝脾受伤，不裹不藏，月经自然不通利了。尤其是营血化生于中焦，脾受伤而失其生化之权，则月经的化源便断绝，更无从通利了。而在临证时，月经不通证，实亦往往有因脾虚而不能生血的，有因郁结伤脾而血不行的，有因积怒伤肝而血闭的，有因肾水不养肝木而血少的。陈自明以"肝脾"为纲，虽不能概括无遗，却已抓住了这个病的主要环节。纲领既得，治法从之而确立。如因脾虚而不行的，补而行之；脾郁而不行的，解而行之；怒伤肝而血闭的，当行气活血；水不涵木而经闭的，宜滋肾养肝。所有这些，都可归于"滋其化源"的范围。陈氏论证往往如此，这是陈氏对妇科贡献的主要方面。

其次，陈自明对于妇科的研究，既能全面掌握，又能重点突出。如他把妇产两方面合而为一，分为"调经""众疾""求嗣""胎教""候胎""妊娠""产难""产后"八大门，相当全面而又有系统。在陈氏以前所有论妇产诸书，都没做到这种程度，也正如陈氏自己所说"节目详略而未备"，因此我们对他的这一较全面的总结实不可忽视。

同时，他又能对某些问题做了较突出的说明。例如他论妇人伤寒、伤风时认为：伤寒先服黄龙汤，不分男女；但妊娠用药宜清凉，不可轻用"桂枝""半夏""桃仁""朴硝"等类；凡用药，病稍退则止，不可尽剂，此为大法。（《妇人大全良方·妇人伤寒伤风方论》）这就说明了，男女患伤寒、伤风固然都是一样的，但妊娠而患伤寒、伤风，便须照顾到妊娠的特殊变化，而不能照一般立方遣药。

又如他叙述"胎动不安"证认为：妊娠胎动，或饮食起居，或冲任风寒，或跌仆击触，或怒伤肝火，或脾气虚弱，当各推其因而治之；若因母病胎动，但治其母，若因胎动而母病，唯当安其胎。（《妇人大全良方·胎动不安方论》）这不仅突出了辨证必须求因的重要精神，同时还严格掌握了标本主次、治母治子的原则。

他如，陈自明曾提到有生产伤膀胱而致不时遗尿的症候，今天在临证时也经常见到有因生产创伤而造成的膀胱、阴道瘘病，患者痛苦异常，经常有尿液自阴道流出。这种病的病机一般妇科书很少提到，我们按照陈氏所谓生产伤及膀胱的道理，用"缩泉丸"合"补中益气汤"一类的方剂，效果很好。说明陈氏对这些病的认识，有很高的见地，确亦如他所说，是有丰富的家传经验的。

此外，陈自明对于外科也有一定的研究。他认为自古虽有疡医一科及

《刘涓子鬼遗方》等论著，但由于后人不加深究，即使有专攻外科之人，亦甚少探微索隐、精通方论，致使外科迟滞不前而发展较慢。陈氏为了要振作这一颓废的风气，于是广集群言，自立要领，总结为《外科精要》三卷。该书对"痈疽"之浅深、寒热、虚实、缓急、吉凶、生死，辨析甚详，颇有参考价值。陈氏在这方面的另一个特点，就是非常重视整体治疗。他通过长期实践，体会到"痈疽"虽多数生于体表，但与内脏并不是无关的，若发于要害之处而不加早治，亦可严重影响内脏而有生命危险。因而他认为在治疗上，外施针灸、膏摩固极重要，然必要时内服丸散汤液也不可缺。事实证明，这种富有整体观念的外症内治方法，对于脑疽、发背、腰疽等一类大病，的确常常可以起到转危为安的作用，是值得发扬的。

总之，陈自明尊重劳动人民所创造的科学成就，对妇科、外科进行了一次较全面而又系统的总结，促进了祖国医学的发展，并使妇、外这两门学科更加完整了。特别是妇科一门，对后世的启发更大，王肯堂的《女科准绳》，武之望的《济阴纲目》，无不受到《妇人大全良方》的影响。

但是，由于历史条件的限制，陈自明的学术仍不免有一定片面的地方，即以"月经不通"一症来说，他仅仅提到肝脾损伤，而没有谈及胃火烁血、心虚血少及肺虚气不行血等原因，我们治疗亦当博采众方而寻求之，不能拘守而一成不变。

陈自明医案

治脏躁

乡先生郑虎卿内人黄氏，妊娠四五个月，遇昼则惨戚悲伤，泪下数次，如有所凭，医与巫者兼治皆无益。良甫时年十四，正在儒中习业，见说此证，而虎卿惶惶无计，良甫遂告之管先生伯同，说：先人曾说此证名曰脏躁悲伤，非大枣汤不愈。虎卿借方看之甚喜，对证治药，一投而愈。（《续名医类案·卷二十四》）

按：妊娠五月，胎儿渐长，须母血供养；心主血，肝藏血，如心血不足，则火浮刑金，肺金受克而喜悲；肝藏血少，肝气不调，而躁扰不安也。"金匮甘麦大枣汤"，"小麦"和肝阴而养心液，"甘草""大枣"调胃而补土，益营而安躁。可见陈自明家学渊源，且早年对仲景方已有较深的研究了。

治胞衣不下

有人亲戚妇人，产后胞衣不下，血胀迷闷，不记人事，告之曰：死矣。仆曰：某收得赵大观文局中真化蕊石散在笥中，漫以一帖赠之，以童便灌之，药下即苏，胞衣与恶物旋即随下，遂无恙。（《续名医类案·卷二十五》）

按：胞衣不下，每由产妇初时用力过度，而产儿出后体惫气乏，不能更用气努出；或因产时失血过多，血入胞中，以至于胞衣胀大，产道皮涩，胞衣难下；甚或出现心胸胀痛、喘息上冲的危症。"花蕊石散"用禀纯阳之气的"硫黄"，壮下焦阳气而疏利之，"花蕊石"止血化瘀，"童便"益阴下走，阳气阴津既得助益，故胞衣恶血得下矣。

刘完素

刘完素，字守真，约生于宋大观四年（1110），金之河间（今河北省河间县）人，故后人称他为"刘河间"。他对《内经》的理论颇有研究，特别是关于"五运六气"诸说，因而他的学术思想大部分是从《内经》发展来的。

五运六气的认识和运用

五运六气学说，是古人对自然界气候变化规律的认识论。人生存在自然界中，时刻都受着自然环境变化的影响，从对自然界气候变化的认识，进而研究疾病的发生和发展，这是《内经》里颇重视运气学说的基本道理。刘完素对《内经》里运气学说的研究，主要有以下两点。

1. 对五运六气的认识方法

刘完素对"运气"的理解，是在传统的"人与天地相应"的思想指导下来认识的。他认为，气候变化对人体疾病的发生和发展有极为密切的影响，因而研究医学就必须研究运气学说，也就是研究医学不能离开自然条件，所以他说："不知运气而求医无失者鲜矣。"

刘完素对运气学说的重视和研究，是为了解决医疗上的问题，达到学以致用的目的，而不是单纯地为研究而研究。他反对脱离客观事实的研究方法，并批判了当时如刘温舒等离开具体情况而机械地专以"某气主年必然发生某病"的研究方法。他认为，这样研究的结果，是"矜己惑人而莫能彰验"，致使"圣经妙典，日远日疏"。刘氏一方面承认运气分主四时的正常规律，另一方面又指出气运的变化有常有变。如他指出六气分主四时的常规是：自大寒至春分属木，故气候温和而多风；自春分至小满属君火，故气候暄暖；自小满至大暑属相火，故气候炎热；自大暑至秋分属土，故气候湿热而多阴雨；自秋分至小雪属金，故气候凉爽而干燥；自小雪至大寒属水，故气候寒冷。这样的分析，说明四时的气候是随着六气的兴衰而有所变迁，人在生理、病理方面，就有可能受到这种气候变迁的影响。但在某种情况下，由于气候的异常变化，也可能出现一些非季节性的疾病。他说："五运六气千变万化，冲荡击搏推之无穷，安得失时而便谓之无也。"（《素问玄机原病式·五运主病》）可见刘氏是用五运六气的变化来认识和研究疾病，而不是机械地用五运六气来固定地预测疾病。所以他说："观夫医者，唯以别阴阳虚实最为枢要，识病之法，以其病气归于五运六气之化，明可见矣。"（《素问玄机原病式·序》）

2. 五运六气在生理病理上的联系

刘完素认为"一身之气，皆随四时五运六气兴衰，而无相反"，因此，他把五运六气灵活地运用于临证实践，指出人与气运相应。即在正常情况下：木主春，在六气为风（温），在人体为肝；火主夏，在六气为热，在人体为心；土主长夏，在六气为湿，在人体为脾；金主秋，在六气为燥（清），在人体为肺；水主冬，在六气为寒，在人体为肾。如发生了异常变化则：肺本清，虚则温；心本热，虚则寒；肝本温，虚则清；脾本湿，虚则燥；肾本寒，虚则热。这样根据五运六气与五脏的联系，并从温清寒热中来观察每一脏气的虚实，以认识疾病的本质，而不片面地认为热属实、寒属虚。他说："叔世不分五运六气之虚实，而一概言热为实而虚为寒，彼但知心火阳热一气之虚实，而非脏腑六气之虚实也。"（《儒门事亲·刘河间先生三消论》）把五运六气的虚实和脏气的虚实联系起来，从而分析出疾病的虚实所在，这在临证上是有其一定的实用价值的。

六气和脏气，都具有五行相互制约和相互依存的关系，因此临证时，须以传统的五行相生相胜的关系来理解疾病的变化。如土旺胜水，不能制火，则火化自甚，就会发生热病，如胃痛、吞酸、腹胀、疮疡之类；火旺胜金，不能平木，则肝木自甚，就会发生风病，如眩晕、痉挛之类；金旺胜木，不能制土，则脾土自甚，就会发生湿病，如吐泻、肿胀之类；水旺胜火，不能制金，则金气自甚，就会发生燥病，如气喘、痿软之类；木旺胜土，不能制水，则水气自甚，就会发生寒病，如飧泄、逆冷之类。所以刘完素说："全备五行，递相济养，是谓和平；交互克伐，是谓兴衰；变乱失常，灾害由生。"（《素问玄机原病式·六气为病·火类》）

此外，刘完素还运用了"比物立象"的方法，将素问病机所列诸病分别归纳于五运六气中，而命名为"原病式"。正如他所说："遂以比物立象，详论天地运气造化自然之理……虽未备论诸疾，以此推之，则识病六气阴阳虚实，几于备矣。"刘氏认为，疾病的变化虽然繁复多端，而其变化机理，都可以用五运和六气来概括。于是他把"病机"中的五脏诸病归纳为"五运主病"：如诸风掉眩，皆属肝木；诸痛痒疮疡，皆属心火；诸湿肿满，皆属脾土；诸气膹郁病痿，皆属肺金；诸寒收引，皆属肾水。其他诸病，分别归纳为风、热、湿、火、寒，并增列"诸涩枯涸，干劲皴揭，皆属于燥"一条，而成"六气为病"一类。这样创造性地用五运六气作为疾病的分类纲领，胜于巢元方的繁琐罗列，而且系统性比较强了，不但使人在临证时便于掌握，同时，从病机的提示中，对诊断治疗也给以莫大的启发。当然，这种分类方法，从全面性来讲还是不够的，不能概括一切疾病；但就分析病变机理来讲，贯通了五运六气、五脏六腑、十二经脉之变，分为十一病类，可谓纲举目张了。

病变机理的阐发

刘完素在世，正当"和剂局方"盛行的时候，一般习用辛燥温补之剂，已形成一种风气。其影响所及，病者便于据证检方，医者忽视辨证施治，对病机的分析研究更不重视了。为此，刘氏结合临证经验，对病机做了精辟的阐发，提出"六气都从火化"的论点，指出滥用辛热药物的危害，借以矫正当时的流弊。他又根据"亢害承制"的理论，指出六气病变在亢盛到一定程度时就出现假象，他把这种假象叫作"胜己之化"，用这一规律作为鉴别真假疑似病变的理论依据。这都是刘氏在医学上的主要学术论点。

1. 主火论

"火热"为导致多种疾病的原因，是刘完素阐发病机的主要内容之一。因此，后人有称他为"主火派"或"寒凉派"的。他的"主火"论点反映在以下有两个方面。

第一，扩大了《内经》病机十九条火热两病的范围，如表1所示。

表1　刘完素与《内经》病机分析的比较

六气	《内经》病机	刘氏病机	比较	
			《内经》	刘氏
风	诸暴强直	强直、支痛、软戾、里急、筋缩	1	5
热	诸腹胀大、诸病有声、鼓之如鼓、诸转反戾、水液浑浊、诸呕吐酸、暴注下迫、附：喘呕	喘、呕、吐酸、暴注下迫、转筋、小便浑浊、腹胀大、鼓之如鼓、痈、疽、疡、疹、瘤气、结核、吐下霍乱、瞀郁、肿胀、鼻塞、衄衊、血溢、血泄、淋閟、身热、恶寒战栗、惊惑、悲笑谵妄、衄衊、血汗	8	28
湿	诸痉项强	诸颈项强、积饮、痞膈、中满、霍乱吐下、体重、胕肿肉如泥按之不起	1	7
火	诸热瞀瘛、诸禁鼓栗、如丧神守、诸躁狂越、诸逆冲上、诸病胕肿、疼酸惊骇	诸热瞀瘛、暴瘖、冒昧、躁扰、狂越、骂詈、惊骇、胕肿、疼酸、气逆冲上、禁栗、如丧神守、嚏呕、疮疡、喉痹、耳聋、耳鸣、呕涌溢、食不下、目昧不明、暴注、瞤瘛、暴病暴死	7	23
燥		诸涩枯涸、干劲皴揭		2

2600

六气	《内经》病机	刘氏病机	比较	
			《内经》	刘氏
寒	诸病水液、澄彻清冷 附：诸厥、固泄	诸病上下所出水液澄彻清冷、癥瘕、癞疝、坚痞、腹满、急痛、下利清白、食已不饥、吐利腥秽、屈伸不便、厥逆、禁固	4	12
附注	1. 本表仅列六气病机，五运主病未列入内。 2.《内经》中，属于上的痿病并于五运的肺病内，喘呕并于热病内，属于下的诸厥固泄并于寒病内。 3. 本表比较数字，系按独立症状统计。			

　　由表1可知：火和热的病变，《内经》涉及15种，而刘完素推衍为51种；其他病变《内经》原文为6种，刘氏推衍为26种；而这26种中，属于风、湿、燥的14种，依据他的论点又都属于热，这样，病变的总数中，除12种属寒外，其余占84.4%以上的病变都属于火热。刘氏所以重视火热为病的原因，是与当时热性疾病流行的实际情况分不开的；况且在五运六气的理论中，五行齐一唯火有二，六气齐一既有少阴之热（暑）又有少阳之火。这两方面对刘氏的影响都是很大的。

　　第二，六气都有火化的可能。刘完素认为，风本生热，以热为本风为标，这就是说，风的发生是由于热，因而风病就都兼热化，所以他说"热甚而生风"，言风者即风热病也；并进一步解释"诸风掉眩"的原因是木旺则火盛而金衰，金衰不能制木，则木愈旺而火愈盛；风火都属阳而主动，风火相煽，故使人摇动眩晕。刘完素对湿的认识是，湿本土气，火热能生土湿，这说明湿是从热化生的，因此他认为，湿病的形成和热分不开，湿病本不自生，因于火热怫郁，水液不能宣行，即停滞而生水湿；他又进一步解释"诸湿肿满"的原因，是"热极盛则痞塞肿满"。关于燥病的形成，刘完素认为是"风能胜湿，热能耗液"的结果，因而燥病就和风热分不开。他对寒病的认识，除阴胜阳衰而为"中寒"（中作"里"字讲）者外，其他如感冒寒邪，或冷热相并，都能使阳气怫郁，不能宣散而成热病，这样，在他的认识上，仅有一部分"寒"属于"中寒"者外，其余都能衍化成为热病。同时他还列举自然界的某些现象来说明这一问题。如他对寒气化热的解释说："天气寒则地凝冻而闭塞，气难通泄，故怫郁而地中暖也。"解释湿时说："六月热极，则物反出液而湿润。"解释燥时说："燥万物者，莫熯乎火。"

用自然现象来解释人体的生理、病理，原是中医学的传统思想，而刘完素的六气都从火化的理论，可说是在这一思想指导下发展出来的。当然，他这论点，有些是不够全面的。如他所说的，湿是因于夏热所生，秋凉则湿即成燥，显然他已指出"凉燥"，但他在解释燥时，则偏重了热燥一面，而说"燥万物者，莫熯乎火"。又如湿证，有些是属于寒性的，而他在论述中则只阐发了属热的一方面。不过，刘氏的立论意旨，在于矫正当时的积习流弊，矫枉容易过正，因而他在立言方面，就必然要突出火热病变的重要性。《四库全书提要》中说刘完素"其作是书，亦因地因时，各明一义，补前人所未及"，这一评价还是比较中肯的。

2. 亢害承制论

"亢则害，承乃制"，是古人认识自然界事物互相制约关系的结论。《素问·六微旨大论》中说："相火之下，水气承之；水位之下，土气承之；土位之下，风气承之；风位之下，金气承之；金位之下，火气承之。"所谓"承"即是"承制"，防其太过的意思。水能胜火，水承火下，才能水火相蒸而化生万物；土能胜水，土承水下，才能湿燥相得而长养万物。这就是所谓"制则生化"的意思。

人体中五脏之气也必须互相制约才能协调统一而维持健康。刘完素根据这一理论，他首先指出五行的运动，在不太胜的情况下才是正常的生化作用，若过胜时就会出现胜己之化而制其胜。如他说："五行之理，微则当其本化，甚则兼有鬼贼。"由于五行本身存在着相互制约的关系，所以"风木旺而多风，风大则反凉，是反兼金化，制其木也；大凉之下，天气反温，乃火化承于金也"。（《素问玄机原病式·六气为病·寒类》）正因为这一关系的存在，气候才不致太过或不及，万物才能生化不息。人体脏气间的关系，亦复如此。如心火过胜时，可以影响肺金，而作为肺金之子的肾水，又能制火的偏胜以资助肺金。这样互相依存，互相承制，才能维持五脏之间的协调统一，从而维持正常的生理活动。所以刘氏说："大法我子能制鬼贼，则已当自实。"如这种关系遭到破坏时，也就是一气偏胜而他气不能制约时，就要发生病变。

如火过胜而克制肺金，金不能生水，因而水便不能制火，就形成了火多水少的热病；相反，就会发生寒病。如刘氏所说："是以水少火多，为阳实阴虚而病热也；水多火少，为阴实阳虚而病寒也。"（《素问玄机原病式·六气为病·火类》）这是刘完素从发病机理上阐发了"亢害承制"的关系。

刘完素认为，疾病的形成是五运之气有所偏胜，破坏了协调统一关系的结果，而这种偏胜之气亢胜到一定程度时，就要出现胜己之化的假象。如湿气过甚而为筋脉强直病，即湿极反兼风化的现象；风气过甚而为筋脉拘急病，这是风极反兼金化的现象（刘氏认为"筋脉拘急"属于燥金）；又如恶寒战栗，是寒病的本象，但热病过甚时，也能出现寒战振栗等假寒症状，则是热极反兼水化的现象等等。凡此"兼化"，都是虚象或假象，万不能认假作真。所以刘完素说："木极似金，金极似火，火极似水，水极似土，土极似木……谓己亢过极则反似胜己之化也。俗流未之知，认似作是，以阳为阴，失其意也。"（《素问玄机原病式·序》）刘氏这样对亢害承制的阐发，不仅是对病理变化的论证，而且是对病候真假疑似的分析。刘氏在观察病色时，也阐述了这一理论。如他分析热病"目昏"的原理，认为黑为水色，这是热极反兼水化的现象；"凡色黑齿槁"的病人，一定"身瘦而耳焦"，其原因就是"水虚则火实而热亢极……故反兼水之黑也"。他这样阐发亢害之理，对诊断方面也有很大的启示。

疾病的形成，既是人体本身制约关系遭到破坏的结果，而治疗措施，就在于资助不足、抑制太过，以谋求这一关系的恢复。因而在具体方法上，就必须找出病机所在，选用适当的方剂以制其亢胜的病气。如刘完素对火热病的论治指明：热郁在里的不能用发汗解表法退热，必须用攻里法以泻其里热；热郁于表的，就不能攻里，必须用解表法以退其热；但无论解表或攻里，都不能用辛温药物。这就是说，虽然根据不同病变而采用解表、攻里等不同措施，但必须掌握"寒能胜热"这一原则。这虽是例举其一端，也足以窥其在治疗上阐发亢害承制理论的一斑了。

火热病治疗方法

刘完素对火热发病有较深刻的研究，因而他对治疗火热病有一套自成体系的方法。兹就其分辨表里的治疗方法，略述如下。

1. 表证治法

刘完素认为，表证固应用汗解，但外感初起，多是"怫热郁结"，辛热药虽能发散开结，因病本属热，用热药解表，表虽解而热不去，如果再解表而不中病，就更使热邪转甚，不如用寒凉药解表为妥。因此，他主张用辛凉或甘寒解表，并结合不同情况，具体施用如下。

夏季发病者，由于气候热，不用"麻黄""桂枝"等辛热药物解表；必须使用时，也要适当地增入寒性药物，否则会助长热邪而发生其他病变。他认为，以"甘草""滑石""葱""豉"等寒药发散最妙。

表邪属于阳热郁遏者，有时虽表现有"恶寒战栗"的症状，但这是阳热郁遏的一种假象，更不能用辛热药解表以助其热，应以"石膏""滑石""甘草""葱""豉"等寒性药物以开发其郁结。阳热郁遏者，必须从脉象上细心分辨。

表证而兼有内热者，一般是用表里双解的办法。他所研制的"防风通圣散""双解散"等就属于这种方法。有时他也用"天水"一"凉膈"半，或"天水""凉膈"各半，以散风壅，开结滞，使气血宣通，郁热便自然解除了。但应当说明，这是他从温热角度出发所提出的论点，若遇"伤寒"，当不致这样强调用"凉"，学者必须细辨。

2. 里证治法

刘完素认为，里证用下法是原则，但也要根据具体情况灵活运用。

表证已解而里热郁结，汗出而热不退的，都可用下法。刘完素指出：不论风、寒、暑、湿，有汗、无汗，内外诸邪所伤，只要有可下之证，就应用下法。所谓"可下之证"，在临床表现上多有目睛不了了、腹满实痛、烦渴谵妄等症状，在脉象上多见沉实，因为这是热邪亢甚郁结在里的确证，必须以"大承气汤"或"三一承气汤"下其里热。

热毒极深，以致遍身青冷疼痛、咽干或痛、腹满实痛、闷乱喘息，脉象沉细的，这是蓄热极深、阳厥阴伤的现象。这种病比较严重，并已影响到血液，就不能单纯用"承气汤"攻下，而必须和"黄连解毒汤"配合使用。刘完素指明：这种病在治疗中有时可下四五次，利一二十行，其热方退，不要泥于古人"三下热不退即死"的说法而有所犹豫。

在大下之后，热势尚甚，更下之恐下脱而立死，不下亦热极而死，或下后湿热内甚而下利不止，在这种情况下，都可用"黄连解毒汤"清其余热，必要时可兼以养阴药物。若下后热虽未除而热势不太甚的，则宜用小剂"黄连解毒汤"，或"凉膈散"调之，以散其余热。

从上所述可以看出，刘完素对外感热病的治疗，实有其独创的见解。刘氏通过临证实践，总结出这一套治疗方法，主要是为了矫正当时遵用古方或者和剂局方习用辛热药物的治疗风气，正如他在自述中说："不遵仲景法桂枝、麻黄发表之药，非余自炫……此一时彼一时，奈五运六气有所更，世态居民有所变。……故不可峻用辛温大热之剂。"（《素问病机气宜保命集·伤寒论第六》）这就是他创立这一套治疗方法的学术思想。所以我们不能因此就认为刘完素是专用寒凉，事实上他是掌握辨证施治原则的；而他对辨证施治的掌握，更是结合气候环境、病机趋向等全面观察而进行的。他说："明其岁政君臣脉位，而有逆顺反正主疗之方，随证所宜以施用……寒者热之，热者寒之，温者清之，清者温之。"（《素问病机气宜保命集·伤寒论第六》）所以他对表证之偏寒的，有时也根据《素问》发表不远热的原则而用辛温药；对于里结属于寒的，也采用温通法。刘完素在《宣明论方》中不但阐述了补虚温寒的重要意义，而所选用和自制的方剂如"双芝丸""内固丹"等，也有不少是属于温热的方剂。因此，我们应认识到，他在理论上对"火"的阐发，是为了矫正当时的医疗风气，而不是片面的单纯的主火论者。

刘完素学术思想小结

综上所述，刘完素在阐发内经理论的基础上，发展了祖国医学，特别是把运气学说具体地运用于临证实践，解决了当时医疗上的某些问题。他在医学上的主要成就，归纳起来，大约有以下几点。

1. 由于赵宋南渡以后，中国北部的广大地区沦为异族争夺的战场，人民处在动荡不安、水深火热的环境中，热性疾病流行较广，又受到遵用和剂局方偏重温热的治疗风气的影响，给人们带来深重的痛苦。刘完素在这种情况下，研究《内经》理论，再通过实践并提高到理论上来，试图矫正这一风气，不但医人而且医医，这是他在当时的一大贡献。

2. 中医学自晋唐以后，有些医生偏重于方剂和药物的搜集，忽视对理论研究。刘完素却以勇于开创的精神，用理论联系实际的方法，发展了《内经》，独创一家之言，不但引导了张从正、李杲、朱丹溪等各大家的研究风气，而且为明清温热学派开辟了研究的途径。

3. 刘完素在理论上阐发了《内经》的医学原理，在治疗上丰富了寒能胜热的治疗原则和方法，提出辛凉解表和泻热养阴的治法，不但给后世治疗温热病以很大的启示，同时也突破了魏晋之后墨守仲景成规的保守风气，使以后的学者敢于设想，理论联系实际，促进中医学的理论和治疗不断地发展和提高。

刘完素医案

因刘完素本人没有医案记录，今从张子和《儒门事亲》中，选出与刘氏医学有关的医案三则，以说明刘完素医学对临证实践的指导意义。

治面肿风

南乡陈君俞，将赴秋试，头项遍肿连一目，状若半壶，其脉洪大。戴人出视。《内经》面肿者风，此风乘阳明经也。阳明气血俱多，风肿宜汗，乃与通圣散入生姜、葱根、豆豉，同煎一大盏，服之微汗，次日以草茎鼻中，大出血，立消。（《儒门事亲·卷六》）

按：本案用"防风通圣散""生姜""葱根""豆豉"等药取汗，完全是刘完素的解表主张。从本案的治疗不但可以看出"防风通圣散""葱""豉"等在临证时的使用范围，并可说明刘氏"热本风标"以及"肿属于热"这一论点的临床意义。子和虽说此案是"风乘阳明"，但又指出"阳明气血俱多"，实际是在阐发刘氏以"风"为风热病的论点。

治　狂

一叟年六十，值徭役烦扰而暴发狂，口鼻觉如虫行，两手爬搔，数年不已。戴人诊其两手，脉皆洪大如纽绳。断之曰……口者，胃之上源也，鼻者，足阳明经起于鼻交颎之中……故其病如是。夫徭役烦扰，便属火化，火乘阳明经，故发狂。故《经》言：阳明之病，登高而歌，弃衣而走，骂詈不避亲疏。又况肝主谋，胆主决，徭役迫遽，则财不能支，则肝屡谋而胆屡不能决，屈无所伸，怒无所泄，心火磅礴，遂乘阳明金。然胃本属土，而肝属木，胆属相火，火随木气而入胃，故暴发狂。乃命置燠室中，涌而汗出，如此三次。《内经》曰：木郁则达之，火郁则发之，良谓此也。又以调胃承气汤半斤，用水五升，煎半沸，分作三服，大下二十行，血水与瘀血相杂而下数升，取之乃康。以通圣散调其后矣。（《儒门事亲·卷六》）

按： 本案是根据刘完素"躁扰狂越皆属于火"的认识而治疗的。刘氏认为，心火旺则肾水衰，乃失志而狂越。他说："火实制金，不能平木，故肝实则多怒而为狂。"又说："五志所发皆为热，故狂者五志兼发。"子和对本案的认识以"徭役烦扰"便属火化，"肝屡谋而胆屡不能决，屈无所伸，怒无所泄，心火磅礴"为主要论点，都与刘氏的认识相同。先涌去痰，后用"调胃承气汤"下二十行而愈，除吐法是子和的独到处外，其下法则和刘氏的治疗主张完全相合。

治白带

息城李左衙之妻，病白带如水，窍满中绵绵不绝，臭秽之气不可近，面黄食减，已三年矣。诸医皆云积冷，起石、硫黄、姜附之药，重重燥补，污水转多……炳艾烧针，三年之间，不可胜数。戴人断之曰：此带浊水，本热乘太阳经，其寒水不可胜如此也。夫水自高而趋下，宜先绝其上源，乃涌痰水二三升，次日下污水十余行，三遍，汗出周身。至明旦，病人云：污已不下矣。次用寒凉之剂，服及半载，产一子。……治带下同治湿，法泻痢，皆宜逐水利小溲，勿以赤为热白为寒，今代刘河间书中言之详矣。（《儒门事按：刘完素在《素问玄机原病式》中，阐发了"白带属热"的理论，纠正了当时以白带属寒的认识。刘氏认为"下部任脉湿热甚者，津液涌溢而为带下"，其颜色的赤白，和下痢赤白的道理相同，他认为白痢为燥热，燥为金化故色白。子和对本案的治疗，除先用吐法外，用寒凉之剂久服而治愈。案后又谆谆告诫医者"勿以赤为热白为寒"，是其治法和论点，亦完全取法于刘氏。

张元素

张元素，字洁古，生于南宋时代，金之易州人（今河北易水县）。李东垣、王好古都是他的弟子。张元素的医学思想主要渊源于《内经》《难经》《伤寒论》，以及华佗的《中藏经》、钱乙的《小儿药证直诀》等。张元素与刘完素同时，而年少于刘，故亦受刘完素学术的影响，著有《洁古珍珠囊》《医学启源》《黄帝八十一药注难经》等书。他在学术上的主要成就，反映在下列两方面。

对药物的研究

张元素对《内经》颇有研究，他对药物"气味""归经""补泻"诸理论的探讨，无不以《内经》的理论为指归。如《素问·藏气法时论》中说："肝苦急……心苦缓……脾苦湿……肺苦气上逆……肾苦燥。"他就用"甘草"缓肝急，"五味子"收心缓，"白术"燥脾湿，"黄芩"泄肺气上逆，"黄柏""知母"润肾燥。（参看《医学启源》）《素问·藏气法时论》里还有"肝欲散，急食辛以散之，用辛补之，酸泻之；心欲软，急食咸以软之，用咸补之，甘泻之……"等理论，张氏于临证中，便用"川芎"散肝，"细辛"补肝，"白芍"泻肝；"芒硝"软心，"泽泻"补心，"黄芪""甘草""人参"缓心；"甘草"缓脾，"人参"补脾，"黄连"泻脾；"白芍"敛肺，"五味子"补肺，"桑白皮"泻肺；"知母"坚肾，"黄柏"补肾，"泽泻"泻肾。

张元素用药的方法，不仅使《内经》理论得到有力的验证，同时给后世以灵活遣药的莫大启示。五脏有苦欲，药物的五味各随脏器喜恶的不同而发生不同的补泻作用。譬如同一酸味的"五味子"，既能收心，又能补肺；收心以其能养血，补肺以其能降气。同一酸味的"芍药"，既能敛肺，又能泄肝；敛肺以其能下气，泄肝以其能活血。同是辛味药，既有"细辛"的辛散，又有"知母""黄柏"的辛润；同是苦味药，既有"白术"的苦燥，又有"黄连"的苦泻。由此可见，药物的补泻作用，必须结合脏器的喜恶、病变的性质、药物的气味，才能正确地掌握与使用。

关于药物的"气味"，"气"为阳，"味"为阴，阳气主上升，阴气主下降，这固然是阴阳升降的基本理论；但是仅知道这些，还不足以完全理解药物升降浮沉的作用。所以《素问·阴阳应象大论》有"味厚者为阴，薄为阴之阳；气厚者为阳，薄为阳之阴"的说法。药物的气味中又分"厚""薄"，便说明了气薄者未必尽升，味薄者未必尽降。张元素对这一阴阳中又分阴阳的理论，体会颇为深刻，因而他说："茯苓淡，为天之阳，阳也。阳当上行，何谓利水而泄下？《经》云：气之薄者阳中之阴，所以茯苓利水而泄下，亦不离乎阳之体，故入手太阳也。麻黄苦，为地之阴，阴也。阴当下行，何谓发汗而升上？《经》曰：味之薄者，阴中之阳，所以麻黄发汗而升上，亦不离乎阴之体，故入手太阴也。"又说："附子，气之厚者，乃阳中之阳，故《经》云发热，大黄，味之厚者，乃阴中之阴，故《经》云泄下。竹，淡，为阳中之阴，所以利小便；茶，苦，为阴中之阳，所以清头目也。"（《医学启源》）正因为张氏对这方面很有研究，所以他著的《珍珠囊》在叙述药物功用时，便首先清楚地介绍出每味药的气味厚薄阴阳升降特性。

至于药物的"归经"，张元素在临证运用中也很重视。在《珍珠囊》中，几乎无一味药不载有归于某经的字样。张氏认为，能深切了解药物之性而使之各归其经，则力专用宏，疗效更著。如同一泻火药，"黄连"则泻心火，"黄芩"则泻肺火，"白芍"则泻肝火，"知母"则泻肾火，"黄柏"则泻膀胱火，"木通"则泻小肠火，"黄芩"又泻大肠火，"石膏"则泻胃火。因此，用"柴胡"泻三焦火，必佐以"黄芩"；用"柴胡"泻肝火，必佐以"黄连"，泻胆火亦同。如归经不明，便为无的放矢，难于获得确效。

　　不仅如此，张元素还认为，制方必须考虑"引经报使"，才能更好地发挥药物的效用。如太阳小肠、膀胱诸经病，在上则用"羌活"，在下则用"黄柏"；阳明胃和大肠两经病，在上则用"升麻""白芷"，在下则用"石膏"；少阳胆和三焦经病，在上则用"柴胡"，在下则用"青皮"；太阴脾和肺两经病，要用"白芍药"；少阴心和肾两经病，要用"知母"；厥阴肝和包络两经病，在上则用"青皮"，在下用"柴胡"。

　　总之，"归经"是遣用每味药的专司，"引经"是导使全方主治的效用。药性有专司，制方有专主，则临证的效用，必将得到更大的发挥。

　　张元素研究药物，固然以《内经》理论为主导，但在辨证方面，受华佗《中藏经》的影响很大。譬如《中藏经》探讨脏腑经络脉证，是从虚实、寒热、生死、顺逆进行分析的，而张元素的五脏六腑十一经辨证系统，完全引用了《中藏经》中五脏六腑虚实寒热生死顺逆脉证法各篇的内容。辨证既从虚实寒热着手，施治必以补泻温凉为指归，因此张氏制订了"脏腑标本寒热虚实用药式"，各脏腑的用药都是根据温凉补泻来归纳的。张氏这种归纳方法，不但能执简驭繁地掌握药物效用，并可据此隅一反三，应变无穷。兹依式制表于后。

脏腑标本寒热虚实用药式表解

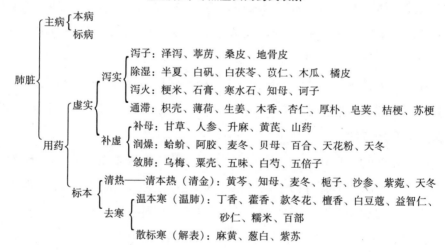

大肠
- 主病
  - 本病
  - 标病
- 用药
  - 虚实
    - 泻实
      - 泻热：大黄、芒硝、芫花、牵牛、巴豆、郁李仁、石膏
      - 泻气：枳壳、木香、橘皮、槟榔
      - 补气：皂荚
    - 补虚
      - 润燥：桃仁、麻仁、杏仁、地黄、乳香、松子、当归、肉苁蓉
      - 燥湿：白术、苍术、半夏、硫黄
      - 升陷：升麻、葛根
      - 固脱：龙骨、白垩、诃子、粟壳、乌梅、白矾、赤石脂、禹余粮、石榴皮
  - 标本
    - 清热
      - 清本热：秦艽、槐角、地黄、黄芩
      - 散标热（解肌）：石膏、白芷、升麻、葛根
    - 去寒——温本寒（温里）：干姜、附子、肉果

胃腑
- 主病
  - 本病
  - 标病
- 用药
  - 虚实
    - 泻实
      - 泻湿热：大黄、芒硝
      - 消饮食：巴豆、神曲、山楂肉、阿魏、硇砂、郁金、山棱、轻粉
    - 补虚
      - 化湿热：苍术、白术、半夏、茯苓、橘皮、生姜
      - 散寒湿：干姜、附子、草果、官桂、丁香、肉果、人参、黄芪
  - 标本
    - 清本热（降火）：石膏、地黄、犀角、黄连
    - 解标热（解肌）：升麻、葛根、豆豉

脾脏
- 主病
  - 本病
  - 标病
- 用药
  - 虚实
    - 泻实
      - 泻子：诃子、防风、桑皮、葶苈
      - 涌吐：豆豉、栀子、萝卜子、常山、瓜蒂、郁金、齑汁、藜芦、苦参、赤小豆、盐汤、苦茶
      - 泻下：大黄、芒硝、礞石、大戟、续随子、芫花、甘遂
    - 补土
      - 补母：桂心、茯苓
      - 补气：人参、黄芪、升麻、葛根、甘草、陈皮、藿香、葳蕤、砂仁、木香、扁豆
      - 补血：白术、苍术、白芍、胶饴、大枣、干姜、木瓜、乌梅、蜂蜜
  - 标本
    - 除本湿
      - 燥中宫：白术、苍术、橘皮、半夏、吴茱萸、南星、草豆蔻、白芥子
      - 洁净腑：木通、赤茯苓、猪苓、藿香
    - 渗标湿：开鬼门：葛根、苍术、麻黄、独活

小肠
- 主病
  - 本病
  - 标病
- 用药
  - 虚实
    - 泻实热
      - 气分：木通、猪苓、滑石、瞿麦、泽泻、灯心草
      - 血分：地黄、蒲黄、赤茯苓、栀子、丹皮
    - 补虚寒
      - 气分：白术、楝丸、茴香、砂仁、神曲、扁豆
      - 血分：桂心、胡索
  - 标本
    - 本热寒之（降火）：黄柏、黄芩、黄连、连翘、栀子
    - 标热散之（解肌）：藁本、羌活、防风、蔓荆

膀胱
- 主病
  - 本病
  - 标病
- 用药
  - 虚实
    - 泻实热（泄火）：滑石、猪苓、泽泻、茯苓
    - 补下虚
      - 养阴清热：知母、黄柏
      - 通气散寒：桔梗、升麻、益智仁、乌药、黄肉
  - 标本
    - 本热利之（降火）：地黄、栀子、茵陈、黄柏、丹皮、地骨皮
    - 标寒发之（发表）：麻黄、桂枝、羌活、防己、黄芪、木贼草、苍术

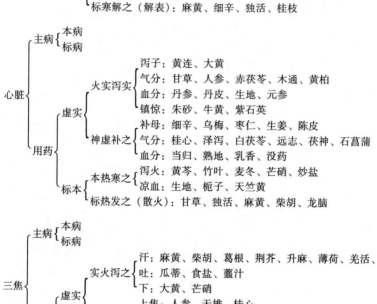

任启林 医学全集

肾脏
主病 { 本病 / 标病

用药
- 虚实
  - 水强泻之
    - 泻子：牵牛、大戟。
    - 泻腑：泽泻、猪苓、车前子、防己、茯苓
  - 水弱补之
    - 补母：人参、山药
    - 气分：知母、元参、补骨脂、砂仁、苦参
    - 血分：黄柏、枸杞、熟地、锁阳、肉苁蓉、萸肉、阿胶、五味子
  - 火强泻之（泻相火）：黄柏、知母、丹皮、地骨皮、生地黄、茯苓、玄参、寒水石
  - 火弱补之（益阳）：附子、肉桂、益智仁、破故纸、沉香、川乌、硫黄、
    天雄、乌药、阳起石、茴香、胡桃、巴戟、丹砂、
    当归、蛤蚧、覆盆子
  - 精脱固之（涩滑）：牡蛎、芡实、金樱子、五味子、远志、萸肉、蛤粉
- 标本
  - 本热攻之（下）：即承气诸法
  - 标热凉之（清热）：玄参、连翘、甘草、猪肤
  - 本寒温之（温里）：附子、干姜、官桂、白术、蜀椒
  - 标寒解之（解表）：麻黄、细辛、独活、桂枝

心脏
主病 { 本病 / 标病

用药
- 虚实
  - 火实泻实
    - 泻子：黄连、大黄
    - 气分：甘草、人参、赤茯苓、木通、黄柏
    - 血分：丹参、丹皮、生地、元参
    - 镇惊：朱砂、牛黄、紫石英
  - 神虚补之
    - 补母：细辛、乌梅、枣仁、生姜、陈皮
    - 气分：桂心、泽泻、白茯苓、远志、茯神、石菖蒲
    - 血分：当归、熟地、乳香、没药
- 标本
  - 本热寒之
    - 泻火：黄芩、竹叶、麦冬、芒硝、炒盐
    - 凉血：生地、栀子、天竺黄
  - 标热发之（散火）：甘草、独活、麻黄、柴胡、龙脑

三焦
主病 { 本病 / 标病

用药
- 虚实
  - 实火泻之
    - 汗：麻黄、柴胡、葛根、荆芥、升麻、薄荷、羌活、石膏
    - 吐：瓜蒂、食盐、齑汁
    - 下：大黄、芒硝
  - 虚火补之
    - 上焦：人参、天雄、桂心
    - 中焦：人参、黄芪、丁香、木香、草果
    - 下焦：黑附子、肉桂、硫黄、人参、沉香、乌药、补骨脂
- 标本
  - 本热寒之
    - 上焦：黄芩、连翘、栀子、知母、玄参、石膏、生地
    - 中焦：黄连、连翘、生地、石膏
    - 下焦：黄柏、知母、生地、石膏、丹皮、地骨皮
  - 标热散之（解表）：柴胡、细辛、荆芥、羌活、葛根、石膏

胆腑
主病 { 本病 / 标病

用药
- 虚实
  - 实火泻之（泻胆）：龙胆草、牛胆、猪胆、生蕤仁、生酸枣仁、
    黄连、苦茶
  - 虚火补之（温胆）：人参、半夏、细辛、当归、炒蕤仁、炒枣仁、地黄
- 标本
  - 本热平之
    - 除火：黄芩、黄连、芍药、连翘、甘草
    - 镇惊：黑铅、水银
  - 标热和之（解表）：柴胡、芍药、黄芩、半夏、甘草

2612

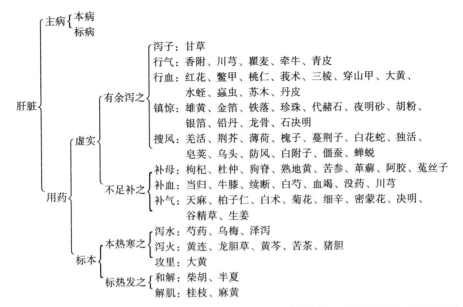

　　从上表可以看出，张氏的用药式，实际上是依据《中藏经》的辨证方法，结合个人实践经验而总结出的温凉补泻的用药原则。这一总结，给后世处方用药带来了不少便利，所以很受到李时珍的重视，而采录于《本草纲目》中。

处方学上的成就

　　张元素治学，不主张拘泥古方，他认为墨守成方总有一定的局限性，若单单依靠搬用古方，来凑合现有的病证，是不可能完全相应的。所以他说："运气不齐，古今异轨；古方新病，不相能也。"（《金史·传四·卷一百三十一·方伎·张元素》）在这种学术思想指导下，促使他在处方方面开辟了新的途径，并取得了一定的成就。善师古方之法而化裁新方者，在他以前有钱仲阳，与他同时有刘完素，因此钱、刘两家就很自然地成了化制新方的取法对象，张氏在临证时也很喜用他们所制的方药。例如在五脏补泻方面，钱乙的"地黄丸""安神丸""泻青丸""导赤散""益黄散""泻黄散""泻白散""阿胶散"等，均为张氏临证所喜用。张氏的学术，在某些方面虽与刘完素不同，但对五运六气之理，以及对于热病的处理，颇有一致的看法。因此刘氏的"益元散""防风通圣散""三一承气汤"等也为他临证所习用。

　　张元素之所以能在处方学上取得较突出的成就，实与他善于取长补短地接受前人制方的经验分不开。例如"九味羌活汤",是张氏针对"桂枝汤""麻黄汤"的主证所制成的四时发散通剂。发散用伤寒法,法度极严,有汗不得用"麻黄",无汗不得用"桂枝",偶有差迟,便会变生坏证。张氏制此通剂的主要精神,在于使人用之而不犯三阳禁忌。王海藏则认为本方不独捷于解利,治疗杂病亦有神功。在实践中也可证实,凡伤风之在经者及风湿疼痛诸症,此方确有良效。惟对寒邪束肺、肺气壅闭的喘咳,获效不够迅捷。因此,本方虽有所长,但毕竟还不能全部代替"麻""桂"的作用。

又如"枳术丸",是张氏根据仲景"枳术汤"的用意所制成的丸方。"枳术汤"治心下硬、大如盘、边如旋盘,而此方则能治痞、消食、强胃。二方主证,显有虚实之不同,枳术汤证属实,系水气所作,故仲景重用"枳实"破结下气,以行停水;枳术丸证属虚,是脾不健运,饮食不化,气滞痰聚而成心下痞闷,故元素重用"白术"之苦甘,补脾元以去湿痰,佐"枳实"之苦降,泄痞闷而消积滞,"荷叶"芬芳醒胃,以之裹烧,又用"米饭"为丸,与术协力,有滋养胃气之功。二方比较,仅以用量有差,而补泻缓急的作用便大不相同。这就很清楚地反映了张氏化裁古方的灵敏手法。

再如"加减白通汤",是由"白通""理中"二方化裁而来,主治形寒饮冷、大便自利、完谷不化、脐腹冷痛、足胫寒逆诸症。"白通"善通少阴之阳,"理中"善补太阴之虚,临证时,少阴寒厥与太阴吐利,往往同时并见而难以截然分开。张氏窥透这一特点,便复合二方为"加减白通汤",以治太少二阴之虚寒;犹恐力不胜任,又取"半夏"苦辛温胃以燥内湿,"生姜"辛温走表以除外湿,更用"官桂""草豆蔻"等气之厚者,佐"姜""附"以回脾肾之阳。立方本意,实得《内经》中关于"寒淫于内,治以甘热""湿淫于内,治以苦热",以及"补下治下,制以急,急则气味厚"的奥义,确是挽救急剧吐利等肠胃疾患将陷于虚脱的良好方剂。

综上所述,可以看出,张元素在方、药两方面成就的特点,主要是善于运用前人的理论,经过消化,使之成为自己的学术思想。如他论五脏补泻法,即由《素问·藏气法时论》五脏苦欲的理论化裁而成;论药性升降浮沉,由《素问·阴阳应象大论》气味厚薄的理论化裁而成;论药物归经,是依据经络学说,结合具体实践所得出的临床疗效总结。这些内容最早虽已见于《神农本草经》,但经张氏的悉心观察、研究,确实使其大大的向前发展了。张氏的"脏腑辨证"与"脏腑用药式",不但发展了《中藏经》的辨证理论,同时又补充了《中藏经》施治的不足。至于调制新方,则又是吸取前人制方经验而成。张氏这种探本穷源与临证实践相结合的治学方法,成就了他自成体系的学术思想,对后世有着很大的影响,如李东垣、王好古、罗天益等之所以对处方用药都有深刻造诣,是与继承张元素研究药物的成就分不开的。

但仍然有必要指出,张元素在方、药方面虽做出了巨大的贡献,并不等于已达到完满无缺、毫没偏差的境地。例如,张氏所强调的"黄柏"辛润,"芒硝"软心,"熟地"味苦,厥阴引经在下用"柴胡"等等,都不无可商之处。所以学习古人,必须具有选择的能力,批判地吸收,才不致陷于尽信之失。

张元素医案

风痰头痛治验

病头痛旧矣,发则面颊青黄、晕眩,目慵张而口懒言,体沉重,且兀兀欲吐。此厥阴、太阴合病,名曰风痰头痛。以局方玉壶丸治之,更灸侠溪穴,寻愈。生南星、生半夏各一两,天麻五钱,头白面三两;研为细末,滴水为丸,如梧桐子大;每服三十丸,清水一大盏,先煎令沸,下药煮五七沸,候药浮即熟,漉出放温,另以生姜汤送下,不计时服。(《名医类案·卷六》)

按:六经皆有头痛。色青主肝,色黄主脾;肝开窍于目,脾开窍于口;诸风掉眩,皆属于肝;脾病则体重;胸膈有痰则兀兀欲吐。头为诸阳之会,胸为阳气发源之所,病发"面颊青黄……兀兀欲吐",病在肝、脾两经,故断为厥阴、太阴合病。病属风邪上受,痰阻胸膈,故名"风痰"。主以"玉壶丸","星""夏"祛痰,"天麻"熄风,佐以"白面",以复其脾运,药浮漉出,以易达病所;送以"生姜汤",一以去其"星""夏"之毒,一以宣其神明;更灸"侠溪",以振刷其甲胆之阳,俾风痰消而阳复清明。寻愈不发,理有可信。

张从正

张从正,字子和,号戴人,生于南宋时代(约 1156－1228),金之睢州(河南)考城人。张氏医学师承于刘完素,对《内经》《难经》《伤寒论》都很有研究。《儒门事亲》是张氏的代表作。

六门三法

张子和对内、外、妇、儿等科都有独创的见解,而其主要的论点是"六门三法"。

"六门"就是以六淫分病,辨证用药。张子和认为,自《诸病源候论》起,疾病门类分得过于繁杂,因而他采用刘河间的办法,把各种疾病分为六大门类,执简驭繁,并加入"内伤""外伤""内积""外积"等以概其余。其学术思想多采用《内经》和刘完素之说,而于"辨证"方面多有所发挥。

"三法"即汗、吐、下,此三法早见于《内经》,至仲景《伤寒论》已非常具体。如汗法有"麻黄汤""大青龙汤";下法有"三承气汤";吐法有"瓜蒂散"等方。而张子和则更广泛地加以应用,扩展了汗、吐、下三法的治疗范围。

1. 三法的理论根据

张子和所以着重用"攻下法"治病,他认为:病不是人体所素有的,或从外来,或从内生,都是邪气所致;既是"邪气",应该即速采用攻法驱邪,不应使邪气停留;如果首先注意固病人的元气,以补剂补之,则真气未能受益而邪气已越加蔓延而不可制止;只有那些"脉脱下虚",没有邪又没有积聚的病人,才可以用补法;凡是有积、有邪的病人,若用补法,那是绝大的错误;所以治病先要攻邪,邪去元气自复;而攻邪离不了"汗""吐""下"三法。张氏在这样的学术思想指导下,经过长时期的医疗实践,对于攻法的运用达到"至精至熟"的境地。正如他自己所说:"识练日久,至精至熟,

有得无失，所以敢为来者言也。"（《儒门事亲·卷二·汗下吐三法该尽治病诠》）

另一方面，由于当时在医生和病人中流行着一种"好补"的不良风气，为了纠正这种偏向，张元素极为反对无原则的施用补法。他说："良工之治病者，先治其实，后治其虚，亦有不治其虚时。粗工治病，或治其虚，或治其实，有时而幸中，有时而不中。谬工之治病，实实虚虚，其误人之迹常著，故可得而罪也。惟庸工之治病，纯补其虚，不敢治其实，举世皆曰平稳，误人不见其迹，渠亦自不省其过，虽终老而不悔，且曰：吾用补药也，何罪焉？病人亦曰：彼以补药补我，彼何罪焉？虽死而亦不知觉。夫粗工之与谬工，非不误人，惟庸工误人最深！"（《儒门事亲·卷二·汗下吐三法该尽治病诠》）他这一番话，至今仍然值得人们警惕。

张子和认为：凡是风寒之邪所发的疾病，在皮肤之间和经络之内的，可用汗法；凡是风痰宿食，在胸膈或上脘的，可用吐法；凡寒湿痼冷，或热客下焦等在下的疾病，可用下法。他以上（外）、中、下三个方面概括病邪所在，并根据《内经》"高者越之，汗之下之，随其攸利"的理论，使用汗、吐、下三法。

张子和又认为，三法可以兼众法，并举《内经》的理论作为根据。如依据《素问·至真要大论》等所论运气所生诸病，分别用酸、苦、甘、辛、淡、咸等作为治疗大法。他认为：辛、甘、淡三味为阳，酸、苦、咸三味为阴；辛、甘发散，淡渗泄，酸、苦、咸涌泄；"发散"是汗法，"涌"是吐法，"泄"是下法。因而他说："圣人止有三法，无第四法也。"由于有这些理论的指导，所以张氏三法的应用范围十分广泛。如："引涎、漉涎、嚏气、追泪，凡上行者，皆吐法也；灸、蒸、熏、渫、洗、熨、烙、针刺、砭射、导引、按摩，凡解表者，皆汗法也；催生、下乳、磨积、逐水、破经、泄气，凡下行者，皆下法也。"虽然他也说"然予亦未尝以此三法，遂弃众法"，但在临床上他使用三法常占十之八九，其他方法仅占十之一二。张氏这样重视三法，能发挥其所长，确有独到之处。但"三法"毕竟不能总括"八法"，单纯地强调三法，仍属不够全面的。

2. 三法的运用范围

张子和三法的运用，有他自己的一套理法方药，兹分别介绍如下。

（1）吐法的运用

【吐法立论根据】

张子和首先指出吐法不可畏，如《内经》有吐法的理论，仲景有"瓜蒂散"，《千金方》风论中有"吐药方"，《本事方》中的"稀涎散"《普济方》的"吐风散"等，这些吐剂的疗效往往很好，可惜这些治法废弃已久，致引起人们的畏惧；其实，凡宿食、酒积在上脘的或病在胸中的，都应当用吐法，一吐为快。

【吐法使用举例】

伤寒头痛用"瓜蒂散"，杂病头痛用"葱根白豆豉汤"，痰食证用"瓜蒂末"（独圣散）加"茶末"少许，两胁肋刺痛濯濯有水声（湿在上）用"独圣散"加"全蝎梢"；凡吐至昏眩，不必惊疑，如头发眩，饮冰水可解，没有冰水可用凉水；身体强壮的，可以一次强吐而愈，身体弱的，可以分作三次轻吐；吐后第二天，有轻快的，也有转甚的，这是吐之未尽，可等候数日再吐；吐后觉渴的，可用冰水、凉水、瓜、梨、柿及凉物等解渴，不必服药。

【吐法方药】

张子和吐剂方药众多，除了上述"瓜蒂散"外，其所使用的药物共36味，其中只有"常山""胆矾""瓜蒂"有微毒，"藜芦""芫花""轻粉""乌附尖"有大毒，其他26味吐药，都无毒性。

【吐法宜忌】

凡吐剂宜先小服，未效，渐加；并且可用钗股、鸡羽探引，不吐，再服药再探吐，至吐为度。如吐不能止，因于"藜芦"的，可用"葱白汤"解；因石药吐不止的，可用"甘草贯众汤"解；因"瓜蒂"吐不止的，用"麝香"煎汤解；其他一切草木药吐不止的，都可用"麝香汤"解。有下列情况都禁用吐法：性情刚暴，好怒喜淫，信心不坚，病势临危，老弱气衰，自吐不止，亡阳血虚，诸吐血、呕血、咯血、衄血、咳血、崩血、失血；吐后禁贪食过饱和难以消化的食物，并应禁房事和七情刺激。

以上都是张子和的经验之谈，是值得重视的。他在《儒门事亲》中恳切地说："必标本相得，彼此相信，真知此理，不听浮言，审明某经某络，某脏某腑，某气某血，某邪某病，决可吐者，然后吐之。是予之所望于后之君子也，庶几不使此道湮微。"语重心长，怕后人不敢用吐法。

从上述可见，张子和对吐法，有一套完整的方法，使用又有分寸，大大丰富了前人吐剂的适用范围。可惜，张氏以后吐法未为医家所重视，未能进一步得到发展。

（2）汗法的运用

【汗法立论根据】

张子和认为风寒湿邪气，入于皮肤而未至深入，最迅速的治法就是"发汗"。《内经》有刺热的方法，开玄府而逐邪气，和汗法的道理是一致的，但不如用药发汗收效更速。发汗的方法有多种，不单辛温才是汗药，寒凉亦能发汗。此外还有熏渍、导引等发汗方法。发汗的方法既多，治疗的范围亦广。

【汗法使用举例】

张子和认为发汗之法，要辨别阴阳、表里、虚实，然后可用。凡表证，如《伤寒论》的"麻黄汤"类为表实而设，"桂枝汤"类为表虚而设，都是汗法。子和的汗法应用远不止此，他认为飧泄不止，日夜无度，完谷下出，若脉浮大而长，身表微热者，都可用汗法。此外还有与吐法、下法先后连用，或吐法与汗法兼用；因而破伤风、惊风、狂证、酒病、痹症等都可因证而于吐下之后继用汗法，或吐、汗并用。此外他主张采用五禽戏之类的导引法来发汗，烧地、暖室、置火、汤蒸于床下等也是发汗的方法。

【汗法宜忌】

张子和多依据《伤寒论》的治疗方法，而没有特别的发明

【汗法方药】

汗法方药除辛温剂用仲景方外，张子和特别提出"通圣散""双解散"等辛凉发汗剂，并列举汗药达40种。

（3）下法的运用

【下法立论根据】

《内经》以气血流通为贵，凡集聚陈莝于中，寒热留结于内，都应逐去，宜用下法。张子和认为，下法能使陈莝去而肠胃洁，癥瘕尽而荣卫昌，这一下法也可以说是补法。

【下法使用举例】

张子和认为，凡宿食在胃脘，都可用下法。若下后心下按之硬满的，可再用下法；杂病腹部满痛，按之痛甚不止，这是内实，宜急用下法；伤寒大

汗之后，发热、脉沉实，及寒热往来、时时有涎嗽的，宜"大柴胡汤"加"当归"煎服，下三五行立愈；黄疸食劳，皆属脾土，可用"茵陈蒿汤"或"导水丸""禹功散"，泻十余行，然后用"五苓散"等收功。此外因落马坠井、打仆损伤、烫火伤，症见肿发燉痛、日夜号泣的，可用"通经散"下"导水丸"等药，泻三四十行，如泻水少，可再加汤剂泻之，泻后忌服热物，服凉水可止，再服和血消肿散毒之药，使痛止肿消而愈。

【下法方药】

张子和用下法除上述方剂外，列举出泻药 30 种。其中以"槟榔""犀角""皂角"皆温平，可以杀虫透关节，除肠中风火燥结；"大黄""芒硝""朴硝"等咸寒，可以治伤寒热病、时气温毒、发斑泻血、燥热发狂；"泽泻""羊蹄苗根""牛胆""兰叶汁""苦瓠子"亦苦寒，可治水肿、遍身胀大如鼓、大小便不利、疸、痔虫等病。子和认为，"备急丸"应慎用，因其中"巴豆"性热，下后津液受伤，使留毒不去，反会出现其他变症，被列为下剂的禁用药。但实则"巴豆"亦有其适应证，不可偏废。

【下法禁忌】

有下列的情况禁用下法：洞泄寒中（休息痢）；伤寒脉浮者；表里俱虚者；厥而唇青、手足冷、内寒者（应注意脉诊）；小儿慢惊；小儿两目直视，鱼口出气；十二经败证等。

3. 补法的运用

张子和除了畅论"汗""吐""下"攻法之外，还有"推原补法利害非轻说"，力戒世人不可轻用补剂，他主张"夫养生当论食补，治病当论药攻"。他指出，"平补""峻补""温补""寒补""筋力之补""房室之补"（肾虚之补）等六种补法，"若施之治病，非徒功效疏阔，至其害有不可胜言者"。

张子和认为，若用补法，可以从"气之偏胜者"着手，则"其不胜者自平"。他引用《难经》的话说："东方实，西方虚，泻南方，补北方。"对于肝木实而肺金虚的人，可以泻心火补肾水。但张氏认为，此法和上述六种补法并不相干，此即"损有余乃所以补其不足也"，如他说："吐中自有汗，下中自有补，岂不信然！"

张子和并不是完全不用补法，但往往先攻后补，或攻补兼施。他强调地指出：平素应注意身体，不可恃强，摧残身体；凡药不可久服，但可攻邪，邪去便止。他在《儒门事亲·五虚五实攻补悬绝法》中亦指出"虚者补之，实者泻之，虽三尺之童皆知之矣"，并且辩解说："岂有虚者不可补，实者不可泄之理哉！""俗工往往聚讪，以予好用寒凉，然予岂不用温补，但不遇可用之证也。"

4. 子和治法小结

张子和对"汗""吐""下"三法的灵活运用，发挥了《内经》和仲景的理论，在方药的使用上也有丰富的经验，对祖国医学有所贡献，值得我们继承并加以发扬。特别是其中的"吐法"，近来医者运用较少，根据子和的经验，往往对顽固的疾患，一吐而愈，颇值得我们重视和研究。

从张子和的学术思想来看，他并不反对其他治疗大法，也不完全反对补法。他所以专论攻下三法，主要意图在纠正当时好补之风气，而使"三法"失传；因而著书立说，冀其传播，不仅用意很好，即其灵活地运用"三法"治病的经验，也是值得学习的。

张子和关于"三法"的学术要点：一是，实则应攻，虚则用补；二是，有邪应先攻邪，邪去则正复；三是，攻邪应就其近而驱之；四是，养生当用食补，治病当论药攻；五是，药不宜久服，中病则止。这些论点基本上是正确的，但我们必须注意，"汗""吐""下"只是"八法"中的一部分方法，虽然张氏把"三法"的应用范围扩展了，但仍不足以包括其他五法，治病仍应运用八法，甚至更多的方法，于临证时才能备用无失。

张子和慎用补法的指导思想："是以君子贵流不贵滞，贵平不贵强。卢氏云：强中生百病，其知言哉，人惟恃强，房劳之病作矣，何贵于补哉！"所谓"贵流不贵滞"，就是要使气血经常保持通畅而运行无碍，这是却病延年的关键所在；所谓"贵平不贵强"，如果其原意是说各脏各腑没有偏盛，因而没有偏衰，这也是正确的；所谓"恃强"，是指不注意摄生，应该警惕。

但应该指出的是，身体强壮、寿命延长，是医学的目的和任务，若因而认为"强中生百病"，则未免陷于消极，这就有些片面了，更不能因此而产生偏忌补法的观念。应该看到，张氏对于"扶正足以驱邪"这一治疗原则的体会还不够深刻，可能正如他自己所说的，在临证中少遇适用温补之证有关，因而对于补法不可避免地有些偏见。例如他所反对的"六种补法"是不能一笔抹杀的，饮食之补并不能代替药物之补。又如子和对中风，只论"闭证"而无"脱证"，论虚损病只三句共二十字，这显然不够全面。我们学习子和长处的同时，应该舍弃其偏见。

张从正医案

因惊风搐治验

新寨马叟，年五十九，因秋欠税，官杖六十，得惊气，成风搐已三年矣。病大发，则手足颤掉，不能持物，食则令人代哺，口目张眨，唇舌嚼烂，抖擞之状，如线引傀儡，每发市人皆聚观，夜卧发热，衣被尽去，遍身燥痒，中热而反外寒。久欲自尽，手不能绳。倾产求医，至破其家而病益坚，叟之子，邑中旧小吏也，以父母病讯戴人。戴人曰：此病甚易治，若隆暑时，不过一涌，再涌夺则愈矣；今已秋寒可三之，如未，更刺腧穴必愈。先以通圣散汗之，继服涌剂，得痰一二升，至晚又下五七行，其疾小愈。待五日，再一涌，出痰三四升，如鸡黄成块，状如汤热。叟以手颤不能自探，妻与代探，咽嗌肿伤，昏愦如醉，约一二时许稍稍省，又下数行，立觉足轻，颤减，热亦不作，足亦能步，手能巾栉，自持匙箸。未至三涌，病去如濯，病后但觉极寒。戴人曰：当以食补之，久则自退；盖大疾之去，卫气未复，故宜以散风导气之药，切不可以热剂温之，恐反成他病也。(《儒门事亲·卷六》)

按：这是一例因惊而起的风痫证，先用汗法，继用涌吐，又下五七行，隔五日再用吐法至昏愦如醉，又下数行，未至三吐而病已愈。此案可惜只载证与因，未载其他诊候。从治疗上来看，先汗后吐，则除了夜卧发热、衣被尽去、遍身燥痒等中热证候之外，必还有痰食脉证。此病木郁痰生而成风痫，取"木郁达之"之义，大胆使用吐法，使痰有去路，木郁得解而愈。如果以为久病必虚，手足颤掉而作虚治，则病人的情况不堪设想了。

妇人二阳病治验

一妇月事不行，寒热往来，口干颊赤喜饮，旦暮闻咳一二声。诸医皆云，经血不行，宜䗪虫、水蛭、干漆、硇砂、芫青、红娘子、没药、血竭之类。惟戴人不然，曰：古方中虽有此法，奈病人服之，必脐腹发痛，饮食不进。乃命止药，饮食稍进。《内经》曰：二阳之病发心脾，心受之则血不流，故女子不月。既心受积热，宜抑火升水，流湿润燥，开胃进食，乃涌出痰一二升，下泄水五六行，湿水上下皆去，血气自行沸流，月事不为水湿所隔，自依期而至矣，亦不用䗪虫、水蛭之类有毒之药；如用之，则月经纵来，小溲反闭，他证生矣。凡精血不足，当补之以食，大忌有毒之药，偏胜而成夭阏。（《儒门事亲·卷六》）

一妇年三十四岁，经水不行，寒热往来，面色萎黄，唇焦颊赤，时咳三两声。向者所服之药，黑神散、乌金丸、四物汤、烧肝散、鳖甲散、建中汤、宁肺散，针艾百千，病转剧。家人意倦，不欲求治。戴人悯之，先涌痰五六升，午前涌毕，午后食进，余证悉除。后三日，复轻涌之，又去痰一二升，食益进。不数日，又下通经散，泻讫一二升后，数日去死皮数重，小者如麸片，大者如苇膜，不一月，经水行，神气大康矣。（《儒门事亲·卷六》）

按：以上两病案，按一般治法，多从血分治疗，而张子和均以"涌痰行水法"使气血流通而愈，这正是他所说的"贵流不贵滞"的实践证明；另一方面，亦说明痰水和气血互相影响的关系。前一案为素体精血不足复又痰热内郁，张氏停服咳血药物，令先进饮食，以养心脾之气，然后涌吐；第二案为痰热内结已成癥瘕，张氏竟用溃坚之法，一吐再吐，吐后再泻，可见子和用攻法是很有分寸的。

大便燥结治验

戴人过曹南省亲，有姨表兄，病大便燥涩，无他证，常不敢饱食，饱则大便极难，结实如针石；或三五日一如圊，目前星飞，鼻中出血，肛门连广肠痛，痛极则发昏；服药则病转剧烈，巴豆、芫花、甘遂之类皆用之，过多则困，泻止则复燥。如此数年，遂畏药性暴急不服，但卧病待尽。戴人过诊，其两手脉息，俱滑实有力，以大承气汤下之，继服神功丸、麻仁丸等药，使食菠菱葵菜，及猪羊血作羹；百余日充肥，亲知见骇之。呜呼！粗工不知燥分四种：燥于外，则皮肤皲揭；燥于中，则精血枯涸；燥于上，则咽鼻焦干；燥于下，则便溺结闭。夫燥之为病，是阳明化也，水寒液少，故如此。然可下之，当择之药之。巴豆可以下寒，甘遂、芫花可以下湿，大黄、朴硝可以下燥。《内经》曰，辛以润之，咸以软之。《周礼》曰：以滑养窍。（《儒门事亲·卷七》）

按：此案大都知道应选用下法，但病人属津枯液竭之便秘，泻后必更枯燥。张子和却于泻之后，继用"神功""麻仁丸"行气润燥，更用食物润肠收功。如果只用下法，病必不除。足见子和三法运用的灵活性，也可见子和亦不一定硬攻到底，这正是他的精到之处。

小儿风水治验

郾之营兵秋家小儿，病风水，诸医用银粉粉霜之药，小溲反涩，饮食不进，头肿如腹，四肢皆满，状若水晶。家人以为勉强，求治于戴人。戴人曰：此证不与壮年同，壮年病水者，或因留饮及房室，此小儿才七岁，乃风水证也，宜出汗。乃置燠室，以屏帐遍遮之，不令见火。若内火见外火，必昏愦也。使大服胃风汤而浴之，浴讫，以布单重复之；凡三五重，其汗如水，肿乃减五分。隔一二日，乃依前治之，汗出，肿减七分。乃二汗而全减，尚未能食，以槟榔丸调之，儿已喜笑如常日矣。（《儒门事亲·卷六》）

按：以汗法治"头肿如腹"的水肿，符合于"水气在上，汗之则愈"的治疗原则，张子和所用之法，实从《金匮要略》的风水治法变化而来。

治　惊

卫德新之妻，旅中宿于楼上，夜值盗劫人烧舍，惊堕床下，自后每闻有响，则惊倒不知人。家人辈蹑足而行，莫敢冒触有声。岁余不瘥。诸医作心病治之，人参、珍珠及定志丸，皆无效。戴人见而断之曰：惊者为阳，从外入也；恐者为阴，从内出。惊者，悉自不知故也；恐者，自知也。足少阳胆经属肝木，胆者敢也，惊怕则胆伤矣。乃命二侍女执其两手按高椅之上，当面前，下置一小几。戴人曰：娘子当视此。一木猛击之，其妇大惊。戴人曰：我以木击几，何以惊乎？伺少定击之，惊也缓；又斯须，连击三五次。又以杖击门，又暗遣人画背后之窗。徐徐惊定而笑曰：是何治法？戴人曰：《内经》曰惊者平之。平者常也，平常见之必无惊。（《儒门事亲·卷六》）

按：张子和的"内伤形"数案，都用精神治疗法，不药而愈。此案更为巧妙，突然刺激使之化为平常的刺激而消除。子和在宋元时代，对精神病能有这样的认识，并能运用这样的方法治愈，确是值得敬佩的。

李　杲

李杲，字明之，晚号东垣老人，生于南宋时代（1180－1251），金之真定人（今河北保定市）。李杲从易州张元素学医，对于处方用药有深刻的造诣，同时，对《内经》《难经》等古典著作的钻研也较深刻，通过临证实践，积累了丰富的经验，从而提出了"内伤学说"，形成了具有独创性的理论。

李杲学说的产生，和当时的客观环境有着密切的关系。当时正是金族和蒙古族统治集团侵略中原的战乱时期，人民生活极度困难，精神上的恐怖，无休止的劳役，以及饥饱失调的生活条件，都是足以造成内伤病的主要因素。人们在这种情况下发生的疾病，用当时所习用的伤寒法治疗，往往无效。李氏目睹这种情况，便提出了新的见解，并根据其毕生经验，立法施治，收到良好效果，从而总结出具有独创性的理论。李氏学说的学术思想，是在阐明内伤病的致病原因和发病机理，所著《脾胃论》《内外伤辨惑论》，都是为了阐发这一思想而提出的。兹将其学说的主要内容分别简述于下。

脾胃和元气的关系

李杲认识到"气"是人体的生活动力，是支持人体活动的最基本的物质，肉眼虽然看不到，但确有其物质存在，正是由于这种物质的不断运动，才促成了人的生长发育和一切生理活动。而内伤病的形成，就是人体内部的"气"不足的结果；而气之所以不足，又是脾胃受到损伤的结果。因此，在李氏的论述里，曾多次提到脾胃和气的密切关系，他明确地指出："元气"是决定人体健康与否的关键，而"脾胃"又是决定元气虚实的关键。所以李杲的学术思想非常重视元气，也非常重视脾胃，他在《脾胃论》中说："真气，又名元气，乃先身生之精气也，非胃气不能滋之。"（《脾胃论·脾胃虚则九窍不通论》）又说："脾胃之气既伤，而元气亦不能充，而诸病之所由生也。"（《脾胃论·脾胃虚实传变论》）脾胃是元气之本，元气是健康之本，脾胃伤则元气衰，元气衰则疾病所由生，这是李东垣在元气这一问题上的基本论点。

脾胃在升降运动中的枢纽作用

李杲认为，自然界万物是时刻运动着而不停息的，其运动形式，主要表现为升、降、浮、沉的变化。他说："《经》言，岁半以前，天气主之，在乎升浮也。……岁半以后，地气主之，在乎沉降也。……升已而降，降已而升，如环无端，运化万物。"他认为人生存于自然界，当然和自然界息息相通，要理解人的生理病理，就要熟悉和掌握天地阴阳生杀的一般规律，从而认识人体内的升降浮沉运动。同时李杲还提出，体内升降运动的枢纽则在于脾胃。他说："盖胃为水谷之海，饮食入胃，而精气先输脾归肺，上行春夏之令，以滋养周身，乃清气为天者也；升已而下输膀胱，行秋冬之令，为传化糟粕转味而出，乃浊阴为地者也。"（《脾胃论·脾胃虚实传变论》）

李杲虽然指出了脾胃是升降运动的枢纽，但他特别强调"生长"和"升发"的一面。他认为只有谷气上升，脾气升发，元气才能充沛，生机才能洋溢活跃，阴火才能戢敛潜降。相反，若谷气不升，脾气下流，元气就要亏乏和消沉，生机也要萧索，阴火随之上冲而发生病变。因此，李杲在理论上就非常重视升发脾胃之阳，在治疗上就喜用"升麻""柴胡"，以遂其升生之性。正因为有这样的学术认识，所以在发病论上他就极力主张"胃虚脏腑经络皆无所受气而俱病""脾胃虚则九窍不通""胃虚元气不足诸病所生"等论点，并把这些论点做了专题阐发，强调升发脾胃之气的重要性，并进一步把胃气引申为元气、真气和一切诸阳升发之气。这样，"土为万物之母"的概念，就更突出和具体化了。

必须说明的是，李杲在主张升发脾胃之气的同时，也注意到潜降阴火的一面，并认为"升胃气"和"降阴火"是相反相成的。因胃气的升发，即有利于阴火的潜降；而阴火的潜降，又有助于胃气的升发。不过在掌握上，"升发"是主要的、基本的，"潜降"是次要的、权宜的。从李氏议论以及运用方药上，可以清楚地看出这一点。

内伤病的病理变化

李杲认为内伤的发病原因是"元气不足"，元气不足就会引起"阴火独旺"，而这种"阴火"是与元气互不两立的。元气充沛时，阴火自然就戢敛下降；元气不足时，阴火就亢盛枭张；阴火越炽盛，元气也就越受耗伤。因此，他把这种"阴火"叫作"元气之贼"。他说："脾胃气衰，元气不足，而心火独盛。心火者，阴火也，起于下焦，其系于心。心不主令，相火代之。相火，下焦包络之火，元气之贼也。火与元气不两立，一胜则一负。"（《脾胃论·饮食劳倦所伤始为热中论》）可见李氏所说的"阴火"，实际上是指相火。相火和元气既是相对的，元气充沛则相火戢敛而发挥正常的生理作用（朱丹溪对这一问题论述的比较详细），元气不足则相火妄动而发生病变。李氏认为产生这种阴火的原因有两种情况。一种是脾胃气虚，他说："脾胃气虚，则下流于肾，阴火得以乘其土位。"（《脾胃论·饮食劳倦所伤始为热中论》）另一种是情志郁遏，他说："夫阴火之炽盛，由心生凝滞，七情不安故也。"（《脾胃论·安养心神调治脾胃论》）前者是由于饮食不节、劳役所伤造成的，后者是由于忿怒悲思恐惧等情志变化所造成。这两种原因都能使元气亏损，也就都能使阴火炽盛。由于阴火上冲，就出现"气高而喘，身热而烦，脉洪大而头痛，或渴不止"等内伤热中的病变。由于脾胃气虚，不能上行，阳气衰惫，不能维护肤表，就出现"恶寒发热"的病变。这一系列的病变，都是由于脾胃虚损所造成，在症状的表现上，虽有似于外感，而实则不同。

李杲还指出，脾胃虚时，由于"阴火乘土位"，谷气闭塞，清阳之气不能上升，因而可能出现九窍不利的症状。事实上，九窍是受五脏所支配的，五脏接受了水谷的营养而发挥其正常作用，九窍才能通利；若脾胃气衰，则胃不能分化水谷，脾不能为胃行其津液，上下输转的枢机不利，九窍就不通利。《素问·通评虚实论》中所说"九窍不利，肠胃之所生也"，正是李氏阐发这一学术思想的理论渊源。

李杲这些论述，都是临证实践的经验总结，是具有一定的实用价值的。我们在临证时常看到某些患者，由于元气衰弱而易于发病，如饮食不调，或稍稍劳倦，或精神稍受刺激，就出现发热、头痛，甚或心烦、口渴等症状，正如李氏所说的"元气不足，心火独盛"的病变。这样的患者在发热之后，又很容易出现疲乏倦怠、食欲不振或消化不良等衰弱症状，这也正是"火与元气不两立，一胜则一负"的结果。

脾胃病对肺肾的影响

脾胃居于中焦，是升降运动的枢纽，升则上输于肺，降则下输于肾，因而脾胃一病，既可上而波及于肺，亦可波及下焦之肾。李杲对这一理论是颇为重视的，所以他提出"肺之脾胃虚"及"肾之脾胃虚"两个问题，来加以阐发。

"肺之脾胃虚"，是脾胃虚损不能滋养肺气的一种病变，在习惯上叫作"土不生金"。《内经》认为，"脾气散精，上归于肺""脾生肉，肉生肺"，说明脾和肺在生理上有着密切的联系。当脾胃虚损时，肺气也就不足，而肺又主皮毛，所以李氏在"肺之脾胃虚"的病变中，除指出"怠惰嗜卧、四肢不收"等脾虚症状外，又指出"洒淅恶寒、惨惨不乐、面色恶而不和"等有关肺脏病变的症状。李氏把这些症状概括为"阳气不伸"，在治疗上就创制了"升阳益胃汤"，以补脾胃而升阳气。

"肾之脾胃虚"，则又是脾胃虚损寒邪上侮的一种病变。李杲认为这种病的致病原因，是脾病调治失宜，或误用下法所造成的变证。因为内伤元气不足阴火上炽，多有烦热口渴的"热中"症状，医者若作火治而用下法，就更损其元气而致阴寒之邪乘机上侵。他把这种病机叫作"寒水来复，火土之杂"。所以往往出现"上热如火，下寒如冰，目中流火，视物晄晄，耳聋耳鸣……膝下筋急，肩胛大痛"等症状。这正是后人所说的"肾邪上凌，虚阳外越"的一种病变。对这种病变的处理，必须温肾回阳，李氏制定的"沉香温胃丸""神圣复气汤"等，就是治疗这种病变的方剂。

内伤外感的鉴别

内伤热中病所表现的症状，如头痛、发热、烦渴等，和外感六淫之邪的头痛、发热、烦渴等症状，在表面上有些相似，而病之本质是不相同的，若不加以鉴别，治疗时就容易犯"虚虚实实"的原则性错误。因此，李杲写成《内外伤辨惑论》，历举辨脉、辨寒热、辨头痛等鉴别方法，以资临证易于掌握。兹将其分别介绍如下。

1. 辨脉

外感：人迎脉大于气口，多表现于左手；外感寒邪则左寸人迎脉浮紧，按之洪大紧急；外感风邪则人迎脉缓而大于气口一倍或两三倍。

内伤：气口脉大于人迎，多表现于右手；内伤饮食则右寸气口脉大于人迎一倍；若饮食不节，劳役过甚，则心脉变见于气口，气口脉急大而涩数，时一代。

2. 辨寒热

外感：发热恶寒，寒热并作，面色赤，鼻息壅塞，呼吸不畅，心中烦闷，其恶寒得温不止，必至表解或传里，其寒始罢；语声重浊，高厉有力。

内伤：见风见寒或居阴寒处，便感到恶寒，而得温则止；其热是蒸蒸躁热，得凉则止；鼻中气短，少气不足以息，言语声音怯弱。

3. 辨手心手背

外感：手背热，手心不热。
内伤：手心热，手背不热。

4. 辨口鼻

外感：口中和，不恶食，鼻塞流清涕。

内伤：口不知谷味，恶食，清涕虽或有或无，而无鼻塞症状。

5. 辨头痛

外感：头痛不止，必待表解或传里时，头痛方罢。

内伤：头痛时作时止。

6. 辨筋骨四肢

外感：筋骨疼痛，不能动摇，甚则非扶不起。

内伤：怠惰嗜卧，四肢沉困不收。

7. 辨渴与不渴

外感：感受风寒三日以后，消谷水去，邪气传里，才有渴症。

内伤：劳役所伤或饮食失节，伤之重者必有渴症，但久病则不渴。

以上这些鉴别方法，都是李杲临证所总结的经验，具有一定的实用价值。

治疗用药原则

李杲接受了张元素有关药物气味升降浮沉的学说，加上自己对医学理论的钻研，因而用药很重视气味升降浮沉的配合。他所处的方剂，品类多而剂量轻，王纶称他用药如"韩信将兵，多多益善"，这并不夸大。

由于李杲在学术上重视脾胃的作用，并强调胃气升发的一面，因而他在治疗上多偏重于升阳补气的药物。虽然有时也用苦降的方法，但这仅是一时的权宜，他所创制的"补中益气汤"，就是这一学术思想的代表方剂。李杲认为，内伤是不足，应用补益法，故君以"黄芪"升补阳气，阳气升发则阴火下降，因之"黄芪"也有降虚热的作用；元气充足又能固密肤表、充实腠理，故"黄芪"亦能治恶寒发热。这都是李氏首创的见解。但必须强调，确属内伤者才可使用，所以他在《内外伤辨惑论》里，详尽地分析了外感和内伤的不同特征，使人易于鉴别和掌握。近人张寿甫氏的"升陷汤"，治胸中大气陷下，疗效颇著，观其处方用药，就是从此方悟出的。张寿甫认为"大气者，以元气为根本，以水谷之气为养料"，他这一论点，显然是受到李氏学说的影响。李杲在各科治疗中，也都贯串着这一主导思想。如用"升阳汤"治"膈咽不利，逆气里急，大便不行"的病变，方中以"黄芪""升麻"为君，重点在升发阳气，因为逆气里急诸症，是由于清阳不升，以致浊阴不降的结果。这对气虚便秘的治疗，指出了新的途径。李杲在外科、眼科方面的治疗，也同样使用这一法则。如在外科方面，治疗血出多而心烦不安、治疗坚硬漫肿肉色不变的疮疡，在眼科方面，治内障、治眼中白翳等，所用方剂都是以升发阳气为主，而佐以潜降之法。（参见《兰室秘藏》）

以上说明，李杲治疗各科疾病，都是着重在恢复自身元气，使气血的升降通畅，以达到愈病的目的，而不注重在局部的治疗。这是他把"扶正祛邪"的思想，运用到实践中的具体表现。

李杲对苦寒泻火和解表散火的治法，在某种情况下也不放弃。他认为苦寒泻火或解表散火，其目的也是为了照顾元气，同升阳降火有相反相成的作用。一般情况，升胃气就可以降火，而有时则必须泻火或散火，才能升发胃气，所以无论泻火、散火，都是为胃气升发提供有利条件。故李氏的"朱砂安神丸"（苦寒泻火）"升阳散火汤"等，虽重在泻火或散火，而都辅以补益和中的药物。可以看出，李氏的用药是以增强人体自身的机能为主，足以补充刘河间、张子和的不足，使祖国医学的治疗法则更加全面了。

李杲学术思想小结

综上论述，李杲对《内经》有比较深刻的研究，而且能将《内经》的理论运用于实践。《内经》中有关脾胃的论述，无论在生理或病理上都有重要的意义。如在病理方面，《内经》主张以胃气为本，提出"胃气少则病，无胃气则死"的诊脉原则；在生理方面，《内经》认为，胃是五脏六腑之海，五脏六腑皆禀气于胃，而脾则为胃行其津液，通过脾胃的共同活动，然后才能使水谷的精华起到营养四肢百骸的作用。因此，除了《素问·玉机真藏论》《素问·经脉别论》《素问·五藏别论》《素问·平人气象论》《素问·阴阳应象大论》等篇中论述了脾胃的功能外，又特别提出《素问·太阴阳明》专篇，对脾胃作了专门的论述。《内经》的这些理论思想，就成了李氏《脾胃论》的主要学术渊源。

李杲在内伤病的发病机理上，认识到"气"的主要作用。《内经》也非常重视"气"，认为"气"充实的人就健康，"气"衰惫的人就容易发病，所以《素问·评热病论》中说："邪之所凑，其气必虚。"《内经》根据"气"所表现的不同功能，进而分析了它在物质上和部位上的区别，从而给以不同的名称，如"荣气""卫气""真气"等。把卫护肤表、温暖肌肉的，叫"卫气"，是水谷之悍气；泽润肢体、营养全身的，叫"营气"，是水谷之精气；而支持全身生理活动的，就叫作"真气"，是"所受于天与谷气并而充身"（《灵枢·刺节真邪》）的。这些"气"的来源与滋生，都和胃有密切的联系。胃气虚时，无论"营气""卫气"等，就都失去滋养作用，全身机能也就随之而衰惫。李氏根据以上这些论点，体会到内伤病的形成是脾胃受伤耗损元气的结果，所以他说："既脾胃有伤，则中气不足，中气不足，则六腑阳气皆绝于外……故荣卫失守，诸病生焉。"（《内外伤辨惑论·辨阴证阳证》）

据此，可以看出李杲的学术思想，完全是在《内经》的理论基础上进一步发展的。他又通过实践经验的总结，对内伤病的致病原因、发病机理，做了深入而细致的阐发，给后人治疗脾胃病指出了新的途径。李杲突出的学术成就，归纳起来约有以下几点。

首先，李杲论证了内因是发病的主要因素，特别是在内伤病方面。他认为精神刺激，如喜、怒、悲、忧、恐等，以及生活条件，如饮食不节、起居不时、寒温失调等，都能使元气耗伤，成为内伤病的致病根源。根据这一理论，明确了内伤病"甘温除大热""扶正以祛邪"的治疗方法。

其次，李杲阐发了脾胃在人体中的主要作用，对后世医家在调治疾病、维护健康方面，起着指导作用。如张璐、李中梓等人，无论在理论研究或实际治疗中，都受李氏学说的影响很大。

再次，深入地观察了邪正斗争的矛盾关系，对内伤病机首先提出"火与元气不两立，一胜则一负"的原则。在临床处理上，虽然以升阳补气为主，而在某种条件下，也采用苦寒降火法。这说明他经过细致全面地分析邪正斗争的情况以后，是能严格掌握"标本先后"的原则进行施治的。

但是，李杲的学说也不是完美无缺的，它在理论上还有一定的局限性。如李氏虽提出了脾胃在人体中的主要作用，但偏重了脾胃之阳而忽视了脾胃之阴，因而在治疗上也就惯用辛燥升发的药品。直到后来叶天士提出"养胃阴"的方法，对内伤脾胃病的处理才比较全面了。其次，李杲在脏器之间互相影响方面阐发的也不够全面。人是完整的统一体，各个脏器之间都存在着相互依存和相互制约的关系。李氏只阐明了脾胃和肺、肾的相互影响，而脾胃与心和肝的相互影响，则叙述得不十分清晰，并把"阴火"说成就是"心火"，容易同"心主火"的概念相混淆。这是学习和研究李氏学说应当注意的。

李杲医案

麻木治验

李正臣夫人病，诊得六脉俱中得弦洪缓相合，按之无力，弦在上，是风热下陷入阴中，阳道不行。其证闭目则浑身麻木，昼减而夜甚，觉而开目则麻木渐退，久则绝止。常开其目，此证不作。惧其麻木，不敢合眼，致不得眠。身体皆重，时有痰嗽，觉胸中常似有痰而不利，时烦躁，气短促而喘。肌肤充盛，饮食不减，大小便如常。……麻木为风，三尺之童，皆以为然，细校之则有区别耳。久坐而起亦有麻木，如绳缚之久，释之觉麻作而不敢动，良久则自已，以此验之非有风邪，乃气不行。主治之当补其肺中之气，则麻木自去矣。如经脉中阴火乘其阳分，火动于中为麻木也，当兼去其阴火则愈矣。时痰嗽者，秋凉在外在上而作也，当以温剂实其皮毛。身重脉缓者，湿气伏匿而作也。时见躁作，当升阳助气益血，微泻阴火与湿，通行经脉，调其阴阳则已矣，非五脏六腑之本有邪也。此药主之。

补气升阳和中汤：生甘草（去肾热）、酒黄柏（泻火除湿）、白茯苓（除湿导火）、泽泻（除湿导火）、升麻（行阳助经）、柴胡以上各一钱，苍术（除湿补中）、草豆蔻仁（益阳退外寒）以上各一钱五分，橘皮、当归身、白术以上各二钱，白芍药、人参以上各三钱，佛耳草、炙甘草以上各四钱，黄芪五钱；上㕮咀，每服五钱，水二盏，煎至一盏，去粗，食远服之。（《兰室秘藏·卷中·妇人门》）

按：本案以补气升阳为治疗重点，而佐以祛湿调经。李杲认为，麻木，

"乃气不行"，气之所以不行，是由于阳气不能升发，湿邪停滞的缘故。阳气升发，湿邪自能运化，这和"阳气升发，阴火自降"的理论是一致的。至于方中泻火的药物，则在"火与元气不两立"的理论指导下，是用来除去贼邪，以助阳气的升发。

目疾治验

白文举，年六十二，素有脾胃虚损病，目疾时作，身面目睛俱黄，小便或黄或白，大便不调，饮食减少，气短上气，怠惰嗜卧，四肢不收。至六月中，目疾复作。医以泻肝散下数行，而前疾增剧。予谓：大黄、牵牛虽除湿热，而不能走经络，下咽不入肝经，先入胃中。大黄苦寒，重虚其胃，牵牛其味至辛，能泻气，重虚肺本，嗽大作。盖标实不去，本虚愈甚；加之适当暑雨之际，素有黄证之人，所以增剧也。此当补脾胃肺之本脏，泻外经中之湿热，制清神益气汤主之而愈。

清神益气汤：茯苓、升麻以上各二分，泽泻、苍术、防风以上各三分，生姜五分，青皮一分，橘皮、生甘草、白芍药、白术以上各二分，人参五分，黄柏一分，麦冬、人参以上各二分，五味子三分；上件，剉如麻豆大，都作一服，水二盏，煎至一盏，去柤稍热空心服。（《脾胃论·卷下》）

按：本方"人参"前用"五分"后用"二分"，共为七分，后之"二分"系"生脉散"原方，故重出。本案重点在于补益脾胃，脾胃气足，清阳上升，目疾面黄等症自退。从以上两案，可以看出李杲对内伤脾胃病的处理，总以升补中气为主。其祛湿泻火，则可根据情况适当增减。故两则病案的处方，都以升补中气的药物为君，而以泻火祛湿药为佐使。

大头瘟治验

泰和二年四月，民多疫病，初觉憎寒壮热体重，次传头面肿甚，目不能开，上喘，咽喉不利，舌干口燥，俗云大头伤寒，染之多不救，张县丞患此，医以承气汤加蓝根下之，稍缓，翌日其病如故，下之又缓，终莫能愈，渐至危笃，请东垣视之。乃曰：身半以上，天之气也，邪热客于心肺之间，上攻头面而为肿，以承气泻胃，是诛伐无过，殊不知适其病所为故。遂用芩、连各五钱，苦寒泻心肺之火；元参二钱，连翘、板蓝根、马勃、鼠粘子各一钱，苦辛平，清火散肿消毒；僵蚕七分，清痰利膈；甘草二钱以缓之，桔梗三分以载之，则诸药浮而不沉；升麻七分，升气于右，柴胡五分，升气于左。清阳升于高巅，则浊邪不得复居其位。经曰："邪之所凑，其气必虚。"用人参二钱以补虚，再佐陈皮二钱以利其壅滞之气，名普济消毒饮子。若大便秘者加大黄。共为细末，半用汤调，时时服之，半用蜜丸噙化，且施其方，全活甚众。(《古今医案按》)

按：从本案可以看出，李杲用药在必要情况下，也采用以泻火为主的方剂。但他的泻火，正是为了升阳，所以在大量苦寒泻火药中，仍加入"人参"一味以照顾元气。统观以上三案，可以窥见李杲的学术与实践的一贯主张。

附：治疗阴挺案一例

患者傅某，女，35 岁，工人。主诉下腹部胀痛如坠，又似临产感。

患者于一月前，先感全身不适，劳倦无力，月经愆期，继以外感，而致形寒，咳嗽较剧，但尚坚持工作，越数日，觉少腹胀滞，疼痛日增。现感下腹胀痛如坠，终日如欲临盆，白带有腥味，小溲短少不爽，左少腹自觉有硬块，全身乏力，微有形寒感，口淡无味，饮食少思。

检查：精神萎靡，面容微苍而黄，步履呈蹒跚下俯，舌质淡，苔白微厚，两脉软弱无力。

诊断：中气不足，气虚下陷，导致阴挺。

治疗：用补中益气汤加减治之。

处方：炒党参三钱、炙黄芪三钱、炒冬术三钱、炙升麻八分、炙柴胡七分、炙甘草一钱、炒当归三钱、新会红二钱、云茯苓三钱、净瞿麦三钱、白芍三钱。

患者连服四剂后，完全痊愈。休息一星期，即恢复工作。(《江苏中医》1958 年第 8 期 23 页)

按：此案即根据"劳者温之，虚者补之，陷者举之"的基本原理进行治疗的，运用了李东垣升补元气的方法。于此可以看出，"补中益气汤"的适用范围是很广泛的，凡属于中气下陷的病变都可施用。

王好古

王好古，字进之，号海藏，元，赵州人。王好古曾同李杲学医于张元素，后又从李杲学习，因而他的学术思想颇受张、李二氏的影响，著有《医垒元戎》《汤液本草》《此事难知》《阴证略例》《癍论萃英》等书。

内因致病论

王好古的学术主张，非常重视"内因"的致病作用，他认为无论内伤或外感发病，都是由于人体的本虚。假若人体不虚，腠理固密，就是受到六淫的侵袭，也能抵抗而不易发病。所以他在《此事难知·伤寒之源》中说："盖因房室劳伤与辛苦之人，腠理开泄，少阴不藏，肾水涸竭而得之。"显然，他这种认识，既和《内经》中"邪之所凑，其气必虚"的理论一致，也和李东垣"饮食失节，劳倦所伤"的主张有共同之处。不过，李东垣是重点在阐发内伤脾胃，而王好古则兼论外感病，故重在肾。这说明王氏是在李氏的基础上又加以发展了。他认为一切外感病，都必须通过内因才能形成，所以他常引用《素问·金匮真言论》"夫精者身之本也，故藏于精者，春不病温"来证实其说。

王好古既然认为外感病必须通过内因而发病，因而无论对内伤或外感病的辨证施治都应该是一致的，这样就扩大了张仲景六经分证的应用范围，把许多杂病也包括在六经中而加以论证治疗。例如，将虚寒在里、营卫不和的"黄芪建中汤证""十全大补汤证"都归纳于太阳经，把痰饮内溢或津液内伤的"五饮汤证""增损理中丸证"等都归纳于阳明经（参见《医垒元戎》），其他各经也是同样的归纳方法。王氏的这一学术思想对后人的影响较大，如柯琴说："仲景约法，能合百病，兼该于六经，而不能逃于六经之外。"（《伤寒论翼·全论大法一》）就是明显的例子。

王好古在学术上虽然受到李杲的影响，但他认为李杲只阐发了饮食失节、劳倦伤脾所造成的"阴火炽盛"的热中病变，而对内伤冷物遂成阴证的病变论述不够全面。同时，王好古又认为"伤寒，人之大疾也，其候最急，而阴证毒为尤惨，阳则易辨而易治，阴则难辨而难治"（《阴证略例·序》），所以写成《阴证略例》一书，对阴证的发病原因、诊断、治疗等，都做了详细的分析，并搜集前人有关阴证的记载而加以论证。其中有许多方法，对于传染病后期以及慢性病的处置，都是很可贵的。王氏认为，阴病的发病机理是"有单衣而感于外者，有空腹而感于内者，有单衣、空腹而内外俱感者，所禀轻重不一，在人本气虚实之所得耳"；又说"发于阴则少阴也"。从他的这两个论点，可以看出他所说的"阴证"，似指三阴伤寒而言。"本气虚"是发病的主要原因，而本气虚又多与少阴肾或太阴脾有关。所以他又引用《类证活人书》中所说"大抵阴毒，本因肾气虚寒，或因冷物伤脾，外感风寒，内既伏阴，外又感寒，或先感外寒而内伏阴，内外皆阴，则阳气不守"，来说明他这一论点。这就是说，"肾气虚寒"是形成阴证的主要根源，而"冷物伤脾"或"外感风寒"是形成阴证的条件。肾阳充盛的人，即使有冷物伤脾或风寒外伤，也能使阴寒之邪逐渐消失而不致发病；只有肾阳素虚的人，一感受外寒或冷物，则内阴与外寒相合，便形成阴寒过胜之阴证。由此可知，阳气不守，是遭致阴证的原因；而阳气之所以不守，主要又是源于肾气的虚寒。

　　王好古对阴证的鉴别是极精审的，他搜集前人有关阴证的记载，不但全面介绍了阴证的具体症状，还分析了阴证在某种情况下所表现的变证或假象，并阐明其原因，使人在临证时便于理解和掌握。例如他引《类证活人书》中云："假令身体微热，烦躁面赤，其脉沉而微者，皆阴证也。身微热者，里寒故也，烦躁者，阴盛故也，面戴阳者，下虚故也。"指明要从阴证所出现的"身微热""烦躁面赤"等假象中，认识"脉沉而微"的本质，并分析了"微热烦躁"等假象的原因。王氏还介绍了在治疗过程中服药后所出现的反应，以及病理的转变趋向，告诫不要被假象所惑。他说："阴证阳从内消，服温热药，烦躁极甚，发渴欲饮，是将汗也，人不识此，反以为热，误矣。"（《阴证略例》）这是说，阴证者体内阳气虚怠，初服热药后，阳气骤复而与阴邪交争，往往出现"烦躁""口渴"的症状，这是阳气外达将要出汗的现象，不要误认为热。《伤寒论》中说："蒸蒸而振，却发热汗出而解。"就是这种机制的说明。这些辨证的方法和经验，在临证上有很高的实用价值。

在治疗方面，从王好古所搜集的方药来看，他是主张温养脾肾，特别是温肾，如"返阴丹""回阳丹""火焰散""霹雳散""正阳散"等，都是以"附子"为主药的温肾方剂，有些还是和"硫黄"同用的峻剂。此外，也有不少脾肾双温的方剂，如"附子散""肉桂散""白术散"等。王氏对药物的运用受到张元素的影响较深，因此也非常重视药物归经。如他在《医垒元戎》中分别指出五脏六腑的主治药物，就是受到张元素"脏腑药式"的影响而来。

由于王好古认为阴证的病原在于肾，而肾阳虚的患者不宜升发，所以他和李杲治疗内伤脾胃而主张升发元气有所不同。不过，王氏还是偏重在温补这一方面，这是他的不够之处。

王好古医案

外阳内阴证治验

牌印将军完颜公子之小将军，病伤寒六七日，寒热间作，腕后有瘢三五点，鼻中微血出，医以白虎汤、柴胡等药治之不愈。及余诊之，两手脉沉涩，胸膈间及四肢按执之，殊无大热，此内寒也。问其故，因暑热卧殿角之侧，先伤寒，次大渴，饮冰酪水一大碗。外感者轻，内伤者重，外从内病，俱为阴也，故先瘢衄，后显内阴，寒热间作，脾亦有之，非往来少阳之寒热也。与调中汤，数服而愈。（《阴证略例》）

按：这是饮食冷物内伤脾胃外现假热的典型病案，和李杲所说脾胃内伤的热中病，大致略同。所不同者，本案是脾阳伤，而不是脾阳下流，故不用"升麻""柴胡"，以"调中汤"（理中汤加茯苓）温养脾胃即可。其诊断为"内寒"的关键点，在于"脉沉涩"和"胸膈四肢无大热"，否则脉必不沉涩，而胸膈四肢扪之也要烙手，应细心体会其意。

阴血证治验

潞州义井街北浴堂秦二母病太阴证，三日不解，后呕逆恶心，而脉不浮。

文之（姓宋，讳廷圭，当时名医）与半硫丸二三服不止，复与黄芪建中等药。脉中得之极紧，无表里，胸中大热，发渴引饮，众皆疑为阳证，欲饮之水，余与文之争不与。又一日与姜附等药，紧脉反沉细，阳犹未生，以桂、附、姜、乌之类酒丸，每百丸接之，二日中凡十余服。渴止，脉尚沉细，以其病人身热、躁烦不宁，欲作汗，不禁其热，去其衣被盖复，体之真阳营运未全，而又见风寒，汗不能出，神愦不醒。家人衣之，装束甚厚，以待其毙。但能咽物，又以前丸接之，阳脉方出而作大汗。盖其人久好三生茶，积寒之所致也。愈后，大小二便始得通利，翌日再下瘀血一盆，如豚肝然。文之疑不能判，余教以用胃风汤加桂、附，三服血止。其寒甚如此，亦世之所未尝见也，治宜详之。大抵前后证变之不同，以脉别之，最为有准，不必求诸外证也。（《阴证略例》）

按：此案虽指为"太阴证"，而治以"桂""附""姜""乌"，都是温肾的药物，可知本案的治疗重点在温肾阳，则此案应属于肾阳不足的阴证。服后下瘀血，是肾阳温通后，素日因寒积所凝聚的瘀血得到温运而下行的缘故，正是《内经》所说"温则消而去之"（《素问·调经论》）的意思。

罗天益

学术渊源和治学方法

罗天益，字谦甫，元，真定人。从李杲学医十多年，对李氏的学术思想有极为深透的理解和心得。

时李杲已年迈，想把他平生对《内经》的研究，结合临床运用，分类整理，使之系统易学，就把这一工作交给罗氏代做。罗氏在李杲的指导下，几经修改，时历三年而后成，名曰《内经类编》。书虽已散佚不存，但他却给明、清分类编注《内经》工作开辟了道路。同时，也可看出罗氏对《内经》的研究是很深刻的，所以他著的《卫生宝鉴》，无论对药性的探讨，或病理的阐发，都是以《内经》理论为根据的。

罗天益学术思想，完全继承了李杲的学说并有所发挥。他对病机的分析和治疗都着重于脾胃，因此他极力反对无原则的滥用下法。他认为治病必须分析患者的具体情况，找出发病原因，从根本上进行治疗。他在《卫生宝鉴》的"药误永鉴"中就阐发了这一认识，以纠正当时轻易使用下法的医疗风气。如罗氏分析李人爱的儿子因误攻致死时说："李人以俳优杂剧为戏，劳神损气，而其中疹然，因时暑热，渴饮凉茶，脾胃气弱不能运化而作痞满，以药下之是重困也。"（《卫生宝鉴·方成弗约之失》）又如分析"晋才卿"误服苦寒泻药致病时说："惟知见血为热，而以苦寒攻之，抑不知苦寒泻土；土，脾胃也，脾胃人之所以为本也；今火为病而泻其土，火固未尝除而土已病矣。"（《卫生宝鉴·泻火伤胃》）也可以看出他和李杲的主张完全是一致的。蒋用文说他"论病则本于《素》《难》，必求其因。……大抵皆采摘李氏平日之精确者，而间骤括以己意"（《卫生宝鉴·重刊序》），这是对罗天益较为中肯的评语。

罗天益在重视脾胃的同时，还非常重视各个脏器对脾胃的影响。罗氏认为，各个脏器的偏强偏弱，都能直接或间接地影响脾胃而发生病变。影响的情况和程度不同，所发现的病变也不同。如他在《卫生宝鉴·泄痢论》中分析认为，飧泄或痢疾都是肝胆影响到脾胃的结果。影响轻者，则为飧泄而谷不能化；影响重者，则下痢脓血稠黏而里急后重。罗氏又分析了由饮食劳倦伤脾的心胃痛，是由于脾胃气弱不能滋养心肺，上焦的元气不足，因遇冬冷，肾和膀胱寒水之气，乘机而克心乘脾，所以"胃脘当心而痛"。这说明他对某些疾病的认识，不是孤立地单从受病脏器的本身去观察，而是从和它有联系的其他脏器进一步去加以分析，这很生动地体现了罗氏在医疗上的整体观念。

罗天益的治学精神，概以临证实践为主，不尚空谈理论，所以他专门阐发理论的著述比较少。但是罗氏的理论主张，仍分别贯穿在他的探讨实际经验的各种论说之中，如《卫生宝鉴》里的"药误永鉴""名方类集""药类法象""医验记录"四个部分，几乎无一不是通过实践来证验理论，或以理论来指导实践的。如他在"药误永鉴"中的"春服宣药辨""无病服药辨"等，都是根据《内经》的理论，论述了春天妄服泻药和无病妄服补药的错误。又如在"名方类集"中用"风寒伤形，忧恐忿怒伤气"和"形乐志苦，病生于脉"等理论，来分析顺德"张安抚"的中风病，从而确定了升阳补脾的治疗方法。

总之，罗天益的学术成就和他类编《内经》的成果，与反复的临证实践是分不开的。正如他在《卫生宝鉴·名方类集》中说："予受学于东垣先生，先生授以《内经》要奥，仍授以制方之法……凡古今名方，亲获效者，类以成书。"由此亦可以看出他的医学渊源和他的治学方法。

罗天益医案

结阴便血治验

真定总管史侯男十哥，年四十有二，肢体本瘦弱，于至元辛巳……勉饮（酸酒）三两杯，少时腹痛，次传泄泻无度，日十余行，越十日，便后见血，红紫之类，肠鸣腹痛。求医治之，曰：诸见血皆以为热，用芍药柏皮丸治之。不愈。仍不欲食，食则呕酸，形体愈瘦，面色青黄不泽，心下痞，恶冷物，口干，时有烦躁，不得安卧。请予治之，具说其由。诊得脉弦细而微迟，手足稍冷。《内经》云：结阴者便血一升，再结二升，三结三升。经云：邪在五脏，则阴脉不和，阴脉不和，则血留之。结阴之病，阴气内结，不得外行，无所禀，渗入肠间，故便血也。宜以平胃地榆汤治之。

平胃地榆汤：苍术一钱，升麻一钱，黑附子（炮）一钱，地榆七分，陈皮、厚朴、白术、干姜、白茯苓、葛根各半钱，甘草（炙）、益智仁、人参、当归、麹（炒）、白芍药各三分；上十六味，作一服，水二盏，生姜三片，枣子二个，煎至一盏，去粗温服，食前。此药温中散寒，除湿和胃，服之数服，病减大半。乃灸中脘三七壮，及胃募穴，引胃上升，滋荣百脉。次灸气海百余壮，生发元气。灸则强食生肉，又以还少丹服之，则喜饮食，添肌肉。至春再灸三里二七壮，壮脾温胃，生发元气，此穴乃胃之合穴也。改服芳香之剂，戒以慎言语，节饮食，良愈。（《卫生宝鉴·卷十六》）

按：本案肢体瘦弱是原因，勉饮酸酒是诱因，以恶冷物、脉弦细而微迟、手足稍冷，为断定"阴结"的根据，并用《内经》"阴结者便血一升，再结二升，三结三升"的理论加以阐发。罗天益认为，"阴结"是阳气不通，阴气内结，致使血液瘀滞而渗入肠间，所以他采用了药物配合灸法以培补脾胃、温运阳气的治疗措施。这是在"脾统血"的理论指导下，以行血为止血的治法。

肢节肿痛治验

真定府张大，年二十有九，素好嗜酒，至元辛未五月间，病手指节肿痛，屈伸不利，膝膑亦然，心下痞满，身体沉重，不欲饮食，食即欲吐，面色萎黄，精神减少。至六月间，来求予治之，诊其脉沉而缓。缓者脾也。《难经》云：俞主体重节痛。俞者脾之所主，四肢属脾。盖其人素饮酒，加之时助，湿气大胜，流于四肢，故为肿痛。《内经》云：诸湿肿痛，皆属脾土。（按：《内经》原文是"诸湿肿满，皆属于脾"）仲景云：湿流关节，肢体烦痛，此之谓也。宜以大羌活汤主之。《内经》云：湿淫于内，治以苦温，以苦发之，以淡渗之。又云：风能胜湿。羌活、独活苦温，透关节而胜湿，故以为君。升麻苦平，威灵仙、防风、苍术，苦辛温，发之者也，故以为臣。血壅而不流则痛，当归辛温以散之。甘草甘温，益气缓中，泽泻咸平，茯苓甘平，导湿而利小便，以淡渗之也。使气味相合，上下分散其湿也。

大羌活汤：羌活、升麻各一钱，独活七分，苍术、防风（去芦）、威灵仙（去芦）、甘草、当归、白茯苓（去皮）、泽泻各半钱；上十味，㕮咀，作一服，水二盏，煎至一盏，去粗温服，食前一服，食后一服，忌酒面生冷硬物。（《卫生宝鉴·卷二十三》）

按：本案于散风祛湿中并重，用"升麻"以升发阳气，佐以"二术""茯苓"以培补脾土，意思是阳气升发则津液得运，脾土健旺则湿邪自去。可以看出，这也是在李杲的学术思想指导下所采取的措施。

风痰治验

参政相公七旬有二，宿有风疾，于至元戊辰春，忽病头眩眼黑，目不见物，心神烦乱，兀兀欲吐，复不吐，心中如懊恼之状，头偏痛，微肿而赤色，腮颊亦赤色，足胻冷，命予治之。予料之，此少壮之时，喜饮酒，久积湿热于内，风痰内作，上热下寒，是阳不得交通，否（同痞）之象也。经云：治热以寒，虽良工不敢废其绳墨，而更其道也。然而病有远近，治有轻重，参政今年高气弱。上热虽盛，岂敢用寒凉之剂，损其脾胃。……予以三棱针约二十余处刺之，其血紫黑，如露珠之状，少顷，头目便觉清利，诸证悉减。遂处方云：眼黑头眩，虚风内作，非天麻不能除。天麻苗谓之定风草，此草独不为风所摇，故以为君。头偏痛者，乃少阳也，非柴胡、黄芩酒制不能治。黄连苦寒酒炒，以治上热，又为因用，故以为臣。橘皮苦辛温，炙甘草甘温，补中益气为佐。生姜、半夏辛温，能治风痰，茯苓甘平利小便，导湿热引而下行，故以为使。服之数服，邪气平，生气复而安矣。

天麻半夏汤：治风痰内作，胸膈不利，头眩眼黑，兀兀欲吐，上热下寒不得安卧；天麻、半夏各一钱，橘皮（去白）、柴胡各七分，黄芩（酒制炒）、甘草、白茯苓（去皮）、前胡各五分，黄连三分（去须）；上九味吹咀，都为一服，水二盏，生姜三片，煎至一盏，去粗，温服，食后，忌酒面生冷物。（《卫生宝鉴·卷二十二》）

按：本案是罗氏对风痰病的治疗方法。患者兀兀欲吐复不吐，心中懊憹而烦，这是热痰阻滞胸膈的现象，痰阻则气滞，故罗氏诊断为"阳气不得交通"的痞证，而治以清热去痰。因有"头眩眼黑"的风病见症，故又重用"天麻"以熄风，方解虽指明以"天麻"为君，但"半夏"与"天麻"用量相同，而又有"橘皮""茯苓"等祛痰之品，可知本方亦善于治痰。

阳证治验

南省参议官常德甫，至元甲戌三月间，赴大都，路感伤寒证，勉强至真定，馆于常参谋家，迁延数日，病不差……来求治。予往视之，诊得两手六脉沉数，外证却身凉，四肢厥逆，发斑微紫，见于皮肤，唇及齿龈破裂无色，咽干声嘎，嘿嘿欲眠，目不能闭，精神郁冒，反侧不安。此证乃热深厥亦深，变成狐惑，其证最急。询之从者，乃曰：自内邱县感冒头痛，身体拘急，发热恶寒，医以百解散发之，汗出浃背，殊不解。每经郡邑，治法一同，发汗极多，遂至如此。予详其说，兼以平昔膏粱积热于内，已燥津液，又兼发汗过多，津液重竭，因转属阳明，故大便难也。急以大承气汤下之，得更衣。

再用黄连解毒汤，病减大半。复与黄连犀角汤，数日而安。（《卫生宝鉴·卷六》）

按：本案虽有身凉、四肢厥逆等症状，但又有唇龈破裂、咽干声嘎、精神郁冒、反侧不安的现象，而又六脉沉数、大便秘结，所以断定为热深厥深的病变，而用"大承气汤"治疗。用承气汤下后，又用"黄连解毒汤"和"黄连犀角汤"以清余热。这与刘河间的治疗主张有些相同。可见罗天益并非专主温补，而是根据病情随证施治的。

朱震亨

朱震亨，字彦修，约生于 1281－1358 年，元，义乌人（浙江义乌县）。世居丹溪，学者尊之为丹溪翁。

朱丹溪学医于罗知悌，罗氏是河间的再传弟子，又旁通张子和、李东垣的学说。据朱氏《格致余论·序》自述学医的经过：三十岁时才开始读《素问》，读了五年，四十岁后又取《内经》反复研究，然后从学于罗知悌，得读河间、子和、东垣、海藏等人的著作，叹曰"医之为书，至是始备"。可见丹溪之学，除曾深研《内经》外，河间、东垣诸人对他也有影响。

朱丹溪生于江南，地土卑弱，湿热相火为病最多，且当时很盛行运用辛燥药较多的局方，因此，他除反对机械地使用局方外，并倡"阳常有余，阴常不足"之说，谆谆示人勿妄动相火，而要注重保存阴精，因而一般人认为他是"养阴派"的倡导者。丹溪重视阴精，固然无可否认，但他究非唯阴精论者；相反，他在临证时，对于气、血、痰、郁各方面的分辨，足为后世取法者殊多。

相火论

朱丹溪在学术上也深受刘河间等人的影响，正如他自己所说："因见河间、戴人、东垣、海藏诸书，始悟湿热相火为病甚多。"（《格致余论·序》）因而他从河间、戴人、东垣诸火热论中，着重于相火的阐述，其主要内容，约有下列两方面。

1. 相火为人身动气

"火"为五行之一。古人无论言生理、言病变，每每提到"火"的问题，朱丹溪则从阴阳动静的学理中，悟出了动气即是火的道理。他说："火内阴而外阳，主乎动者也，故凡动皆属火。以名而言，形气相生，配于五行，故谓之君；以位而言，生于虚无，守位禀命，因其动而可见，故谓之相。"（《格致余论·相火论》）所谓"生于虚无"，即言人体内本无可供燃烧的火，但在生理变化，或病理变化时，随时都有火的象征，这正是"因其动而可见"的征验。所谓"动"，即指脏腑的生理机能，这与后世薛立斋、张景岳、赵养葵所谈的命门之火，同一意义。如他说："天主生物，故恒于动，人有此生，亦恒于动，其所以恒于动，皆相火之为也。"（《格致余论·相火论》）意思就是，人之所以有生机而富有生命力，无不根源于相火一气的运动。可见，丹溪心目中的相火并不神秘，不过是指人体生生不息的机能活动而已。他认为，这种生理活动机能，虽然各脏腑都具备，但主要发源于肝肾。如他说："具于人者，寄于肝、肾二部。肝属木而肾属水也。胆者肝之腑，膀胱者肾之腑，心包络者肾之配，三焦以焦言，而下焦司肝肾之分，皆阴而下者也。天非此火，不能生物，人非此火，不能有生。……肝肾之阴，悉具相火，人而同乎天也。"（《格致余论·相火论》）相火既为肝、肾二脏专司，复分属于心包络、膀胱、三焦、胆诸腑，这是丹溪综合了刘河间、张子和、李东垣诸说而提出的。后世言相火的，大都以朱氏此说为理论根据。

2. 相火妄动为贼邪

"相火"既为生命活动机能之所在，因而它和心火一上一下，一君一相，皆为生理之常。故丹溪说："彼五火之动皆中节，相火惟有裨补造化，以为生生不息之运用耳。"（《格致余论·相火论》）"动皆中节"是指生理机能的正常运动。人体的健康生活，实有赖于相火的正常运动。如果反常妄动，则病变丛生，成为危害生机的贼邪了。如丹溪说："相火易起，五性厥阳之火相煽，则妄动矣。火起于妄，变化莫测，无时不有，煎熬真阴，阴虚则病，阴绝则死，君火之气，经以暑与湿言之，相火之气，经以火言之，盖表其暴悍酷烈，有甚于君火者也，故曰相火元气之贼。"（《格致余论·相火论》）

"相火为元气之贼"之说，出于李东垣饮食劳倦论。如说："相火，下焦包络之火，元气之贼也。火与元气不两立，一胜则一负。"朱丹溪又从而述之。朱氏既言"人非此火，不能有生"，又言"相火元气之贼"，便引起张景岳的反对。实际上丹溪言"人非此火，不能有生"，乃言其常；"相火元气之贼"，乃言其变；相火则一，常变迥异。相火有常有变这一见解，丹溪与景岳是相同的，不过丹溪言常言变，都称"相火"，景岳则称其常为"相火"，言其变则称"邪火"。故《传忠录》中说："凡火之贼伤人者，非君相之真火，无论在内在外皆邪火耳，邪火可言贼，相火不可言贼。"（《传忠录·君火相火论》）又说："人之情欲，多有妄动，动则俱能起火，火盛致伤元气，即谓元气之贼。"（《传忠录·君火相火论》）可见景岳和丹溪，在相火的学术见解上，并无任何分歧，只是在名称上有所争执而已。

阳有余阴不足论

朱丹溪倡"阳有余阴不足"之说，是他从相火立论而提出的。这一点非常重要，否则便会引发像与张景岳那样的无谓之争。如上所述，丹溪言相火有常有变，其所谈的"阳有余"即指反常妄动的相火而言，亦即后来张景岳所谓的邪火，并不是指生理机能的动气。这一点可从丹溪下列的主张，得到证明。

朱丹溪说："主闭藏者肾也，司疏泄者肝也，二脏皆有相火，而其系上属于心。心，君火也，为物所感则易动，心动则相火亦动。动则精自走，相火翕然而起，虽不交会，亦暗流而疏泄矣。所以圣贤只是教人收心养心，其旨深矣。"（《格致余论·阳有余阴不足论》）"心火"和"相火"均为阳，均易为物欲所感而妄动，这种被物欲所感之动，邪火翕然而起，诸病由是丛生，是为丹溪言阳有余的基本道理所在。所以接着他又说："古人谓不见所欲，使心不乱，夫以温柔之盛于体，声音之盛于耳，颜色之盛于目，馨香之盛于鼻，谁是铁汉，心不为之动也，善摄生者……宜暂远帷幕，各自珍重，保全天和。"（《格致余论·阳有余阴不足论》）凡此温柔、声音、颜色、馨香诸物欲，均为使邪火易动的外在因素，因而丹溪在论阳有余阴不足的开端，首先提出饮食色欲两箴，要使人节饮食、戒色欲，不使邪火妄动，保持阴平阳秘。

可见，丹溪之谓阳常有余，实指情欲容易妄动，导致邪火炽盛而发生病变，非指人体真阳而言。故丹溪在《格致余论·养老论》里说："比及五十，疾已蜂起，气耗血竭。"在《格致余论·慈幼论》中说："人生十六岁以前，血气俱盛。"气耗血竭，是阴阳俱不足；血气俱盛，是阴阳俱有余。足以证明丹溪之阳有余，是指邪火，而非真阳也。相反的，张景岳所持的"阳非有余论"，乃指人体的真阳而言，而非邪火。所以张氏一再强调："人之大宝，只此一息真阳。""阳气不充则生意不广。"正因为丹溪的阳有余是指邪火，所以他主张用"知母""黄柏"以泻火，而不主张用"乌头""附子"以助火。亦正因为景岳的阳非有余，是指真阳，所以他主张用温药以养阳，而不主张用苦寒以泻阳。角度不同，主张自异。我们对朱张两氏之说，应去其无谓争执的矛盾，取其对邪正互有发明的两方面，便自有相得益彰的收获。

丹溪的论治心法

朱丹溪对邪火亢盛而阴精不足之证，固然惯用降火之剂，而极力反对滥用辛燥方药。但我们不能简单地用"滋阴降火"以概括丹溪学说，丹溪治病仍是十分强调辨证施治的。他在《格致余论》中"治病先观形色然后察脉问证论"诸篇，都是在示人以辨证施治的方法。

不仅如此，丹溪其用药也很善于温补。如在《格致余论·治病先观形色然后察脉问证论》中，治义门郑兄一案，以"黄芪附子汤""黄芪白术汤"而愈；《格致余论·痛风论》中，治东阳傅文一案，用补血温血法治愈；在《格致余论·难产胞损淋沥论》中，治一徐姓妇难产胞损淋沥，"诊其脉虚甚，曰难产之由，多是气虚，难产之后血气尤虚"，便用峻补而安。所有这些，都是温补的例子。

当然，丹溪对于火病的议治，更为精到。如他在《丹溪心法》中详述到："阴虚火动难治，火郁当发，看在何经；轻者可降，重者则从其性而升之。实火可泻，黄连解毒之类。虚火可补，小便降火极速。凡气有余，便是火，不足者是气虚。火急甚重者，必缓之以生甘草，兼泻兼缓，参术亦可。人壮气实，火盛癫狂者，可用正治，或硝黄冰水之类。人虚火盛狂者，以生姜汤与之，若投冰水正治，立死。有补阴火即自降，炒黄柏、生地黄之类。

凡火盛者，不可骤用凉药，必兼温散。……阴虚证本难治，用四物汤加炒黄柏，降火补阴。龟板补阴，乃阴中之至阴也。……黄连、黄芩、栀子、大黄、黄柏降火，非阴中之火不可用。生甘草缓火邪，木通下行，泻小肠火。人中白泻肝火，须风露中二三年者。人中黄大凉，治疫病须多年者佳。……山栀子仁，大能降火从小便泄去，其性能屈曲下降，人所不知，亦治痞块中火邪。"足见丹溪治火的经验是十分丰富的，足补前人之所未备。

虽然如此，从丹溪所谓"阴虚火动难治"与"阴虚证本难治，用四物汤加炒黄柏，降火补阴"，以及从他的"大补丸"独用"炒黄柏"，"大补阴丸"以"黄柏""知母"为主药等来看，丹溪对于阴虚的治疗，尚不及后世完备。但后世养阴、救津、填阴等法，正是受到丹溪的影响而加以发展的。

此外，丹溪对气、血、痰、郁诸病的治疗，有许多独创的见解和经验，给后世的影响也很大。例如他在《丹溪心法》中论中风时认为，东南之人，多是湿土生痰，痰生热，热生风，治疗方面主张分气虚、血虚、挟火与湿，有痰治痰为先，次宜养血行气等原则；论痛风时认为，痛风主要是由于血热而又感受外寒与湿邪，致血凝气滞，经络之气不通所致；论疝气时认为，是湿热内郁，寒气外束所致，与前代医家总以疝气为寒证者不同；论吞酸吐酸时认为，由湿热郁遏，致肺胃气失降所形成；论六郁时认为，诸病多生于郁，有气郁、湿郁、痰郁、热郁、血郁与食郁等之不同，而且制"越鞠丸"，通治诸郁，并为后人所广泛应用。凡此已足以说明丹溪辨证的精细，施治的灵巧，实不同于墨守一隅之见者。

朱丹溪医案

伤寒治验

治一老人，饥寒作劳，患头痛恶寒发热，骨节疼，无汗，妄语时作时止。自服参苏饮取汗，汗大出而热不退。至第四日，诊其脉洪数而左甚。朱曰：此内伤证，因饥而胃虚，加以作劳，阳明虽受寒气，不可攻击，当大补其虚，俟胃气充实，必自汗而解。遂以参、芪、归、术、陈皮、甘草，加附子二片，一昼夜尽五帖。至三日，口稍干，言有次序。诸证虽解，热尚未退，乃去附，加芍药。又两日，渐思食，颇清爽，间与肉羹。又三日，汗自出，热退，脉虽不散，洪数尚存。朱谓此脉洪，当作大论，年高而误汗，以后必有虚证见。又与前药。至次日，自言病以来不更衣十三日矣，今谷道虚坐努责，逼痛如痢状不堪，自欲用大黄等物。朱曰：大便非实闭，乃气因误汗而虚，不得充腹，无力可努。仍用前药，间以肉汁粥及苁蓉粥与之。翌日，浓煎椒葱汤浸下体，方大便。诊其脉仍未敛，此气血仍未复，又与前药。两日小便不通，小腹满闷，但仰卧则点滴而出。朱曰：补药未至，与前方倍加参、芪。两日小便方利。又服补药半月而安。（《古今医案按·卷一》）

按：本病系内伤伤寒证。年老阴阳之气已不足，后感伤寒，复因大汗不解，益致阳虚，形成正虚邪盛之证。丹溪则以扶正祛邪立法，并以补阳为主，乃宗东垣"补中益气汤"加减，补中寓以解表。并本《内经》"精不足者，补之以味"之旨，以助其阴。病程中虽症状杂见，而立法不乱，其学养工夫于此概见。且通案未用伐阳之药，始终以补阳为主。由此可见，丹溪虽创"阳有余"之说，如逢阳虚之证，未尝不会用温补。因此，有人认为丹溪只知养阴而不知扶阳，皆属偏见。

咳嗽治验

一男子，三十五岁，因连夜劳倦不得睡，感嗽疾，痰如黄白脓，嗽声不出，时初春大寒，医与小青龙汤四帖，觉咽喉有血腥气上逆，遂吐血线，自口中左边出一条，顷遂止。如此每一昼夜十余次，诊其脉弦大散弱，左大为甚，人倦而苦于嗽。丹溪云：此劳倦感寒，因服燥热之剂以动其血，不急治，恐成肺痿。遂与参、芪、术、归、芍、陈皮、炙甘草、生甘草、不去节麻黄，煎成，入藕汁。服两日而病减嗽止，却于前药去麻黄，又与四帖，而血证除。脉之散大未收敛，人亦倦甚，食少，遂于前药去藕汁，加黄芩、砂仁、半夏，至半月而安。（《古今医案按·卷五》）

按：本病因劳倦后感寒而发，又误于迭进燥热而动血，因而在内则脾阳伤而肝火亢，虚火上炎，濒于木火刑金之势；在外则尚有寒邪之束。丹溪以治内伤为主，用甘温扶脾，甘寒降火以凉血，佐以祛邪为法，病得以除。丹溪固为"阴不足"论者，但以患者尚属壮年，虽见木火刑金之象，知阴虚非为当前之急，故亦不拘泥于滋阴之法。

痢疾治验

陈宅仁年近七十，厚味人也。有久喘病而作止不常，新秋患痢，食大减，五七日，呕逆发呃，丹溪视脉皆大豁，众以为难。朱曰：形瘦者尚可为。以黄柏炒燥研末，陈米饭丸，小豌豆大，每服三十丸，人参、白术、茯苓三味煎浓汤下，连服三剂即愈。切不可下丁香等热药。（《古今医案按·卷三》）

按：高年久喘，脉皆大豁，其为气虚可知，"四君子汤"为气虚而设，呕家不喜甘，故去"甘草"。新痢兼呃逆，而平素厚味，其有里热又可知，"黄柏"为热实而设。体虚病实，故补泻同用，为标本兼顾之法。"人参""白术""茯苓"浓煎，取其温养脏气，"黄柏"为丸送服，取其缓清胃肠积热，又为法中之法。体虚形瘦，为形气相得，故曰尚可为也。

阴挺治验

一妇人产后，有物不上如衣裙，医不能喻，翁曰：此子宫也，气血虚，故随子而下。即与黄芪、当归之剂，而加升麻举之；仍用皮工之法，以五倍子作汤洗濯，皱其皮。少选，子宫上。翁慰之曰：三年后可再生儿，无忧也。如之。（戴九灵撰《丹溪翁传》）

按：此案治法，从东垣"补中益气汤"悟出，"五倍子"禀金水清凉之性，性极收敛，用之洗濯，能使子宫收缩而内敛，见效甚捷。

疟疾治验

浦江洪宅一妇，病疟三日一发，食甚少，经不行已三月。丹溪诊之，两手脉俱无。时当腊月，议作虚寒治，以四物加附子、吴萸、神曲为丸。心疑误，次早再诊，见其梳妆无异平时，言语行步，并无怠倦，知果误矣。乃曰：经不行者，非无血也，为痰所碍而不行也。无脉者，非气血衰而脉绝，乃积痰生热，结伏其脉而不见尔。以三花神祐丸与之。旬日后，食稍进，脉渐出，但带微弦，证尚未愈。因谓胃气既全，春深经血自旺，便自可愈，不必服药。教以淡滋味、节饮食之法，半月而疟愈，经亦行。（《古今医案按·卷三》）

按：观此案可知，丹溪治病殚精熟虑辨证入微之处。腊月食少无脉，断为虚寒，人所易知；从言语举止中，断其非为虚寒而为痰积，则人所难识。虚尚未愈，而断其胃气既全，不服药可自愈，此不治之治。非胸中有真知灼见，不能语此，故辨证不可以不细。

王　履

王履，字安道，元末，江苏昆山县人，约生于 1332－1391 年。他是朱震亨的弟子，仅著有《医经溯洄集》。他对《内经》《难经》《伤寒论》中的某些问题，都有新的见解，兹分述如下。

对"亢害承制"和"四气发病"的阐述

《素问·六微旨大论》阐发"五运六气"的生化关系，着重于"亢则害，承乃制"一常一变的运动。关于"亢害承制"的讨论，从王太仆到刘河间已经作了一定的发挥，惟王履解说得最切实。他说："亢则害，承乃制……言有制之常，与无制之变也。承犹随也……有防之之义存焉。亢者过极也，害者害物也，制者克胜之也。然所承也，其不亢，则随之而已，故虽承而不见；既亢则克胜以平之，承斯见矣。……盖造化之常，不能以无亢，亦不能以无制焉耳。"（《医经溯洄集》）"亢"为气之甚，"承"所以防其甚。如木甚则为风，火甚则为热，不甚便无风无热，而失去了木火的作用；当其甚而未至于过极，则制木之金和制火之水，仅随之而不制；其甚而过极，金气便起而制木，水气便起而制火，以维持其平。这些都是正常的生化现象。相反，或木火之气不能甚，或者甚而过极，金水之气不能制，是为生化的反常现象。王氏说："不能以无亢，亦不能以无制"，这实为精深的体会，难怪张景岳在这问题上亦很佩服他。

《素问·生气通天论》和《素问·阴阳应象大论》阐发四气所伤，一再提出春伤风则病泄，夏伤暑则病疟，秋伤湿则病咳，冬伤寒则病温。历代注家多是从四气之因来说明所以病之理，惟王履认为这不符合临床事实，应该从现有的病以逆料其病原。如他说："夫洞泄也，痎疟也，咳与痿厥也，温病也，皆是因其发动之时，形诊昭著，乃逆推之，而知其昔日致病之原，为伤风、伤暑、伤湿、伤寒耳，非是初受伤之时，能预定其今日必为此病也。……且以伤风言之，其当时而发，则为恶风发热、头痛自汗、咳嗽喘促等病，其过时与久而发，则为疠风、热中、寒中、偏枯、五脏之风等病。是则洞泄、飧泄者，乃过时而发之中之一病耳。因洞泄、飧泄之病生，以形诊推之，则知其为春伤风，藏蓄不散，而致此也。苟洞泄、飧泄之病未生，孰能知其已伤风于前，将发病于后耶。假如过时之久自消散，而不成病者，人亦能知乎？"据形症而求病因，这是临证必然之事，亦即所谓"治病必求其本"；若从临床的形症，推测其将来的演变，便须从病邪的聚散、正气的虚实、体质的寒热、时令的太过不及等方面，结合起来判断，可以断其然而不能断定其必然。临证如此，读医书更应如此。《内经》中"四气所伤"之说，虽有其很大的可能性，但亦并非必然之事。王氏根据临证实践，作此平易解说，经旨自明而毫无穿凿之弊，给后人研究古代医经的启发不小，洵有卓识。

对阴阳虚实补泻的发挥

《难经·五十八难》中说："伤寒……阳虚阴盛，汗出而愈，下之即死；阳盛阴虚，汗出而死，下之而愈。"后人多不得其解，如《外台》以阴阳指表里言，《伤寒微旨》以阴阳指尺寸脉言，"丁德用"注以阴阳指六气病六经言，这些论述都不能令人满意。惟王履认为，寒邪外客，是为阴盛阳虚；热邪内炽，是为阳盛阴虚。据此认为，表阳虚于外而遭受寒邪，便助卫阳以解表，一汗而愈，下之适足以引邪入里，所以表邪攻里实为大忌；阳热盛于内，势必伤及阴津，下其阳热，适足以保存阴津，故热盛于里，下不可缓，汗之反将助热益炽，所以里热无表证的，汗法是大忌。王氏以第一个"阴阳"指病邪言，第二个"阴阳"指表里精气言，平正通达，临证可验，不费辞而理益彰。

《难经·七十五难》中说："东方实，西方虚；泻南方，补北方。……东方肝也，则知肝实；西方肺也，则知肺虚。……北方水，水者木之母也，水胜火，子能令母实，母能令子虚，故泻火补水，欲令金不得平木也。"后世解《难经》者，多没有很好地把这段补泻精义畅发出来。独王履认为，火乃木之子，子火既助母木而致肝气亢实，只有补水来泻火，使水能胜火，则火势退而木气衰，这就是母能虚子之义。所谓"虚"，即抑其太过而使之衰也。这在临证时，多属于阴虚火旺一类病证，补水泻火之法，表面虽没有益金，实则火退则金不受克而制木，土又不受克而生金，因此虽不补金而金自受益。临床上"不治之治"的意义往往如此。王氏临证经验的纯熟，亦于此可征。

对《伤寒论》立法的见解

王履指出：张仲景著《伤寒论》全书的治法均为伤寒病而设，并不是为暑温诸病而设；惟仲景治伤寒之法，既可借以治暑温，亦可借以治其他杂病；但借伤寒论之法以治他病，不等于说《伤寒论》里不包括暑温诸病；所谓"法"，即指其辨识阴阳表里寒热虚实而立法言，非限于"麻黄汤""桂枝汤"诸方也。王氏指出这一点很关紧要，不然，便很难灵活地运用《伤寒论》的治法。

研究《伤寒论》者，自宋以降，一般都认为"伤寒论"中有397法、113方，但从未有人追究397法的论据。惟王履遍查林本、成本、坊本，以及钤法诸种《伤寒论》，发现这个数字，不多便少，全不准确；并指出这种计数的说法，于理难通，因仲景书至叔和时已多散落，终未能恢复其旧有面目，那么至宋代又根据什么来说仲景的全法是397呢？于是，王氏他便从现存条文中，有方法而又不重复的，选得238条，名曰238治。他说："若以法言，则仲景一书无非法也，岂独有方者然后为法哉？"这种不泥古、不盲从、实事求是的态度，是非常可贵的。

成无己在《注解伤寒论》中解释"厥逆"一症说："四逆者，四肢不温也，厥者，手足冷也。""不温"与"冷"无所区分，而于临证尤无深义。王履则谓"厥""逆"二字，在论中往往互言，未尝分做逆为不温、厥为冷；惟"四肢"与"手足"却有所分，共以"四"字加于"逆"字之上者，是通指手足臂胫以上言；其以"手足"二字加于"厥逆""厥冷"之上，或无"手足"二字，只有"厥逆""厥冷"的，是独指手足言。厥逆虽俱为寒冷，但却有阴阳证的不同。热极而厥逆的，为阳极似阴；寒极而成逆厥者，为独阴无阳。四肢通冷，其病为重；手足独冷，其病为轻。如此解释，对于辨证则大有裨益，而非若成氏之望文生义了。

以上虽为例举而言，但已足以看出王履治学既不好高骛远，又能以临证实践为准则，不尚空谈，却能把前人的精义从平易中阐发出来。《四库全书提要》中称王氏"实能贯彻源流，非漫为大言以夸世者"，确为持平之论。

汪　机

汪机，字省之，明，安徽祁门人，世居祁门之石山，人亦称之为汪石山，约生于 1463－1539 年。汪氏学术继承于朱丹溪，主要著作有《石山医案》《推求师意》《外科理例》《针灸问答》等书。

主要学术主张

汪机的学术思想是以"调补气血"为主导。他认为，人体各经分受气血，有多和少的不同，有的气多血少，有的血多气少；倘或更伤于邪，气血便不免各有损益，而不能维持脏腑的平衡。汪氏以为，《内经》说"阴不足者，补之以味，阳不足者，温之以气"，所谓"阴不足"即是血不足，"阳不足"即是气不足。补阴以益血，温阳以养气，使其气血无所偏倚，便气血调和，邪不为害。如果不权其阴虚阳虚的轻重而兼治之，必将陷于一偏，而招致无穷之患。

汪机于调补气血这一思想主导下，却又偏重于气的调理。他认为，阳气卫于外，阴气守于中，阳主动，阴主静；如果阳气动于外而发泄过甚，势必外虚，邪便因之而入；因而人体的安危，往往系于阳气的虚实。《内经》说"阴精所奉其人寿，阳精所降其人夭"，亦即是说，阳气发泄而不藏的则夭，阴气收敛而固密的则寿。是人之寿夭亦关系乎阳气的存亡。兼之人在日常生活中，劳则气耗，悲则气消，恐则气下，怒则气上，思则气结，喜则气缓，凡此种种，均足以损耗人的阳气，如不着意调养阳气，便不能维护人体日常活动的需要了。

但汪机对"气"的认识与一般略有不同，他主要是指营中之气而言。他认为，人体内本有卫气和营气的区分，分而言之，卫气为阳，营气为阴；合而言之，如果营阴不能禀承卫气之阳，便不能营昼夜以利关节。古人在"营"字下加一"气"字，可见卫固为阳，营亦属阳，即是说阳固然是此气，阴亦何尝不是此气，阴中有阳，阳中有阴，是阴阳本同一气。若固执地以营为卫之配，营属于纯阴，则孤阴不长，便不能营养于脏腑了，所以"营"实兼血气而言。《灵枢》中说气之"清者为营，浊者为卫"，可见无论为营为卫，皆为一气之所化。

汪机本是传丹溪之学的，他却避开了丹溪的"相火论"，认为丹溪的阳有余，是言气有余。但他又是倡言补气的，气既有余，则当无补的必要。因而他便强调丹溪说阳有余，是指卫气而言，阴不足是指营气而言，他倡言补气，正是补的营气而非卫气。他说："卫气固无待于补，而营之气，亦谓之阳，此气或虚或盈，虚而不补，则气愈虚怯矣。"这样便可避免和"阳有余"之说发生矛盾了。汪机的学生陈廷彝更把这一论点做了进一步阐述说："补营之气，即补营也，营者，阴血也。丹溪曰：人身之虚，皆阴虚者。此也。"（《石山医案·病用参芪论》）这样一说，不仅和丹溪的"阳有余阴不足"论没有矛盾，相反的，不论在理论上还是治疗上都合拍了。虽然如此，汪氏把丹溪之阳指为卫气，而遍查丹溪诸说实无所据。即以"营为血中之气"（营气）来说，《内经》更无"营中之气"的概念；血中之营虚，即阴中之阳虚，若概以阴虚论，其理仍未恰当。故其说虽辩，其词不免遂遁，不无失之偏激之弊。

汪机补气之法，习用"人参""黄芪"。他说："经曰，阴不足者，补之以味。参、芪味甘，甘能生血，非补阴而何？又曰：阳不足者，温之以气。参、芪气温，又能补阳。可见参、芪不惟补阳，而亦补阴。"（《石山医案·营卫论》）他并认为，营气卫气，皆借脾胃水谷而生，脾胃喜温而恶寒，脾胃有伤，非借甘温之剂不能补，参、芪味甘性温，为补脾胃圣药，脾胃无伤，营卫便有所资，元气有所助，邪就可以不治自除了。从他学生陈廷彝的记载看来，汪氏使用"人参""黄芪"的效果是很好的。陈说："予幸受业于石山汪先生，见其所治之病，多用参、芪，盖以其病已尝遍试诸医，历尝诸药，非发散之过，则降泄之多，非伤于刚燥，则损于柔润，胃气之存也几希矣。而先生最后至，不得不用参、芪以救其胃气，实出于不得已也，非性偏也。

其调元固本之机，节宣监佐之妙，又非庸辈可以测识。是以往往得收奇效全功，而人获更生者，率多以此。或者乃谓其不问何病，而专以参、芪为剂，是不知先生也。"（《石山医案·病用参芪论》）可见汪氏的用参、芪，并不是完全出于爱好，乃有适应之证可凭，所以疗效卓著。

总之，汪氏继承丹溪之学，从"阳有余阴不足"之中，着重于阴中之阳不足，即是补血之气，使阳气充足以化生阴血，遣用参、芪也至为纯熟，这是他毕生治学的主要特点。

汪机医案

痞满治验

一人年逾三十，形瘦苍白，病食则胸膈痞闷，汗多，手肘汗出尤多，四肢倦怠或麻，晚食若迟，来早必泄。初取其脉，浮软近快，两关脉乃略大。余曰：此脾虚不足也。彼曰：已服参术膏，胸膈亦觉痞闷，恐病不宜于参、芪耶？余曰：膏则稠黏，难以行散故也，改用汤剂，痞或愈乎。今用参、芪各二钱，白术钱半，归身八分，枳实、厚朴、甘草各五分，麦门冬一钱，煎服一帖。上觉胸痞，下觉矢气，彼疑参、芪使然。余曰：非也。若参、芪使然，只当胸痞，不当矢气，恐由脾胃过虚，莫当枳、朴之耗耶。宜除枳、朴，加陈皮六分，再服一帖。顿觉胸痞宽，矢气除，精神爽恺，脉皆软缓不大，亦不快矣。可见脾胃虚者，枳、朴俱散，用为佐使，即有参、芪、归、术为之君，尚不能制，然则医之用药，可不慎哉。（《石山医案·卷中》）

按：此证确属脾虚不能运化，故食则胸膈痞闷，自宜"人参""黄芪""白术"之类补脾。然前医已用过"参芪膏"，而痞闷不除，在一般人的见解，势必怀疑"参""术"补脾之不当，应改予宽胸理气之剂。而汪氏认定"参""术"不误，只是膏滋稠黏难以行散之故，遂改服汤剂加"枳""朴"行气之品；迨服后，上觉胸痞，下觉失气，而汪氏非但不疑"参""芪"之不当，反咎"枳""朴"之泄气，以为脾胃过虚所致；又改用"陈皮"之健脾和中，痞满乃除。汪氏运用"人参""黄芪"的经验，竟纯熟如此。

血热腹痛治验

一妇瘦小，年二十余，经水紫色，或前或后，临行腹痛，恶寒喜热，或时感寒，腹亦作痛。脉皆细濡近滑，两尺重按略洪而滑。余曰：血热也。或谓恶寒如此，何得谓热？曰：此热极似寒也。遂用黄连（酒煮）四两，香附、归身尾各二两，五灵脂一两，为末粥丸，空腹吞之。病退。（《石山医案·卷中》）

按：经水或前或后，是寒热虚实等病都能出现的症状；而经行腹痛则属于实，又有恶寒喜热，感寒则腹痛的症状，这很像寒实病变；但寒实病脉必沉实而迟，而此案则细软而滑，特别是两尺重按反见洪滑，是寒证所没有的脉象，这和《伤寒论》所说的"脉滑而厥者里有热也"的病机大致相同，所以汪氏断为热极似寒的病变。并根据《素问》"血实宜决之"的治法，用"黄连"泄热为君，"香附""当归"调其气血，又用"五灵脂"引药直达病所，以达到清热祛邪的目的。本案的诊断和治疗都较精审，足以启示后学。

阳虚腹痛治验

一孺人年近五十，病腹痛，初从右手指冷起，渐上至头。则头如冷水浇灌，而腹痛大作，痛则遍身大热，热退则痛亦止。或过食或不食皆痛，每常或一岁一发，近来二三日一发，远不过六七日。医用四物加柴胡、香附不应，更医用四君、木香、槟榔亦不效。……余诊脉皆微弱，似有似无，或一二至一止，或三五至一止，乃阳气大虚也。以独参五钱、陈皮七分，煎服十余帖而愈。夫四肢者诸阳之末，头者，诸阳之会。经曰：阳虚则恶寒。又曰：一胜则一负。阳虚阴往乘之则发寒，阴虚阳往乘之则发热。今指梢逆冷，上至于头，则阳负阴胜可知矣。阳负则不能健运而痛大作，痛作而复热者，物极则反也。及其阴阳气衰，两不相争则热歇，而痛亦息矣。况脾胃多气多血经也。气能生血，气不足则血亦不足……故用独参汤服，而数年之痛遂愈矣。（《石山医案·卷下》）

按：此案的关键在于"脉微弱"和"过食或不食皆痛"等症。《伤寒论》中说："脾胃气弱，不能消谷，脉微弱者，此无阳也。"过食则痛，是脾虚不能消谷以营运气血所致；不食亦痛，是脾虚无谷以营运气血所致。本案之妙全在用药，用"独参汤"稍佐"陈皮"，于大补气之中兼以行气，药仅两味；正如《素问》所谓"远而奇偶，制大其服也，大则数少，小则数多，多则九之，少则二之"是也。

张介宾

张介宾，字会卿，号景岳，明，山阴人（会稽县），学医于金英。张氏钻研《内经》数十年，编成《类经》《类经图翼》《类经附翼》等，并结合一生临证经验，著成《景岳全书》。

自从宋、元刘河间、朱丹溪等学说盛行，后世医家，有的不善于吸取其精华，每多拘守成方，滥用寒凉，发生流弊。张景岳初年，对丹溪"阳常有余，阴常不足"的理论亦颇信服，后来在临证实践中便逐渐发生怀疑；四十岁后，便大加反对。因此张氏在《类经附翼》之末，以及《景岳全书》的前篇，一再批评刘、朱二家学说；尤其反对朱丹溪的"阳常有余，阴常不足"的说法。

张景岳对于阴阳的概念，是根据《内经》"阴平阳秘，精神乃治；阴阳离决，精气乃绝"之说。他认为：阴不能够没有阳，无气便不能生形，阳不能够没有阴，无形便不能载气，所以物生于阳而成于阴。（《类经图翼·真阴论》）又认为：阴阳二气不能有所偏，不偏则气和而生，偏则气乖而死。（《类经图翼·大宝论》）他在这些理论的基础上提出了自己的学术论点。

阳非有余论

张景岳为了反对阳常有余说，便写"大宝论"（《类经图翼》）和"阳不足再辨"（《景岳全书》）两文，以说明"阳非有余"。他在《类经图翼·大宝论》中，首先指出阳的重要性约有三端。

1. 形气之辨

"阳化气，阴成形，是形本属阴。而凡通体之温者，阳气也；一生之活者，阳气也；五官五脏之神明不测者，阳气也。及其既死，则身冷如冰，灵觉尽灭，形固存而气则去。"此阳气之重要者一。

2. 寒热之辨

"热为阳，寒为阴；春夏之暖为阳，秋冬之冷为阴"；春生夏长，秋收冬藏，"热能生物""寒无生意"。阳气之重要者二。

3. 水火之辨

"水为阴，火为阳也，造化之权，全在水火"；但"天一生水"，水亦由天一之阳而生，故水之所以生物，惟赖有此阳气；水之所以能化气，亦赖有此阳气。阳气之重要者三。

除上述三点之外，张景岳更引用《内经》"凡阴阳之要，阳密乃固""阳气者若天与日，失其所则折寿而不彰，故天运当以日光明"等说，以证实阴阳之中，阳居主位。因而他肯定地说："可见天之大宝，只此一丸红日；人之大宝，只此一息真阳。""凡阳气不充，则生意不广。……故阳惟畏其衰，阴惟畏其盛；非阴能自盛也，阳衰则阴盛矣。凡万物之生由乎阳，万物之死亦由乎阳；非阳能死物也，阳来则生，阳去则死矣。"（《类经图翼·大宝论》）他反复申述"阳"对人体的重要性，以提示"阳常有余"的不合理。

持"阳常有余、阴常不足"之说者，常以"天癸"的来迟去早为证明。但张景岳认为，这是"但见阴阳之一窍，而未见阴阳之全体"（《景岳全书·阳不足再辨》）。他说："夫阴阳之道，以纲言之，则位育天地；以目言之，则缕析秋毫，至大至小，无往而非其化也。若以清浊对待言，则气为阳，精为阴，此亦阴阳之一目也。若以生死聚散言，则凡精血之生皆为阳气，得阳则生，失阳则死，此实性命之化源，阴阳之大纲也。"（《景岳全书·阳不足再辨》）说明阴阳是相互依存而不能偏废的。如精属阴，气为阳，阳气阴精互为生化，而不可截然分离。

张景岳进一步说明精、气、神三者的关系。他认为，先天之气，由神以化气化精；后天之气，由精以化气化神；三者的生化互以为根，本同一气。所以善治精者，能使精中生气；善治气的，能使气中生精。精与气的一阴一阳，互相转化不已。因此不能以为男子精竭于八八，女子血净于七七，只是阴的不足，而不是阳的不足，更不能说是阳有余了。究竟阳气为阴精生化的动力，与其怕阳之有余，宁可虑阳之不足。所以张氏最后的结论是："然则欲有生者，可不以此阳气为宝，即日虑其亏，亦非过也。而余谓阳常不足者，盖亦惜春之杞人耳。"（《景岳全书·阳不足再辨》）

真阴不足论

张景岳认为，阳非有余而阴亦常不足，他在《类经图翼·真阴论》中反复地阐发了这一观点。他认为，"阴精"是阳气的根本，阳化气，阴成形，如无阴精之形，便不足以载阳气。所以物之生，生于阳；物之成，成于阴。这种"阴"亦叫作"元阴""真精"。真精与阳气互根而不可分，所以阳非有余而阴亦仍然不足。张景岳为了使人都能了解真阴的内容，在《类经图翼·真阴论》中做了如下的申述。

1. 真阴之象

阴为精，阴成形，此精此形，即是阴之象。《灵枢·本神》中说："五脏主藏精者也，不可伤，伤则失守而阴虚，阴虚则无气，无气则死矣。"阴虚即精虚，精虚则气无所附，生化之机息矣，故主死；《素问·三部九候论》中又说："形肉已脱，九候虽调，犹死。"这外在的形肉，即内在的阴精之形，精藏于内，肉形于外，所以观其形质之坏与不坏，即可以察其真阴之伤与未伤。

2. 真阴之脏

五脏虽各有阴精，但又统归于肾，如《素问·上古天真论》中说："肾者主水，受五脏六腑之精而藏之。"肾的藏精之所，叫作"命门"，精藏于此，是为阴中之水，气化于此，是为阴中之火；命门居两肾之间而兼具水火，为性命之本，故欲治真阴，当治命门。

3. 真阴之用

"命门之火，谓之元气；命门之水，谓之元精。五液充则形体赖而强壮，五气治则营卫赖以和调，此命门之水火，即十二脏之化源。故心赖之，则君主以明；肺赖之，则治节以行；脾胃赖之，济仓廪之富；肝胆赖之，资谋虑之本；膀胱赖之，则三焦气化；大小肠赖之，则传导自分。此虽云肾藏之伎巧，而实皆真阴之用。"

4. 真阴之病

真阴之气本无余，所以真阴之病都是不足；阴胜于下者，原非阴盛，而是命门之火衰；阳胜于标者，原非阳盛，而是命门之水亏；水亏其源，阴虚之病迭出，火衰其本，则阳虚之证迭生。正如王太仆所说："寒之不寒，责其无水；热之不热，责其无火。"无水无火，皆在命门，统称为阴虚之病。

5. 真阴之治

五脏为人身之本，肾为五脏之本，命门为肾之本，阴精为命门之本；凡阴阳诸病变，当责之于并具水火的命门，如王太仆说："壮水之主以制阳光，益火之源以消阴翳。"许学士亦认为补脾不如补肾，薛立斋常用"八味丸"和"钱氏六味丸"分治水火，多收奇效。这些都是求责于阴精的治本方法。

以上几点，是张景岳真阴不足的理论及其根据，也是他好用"熟地"及创制"左归""右归"等方剂的指导思想。

从上面引述景岳的学术论点来看，他是从人体生机的根本上来判别阴阳的，因此他着重讨论了"元阴"与"元阳"（或称"真阴"与"真阳"）这两个方面，并进一步把真阴与真阳归根于肾之命门的水与火，从而把"阳非有余"与"真阴不足"统一起来了。

景岳学术思想小结

阳既非有余，在治疗上则应注意慎用寒凉；阴亦常不足，则应注意慎用攻伐。所以张景岳在治疗阴阳虚损时，主要观察命门水火的虚损所在，从而左右化裁温补的方剂，这样，张氏就被后世目为温补派的中心人物了。

但是，我们不能因此便认为张景岳是全盘温补论者，试看《景岳全书·一卷·传忠录》，首先讨论阴阳六变，把《内经》和张仲景辨证的理论做出较系统的分析。今天我们所谈的辨证施治，多数以他这篇的"阴阳六变说"为蓝本。其阴阳六变论中对阴阳寒热表里虚实的阐述，并无偏倚。他如"十问""脉神"诸篇，在诊断方面亦颇能示人以规矩。

张景岳对具体疾病的辨证施治，尤能兼采各家所长而折衷运用。如论中风，他本与河间、丹溪学说颇多出入，但他却很赞同河间、丹溪所论中风病因并不是外来风邪的说法。其于治疗方面，也很注意痰与气血两大因素，这显然是受了丹溪的影响。施用方药，除温补药外，也有"白虎汤""人参竹叶石膏汤""抽薪饮""绿豆饮"等寒凉之剂。他如论三消病，却推崇丹溪之说，而不尊薛己；论喘促，亦援引东垣和丹溪两家的学说为最多。其余各病引用丹溪的也不少。并间有采用张子和的主张。由此可知，张景岳的阳非有余阴常不足之说，无非是就正常人体元阴元阳的生化机理而言，并非一概无原则地搬用于临床，而认为任何疾病都是不足，绝对没有有余之证。

虽说如此，但张景岳对于虚实之治，确有重虚而轻实的倾向。他在《景岳全书·一卷·传忠录》中说："虚实之治，大抵实能受寒，虚能受热，所以补必兼温，泻必兼凉。……即有火盛气虚宜补以凉者，亦不过因火暂用，火去即止，终非治虚之法也。……而虚弱者理宜温之补之，补乃可用于常。……凡临证治病，不必论其有虚证、无虚证，但无实证可据而为病者，便当兼补，以调营卫精血之气。亦不必论其有火证、无火证，但无热证可据而为病者，便当兼温以培命门脾胃之气。……第今人之虚者多，实者少，故真寒假热之病为极多，而真热假寒之病，则仅见耳。"由于景岳临床所遇多为适用温补之证，因而多用温补之药，至立论之时，亦必多持温补之说，此乃势之所必然也。

自薛立斋、张景岳提倡温补之说以后，给当时和后世医家的影响很大。如赵养葵著《医贯》，高鼓峰著《高鼓峰医论》，张石顽著《张氏医通》等，均以薛立斋、张景岳之说为根据，而形成了主温补的一派。

温补学派，治疗虚损诸证，实有其独到之处，但不善学者，往往因不能掌握使用温补原则，而辄以温补误人，这便引起了一些医家对温补学派的反对。如主张寒凉的章虚谷便批判景岳"不识六气之变"；尊经崇古的陈修园不同意景岳自创新方，而著《景岳新方砭》。其实，持温补论者，并非不识六气之变，他们之所以这样强调温补，主要是在为阴阳虚损诸证的治疗充实理论根据，如章、陈对景岳的攻击，谓其略有偏颇犹可，若谓温补论点全非，则未免失之过激。

张景岳医案

便闭治验

　　朱翰林太夫人，年近七旬，于五月时，偶因一跌即致寒热，群医为之滋阴清火，用生地、芍药、丹皮、黄芩、知母之属，其势日甚。及余诊之，见其六脉无力，虽头面上身有热，而口则不渴，且足冷至股。余曰：此阴虚受邪，非跌之为病，实阴证也。遂以理阴煎加人参、柴胡，二剂而热退，日进粥食二三碗。而大便以半月不通，腹且渐胀，咸以为虑。群议燥结为火，复欲用清凉等剂。余坚执不从。谓其如此之脉，如此之年，如此之足冷，若再一清火，其原必败，不可为矣。经曰：肾恶燥，急食辛以润之，正此谓也。乃以前药更加姜、附，倍用人参、当归，数剂而便即通，胀即退，日渐复原矣。病起之后，众始服其定见。（《景岳全书·卷三十四·杂证谟》）

　　按：高龄之人，真阴本亏，兼之病久，元阳亦虚，津润气馁，不能传送，致成阴凝秘结之证。张景岳据《内经》"肾恶燥，急食辛以润之"之义，用"理阴煎"（熟地三五七钱或一二两，当归二三钱或五七钱，炙甘草一二钱，干姜炒黄色一二三钱，或加肉桂一二钱），加"姜""附"，倍"参""归"，既育阴以滋干涸，复温化以消凝结，而便闭自通。

　　余尝治一壮年，素好火酒，适于夏月，醉则露卧，不畏风寒，此其食性脏气皆有大过人者，因致热结三焦，二便俱闭。余先以大承气汤用大黄五七钱，如石投水；又用神佑丸及导法，俱不能通。且前后俱闭，危剧益甚。遂仍以大承气汤加生大黄二两、芒硝三钱，加牙皂二钱，煎服。黄昏进药，四鼓始通。大便通而后小便渐利，此所谓盘根错节，有非斧斤不可者，即此之类。若优柔不断，鲜不害矣。（《景岳全书·卷三十四·杂证谟》）

　　按：患者年壮气实，素嗜辛热，虽未叙脉舌，但必有火热积结致闭之征候。张景岳选用竣剂，始获斩关夺隘之功，诚非诊无定见优柔寡断者所能及。则知张氏不但娴于温补，亦且善于凉攻也。

　　以上二案，同为便闭，前者阴结，温润而安，后者阳结，峻攻获愈。于此益足以说明辨证施治在临床上之重要。

下消不寐治验

省中周公者，山左人也，年逾四旬，因案牍积劳，致成羸疾，神困食减，时多恐惧，自冬春达夏，通宵不寐者，凡半年有余，而上焦无渴，不嗜汤水，或有少饮，则沃而不行，然每夜必去溺二三升，莫知其所从来，且半皆如膏浊液，尪羸至极，自分必死。及予诊之，岂其脉犹带缓，肉亦未脱，知其胃气尚存，慰以无虑。乃用归脾汤去木香，及大补元煎之属，一以养阳，一以养阴，出入间用至三百余剂，计服人参二十斤，乃得全愈。此神消于上，精消于下之证也。可见消有阴阳，不得尽言为火，姑纪此一案，以为治消不寐者之鉴。(《景岳全书·卷十八·杂证谟》)

按：此证不渴而夜溺二三升，当属下消；通夕不寐，景岳断为神消于上者，因其案牍积劳，心衰脾困使然，以心藏神脾主思也。"归脾汤"的"参""苓""芪""术""炙草"，甘温以养脾；"龙眼""枣仁""当归""远志"，濡润以养心；心得养则神能藏，脾得养则虑能定，神藏虑定，便可成寐了。小便浊如膏液，用"大补元煎"而愈，必因气不摄精而然；"大补元煎"固为温肾润燥、壮水养气之剂，肾在下为至阴之脏，此即其所谓"一以养阴"之意。

吐血下血治验

倪孝廉者，年逾四旬，素以灯窗思虑之劳，伤及脾气，时有呕吐之证，过劳即发，予常以理阴煎、温胃饮之属，随饮即愈。一日于暑末时，因连日交际，致劳心脾，遂上为吐血，下为泄血，俱大如手片，或紫或红，其多可畏。急以延余，而余适他往，复延一时名者云，此因劳而火起心脾，兼之暑令正旺，而二火相济所以致此，乃与以犀角、地黄、童便、知母之属。药及两剂，其吐愈甚，脉益紧数，困惫垂危。彼医云，此其脉证俱逆，原无生理，不可为也。其子惶惧，复至恳余，因往视之，则形势俱剧，第以素契不可辞，乃用人参、熟地、干姜、甘草四味大剂与之。初服毫不为动，次服觉呕恶稍止，而脉中微有生意。乃复加附子、炮姜各二钱，人参、熟地各一两，白术四钱，炙甘草一钱，茯苓二钱。黄昏与服，竟得大睡，直至四鼓。复进之而呕止，血亦止。遂大加温补调理，旬日而复健如故。余初用此药，适一同道者在，见之惊骇莫测其谓，及其既愈，乃始心服曰：向使不有公在，必为童便、犀角、黄连、知母之所毙，而人仍归誉于前医曰，彼原说脉证俱逆，本不可治，终是识高见到，人莫及也。嗟嗟！夫童便最能动呕，犀角、知、连，最能败脾，时当二火，而证非二火，此人此证，以劳倦伤脾，而脾胃阳虚，气有不摄，所以动血，再用寒凉，脾必败而死矣。倘以此杀人，而反以此得誉，天下不明之事，类多如此，亦何从而辨白哉。此后有史姓等数人，皆同此证，予悉用六味回阳饮活之。此实至理，而人以为异，故并纪焉。（《景岳全书·卷三十·杂证谟》）

按："犀角地黄汤"为治热伤阴阳络而吐下血的方剂，所以君"犀角""地黄"，以两清阴阳络之热；若脾虚统摄失职所引起的失血，便不属于"犀角地黄汤"主治的范围了。这个病案的患者，脾气素虚，呕吐时发，复因一再劳损心脾而上下失血，其为中焦虚损之不能统摄也可知。虽时当盛暑，景岳仍屡以"理中汤"加味，并进退于"附子""地黄"之间，既培脾土之气，复养脾土之血；气血两益，则中焦健运自如，统摄有权，血自不吐不泻了。景岳治本病不仅深得血化中焦之旨，尤具有"热无远热"的胆识，足资借镜。

赵献可

赵献可，字养葵，明，鄞县人，著有《医贯》六卷。赵氏医学继承于薛立斋，而突出地发挥了"命门"之说。

对命门说的发挥

命门之说早见于《内经》，如《灵枢·根结》中云："太阳根于至阴，结于命门，命门者，目也。"督脉经亦有"命门"一穴，但与今日所言之命门，意义悬殊。自《难经·三十六难》开始，以左肾为"肾"，右肾为"命门"，

"命门"始有新的涵义，并被看作与肾脏有同等的地位。如薛立斋、张景岳辈，都很强调命门在人身的重要性；至赵献可，则更把命门位于心脏之上，称之为性命之门，而为人身之"真主"。其说甚辩，兹分三方面介绍如下。

1. 人身之主非心而为命门

赵献可认为，《素问·灵兰秘典论》中虽说"心者君主之官"，但下文又明言"主不明，则十二官危"，心既已包括在十二官之内，则"主不明"之主，不是心主，而是另有一主，如系心主，则当云"十一官"；作为十二官之主的既不是"心"，便当为"命门"了。《内经》不称为"命门"，而名之曰"小心"，《素问·刺禁论》中说"七节之傍，中有小心"是也。"七节之傍"即两肾所在的部位，所以赵氏说："两肾俱属水，但一边属阴，一边属阳。越人谓左为肾，右为命门，非也。命门即在两肾各一寸五分之间，当一身之中……是为真君真主。"（《医贯·内经十二官论》）赵氏虽是沿用旧说，但经他这一阐发，并经吕晚邨等从而传播之后，于是两肾之间为命门与左肾右命门之说，两说便并存了。

2. 命门之火乃人身之至宝

赵献可说："余所以谆谆必欲明此论者，欲世之养身者、治病者，的以命门为君主，而加意于火之一字。"赵氏认为，人之所以有生，生命之所以能持续，实原于火；火为阳之体，造化以阳为生之根，故人身亦以火为生之门。命门所以称为性命之本，即因其中有火的存在，这火即为全身生理机能之所系。火强则生机可由之而壮，火衰则生机可由之而弱，火灭则生机竟由之而死。因而，命火在肾水之中是永远相依而不相离的。若火之有余，实缘于真水之不足，毫不可泻火，只能补水以配火，即"壮水之主以镇阳光"之意；若火之不足，因见水之有余，亦不必泻水，就于水中补火，即"益火之原以消阴翳"之意。如此具有生机之火，非六淫之邪火可比，故为人身至宝，可补而不可泻。

3. 无形之火为生机之所系

古人将"火"分为先后天两种，其与水对待者，为后天之火，属离火，其不与水对待者，为先天之火，属乾火；后天之火有形，先天之火无形，有形之火，为水之所克，无形之火，乃水之所生。命门以一阳陷于二阴之中，一阳为火，二阴为水，因而命门为水中之火，即阴水暗藏的阳火，属于先天无形之火的范畴。故赵献可说："命门无形之火，在两肾有形之中为黄庭，故曰五脏之真，惟肾为根。"（《医贯·内经十二官论》）其意是说，五脏里的生机，都根源于两肾间命门的无形之火，而所以称之"无形"，实概括其生理机能而言，非真如势若燎原之火。所以赵氏接着又说："可见命门为十二经之主，肾无此则无以作强，而技巧不出矣；膀胱无此，则三焦之气不化，而水道不行矣；脾胃无此，则不能蒸腐水谷，而五味不出矣；肝胆无此，则将军无决断，而谋虑不出矣；大小肠无此，则变化不行，而二便闭矣；心无此则神明昏，而万事不能应矣。正所谓主不明则十二官危也。"（《医贯·内经十二官论》）是肾之能作强与否，膀胱、三焦之能化气与否，脾胃之能腐熟水谷与否，肝胆之能谋虑决断与否，大小肠之能变化与否，心之能接应万事与否，既无一不决定于这无形之火的盛衰。则赵氏所谓的无形之火，实系生理机能殆无疑义。

对八味丸六味丸的阐扬

赵献可对命门说的着意发挥，其目的是在阐扬人体水火阴阳二气的重要。因而，赵氏在临证时对许多疾病的分析和判断，亦往往从水火阴阳二气的盛衰着眼。赵氏认为，古代流传的"八味丸""六味丸"两方，一为养火之剂，一为补水之剂，因而他对两方的应用，作了广泛的推荐。如他在《医贯·水火论》中说："以无形之水（肾）沃无形之火（命门），当而可久者也，是为真水真火，升降既宜，而成既济矣。医家不悟先天太极之真体，不穷无形水火之妙用，而不能用六味、八味之神剂者，其于医理，尚欠太半。"他认为，"六味丸"是"壮水之主以镇阳光"的主剂，凡肾水虚而不足以制火者，非此方便无以济水；"八味丸"是"益火之源以消阴翳"的主剂，凡命门火衰不足以化水者，非此方便无以济火。两方运用得宜，均能达到益脾胃而培万物之母的目的。赵氏所以视此两丸为神剂而阐发不遗余力，其意正在于此。兹举其临证运用数例介绍如下，以见一斑。

1. 辨血证

赵献可认为，一般医家仅知血之为血，而不知血之为水。血中之水，随火而行，故其色独赤。如肾中的真水干涸，则真火势必上炎，血亦随火而沸腾；如肾中的真火衰竭，则真水反盛，血亦失所依附而上泛。这是血证主要的两种病变表现。若因肾中寒冷，龙宫无可安之穴宅，不得已而游行于上，血随火而妄行者，用"桂""附"二味纯阳之火，加于"六味"纯阴水中，使肾中温暖，有如冬月一阳来复于水土之中，龙雷之火自然归就于原宅，不用寒凉而火自降，不必止血而血亦自止了。若因阴中水涸而火炎的，则去"桂""附"而纯用"六味"，以补水配火，不必去火，而血亦自安。统以保火为主，所以保火，即是保其生气。

2. 辨痰证

"痰"本非人身所有，其来源非由水泛为痰，即是水沸为痰，这是分辨寒痰、热痰的重要前提。火衰不能制水，则水不归源，如洪水逆行而泛滥为痰；这就是无火的寒痰，其痰必纯为清水，只合用"八味丸"以补命火，火壮则水化而痰自消了。若阴虚火动，水液沸腾而动于肾者，犹龙火之本于海，而痰泛涌于上；龙兴水附，动于肝者，犹雷火之本于地，疾风暴雨，水随波涌而为痰；这都是有火的热痰，痰必重浊稠黏，便合用"六味丸"以滋水配火，则火静而痰自消。凡此都是不治痰之标，而治痰之本。所以善治痰者，若能于肾虚之体，先以"六味""八味"，以壮水之主，或益火之源，复以"四君子"或"六君子"补脾以制水；于脾虚之体，既必须补中、理中，又当以"六味""八味"制水以益母，子母相互生克，治痰之能事略尽于此。

3. 辨喘证

"喘"一般多看作为气盛，为有余之证。独赵献可认为：火之有余，皆水之不足也；阳之有余，皆阴之不足也。凡诸逆冲上之火，都是下焦冲任相火而出于肝肾者，故曰冲逆。肾水虚衰，相火偏胜；壮火食气，销烁肺金，所以便发喘了。凡由阴虚而喘者，皆为肾中的真阴虚损，须用"六味地黄"加"门冬""五味"大剂煎饮，以壮水之主，则水升火降，而喘自定。若阳虚而喘者，便当助元接真，使其返本归原，且先以"八味丸""安肾丸""养正丹"之类煎"人参生脉散"送下，觉气稍定，以大剂"参""芪"补剂加"破故纸""阿胶""牛膝"等以镇于下，又以"八味丸"加"紫河车"为丸，方可保全。又有一种火郁的喘证，拂拂气促而喘，却似有余而脉不紧数，欲作阴虚而按尺鼓指，这时既不可以寒药下之，又不可投以热药，惟宜先用"逍遥散"加"茱""连"之类，宣散蓄热，后仍以"六味地黄"养阴和阳，斯为正治之法。

赵献可的辨证施治，其偏重于水火阴阳之辨，并悉以"六味丸""八味丸"为主要方剂，而随证加减进退，往往如此。徐大椿说他所著《医贯》只是为"八味""六味"而作，这一批评虽是过分的，但应该承认，赵氏对虚损证的水火阴阳之辨是发挥得比较细致的，不过这样的强调容易被人认为可概括一切疾病的治疗，好像所有病证除了"八味""六味"便不能立法处方了。而实际上，许多病证都可能有水火阴阳偏盛偏衰的情况，但不能以水火阴阳之辨来概括一切疾病。赵氏过分地强调水火，同时又忽略了其他诸方面的问题，不能说不是缺憾，是不够全面的。

李中梓

李中梓，字士材，号念莪，明，华亭人（江苏松江）。著作甚多，如《内经知要》《本草原始》《伤寒括要》《颐生微论》《士材三书》《医宗必读》等，都为一般所习诵。李氏之学，一传于沈朗仲，再传于马元仪，三传于尤在泾。沈氏著有《病机汇论》，马氏著有《印机草》，尤在泾为马元仪的弟子，但其学识更出其师之上，所著有《伤寒贯珠集》《金匮要略心典》《医学读书记》《静香楼医案》等。

李中梓治学，主张淹通众家之长而不偏倚。他认为，古代医家著书立说，所以能各持不同理论而自成一家之言，并非见解有偏，立论独异，而是各有阐发，补充前人之未备。例如仲景著《伤寒论》，以六气皆能伤人，惟寒邪最为杀厉，伤人尤甚，故特立法制方，以补《内经》之未备；至刘守真出，始畅谈春夏温热，谓六经传变，自浅至深，都是热证，这又补充了仲景之未备；李东垣以内伤与外感相类而治法悬殊，故著《内外伤辨惑论》，从多方面做了详细的辨别，并将内伤又分成饮食、劳倦两种类型来进行治疗（饮食伤用"枳术丸"，劳倦伤用"补中益气丸"），这是李东垣又补充了张、刘的不足；至丹溪出，发明阴虚发热亦由内伤，而治法则有别于饮食、劳倦，这又补充了东垣之未备。经过这样不断地补充，内伤外感之说，方才比较全面。据此则知，诸大家之不相抄袭旧论，适足以说明他们的互有发明。奈不善学者，师仲景则往往偏于辛温；师守真则往往偏于苦寒；师东垣则往往偏于升补；师丹溪则往往偏于清降。凡此都是由于不知诸家著述，所以不尚撢拾旧论的缘故。实则是仲景而治温热决不胶于辛热；守真而治伤寒，必不滞于苦寒；东垣而治火逆，断不执于升提；丹溪而治脾虚，当不泥于凉润。

因此，李中梓认为，所谓偏者，并不偏在诸大家的本身，而是偏在不善学习的个别人。（参看《医宗必读·四大家论》）的确，李氏在这种思想的指导下，颇能吸取各家之长，而成为历代医家中持论比较平正的一个。但他的学术中心，还是侧重在"先天后天"以及"阳重于阴"的两个方面。现将他学术上比较突出的方面介绍如下。

先天后天根本论

李中梓认为，人身之有本，正同于木之有根，水之有源一样，治病若能抓住根本，则病症可以不治自退。人身根本却有两处：一是先天之本，一是后天之本。先天之本在肾，后天之本在脾，所以他毕生颇重视脾、肾的生理病理变化。为了证实这一论点，他还强调地说："婴儿初生……先有两肾，故肾为脏腑之本，十二脉之根，呼吸之本，三焦之源，而人资之以为始者也。故曰：先天之本在肾。脾何以为后天之本，盖婴儿既生，一日不再食则饥，七日不食则肠胃涸绝而死。经云：安谷则昌，绝谷则亡。……胃气一败，百药难施。一有此身，必资谷气。谷入于胃，洒陈于六腑而气至，和调于五脏而血生，而人资之以为生者也。故曰：后天之本在脾。"（《医宗必读·肾为先天本脾为后天本论》）

脾肾在人体具有如此重要的意义，因此自古医家在临证时无不以脾肾为重。例如治伤寒当危急之时，必诊"太溪"，以候肾气之盛衰；或诊"趺阳"，以察胃气的有无；二脉若能应手，则尚有回生之望，若二脉不应，那就不易挽救了。又人之有"尺"，亦犹树之有"根"，枝叶虽枯槁，根本还能再生，故人有胃气则生，无胃气则死。所有这些，李中梓认为，都是前人重视脾肾的具体例证。

至于治疗方面，李中梓主张治先天根本当分水火，治后天根本当分饮食劳倦。所谓"先天分水火"即：水不足而引起火旺的，用"六味丸"，即"壮水之主以制阳光"；火不足而导致水盛的，用"八味丸"，即"益火之源以消阴翳"。所谓"后天分饮食劳倦"即：饮食伤者是虚中有实，用"枳术丸"消而补之；劳倦伤者，乃属纯虚，用"补中益气汤"升而补之。由此不难看出，李氏的治肾，基本上是接受了薛立斋、赵献可一派的方法；治脾则又渊源于张元素、李东垣一派的主张。

水火阴阳论

李中梓认为，天地造化万物的关键，主要在于水火阴阳的相互升降；由于水升火降，阴阳相交，推动了万物的生长和发展。然水性本就下，火性本炎上，怎么会一反其性而使之火降水升呢？实则水之所以能上升，是有赖于火气的蒸腾；火之所以能下降，是有赖于水湿的润泽。故水火二物，分之虽为二，合之实为一。火下水上，是为相交，交则古人谓之"既济"，水火既济则能生物；火上水下，是为不交，不交古人谓之"未济"，水火未济则能死物。如太旱而万物不生，正是由于火热的偏盛不能下降；又如太涝而万物不生，正是由于水湿的偏盛而不能上升。凡此都是属于水火未济、阴阳不交的现象，故水火宜平而不宜偏，阴阳宜交而不宜分。自然界是如此，人身也未尝不是如此。因此李氏说："人身之水火，即阴阳也，即气血也。无阳则阴无以生，无阴则阳无以化。"（《医宗必读·水火阴阳论》）这就说明了阴血的生成，必须有赖于阳气的温煦，阳气的化生，亦须有赖于阴血的供给。

但这阴阳互为生化之中，又以"阳"最为主要。所以李中梓说："譬如春夏生而秋冬杀也；向日之草木易荣，潜阴之花卉善萎也。故气血俱要，而补气在补血之先；阴阳并需，而养阳在滋阴之上。是非昂火而抑水，不如是不得其平也。"（《医宗必读·水火阴阳论》）说明李氏对阴阳的看法，尤着重于阳的一面，所以他有"补气在补血之先，养阳在滋阴之上"一类的治疗主张。当然，李氏这些主张，是就一般而论的，假使真是血虚阳盛、阴虚火旺等疾患，便不能这样强调了。

正由于李中梓重视阳气，他在《医宗必读·药性合四时论》中也说："药性之温者，于时为春，所以生万物者也；药性之热者，于时为夏，所以长万物者也；药性之凉者，于时为秋，所以肃万物者也；药性之寒者，于时为冬，所以杀万物者也。……故凡温热之剂，均为补虚；凉寒之剂，均为泻实。"所谓"温热之剂均为补虚"，显然是指补阳而言，而并没有提到补阴的药物；所谓"凉寒之剂均为泻实"显然是指泻阳而言，而并没有提到存阴的一面。李氏这种重阳的思想，颇同于张介宾，因此他很同意张介宾对刘完素、朱震亨的批评。

辨疑似证

李中梓在学术上偏重于阳，但在临证时又颇为持平。如他在《医宗必读·疑似之证须辨论》中首先提出：虚证用补、实证用泻、寒证用温、热证用清的大法，这是一般医生普遍的认识；至于大实有羸状、至虚有盛候、阴证似乎阳、阳证似乎阴等诸类证候，如果辨识不清，便容易造成生命危险。因此，李氏特别强调必须辨明虚实、寒热之间的疑似证。如他说："积聚在中，实也；甚则嘿嘿不欲语，肢体不欲动，或眩运昏花，或泄泻不实，皆大实有羸状也……脾胃损伤，虚也；甚则胀满而食不得入，气不得舒，便不得利，皆至虚者有盛候也。"这种真假虚实疑似之证的辨别，在临证时确是紧要的。又说："脾肾虚寒，真阴证也；阴盛之极，往往格阳，面目红赤，口舌破裂，手扬足掷，语言错妄，有似乎阳也……邪热未解，真阳证也；阳盛之极，往往发厥，厥则口鼻无气，手足逆冷，有似乎阴也。"

李中梓还特别指出：不论真假寒热或真假虚实，一当假象出现以后，所现症状特别是表面的症状，大都不足以作为辨证的可靠根据，在这种情况下，唯有求之于脉；但脉象有时也会出现难作凭证的伪假现象，必须通过沉取，才能探得内在的真实情况。如他说："大抵症之不足凭，当参之脉理，脉又不足凭，当取之沉候；彼假症之发现，皆在表也，故浮取脉，而脉亦假焉；真症之隐伏，皆在里也，故沉候脉而脉可辨耳。"李氏这一虚实、寒热疑似证的分辨确有其实用价值。

学古而不泥于古，师众能各取其长，这是李中梓的治学方法。所以李氏虽宗薛立斋、张景岳而重视先天，然补肾却不专主乎"地黄"；宗李东垣而重视后天，但治脾并不胶着于"升""柴"。又如，李中梓亦谈肝肾龙雷之火，而"知""柏"等苦寒沉降之品又极慎用，论证治疗伤寒六法，力辟后世无补之谬。所有这些，都足以说明李氏既能兼收并蓄，又能取长补短的治学方法，所谓"淹通众家之长"，的确可以当之无愧。

然，李中梓对药性寒热温凉的认识，仍不免有左袒的地方，如他譬喻寒凉之剂犹如阴柔小人，温热之剂犹如阳明君子。这样重视温热药而轻视寒凉药，便不是持平之论了。

李中梓医案

吐痰泄泻治验

姚岱芝，吐痰泄泻，见食则恶，面色痿黄，精神困倦，自秋及春，无剂不投，经久不愈。比余诊之，口不能言，亟以补中益气，去当归，加肉果二钱、熟附一钱、炮姜一钱、半夏二钱、人参四钱，日进二剂。四日而泻止，但痰不减耳。余曰：肾虚水泛为痰，非八味丸不可，应与补中汤并进。凡四十日，饮食大进，痰亦不吐。又半月而酬对如常矣。（《医宗必读·卷七》）

按：久泻、恶食，非伤食恶食可比，伤食属实宜消宜攻，久泻属虚宜温宜补。该病自秋至春，泄仍不止，反增口不能言，是脾胃之气衰竭无疑；吐痰者，是土不制水，水势上泛所作，但肾水之所以会上泛，不能单纯归咎于脾土之虚，另一方面亦当责之肾阳的不足。因此，李氏先用"补中益气"，去"当归"之滑，加"肉果"之涩，仍以治脾胃之气陷为主；又取"姜""附"补火以生土；最后用"八味丸"，益火之源以消阴翳；待至阴霾一消，则痰涎之来源自绝。这是李氏重薛己之学，而并重先天后天的验案。

郁怒成痞治验

亲家，工部王汉梁，郁怒成痞，形坚而痛甚，攻下太多，遂泄泻不止，一昼夜计下一百余次，一月之间，肌体骨立，神气昏乱，舌不能言，已治终事，待毙而已。余诊之曰：在证虽无活理，在脉犹有生机，以真脏脉不见也。举家喜曰：诸医皆曰必死，何法之治，而可再起耶？余曰：大虚之候，法当大温大补。一面用枯矾、龙骨、粟壳、樗根之类，以固其肠，一面用人参二两、熟附五钱，以救其气。三日之间……泻遂减半，舌转能言。更以补中益气，加生附子、干姜，并五帖为一剂，一日饮尽。如是者一百日，精旺食进，泻减十九。然每日夜犹下四五行，两足痿废，用仙茅、巴戟、丁、附等为丸，参附汤并进。计一百四十日，而步履如常，痞泻悉愈。向使委信不专，有一人参以他说，有片语畏多参、附，安得有再生之日哉！详书之，以为信医不专者之药石。（《医宗必读·卷七》）

按：郁怒而成痞，其症结在于肝家可知，治当采用"木郁达之"之法。今不用达法而屡用下夺，是谓攻伐无辜，其脾气虚乏一至于此，数以百计的泄利经月，继又出现神气昏乱，舌不能言，两足痿废等症，则知此证不仅脾胃虚极，即肾中元阳之气亦已大受损伤。所幸真脏脉未现，是知脾肾之气虽衰而犹未至于竭绝。李氏用"枯矾""龙骨""粟壳""樗根"等药，涩其肠滑，意在先堵元气下脱之路，这是"急则治标"之法；又用大剂"参""附"，补气固脱以治本；待元气稍固，再用"补中益气"加"姜""附"，以救治误下之逆。其所以精旺食进而仍然泄泻不止、足痿不用者，知其过不在脾，而在于肾，故李氏又以"仙茅""巴戟""丁""附"制丸，大补命门之火而获愈。本案补肾而所以不用"八味丸"者，主要是由于病情重在火衰，非"八味丸"平补阴阳之力所能胜任也。这是李氏补肾不拘于"地黄"的明显例子。

大实如羸治验

社友韩茂远，伤寒，九日以来，口不能言，目不能视，体不能动，四肢俱冷，众皆曰阴证。比余诊之，六脉皆无；以手按腹，两手护之，眉皱作楚；按其趺阳，大而有力。乃知腹有燥屎也，欲与大承气汤。家属惶惧不敢进。余曰：吾郡能辨是证者，惟施笠泽耳。延至诊之，与余言若合符节。遂下之，得燥屎六七枚，口能言，体能动矣。故按手不及足者，何以救此垂绝之证耶？

（《医宗必读·卷五》）

按：这是阳明大实大满之证，阳明腑实，当现潮热、谵语、烦躁、直视等症，甚则登高而歌、弃衣而走，今反口不能言、目不能视、体不能动、四肢俱冷，表现出的显然是假象，脉伏不出，则脉亦不足为凭，惟趺阳胃脉大而有力、腹满拒按，都是燥屎内结肠胃的有力证据。故李氏一诊便知证属实热而并非虚寒，予以"大承气汤"下之竟愈。

阴证似阳治验

休宁吴文裁，伤寒，烦躁面赤，昏乱闷绝，时索冷水。其弟曰休乞余决死期，手扬足掷，难以候脉，五六人制之，方得就诊。洪大无伦，按之如丝。余曰：浮大沉小，阴证似阳也，与附子理中汤，当有生理。曰休骇曰：医者十辈至，不曰柴胡、承气，则曰竹叶石膏，今反用热剂，乌敢乎？余曰：温剂犹生，凉剂立毙矣。……遂用理中汤加人参四钱、附子二钱，煎成入井冰冷，与饮。甫及一时，狂躁定矣；再剂而神爽。（《医宗必读·卷五》）

按：烦躁、面赤、昏乱闷绝、时索冷水、手扬足掷等一系列的症状，都属于有余之象，原非虚寒证之所应有；但从脉象洪大而重按如丝的情况可以测知，这是由于阴盛于里格阳于外的缘故，无怪服"柴胡""承气""竹叶石膏"而其病益甚。此证本属危候，李氏所以处"附子理中汤"而重用"人参"者，是固其欲脱之阳；所以先入井水而后与服者，是在防制阴寒格拒，药不得入，即《内经》"热因寒用"之法也。

痿症治验

大学朱修之，八年痿废，更医累百，毫末无功，一日读余《颐生微论》，千里相招。余诊之，六脉有力，饮食若常。此实热内蒸，心阳独亢，证名脉痿。用承气汤下六七行，左足便能伸缩。再用大承气，又下十余行，手中可以持物。更用黄连、黄芩各一斤，酒蒸大黄八两，蜜丸，日服四钱，以人参汤送。一月之内，去积滞不可胜数，四肢皆能舒展。余曰，今积滞尽矣。煎三才膏十斤与之，服毕而应酬如故。（《医宗必读·卷十》）

按：本证由于实热内蒸，心阳亢盛，致成脉痿。连用"承气汤"，继用"参汤"送苦寒下降之药，是皆《内经》治痿独取阳明之义；实热去，再用"三才膏"养肺胃之阴，使肺气能降，水谷精气得以输布四末，故痿躄得复。

崇明文学倪君俦，四年不能起床，延余航海治之。简其平日所服，寒凉者十六，补肝肾者十三。诊其脉大而无力，此营卫交虚，以十全大补加秦艽、熟附各一钱，朝服之；夕用八味丸加牛膝、杜仲、远志、萆薢、虎骨、龟板、黄柏，温酒送七钱。凡三月而机关利。(《医宗必读·卷十》)

按：此系气血俱虚，脾肾两亏之痿症。脾为生血之本，肾为化气之源，故用"十全大补汤"加味以治后天之脾，又用"八味丸"加味以治先天之肾，阳壮阴布，故关节得利。

兵尊高悬圃，患两足酸软，神气不足，向服安神壮骨之药不效；改服滋肾合二妙，加牛膝、苡仁之属，又不效；纯用血药，脾胃不实。李诊之，脉皆冲和，按之亦不甚虚，惟脾部重取之，则涩而无力。此土虚下陷，不能制水，则湿气坠于下焦，故膝胫为患耳。进补中益气，倍用升、柴，数日即愈。夫脾虚下陷一证，若用牛膝下行之剂，则陷而病愈甚矣。(《宋元明清名医类案正续篇》)

按：此证由于脾虚下陷，湿气坠于下焦所致，原非肾家温热之为病。故用壮骨、滋肾、二妙散等剂，不能收效；而用"补中益气汤"重加"升麻""柴胡"，升提下陷之阳，使湿气得化，病自愈矣。

喻　昌

喻昌，字嘉言，明末，江西南昌人。著作有《伤寒尚论篇》《医门法律》《寓意草》等。

明代末年，不少学者摆脱了理学的束缚而向实用方面发展，这种风气也影响到医学，如张凤逵的《伤暑全书》，吴有性的《温疫论》等，都是这一时期在医学方面的新作品。喻氏的学术思想，也是在这种风气的影响下形成的。

主要学术论点

喻昌治学注重实际，颇具革新精神，故亦喜创新说。其研究经典专从"错简"立论，可算是他持新说的集中反映。兹就其医学理论中比较突出的"大气论"和"秋燥论"两说，分述如下。

1. 大气论

"气"在人体的主要作用，从《内经》以至历代医家已有不少论述，但特别提出"胸中大气"来阐发的，喻氏而外实不多见。

喻昌首先肯定了人体的形成以及一切生理活动，都是依靠"气"来支持的。他说："惟气以成形，气聚则形存，气散则形亡。"（《医门法律》）说明"气"对人的生命的重要。但他同时又指出，人体"气"名称很多，如荣气、卫气、宗气、脏腑之气、经络之气等等，它们在人体内仅起到部分作用；也就是说，每一种气在体内各有其不同的功能，而主持全身整体活动之气，则是胸中大气。他说："其所以统摄营卫、脏腑、经络，而令充周无间，环流不息，通体节节皆灵者，全赖胸中大气，为之主持。"这就是说，荣气、卫气、宗气、脏腑之气，经络之气等，都必须在"胸中大气"的统摄下才能各自发挥功能，而形成全身统一的活动。喻氏这一认识，是从《内经》"地为人之下，太虚之中，大气举之"（《素问·五运行大论》）这一说法而悟出的。他认为：在自然界中，地的四周都是大气，由于大气的运动不息，才有风寒暑湿燥火诸气的变化，才有生长化收藏的发展过程；人和自然界的现象是相适应的，因而人体的一切生理机能以及生长壮老的生命过程，仍是原于胸中大气的斡旋不息；若"大气一衰"便"出入废，升降息，神机化灭，气立孤危矣"。

喻昌所谓"大气"究竟是什么呢？他认为，"大气"是搏聚于胸中，包举于肺之周围的阳气。肺所以能主一身之气，能主一身的治节，都是"大气"的作用。但"大气"不同于膻中之气，因"膻中"是臣使之官，既有职位，则其功能就有一定的局限性。又不同于宗气，因宗气有其一定的隧道，"既有隧之可言"，就不是"空洞无着"的大气。由此不难看出，喻氏所说的

"大气"，即是支持全身活动的基本动力，即胸中的阳气。这种阳气充沛，就能布达周身而疾病不生，否则阴邪就凝聚而病。

喻昌引用《金匮要略》中"大气一转，其结乃散"，来说明这一问题。他并举"心下坚大如盘，边如旋杯，水饮所作"的病例加以分析说："水饮久积胸中不散，伤其氤氲之气，乃至心下坚大如盘，遮蔽大气，不得透过。……用桂枝去芍药，加麻黄、附子，以通胸中阳气。"他这一论述，明确了大气的重要作用，也给后人以一定的影响。如近人张锡纯对大气陷下病的认识和治疗，其方虽法乎东垣，其理实源于喻氏。如张锡纯说："大气者，充满胸中，以司肺呼吸之气。"（《医学衷中参西录》）又说："此气，且能撑持全身，振作精神，以及心思脑力、骨骸动作，莫不赖乎此气。"（《医学衷中参西录》）这都是与喻嘉言的说法一致的。

2. 秋燥论

自《素问·生气通天论》提出"秋伤于湿，上逆而咳"、《素问·阴阳应象大论》提出"秋伤于湿，冬生咳嗽"之说后，历代医家多认为，咳嗽是伤于长夏湿土之气所致，因长夏之终，即秋气之始。独喻氏认为，这是秋伤于燥的错简。他的理由是：春、夏、冬三时都是伤其主时之气，秋主燥而伤于湿，这是不合逻辑的。他说："《内经》病机一十九条，独遗燥气，他凡秋伤于燥，皆谓秋伤于湿，历代诸贤，随文作解，弗察其讹，昌特正之，大意谓春伤于风，夏伤于暑，长夏伤于湿，秋伤于燥，冬伤于寒，觉六气配四时之旨与五运不相背戾。"（《医门法律》）的确，从四时六气各有所主来讲，喻氏的主张还是较正确的。

喻昌还结合病理来证实自己这一论点。他认为，燥气过胜，则耗伤肺津，肺主治节，肺津耗伤，则清肃之令不能下行，就会形成膹郁咳喘等症状。《内经》中说"燥胜则干"，"干"的病变，不仅指皮肤皲揭而言，凡津液耗竭所引起的病变，也都属于"干"的范围。因此，他认为《素问·至真要大论》病机中所说的"诸气膹郁，皆属于肺，诸痿喘呕，皆属于上"，都是指燥气伤肺而言。他说："诸气膹郁之属于肺者，属于肺之燥，非属于肺之湿也；苟肺气不燥，则诸气禀清肃之令，而周身四达亦胡致膹郁耶？诸痿喘呕之属于上者，上亦指肺；……惟肺燥甚，则肺叶痿而不用，肺气逆而喘鸣，食难过膈而呕出。三者皆燥证之极也。经文原有'逆秋气则太阴不收，肺气焦满'之文，其可称为湿病乎？"（《医门法律》）这是喻氏从病理方面来说明秋伤于燥，燥则伤肺，以及因肺燥而引起上部病变的理由。他既认为"痿"和"喘""呕"等病，均为肺气燥伤所致，所以治疗上就不能用辛香行气的药物以助燥伤肺，必须用甘柔滋润的药物以清燥救肺。如果肺气得润，则清肃气行，治节有权，气不膹郁，不仅"痿"和"喘"自愈，就是受到影响的胃气，也能通降下行而不致作"呕"。喻昌所制定的"清燥救肺汤"，临证运用的效果良好，证明喻氏之说，是有根据的。

必须说明，喻昌的秋燥论，本是概括"凉燥"和"温燥"而言的，但他又指明燥气终属于热，所以重点还是叙述温燥之气。他认为，秋燥的形成是"大热之后，继以凉生，凉生而热解，渐至大凉而燥令乃行"。燥为金气，金位之下火气承之，因而燥成则从火化而为热。喻昌的这一论点，给后世的温热学派以很大的影响。如叶天士说："温自上受。燥自上伤。理亦相等，均是肺气受病。"（《临证指南医案》）又说：秋令感伤，恰值夏月发泄之后。初起治肺为急，当以辛凉甘润之方。叶氏这些论点，都是在喻氏这一思想影响下提出的。

研究《伤寒论》的方法

自宋以后，医家对《伤寒论》的研究更加重视，方法也更加广泛。喻昌在研究《伤寒论》时，认为此书经晋代王叔和编纂后，已不是仲景著作的本来面貌，因而他很同意"方有执"《伤寒论条辨》的研究方法，从错简角度出发，把条文次序做了很大改变。喻昌并认为方氏虽得尊经之旨，但对王叔和序例未加驳正，所以他所作的《尚论篇》中，首先驳正王叔和的序例，使一般研究伤寒论者都知道王叔和的得失，而不受到局限。

其次，喻昌主张太阳病"三纲鼎立"之说，以太阳一经为六经的大纲，而风伤卫、寒伤营、风寒两伤营卫三种病变，又是太阳经的大纲。他认为，只有先明确了大纲，再根据大纲探求其病理变化和治疗规律，才容易掌握辨证施治的原则性和灵活性。如他说："今大纲既定，然后详求其节目，始知仲景书中矩则森森，毋论法之中更有法，即方之中亦更有法。"（《尚论篇》）

因而他把原条文分类编纂，如属于"风伤卫"的为一类，"寒伤营"的为一类，"风寒两伤营卫"的为一类；每一类中又分作若干部分，如有关太阳经病的初期脉证为一部分，有关太阳中风的典型脉证为一部分，桂枝汤的主治范围为一部分等；其他寒伤营和风寒两伤营卫的各类，都系如此分法；而合病、并病、坏病、痉病四类附于三阳经末；以过经不解、瘥后劳复、阴阳易病三类，附于三阴经末；在每一部分的前面，都冠以全篇大义。从研究方法的角度上来说，这确实具有革新的精神，对理解《伤寒论》有一定程度的帮助和启发。

喻昌还认为，仲景的《伤寒论》虽是详寒略温，但治温病之法实已包括在内。试观《伤寒论》很多方剂，同样能治温热病，即是明显的例证。正如他说："其冬伤于寒一门，仲景立法独详于春、夏、秋三时者，盖以春、夏、秋时令虽有不同，其受外感则一，自可取治伤寒之法，错综用之耳。"（《尚论篇》）因此，喻氏用研究《伤寒论》的方法研究温病，把温病也分做三种类型：以冬伤于寒，春必病温者为一个类型；以冬不藏精，春必病温者为一个类型；以既冬伤于寒，又冬不藏精，至春月同时发病者为一个类型。并分析了三种温病的发病机理和不同病变表现。他认为，冬伤于寒的温病，是寒邪郁于肌肤，自阳明化热而外达太阳的病变；冬不藏精是肾阴本虚，寒邪内侵骨髓又复化热灼精的病变；既冬伤于寒，又兼冬不藏精，春月同时发病者，称作"两感温病"，是太阳少阴互为标本的病变。喻氏并指出，冬伤于寒的温病，其特征是略恶寒而即发热，或有人热而全不恶寒；冬不藏精的温病，其特征是热在骨髓，即仲景所谓发汗已身灼热的风温；两感温病的特征，是太阳和少阴的症状同时俱见，也就是既有"头痛"的表证，又有"口干烦满"等里证，不过伤寒证是自外入内，温病则是自内达外，表里只在太阳、少阴二经。以上所述，是喻氏将温病分为三纲的认识方法。很显然，他是把温病的三纲和伤寒的三纲相提并论，而形成一个辨证纲领。不过，这种分类方法，在临证时对温病的诊断治疗并没有多大意义，所以在他以后的温病学家，采用此法的不多。

综上所述，喻昌在医学上取得了不少成就，特别是对"大气"和"秋燥"的阐发，丰富了祖国医学的内容，给后人以很大的影响。他的学术思想，贯串在治疗上，有特殊的用药方法。如"大气论"，阐明了胸中阳气的主要作用，"秋燥论"阐明了燥气伤肺的病理变化，因而他用药就长于"辛温通阳"和"甘寒润燥"两个方面。辛温通阳，是离照当空，消阴除翳，这是大气论在治疗上的具体体现；甘寒润燥，是滋津润涸，回焦转急，这是秋燥论在治疗上的具体体现。这些足说明喻氏的理论和实践是互相结合的。

喻昌对《伤寒论》研究的分类归纳方法，给后人的启发是很大的，如张璐、黄坤载、吴仪洛等，都是受到喻氏的影响而在医学上有进一步的发展。其他如喻氏在温热病方面，提出以"保阴为主"的学术主张，即他认为：病温之人，邪退而阴气犹存一线者，方可得生。这对后来的温热学派也有一定的影响。不过，喻氏持论往往失之偏激。如强调王叔和的错失，而忽视了叔和的贡献；崇信三纲鼎立之说，便把营卫孤立起来看了，认为"风必伤卫，寒必伤营"等，都是他的片面的认识。

喻昌医案

论吴吉长乃室误药之治验

吉长乃室，新秋病洒淅恶寒，寒已发热，渐生咳嗽，然病未甚也。服表散药不愈，体日瘦羸。延至初冬，饮以参、术补剂，转觉厌厌欲绝，食饮不思，有咳无声，泻利不止，危在旦暮。医者议以人参五钱、附子三钱，加入姜、桂、白术之属，作一剂服，以止泻补虚，而收背水之捷。吉长彷徨无措，延仆诊毕……谓曰：是病总由误药所致。始先皮毛间洒淅恶寒发热，肺金为时令之燥所伤也，用表散已为非法，至用参、术补之，则肺气闭锢，而咳嗽之声不扬，胸腹饱胀，不思食饮，肺中之热无处可宣，急奔大肠，食入则不待运化而直出，食不入，则肠中之垢污亦随气奔而出，是以泻利无休也。今以润肺之药兼润其肠，则源流俱清，寒热咳嗽泄泻，一齐俱止矣。但取药四剂，服之必安，不足虑也。方用黄芩、地骨皮、甘草、杏仁、阿胶。初进一剂，泻即少止；四剂毕，而寒热俱除；再数剂而咳嗽俱全愈矣。（《寓意草》）

按：本案即秋燥病经误治后的坏证。从时令来说，患者得病时为新秋季节，外有洒淅恶寒、寒郁发热的症状，咳嗽逐渐发生，故与风寒感冒有所不同。外感风寒，必有感冒之因，也一定有寒热、身疼、脉浮等全身症状可凭。秋燥为病，以燥伤手太阴肺为其特征，它与温病中的风温初起的症状颇相类似，而在治疗上，则必须以凉润为主。本案初起，即经发汗误治。肺为娇脏而主全身治节，肺已为燥热所伤，复经误汗，肺津被劫，肃降无权，干咳无痰，是其明证。医者不与凉润，润肺之燥以救肺之津，反以"参""术"补剂，壅塞肺气，肺热无从宣泄，直迫大肠而为泻利。肺、胃、大肠一气相连，肺与大肠又相表里，故肺热遂直奔大肠，以求出路。喻氏于此时投以凉肺润肺之剂，而并兼润大肠，所以四剂毕而咳利俱减。这就是喻氏把他所提出的"秋燥论"的理论运用于临证治疗的实际例子。

袁聚东痞块危证治验

袁聚东年二十岁，生痞块，卧床数月，无医不投，日进化坚削痞之药，渐至枯瘁肉脱，面黧发卷，殆无生理。买舟载往郡中就医，因虑不能生还而止。然尚医巫日费，余至则家计已罄。姑请一诊，以决生死远近耳，无他望也。余诊时，先视其块，自少腹至脐旁，分为三歧，皆坚硬如石，以手扪之，痛不可忍；其脉止两尺洪盛，余微细。谓曰：是病由见块医块，不究其源而误治也。初起时，块必不坚，以峻猛药攻之，至真气内乱，转护邪气为害，如人厮打，扭结一团，旁无解散，故进紧不放，其实全是空气聚成，非如女子冲任血海之地，其月经凝而不行，即成血块之比。观两尺脉洪盛，明明是少阴肾经之气，传于膀胱，膀胱之气本可传于前后二便而出，误以破血之药，兼破其气，其气遂不能转运，而结为石块。以手摩触则愈痛，情况大露；若是血块得手，则何痛之有？此病本一剂可瘳，但数月误治，从上至下，无病之地，亦先受伤。姑用补中药一剂，以通中下之气，然后用大剂药内收肾气，外散膀胱之气，以解其相厮相结。约计三剂，可全愈也。于是先以理中汤，少加附子五分。服一剂，块已减十之三；再用桂附药一大剂，腹中气响甚喧，顷之，三块一时顿没，咸友共骇为神。再服一剂，果然全愈。调摄月余，肌肉复生，面转明润，堆云之发，才剩数茎而已。每遇天气阴寒，必用重裀厚被盖复，不敢起身。余谓病根尚在，盖以肾气之收藏未固，膀胱之气化未旺，兼之年少新婚，倘犯房室，其块复作，仍为后日之累。更用补肾药，加入桂、

附，而多用河车为丸，取其以胞补胞而助膀胱之化源也。服之竟不畏寒，腰围亦大，而体加充盛。（《寓意草》）

按：本案是喻昌把大气论的理论运用于腹内疾患的一个例子。喻氏在《医门法律》中说："凡治病，伤其胸中正气，致令痞塞痹痛者，此为医咎。"本案虽为腹中疾患，胸与腹在人体之部位有上下之殊，但就病机传变来说，则有密切关系，因为脾肾之气必须运化不息才能发挥正常机能的作用。如喻氏说："五脏六腑，大经小络，昼夜回圈不息，必赖胸中大气，斡旋其间。大气一衰，则出入废，升降息，神机化灭，气立孤危矣。"（《医门法律》）

本案患者的痞块，自脐旁以至少腹，分为三歧，而又坚硬如石，但究为无形气体凝聚而成，这与女子所患有形血块本自不同。案中所说，初起其块不坚，医以猛药峻攻，以至真气内乱，所以两尺洪盛，其为脾肾之气因误治而更趋下陷可知。大凡用峻猛之药以攻积破结，亦必得正气运转才能结散瘀通；如果本无瘀停，必伤脾胃冲和之气，而胸中大气也必然要受到极度损害；脾肾之气失其统摄，因而下迫膀胱，气聚成形，宛若痞块。

《金匮要略》中说："营卫相得，其气乃行，大气一转，其结乃散。"可见大气之关系人体，非上下部位而范围之，故胸中本属阳位，一有阻塞，气食痰水尚可旁趋斜转腹中大小肠膀胱，已为至阴之所。本案气聚无形，自当从浊阴主治，喻氏以理中大剂，运转脾阳，胸中大气亦因之而得升举，更加"桂""附"以温固肾阳而破无形之结，所以营卫畅通，阳复其位，病愈。

伤寒坏证两腰偻废治验

张令施乃弟，伤寒坏证，两腰偻废，卧床彻夜痛叫，百治不效，求诊于余。其脉亦平顺无患，其痛则比前大减。余曰：病非死证，但恐成废人矣。此证之可以转移处，全在痛如刀刺，尚有邪正互争之象，若全然不痛，则邪正混为一家，相安于无事矣。今痛觉大减，实有可虑，宜速治之。病者曰：此身既废，命安从活，不如速死。余恻然欲为救全，而无治法，谛思良久，谓热邪深入两腰，血脉久闭，不能复出，只有攻散一法；而邪入既久，正气全虚，攻之必不应。乃以桃仁承气汤多加肉桂、附子二大剂与服。服后即能强起，再仿前意为丸，服至旬余全安。……仲景于结胸证，有附子泻心汤一法，原是附子与大黄同用。但在上之证气多，故以此法泻心。然则在下之证血多，独不可仿其意，而合桃仁、肉桂，以散腰间之血结乎？（《寓意草》）

按：从本案所述，不但可以看出喻昌对病人的负责精神，并可看出他对《伤寒论》的深刻研究，所以才能依据《伤寒论》的理法而化裁其方药，可谓深思熟虑也。

本案两腰偻废，彻夜痛叫不休，喻昌首先断为"伤寒坏证"，其病乃由太阳误治失治可知。太阳病，若"汗"不得法或应汗不汗，瘀热都可随经入腑而为膀胱蓄血，但必有如妄、如狂及少腹硬满、小便自利等外症可验。本案叙证痛处只在两腰，而脉亦平顺，是伤寒太阳在经之邪，已入内而闭阻两腰部位，深入血络，不能复出，所以两腰偻废而作剧痛。既为伤寒坏证，则与肾虚作痛或寒湿作痛自不相同。肾虚作痛，得按则减；寒湿作痛，必逐渐形成，兼有钝痛沉重的感觉，与此发病骤急而痛如锥刺者大异。因此，喻氏仿"附子泻心汤"之法而用"桃仁承气汤"加"附子""肉桂"，以温运肾阳而攻散腰部的血结，仍是本着"通则不痛"的理论入手。这正是喻氏深思善悟处。

张　　璐

张璐，字路玉，晚号石顽老人，清，江南长州人。张氏治医学，伤寒则宗方有执、喻嘉言，杂病则取法朱丹溪、薛立斋、张景岳、王肯堂诸家。他在医学流派中，一般人认为他亦属于温补一派之内。著有《伤寒缵论》《伤寒绪论》《张氏医通》等书。

张璐治学，虽宗伤寒，但并不囿于一家之学而忽视对温热的研究；杂病虽宗温补，但也并不是偏温偏补，而独守一家的藩篱。譬如他研究《伤寒论》，是以方有执的《伤寒论条辨》及喻嘉言的《尚论篇》为主，方、喻两家力持风伤卫、寒伤营、风寒两伤营卫三纲鼎立之说，张璐根据这些理论又把太阳病分成八个基本类型，并进一步做了发挥。这八个类型是：风伤卫；寒伤营；荣卫俱伤；风伤卫犯本；寒伤营犯本；寒伤营坏证；风伤卫坏证；荣卫俱伤坏证。这种分类方法在某些方面虽尚有不够全面的地方，但比"三纲鼎立"之说要系统细致得多。

张璐研究杂病，亦一如其研究伤寒之法，务求于散漫纷繁之中寻出条理，使之一理贯通而不致杂乱，所以他研究杂病的著作叫作"医通"，是仿效王肯堂《证治准绳》、张介宾《杂证谟》来的。于每一病门，首先胪列各家论点，上起《素》《灵》，下迄明、清。此虽与王、张两书颇有相似之处，但内容贯通着张氏自己的医疗主张，这些主张，亦即是他辨证理论和实践经验的具体结合。兹举数例以说明如下。

论血证

张璐首先援引《内经》有关讨论营、卫、血、气的本源等内容，其次则据《金匮要略》论各种血证的辨证方法，再其次则旁搜后世医家之说，以发挥其未尽之义，最后发表自己的见解以为总结。

根据《内经》理论，张璐认为"血"之与"气"都是水谷精微所化，从本源来说是有阴阳清浊之分的。《经》言：气主煦之，血主濡之。气具阳和之性而为血的引导，血系阴凝之质又为气所依归，二者的关系是阴中有阳、阳中有阴，是不能截然分割的。血在人体正常情况下，因其清浊不同而发生不同的作用，源虽为一，析则为三。一者，和调于五脏，而为守脏之血；一者，洒陈于六腑，而为灌注之血；一者，流行于百脉，而为营经之血。由于血在人体内运行不息，各有专司，互不相失，因而"阴平阳秘"就不致发生上溢下脱的出血证。故出血的原因虽有多端，但其根本所在则由人体阴阳偏胜偏衰和脏腑之气乖逆所致。因此，在治疗上不能笼统地以血从上溢即为火盛，血从下脱即为阳衰，而必须以辨证为依据。

张璐的议论很是精辟。他说："缘人之禀赋不无偏胜，劳役不无偏伤，其血则从偏衰偏伤之处而渗漏焉。夫人禀赋既偏，则水谷多从偏胜之气化，而胜者愈胜，弱者愈弱。阳胜则阴衰，阴衰则火旺，火旺则血随之而上溢；阴胜则阳微，阳微则火衰，火衰则血失其统而下脱。其上溢之血，非一于火盛也；下脱之血，非一于阳衰也。但以色之鲜紫浓厚，则为火盛；色之晦淡无光，即为阳衰。究其所脱之源或缘脏气之逆，或缘腑气之乖，皆能致病。从上溢者，势必假道肺、胃，从下脱者，势必由于二肠及从膀胱下达耳。盖出于肺者，或缘龙雷亢逆，或缘咳逆上奔，血必从之上溢，多带痰沫及粉红色者。其出于心包，亦必上溢，色必正赤，如朱漆光泽。若吐出便凝，摸之不粘指者，为守脏之血，见之必死。出于脾者，或从胃脘上溢，或从小肠下脱，亦必鲜紫浓厚，但不若心包血之光泽也。出于肝者，或从上呕，或从下脱，血必青紫稠浓，或带血缕，或有结块。出于肾者，或从咳逆，或从咯吐，或稀痰中杂出如珠，血虽无几，色虽不鲜，其患最剧。间有从精窍而出者，若气化受伤，则从膀胱溺孔而出，总皆关乎脏气也。其出于胃者，多兼水液痰涎，吐则成盘成盏，汪洋满地，以其多气多血，虽药力易到，不若脏血之笃，然为五脏之本，亦不可忽。"（《张氏医通·卷五》）

张璐的这段议论在血证中甚关紧要。第一，提出了辨识血证必须首先辨清人体的盛衰；第二，由于阴阳偏胜偏衰，便有寒热虚实之辨；第三，无论上下出血，血的色泽关系于证候的虚实；第四，各脏腑出血有不同的特征。若能分辨清楚这四点，辨识血证的基本精神几乎已全被掌握了。

血证的治疗，张璐主张要从人体偏阴偏阳的气禀着手，以寒治热、以热治寒自然是最为紧要的法则，但在具体掌握运用上，既不能偏执一端，尤不能以不寒不热之剂贻误病机。话虽如此，但张氏的治疗特点究竟还是偏于温补的一面。如他认为，血气的本性是喜温而恶寒的。"寒则泣不能流，温则消而去之"，这是《内经》治疗血证的要诀，所以不能一见出血，便以寒凉滋阴为务，其始取效一时，终则阳衰致变。若血从上溢的阴不济阳之证，猛进寒凉时尚有问题发生，如系阳不统阴的亡脱之证，那就更是不堪设想了。所以张璐治疗血证，虽然不拘一格着重于辨证，但多以温健脾阳与滋养肺肾之阴为着眼之处，这也是张氏积累的临床经验。张氏对血证前后的调理，则主张要注意从心、肝、脾三经用药，但重点则在脾经，所以他最喜用"保元""四君""归脾"等方剂。因为心主血，脾裹血，肝藏血。"归脾汤"一方为统御三经之药：如"远志""枣仁"，能补肝以养心营；"茯神"能补心以生脾土；"参""芪""甘草"，能补脾以固肺气；"木香"之香，能先入脾，使血统于脾。凡是因于郁怒伤肝，思虑伤脾的血证，尤为适合。火旺者加"山栀""丹皮"，火衰者加"肉桂""丹皮"，同时配合"八味丸"以培先天的根本。这样简明扼要地提出了治疗和调理血证的基本大法，足以资后人借鉴。

论痢疾

又如痢疾一病，古名"肠澼"，其所下之物，或赤或白，或如脓血，一般都伴有发热、腹痛、里急后重等症出现。痢疾的发病情况，与仲景所论伤寒下利之证本质不同。《内经》原有下白沫、下血和下脓血的叙述，如脉不应病往往多为死候，而尤以"身热则死，寒则生"一语最为关键所在。

张璐论述本病，除引证《内经》与仲景所论的下利作了区别而外，并对兼夹外邪的身热与《内经》所谓血温身热主死的阴虚证，也做了细致的分析。他更博引刘、李、朱等医家对"白沫"属虚寒和"脓血"属湿热的论点，进行了分析，因而力辟后世认为凡痢尽皆属热和恣用苦寒疏利等套法的偏向。最后他把自己的看法归结于寒热虚实的辨证。而在辨证中，强调了治痢尚有温理气化一法。他说："然下痢岂无身热得生者，凡挟邪之痢，与时行疫痢，皆有身热，但当先撤表邪，自然身凉痢止。当知《内经》所言血温身热，乃阴虚之本证，此则兼并客邪耳。及观先辈论痢，并以白沫隶之虚寒，脓血隶之湿热，至守真乃有赤白相兼者，岂寒热俱甚于肠胃而同为痢之说。丹溪从而和之，遂有赤痢从小肠来，白痢从大肠来，皆湿热为患。此论一出，后世咸谓痢皆属热，恣用苦寒攻之，蒙害至今未已。即东垣之圣于脾胃者，犹言湿热之物，伤于中而下脓血，宜苦寒以疏利之。脓血稠粘，数至圊而不能便，脉洪大有力者下之，亦认定脓血为热。曷知血色鲜紫浓厚者，信乎属热；若瘀晦稀淡，或如玛瑙色者，为阳虚不能制阴而下，非温理其气，则血不清。理气如炉冶分金，最为捷法。设不知此，概行疏利之法，使五液尽随寒降而下，安望其有宁止之日哉！"（《张氏医通·卷七》）

张璐论痢所提出的几点见解都值得重视：第一，兼有外邪之痢，身热则剧，身凉则愈，《内经》所谓"血温身热"是痢久伤阴之证，与痢兼外邪的身热不同；第二，阳虚阴证下痢而身转热者，是厥退阳回的征象，不能与挟有表邪的身热相提并论；第三，挟有外邪而表里两病的痢疾，应该是先撤其表，再治其理，表邪撤则身热自退，不能一概作死证论；第四，痢疾下白沫不能纯以为寒，痢疾有血者也不能纯以为热，总当以辨证为诊断依据，有血者应从其血色的鲜暗浓淡而分辨其为寒为热，因为热盛固可见血，而阳虚不制阴亦能便血；第五，治阳虚不能制阴的血痢，应以温理其气为主，气化行则血可摄，理气如炉冶分金，最为捷法，如一概疏利则血亦不能得止。张氏这些议论，都是辨治痢疾的关键点。他既把《内经》论痢与"伤寒论"所说的下利身热做了比较，又将金元诸家之说加以分析归纳，从而指出温理气化的治法，实有益于后学不鲜。只是张璐对于湿热并作的痢疾不甚重视，不恰当地否定了河间、丹溪之说。这一方面，固然表现了他优于用温补方法的特点，但在另一方面，在临证时因于湿热为患的痢疾亦数见不少，而张氏谈得很不够，这正是他不够全面的地方。

张璐学术思想小结

综上所述，由于张璐治学方法的谨严，又能由博反约，无论治疗外感病还是杂病，都能从源到流地从纷纭的头绪中寻出条理来，并结合自己的经验和体会，得出总结性的学术论断，这都是他治学成功的地方。

张璐虽喜好旁征博引，但选择和接受的能力很强，他出入于李东垣、张景岳、薛立斋、李士材诸家之间，既不专意温补而忽视辨证，也从不强调命门真阴真阳的任何一面而徒步纷扰。他治虚损性疾病，每以甘温平补之法调理脾胃，同时在不碍中气转输的情况下，又能配以滋阴生液的治法。可以看出，他在善于用温补的同时，对丹溪滋阴一派的精华也是有所吸取的。

张璐所著的《张氏医通》一书，体例上虽与王肯堂的《证治准绳》近似，但在深度上则较王著有过之而无不及。因此，以后的医家对治疗杂病的法则一般采自《张氏医通》者较多，这是不无原因的。

但张璐在汇集医经诸篇时，往往不能畅发其义，大多采用后世各家之说加以印证而已；对有的病证，只胪列了各家论述，而缺乏己见的发挥；再从所选医家来看，又多限于少数倡言温补者。因之张氏在理论上不仅有其一定的片面性，而且有些学术见解因缺乏自己的临证实践经验，因而也不免空洞无物。一般地说，治学而务求广博者，每致缺乏专攻，所以在张氏的著作中，虽有的议论非常精辟，但终不能在理论上形成自己独特的体系。因此，研究张璐的学说，应该从平凡之处吸取他的精华，不能专攻突出之点而忽视平凡。

张璐医案

寒中少阴治验

文学范铉甫孙振麟，于大暑中，患厥冷自利，六脉弦细𫘝迟，而按之欲绝，舌色淡白，中心黑润无胎，口鼻气息微冷，阳缩入腹，而精滑如冰。问其所起之由，因卧地昼寝受寒，是夜连走精二度，忽觉颅胀如山，坐起晕倒，便四肢厥逆，腹痛自利，胸中兀兀欲吐，口中喃喃妄言，与湿温之证不殊。医者误为停食感冒，而与发散消导药一剂，服后胸前头项汗出如漉，背上愈加畏寒，而下体如冰，一日昏愦数次。此阴寒挟暑，入中手足少阴之候，缘肾中真阳虚极，所以不能发热。遂拟四逆加人参汤，方用人参一两、熟附三钱、炮姜二钱、炙甘草二钱，昼夜兼进，三日中进六剂，决定第四日寅刻回阳。是日悉屏姜、附，改用保元，方用人参五钱、黄芪三钱、炙甘草二钱，加麦门冬二钱、五味子一钱，清肃膈上之虚阳，四剂食进。改用生料六味加麦冬、五味，每服用熟地八钱，以救下焦将竭之水，使阴平阳秘，精神乃治。
（《张氏医通·卷二》）

按：伏气先伤少阴之阴，直中多伤少阴之阳，阴伤则病从热化，阳伤则病从寒化。此证得之卧地受寒，入夜走精两度，少阴精气一虚，寒邪方得长驱直入。元阳之气被伤，虚于里则腹痛、自利、口鼻息微、阳缩精滑、脉迟细欲绝；虚于外则肢体厥逆，头胀而重，坐起晕倒；因误加发汗，故恶寒愈甚，下肢冰冷，这是阳随汗亡的现象。治之以"四逆"加"参"，三日连服六剂，足见寒气深重已极，若不坚守温补，势难挽回垂绝之阳。发病之初与既病之后，已数经滑泄，则知此证不仅元阳有亏，即肾中阴精亦有所亏损，故于阳回之后，除用"保元汤"培补脾胃之外，又用"六味丸"加味，以直填肾阴为治。

类中风治验

赵明远，平时六脉微弱，己酉九月患类中风，经岁不痊，邀石顽诊之。

其左手三部弦大而坚，知为肾脏阴伤，壮火食气之候。且人迎斜内向寸，又为三阳经满，溢入阳维之脉，是不能无颠仆不仁之虞。右手三部浮缓，而气口以上微滑，乃顽痰涌塞于膈之象。以清阳之位，而为痰气占据，未免侵渍心主，是以神识不清，语言错乱也。或者以其神识不清，语言错乱，口角常有微涎，目睛恒不易转，以为邪滞经络，而用祛风导痰之药；殊不知此本肾气不能上通于心，心脏虚热生风之证，良非风燥药所宜。或者以其小便清利倍常，以为肾虚，而用八味壮火之剂；殊不知此证虽虚，而虚阳伏于肝脏，所以阳事易举，饮食易饥，又非益火消阴药所宜。或者以其向患休息久痢，大便后常有淡红渍沫，而用补中益气；殊不知脾气陷于下焦者，可用升举之法，此阴虚久痢之余疾，有何清气在下可升发乎？若用升、柴，升动肝肾虚阳，鼓激膈上痰饮，能保其不为喘胀逆满之患乎？是升举药不宜轻服也。今举河间地黄饮子，助其肾，通其心，一举而两得之。但不得薄滋味，远房室，则药虽应病，终无益于治疗也，惟智者善为调摄，为第一义。（《张氏医通·卷一》）

按：张璐所谓类中风，是指元气疏豁，为虚风所袭而卒倒昏迷者。本病的注意点有三：阴虚而阳亢，一也；痰盛上焦蒙蔽清窍，二也；精伤不摄于下，三也。三者的关键，则在肾虚不能上通于心，以致虚热生风。他借用刘河间的"地黄饮子"，既能益阴以制亢阳，交通心肾，复能宁心窍之浊痰，以息虚风。益肾阴，柔肝木，宁清窍，祛浊痰，制虚阳，通心肾，诸作用备于一方，宜其见效甚捷。

金汉光夫人，中风四肢不能举动，喘鸣肩息，声如拽锯，不能着枕，寝食俱废者半月余，方邀治于石顽。诊其脉，右手寸关数大，按之无力，尺内愈虚；左手关尺弦数，按之渐小，惟寸口数洪。或时昏眩，或时烦乱。询其先前所用诸药，皆二陈、导痰，杂以秦艽、天麻之类不应，又与牛黄丸，痰涎愈逆，危殆益甚。因疏六君子或加胆星、竹沥，或加黄连、当归。甫四剂而喘息顿除；再三剂而饮食渐进，稍堪就枕；再四剂而手足运动；十余剂后，屏帏之内，自可徐行矣。因思从前所用之药，未尝不合于治，但以痰涎壅盛，不能担当，峻用参术，开提胃气，徒与豁痰，中气转伤，是以不能奏绩耳。（《张氏医通·卷一》）

按：本案亦属虚风类型，与前案相较：前者口角常有微涎、目不易转，后者喘息不能着枕；前者饮食易饥，后者寝食俱废；前者神识不清，语言错乱，后者或时昏眩，或时烦乱；前者便常淡红渍沫、尿清倍常，阳事易举，后者仅四肢不能举动；前者脉左弦坚，右部浮缓，后者寸关弦数，尺按虚小；是前者为下虚上实，而后者为中虚失运；前者惟下虚，所以肾失蛰藏，则虚阳冲激，而阳事易举、饮食易饥、尿清而倍常，惟其上炎，所以上阻不宣，神糊呓语，是则火不下济水不上承甚属显然，上属阳左为阳位，下属阴右亦属阴，是以脉左弦大，而右较浮缓；后者惟中焦失运，则不能行气于外内上下，所以上则喘鸣肩息、昏眩，下则脉按虚小，外则四肢不能举动，内则寝食俱废；所以前者用"地黄饮子"，以助肾通心，而后者用"六君"加味，以调理中州。其理在此。

徐大椿

徐大椿，字灵胎，晚号洄溪老人，生于 1693 — 1771 年，江苏吴江人。徐氏治学，具有实事求是的精神，又善于吸取前人的经验，其著述甚多，如《医学源流论》《伤寒论类方》《慎疾刍言》等，其中尤《医学源流论》是他的代表作。

清初医家，每多采用刘河间、李杲、朱震亨、张景岳等诸家的论说，并结合临证经验发挥己见，以自立其说。但徐大椿则主张研究医学应该从源到流，首先熟读《内经》《本草》和《伤寒论》《金匮要略》等古典著作，继而博览《千金》《外台》以下各书，取长补短，以广见识勿落人窠臼。然后通过临证，务使理论联系实际，只有这样才不致步人偏见而误入歧途。所以他说："凡读书议论，必审其所以然之故，而更精思历试，方不为邪说所误。"（《医学源流论》）说明他的治学态度是谨严的。由于当时在医学界中，温补一派非常盛行，对《内经》理论的真义，《本经》药物的性能，仲景辨证施治的法度，都不深加讲求，仅执一二温补之方以为"执一驭万"的准则，徐氏对这样草率的医疗风气深为不满。他在中年时，曾著《医贯砭》，对赵养葵学说做了尖锐的批评，晚年复著《医学源流论》，发表了他对祖国医学理法方药的系列见解，意在唤起大家对医学理论的重视，这是他优点的一面。但徐氏遵古太过，缺乏历史发展观，如对赵氏《医贯》的批判失之过甚，未免不是他的缺点。

总之，徐大椿在学术上是有较大成就的。兹将其在《医学源流论》中的主要学术论点扼要地介绍如下。

重元气

徐大椿认为，元气是人体最根本的东西，元气充沛则根本巩固，元气衰惫则根本动摇，所以元气的存亡盛衰，实为人体的生死所系。因此，他在治疗上特别强调防止元气耗散的重要性。他说："故终身无病者，待元气之自尽而死，此所谓终其天年者也。至于疾病之人，若元气不伤，虽病甚不死；元气或伤，虽病轻亦死。而其中又有辨焉。有先伤元气而病者，此不可治者也；有因病而伤元气者，此不可不预防者也；亦有因误治而伤及元气者；亦有元气虽伤未甚，尚可保全之者，其等不一。故诊病决死生者，不视病之轻重，而视元气之存亡，则百不失一矣。"（《医学源流论·元气存亡论》）徐氏所谈的"元气"，即《素问》所指的"真气"。《素问·上古天真论》中说：真气从之，则精神内守，病安从来；如果耗散其真，则半百而衰。真气亦称为"神气"，所谓得神者昌失神者亡是也。"元气"是真气之内充，"神气"是真气之外见，正因神气可以外见，故无论望形、察色、切脉、闻声，无不以检验神气之有无。

徐大椿根据《内经》的理论，进而解释元气的机能说："至所谓元气者，何所寄耶？五脏有五脏之真精，此元气之分体者也，而其根本所在，即道经所谓丹田，《难经》所谓命门，《内经》所谓七节之旁中有小心。阴阳阖辟存乎此，呼吸出入系乎此，无火而能令百体皆温，无水而能令五脏皆润。此中一线未绝，则生气一线未亡，皆赖此也。"（《医学源流论·元气存亡论》）是元气实包括元阳、元阴两个部分。所谓"无火而能令百体皆温"，这是元阳的作用；"无水而能令五脏皆润"，这是元阴的作用。元阴、元阳寄于命门，若能保持阴平阳秘的状态，是为元气无伤；相反，元阴、元阳如有所偏盛偏衰，元气便有所损伤了。因此徐氏主张，无论已病未病，均宜保护元气，使元气不受损伤或少受损伤。

但究竟如何才能保护元气而不受损伤呢？徐大椿说："若夫有疾病而保

全之法何如？盖元气虽自有所在，然实与脏腑相连属者也。寒热攻补不得其道，则实其实而虚其虚，必有一脏大受其害，邪入于中，而精不能续，则元气无所附而伤矣。故人之一身，无处不宜谨护，而药不可轻试也。若夫预防之道，惟上工能虑在病前，不使其势已横而莫救，使元气克全，则自能托邪于外；若邪盛为害，则乘元气未动，与之背城而一决，勿使后事生悔，此神而明之之术也。"（《医学源流论·元气存亡论》）

徐大椿虽然重视元气，但他并不同于修炼家把元气神秘得难以理解。元气虽根于命门，而与各脏腑相互连属，只要能保持各脏腑间的正常关系，使元气有所依附，便能充沛于全身而足以抵抗疾病。保持各脏腑间的正常关系也无其他妙法，不过是在施行寒热攻补之际，不要实其所实，或虚其所虚，不使脏腑受到损害，元气便有依存。也就是说，只要能够准确地辨证施治，不诛伐无辜，元气自然得以保存无虞。

理法方药的灵活运用

徐大椿学术上的成就还表现在临证对理法方药的运用上，他治病往往根据病人的不同体质、不同病因和不同的受病部位，而精确地进行辨证施治，并能娴熟地运用理法方药。也就是说，徐氏对疾病的处理，符合《内经》的医学理论和仲景的诊法与制方法度。他指出《内经》的辨证精神，首先在于了解病人的爱恶喜乐和体质强弱，以及生长生活条件和环境等情况，洞察病机，避免主观偏见之弊；其次，要能体会前人处方用药的精义，务使药病相当，才能收到较好的治疗效果。因此，徐氏对方药的配伍是十分审慎的。他曾说："按病用药，药虽切中，而立方无法，谓之有药无方；或守一方以治病，方虽良善，而其药有一二味与病不相关者，谓之有方无药。"（《医学源流论·方药离合论》）可见徐氏在辨证施治中，理、法、方、药是一致的。

徐大椿认为，疾病的发生，必先有致病之因，而后才有受病部位可以寻求。人的受病部位有表里、上下之别。在表是皮肉、筋骨受病，在里是脏腑、精神受病，而经络则是连续贯通于人体表里内外的。人体受到病邪的侵袭后，无论是由脏腑而外出，或由皮毛而内入，都是有症状可凭的；而症状每多从不同的经络呈现于外，根据不同经络所反映出来的症状，就可以测知疾病的传变部位。所以徐氏说："故治病者，必先分经络脏腑之所在，而又知其七情六淫所受何因，然后择何经何脏对病之药；本于古圣何方之法，分毫不爽，而后治之，自然一剂而即见效矣。"（《医学源流论·治病必分经络脏腑论》）

徐大椿认为，病机传变多端，人体的虚实不一，故治疗疾病，既要掌握其规律，又要灵活运用方药。因此他认为，治病必分经络脏腑，同时又认为，经络脏腑不能完全概括所有的疾病。他的这一种见解是比较全面的，因为病归经络，固然可以表现出不同的症状，如皮、肉、筋、骨之病；病不归经络而深入脏腑，就无经络的症象可寻，而是以生克相传的另一种形态出现了。再者，人体气血的运行贯通全身，药性的寒热温凉和有毒无毒自有一定的特性，入于人体内发生作用亦无所不到，譬如"参""芪"之类则无所不补，"砒""鸩"之类则无所不毒，其他通气、解毒、消痰等药物都是如此，不过在性能上略有专宜的不同罢了。如果拘执"治病必分经络"的常法而不知变通，更机械地采取后世分经用药的治疗方法，便未免胶柱鼓瑟。因此，徐氏又在《医学源流论·治病不必分经络脏腑论》中说："以某药为能治某经之病则可，以某药为独治某经则不可；谓某经之病当用某药则可，谓某药不复入他经则不可。"因此，他对方药运用所得出的结论是："不知经络而用药，其失也泛，必无捷效；执经络而用药，其失也泥，反能致害。"这样辨证地掌握用药规律，是切合临床实际的。

徐大椿还主张，治病不仅要推求所以治愈或未能治愈的道理，还应该做好考察疗效的医案工作；如遇难治之病又当多方面采取治法，甚至是单方、验方都宜研究使用。他又认为，仅依靠汤药疗法有时是不够的，他说："病各有宜，缺一不可"，故对针灸、砭石、熨浴、导引、按摩、酒醴等法，尤其是对近世薄贴的疗效，他都予以很高的评价。

此外，徐大椿对外科病的治疗也有精深独到的研究。他认为，内外科虽分为二，但不能截然分割而两不关联。因此，他主张一个外科医生既要注意手法的传授，也要学习内科的治疗理论，而善于运用辨证施治的方法。他说："凡辨形察色，以知吉凶，凡先后施治，皆有成法。必读书临证，二者皆到，然后无误。"（《医学源流论·疡科论》）所以徐氏在外科治疗方面所取得的成就也是非常卓著的。

徐大椿医案

暑病治验

芦墟迮耕石，暑热坏证，脉微欲绝，遗尿谵语，寻衣摸床，此阳越之证，将大汗出而脱。急以参附加童便饮之，少苏而未识人也。余以事往郡，戒其家曰：如醒而能言，则来载我。越三日来请，亟往，果生矣。医者谓前药已效，仍用前方，煎成未饮。余至曰：阳已回，火复炽，阴欲竭矣，附子入咽即危。命以西瓜啖之，病者大喜，连日啖数枚，更饮以清暑养胃而愈。（《洄溪医案》）

毛履和之子介堂，暑病热极，大汗不止，脉微肢冷，面赤气短，医者仍作热证治。余曰：此即刻亡阳矣，急进参附以回其阳。其祖有难色。余曰：辱在相好，故不忍坐视，亦岂有不自信而尝试之理，死则愿甘偿命。乃勉饮之。一剂而汗止，身温得寐；更易以方，不十日而起。同时东山许心一之孙伦五，病形无异，余亦以参附进，举室皆疑骇。其外舅席际飞笃信余，力主用之，亦一剂而复。但此证乃热病所变，因热甚汗出而阳亡，苟非脉微足冷，汗出舌润，则仍是热证，误用即死。（《洄溪医案》）

按："暑病"系暑月触犯时令亢热之气所致，本为热病，治应清凉。徐大椿治疗暑热证，最为得法，其治疗原则仍本《内经》"暑当与汗出，勿止"及"气虚身热，得之伤暑"的精神，采用辛凉透汗、消暑养阳等法，故医案中治验极多，并为后贤"王世雄"等医家所推崇。

但也有例外的变证，则因盛夏初秋，时令燥热，玄府疏松，卫气趋于开放，元气本易亏耗，如因受暑致病，更要慎重处理。在这种情况下，就应该采用既清暑热又兼顾元气的治法。

以上二案都系"暑病"，前案已出现脉微欲绝、遗尿、谵语、寻衣摸床的脉证，这是经过误治后的结果，故徐氏断为暑热坏证，认为有阳随大汗外越的危险，因用"参""附"加"童便"以固脱回阳；至阳回汗止之后，有阴伤津竭之象，则又当急与充津救液，不能再进回阳固脱的温热剂了。这是完全符合《素问》"先治其标，后治其本"的治疗原则。后案所现症状已经热极而大汗不止、脉微、肢冷，是阳将随汗外脱之证；面赤、气短，更是阳有上越之象。所现症象，二案相同，故同用"参""附"回阳。所稍异者，前案叙证中有阳回火炽之证，故不可再与温热，而当清暑养胃之阴；后案中叙证，汗止身温后并无阳伤之象，故未叙出所易何方。

附案许心一之孙，病形无异，亦以"参""附"进之而得救；或因体质偏于阳虚，阴分尚无亏损，故不必转与充津；或因余暑已消，不必再事清凉，清养胃气即能痊愈。这些病机转变，都是可以推求得到的。但其关键所在则为：亡阳即当回阳，亡阴即当救阴。阴阳互根之理，徐大椿言之最详，治法截然不同，转机在于顷刻。徐氏曾说："当阳气之未动也，以阴药止汗，及阳气之既动也，以阳药止汗。"至于辨证之法，徐氏案中有"坏证"和"舌润"的叙述即是眼目，学者最当熟记。

肠痈治验

长兴朱季舫少子啸虎官，性极聪敏，年九岁，腹痛脚缩，抱膝而卧，背脊突出一疖，昼夜哀号。遍延内外科诊视，或云损证，或云宿食，或云发毒，当刺突出之骨，以出脓血。其西席茅岂宿力荐余治……余曰：此缩脚肠痈也，幸未成脓，四日可消。……余先饮以养血通气之方，并护心丸，痛遂大减。……明日进消瘀逐毒丸散，谓曰：服此又当微痛，无恐。其夜痛果稍加。……明早又进和营顺气之剂，痛止八九，而脚伸脊平，果四日而能步。……余谓：杂药乱投，气血伤矣，先和其气血，自得稍安。继则攻其所聚之邪，安能无痛。既乃滋养而通利之，则脏腑俱安矣。（《洄溪医案》）

南濠徐氏女，经停数月，寒热减食，肌肉消烁，小腹之右，下达环跳，隐痛微肿。医者或作怯弱，或作血痹，俱云不治。余诊其脉，洪数而滑，寒热无次。谓其父曰：此瘀血为痈，已成脓矣。必自破，破后必有变证，宜急治。与以外科托毒方，并丸散，即返山中。越二日，天未明，叩门甚急，启视，则徐之戚也。云：脓已大溃，而人将脱矣。即登其舟往视，脓出升余，脉微肤冷，阳随阴脱。余不及处方，急以参附二味，煎汤灌之。气渐续而身渐温，然后以补血养气之品，兼托脓长肉之药，内外兼治，两月而漏口方满，精神渐复，月事以时。大凡瘀血久留，必致成痈，产后留瘀，及室女停经，外证极多，而医者俱不能知，至脓成之后，方觅外科施治。……（《洄溪医案》）

按：以上二案同属外科疾患，徐大椿治疗仍从辨证施治入手，结果收效极快，这是非深通内科的理论所不能办到的。如二案均经徐氏诊断为肠痈，则系根据《金匮要略》诊察肠痈之法而得出的结论。《金匮要略》中云："诸浮数脉，应当发热，而反洒淅恶寒，若有痛处，当发其痈。"二案所现脉证与此符合，所以徐氏首先从外科内痈考虑。

案一患者为九岁小孩，正是生长发育之时，又无虚损现证，其非先天损证可知。医者以背脊突出疖疮，断为发毒，主用刺法，以出脓血，更为错误。因此病是腹痛在前，发疖在后，主要症状并未表现在背脊发疖的部位，故非一般疖疮可比。至以腹痛认为宿食，尤为无据，因为宿食所伤，必有受伤之因，三五天后，大便通利即可痛止食消。徐大椿具体地分析了这些情况，根据《金匮》所叙脉症，结合自己经验，从脚缩不伸着眼，断为尚未化脓，许以短期可治，这是正确的诊断。治疗方面，徐氏虽未指明所用何药，从他所述的治法中，已可得出治疗痈证的方法。即是：第一，护心镇痛法，用养血通气的内服方剂；第二，消瘀逐毒法，用消瘀逐毒丸剂，因其逐毒，故又显微痛；第三，和荣顺气法，用调理气血的方剂。

案二的患者，为室女经停数月，医者不能辨识，仅从怯弱、血痹等症治疗，不仅无效，反而肌肉消烁，寒热减食。徐大椿以其痛处在"小腹之右，下达环跳，隐痛微肿"诸状，断为肠痈。

二案同属肠痈证，案一则断为脓未成，案二则断为脓已成，这正如《金匮》所说："诸痈肿欲知有脓无脓，以手掩肿上，热者为有脓，不热者为无脓。"案中虽未明言，徐大椿据此诊断可知。肠痈脓未成可用攻下，脓已成不可用攻下，这是因虚实情况不同，所以治法各异。案二的患者脉洪数而滑，已显化脓之象，徐氏断为脓成将溃。病久溃脓，正气亏损，故防变证而应急治，先与托毒内服之方，必系补托、解毒、护心并进。后来果因脓出太多，而以"参""附"挽回。二案虽同为肠痈，但在辨证施治方面，其虚实、标本、先后、缓急的不同竟有如此。

痰喘亡阴治验

苏州沈母，患寒热痰喘，浼其婿毛君延余诊视。……脉洪大，手足不冷，喘汗淋漓，余顾毛君曰：急买浮麦半合，大枣七枚，煮汤饮之可也。如法服而汗顿止。乃为立消痰降火之方，二剂而安。盖亡阳亡阴相似，而实不同。一则脉微，汗冷如膏，手足厥逆而舌润；一则脉洪，汗热不粘，手足温和而舌干。但亡阴不止，阳从汗出，元气散脱，即为亡阳。然当亡阴之时，阳气方炽，不可即用阳药，宜收敛其阳气，不可不知也。亡阴之药宜凉，亡阳之药宜热，一或相反，无不立毙，标本先后之间，辨在毫发。(《洄溪医案》)

观察毛公裕，年届八旬，素有痰喘病，因劳大发，俯几不能卧者七日，举家惊惶，延余视之。余曰：此上实下虚之证，用清肺消痰饮，送下人参小块一钱，二剂而愈。毛翁曰：徐君学问之深，固不必言，但人参切块之法，此则聪明人以此炫奇耳。后岁余，病复作，照前方加人参煎入，而喘逆愈甚。后延余视，述用去年方而病有加。余曰：莫非以人参和入药中耶？曰：然。余曰：宜其增病也。仍以参作块服之，亦二剂而愈。盖下虚固当补，但痰火在上，补必增盛，惟作块则参性未发，而清肺之药已得力，过腹中而人参性始发，病自获痊。此等法，古人亦有用者，人自不知耳。(《洄溪医案》)

按：痰喘有阴阳虚实的不同，治疗亦因之而异。阳虚痰喘实证多为饮邪内伏风寒外引所致，宜"小青龙汤"之类，以散寒逐饮；虚证多为脾肾阳衰，气化无权，饮邪上犯，宜"苓桂术甘汤""肾气丸"之类，以纳气消饮。二者在形证上虽有表里虚实之殊，但都属于阳虚痰喘范畴，即仲景所谓"病痰饮者当以温药和之"之类，这与阴虚痰喘大有区别的。

阴虚痰喘证多为阴虚燥热之体，下虚上实，饮化为痰，肺之治节无权，肾之摄纳不固，治实碍虚，治虚碍实，既不能与阳虚痰喘混同施治，又当消息病之虚实兼夹情况。如痰热尚盛即进填补之剂，或根蒂大虚而误作实证治疗，都是错误的。

以上二案，同为阴虚之体兼患痰喘。案一喘汗淋漓，颇似微阳欲脱；案二高年喘嗽，七日不能着枕，虚象亦极显然。因体质同属阴虚，均有痰喘的形症，而徐氏则各以不同方法治愈，同样获得良好的效果。案一初患寒热痰喘，其不属宿恙可知，及至大汗不止，则是阴亡在即，故先以"浮麦""大枣"，以敛汗而养心气之虚，继主消痰降火之方，则肺气清肃，喘嗽也就渐平了。案二素有痰喘，而又因劳大发，喘嗽碍眠，至于七日之久，叙症虽无汗出，喘逆已兆险恶，故断为上实下虚之证，而采用上下同治之法，此时治疗，如徒与清痰降火，则必碍其肾气之虚，专与回摄潜纳，又犯壅补助痰之戒，徐氏以清肺消痰之品，送下小块"人参"，与"吕沧州"用"理中丸"以"紫雪丹"作衣治上热中寒之证的立意相同，皆可见徐氏的临证手法，颇能尽其灵活的妙用。

王清任

王清任，字勋臣，河北玉田人，约生于1768－1831年，《医林改错》是他的代表作。

明气血

王清任对医学的贡献主要在于临证，他所记的药方是他几十年来经验的总结。王氏认为："医家立言著书……必须亲治其证，屡验方法，万无一失，方可传与后人。若一证不明，留与后人再补，断不可徒取虚名。"（《医林改错·半身不遂论叙》）足见王氏立言，是极为慎重的。

王清任认为，治病的要诀在于"明气血"。不论外感内伤，起病的原因虽多，但所伤者无非气血。气有虚实，实是邪气实，虚是正气虚；血有亏瘀，血亏有血亏的原因，凡吐血、衄血、尿血、便血、破伤流血、崩漏产后出血过多等，都可以引起血亏，如果是血瘀，都有瘀血的症状可查，书中列举十种血瘀症，均足供参考。

虽然王清任治医并不局限于补气消瘀，但补气消瘀是王氏临证研究较突出的心得，足以补前人之未备。正如王氏在《医林改错·方叙》中说："病有千状万态，不可以余为全书。……余何敢云著书，不过因著《医林改错·脏腑图记》后，将平素所治气虚、血瘀之证，记数条示人以规矩，并非全书。不善读者，以余之书为全书，非余误人，是误余也。"

王清任富有开创的精神，他著书立说有很多自己的见解，同时又能继承前人的学说并加以发挥。如王氏关于气血方面的论述，大都取材于《内经》，因《内经》在生理、病理、治疗方面，对"气""血"的讨论都极为重视。如《素问·至真要大论》中说："谨守病机，各司其属，有者求之，无者求之，盛者责之，虚者责之，必先五胜，疏其血气，令其调达，而致和平。"这就是说，治病的关键之一，是疏其血气令其通调畅达而至于正常。《素问·阴阳应象大论》中也说："审其阴阳，以别柔刚，阳病治阴，阴病治阳，定其血气，各守其乡，血实者宜决之，气虚者宜掣引之。""血实者宜决之"就是导之下流如决江河，这正是去瘀的大法；"气虚宜掣引之"正是王氏重用"黄芪"之所本。气为血之帅，气行血行，气止血止，临证时治血与理气常是相互配合为用的。这些都是王氏注重气虚、血瘀学术思想的主要依据。

王清任用通瘀活血和补气活血的方法所治病类很广，包括内科、传染病、儿科、妇产科、精神病科、外科等各门的疾病，说明王氏的用法有很独到的地方。扼要介绍如下。

1. 逐瘀法

"通窍活血汤"：治头发脱落，眼痛白珠红（火眼），糟鼻，耳聋，白癜风，紫癜风，紫印面，牙疳，口出臭气等头面疾病；此外还治妇人干劳，男子劳病，小儿疳证。"血府逐瘀汤"：治头痛（无表证、里证，无气虚痰饮等证），胸疼，天亮出汗，心里热，瞀闷，急躁，夜睡梦多，不眠，夜不安，小儿夜啼，呃逆，干呕，饮水即呛，心悸，心慌，肝气病等胸部疾病。"膈下逐瘀汤"：治积块，痛不移处，小儿痞块，肾泻（用二神、四神治之不效者），久泻等腹部疾病。"少腹逐瘀汤"：治少腹积块疼痛，或积块不疼痛，或疼痛而无积块，或少腹胀满，或经病、崩漏、白带、不孕等少腹部疾病。

从以上这些方子所治的疾病来看，种类十分广泛，王清任统认为是瘀血所引发的疾病，而又大致以人体部位来分型。根据后人的经验，"通窍活血汤"的确能治脱发和一些头窍疾病；"血府逐瘀汤"对伤科跌打伤及胸部疼痛疗效很好；伤及腹部的用"膈下逐瘀汤"，对腹部瘀热作痛，痛不移处，或有积块的，亦甚有效；"少腹逐瘀汤"对于少腹积块疼痛，妇女多种疾病，功效优良。

比较以上处方："通窍活血汤"，药用赤芍、川芎、桃仁、红花、老葱、鲜姜、红枣、麝香；"血府逐瘀汤"，药用赤芍、川芎、桃仁、红花、当归、柴胡、甘草、枳壳、生地、桔梗、牛膝；"膈下逐瘀汤"，药用赤芍、川芎、桃仁、红花、当归、甘草、枳壳、灵脂、元胡、香附、丹皮、乌药；"少腹逐瘀汤"，药用赤芍、川芎、当归、灵脂、元胡、干姜、小茴、没药、官桂、蒲黄。各方用药，都以逐瘀活血为主体，"通窍活血汤"用"葱""姜""麝香"透窍，"血府逐瘀汤""膈下逐瘀汤"大致相同，"血府逐瘀汤"有"柴胡""桔梗"走上部，"膈下逐瘀汤"与"少腹逐瘀汤"部分药物相同，而"少腹逐瘀汤"较着重于温通而攻少。把这四方合起来看，所主治的病包括耳、眼、口齿、皮肤、劳瘵、痛证、情志、肿块、损伤、胃肠、儿妇等病。

此外，如"通经逐瘀汤"治天花，"解毒活血汤"治霍乱，"会厌逐瘀汤"治水呛血凝，"古下瘀血汤"治血鼓，"身痛逐瘀汤"治痛痹等，都有其一定的经验可取。

2. 补气法

王清任补气善用"黄芪"，的确有其丰富的经验，而且补气药与消瘀药合用，更是王氏的用药特点。今将王氏所用补气之方，列表如下。

次序	方名	黄芪	赤芍	川芎	桃仁	红花	当归	甘草	地龙	党参	干姜	白术	防风	白芍	枣仁	附子	
1	补阳还五汤	四两	钱半	一钱	一钱	一钱	尾二钱		一钱								
2	黄芪赤风汤	二两	一钱										一钱				
3	黄芪防风汤	四两											一钱				
4	黄芪甘草汤	四两						八钱									
5	黄芪桃红汤	八两			三钱	二钱											
6	保元化滞汤	一两															滑石一两
7	助阳止痒汤	一两	一钱		二钱	二钱											皂刺一钱 山甲一钱
8	足卫和营汤	一两			钱半	钱半	一钱	二钱		三钱		二钱		二钱	二钱		
9	急救回阳汤				二钱	二钱		三钱		八钱	四钱	四钱				八钱	

次序	方名 \ 药名分量	黄芪	赤芍	川芎	桃仁	红花	当归	甘草	地龙	党参	干姜	白术	防风	白芍	枣仁	附子	
10	可保立苏汤	两半					二钱	二钱		三钱		二钱		二钱	三钱		山萸一钱 枸杞子二钱 故纸一钱 核桃一个
11	止泻调中汤	八钱		一钱	三钱		二钱	二钱		三钱		二钱		二钱		一钱	良姜五分 官桂五分

表中各方，除了"急救回阳汤"没有"黄芪"之外，其他各方都以"黄芪"为主药；最重的用至"八两"，最轻的是"八钱"；其中三方配以"党参"，四方配以"桃仁""红花"，一方只配"红花"，三方配以"赤芍"；只用"当归"而不用桃仁、红花、赤芍等药的，为"可保立苏汤"一方。

从而可以看到，王清任对于气血两端，或补气（阳）而攻血（阴），或补气之中又着重行气补血，全书没有一方是破气的，故王氏很看重人生之气。他在《医林改错·会厌左气门右气门卫总管荣总管气府血府记》一文里说："元气即火，火即元气。此火乃人生命之源。食由胃入小肠，全仗元气蒸化。元气足则食易化，元气虚则食难化。"他又在《医林改错·半身不遂本源》一文里说："夫元气藏于气管之内，分布周身，左右各得其半，人行坐动转，全仗元气。若元气足则有力，元气衰则无力，元气绝则死矣。"他对气的重视，比李东垣、张景岳辈，实有过之而无不及。所以王氏在临证时，自然很少用到破气的方药了。

王清任补气方中的"补阳还五汤"，是治半身不遂和痿症的名方，此方对于中风后遗症和小儿麻痹的后遗症都有良效，方中"黄芪"必须重用。但王氏不很重视脉诊，故未写明脉候。如属气虚，当有虚弱的脉证为凭，用之自可获效；如果属于实证，便不适合了，不可不加注意。

明脏腑

王清任对人体解剖十分重视，他认为："著书不明脏腑，岂不是痴人说梦，治病不明脏腑，何异于盲子夜行。"他看到古人有些脏腑论和所绘之图，

"立言处处自相矛盾"，因而早就想更正古人的错误，但由于未有亲见脏腑，便无从着手。直到他30岁时，游于滦州稻地镇，值瘟疹痢证流行，小儿死亡甚多，他每天到义冢去观察死孩的脏腑，并把所见绘画成图。他抱着"非欲后人知我，亦不避后人罪我"的精神，研究脏腑的解剖，前后历四十二年才绘画出脏腑图，这种精神是非常之可贵的。

王清任在观察脏腑形态上虽有一定的收获，却抛弃了两千年来祖国医学脏腑经络等学说的精华，没有把藏象学说放在形态生理与临证实践等方面去进行研究，结果就不能不陷入机械唯物主义的泥沼。同时，王氏还严重地忽视了学术的继承性，在前人的著述中，他所推崇的有"查证有王肯堂《证治准绳》，查方有周定王朱橚《普济方》，查药有李时珍《本草纲目》，三书可谓医学之渊源，可读可记有国朝之《医宗金鉴》，理足方效有吴又可《温疫论》"（《医林改错·方叙》），而在这里王氏并不把《内经》、仲景诸书看成是医学之渊源。显然，他没有体会到《内经》和《伤寒论》《金匮》等书中所贯穿的朴素的唯物辩证精神，而意图代以机械唯物观，这不能不算王氏治学的一大缺憾。

总的说来，王清任的气血治疗理论和所拟订的药方，经后世医家使用证实，疗效确很显著，同时在理论上亦发展了前人气血学说，这都是值得进一步研究和加以发扬的。至于王氏在解剖方面虽下了不少功夫，但在今天来说，关于这方面的成就并不太大，而且他对《内经》脏腑、经络等学说，以及脉诊、舌诊等宝贵经验的重视不够，则是不足的一面。

王清任医案

胸不任物治验

江西巡抚阿霖公，年七十四，夜卧露胸可睡，盖一层布压则不能睡，已经七年，召余诊之，此方（指血府逐瘀汤，下案同）五付全愈。（《医林改错·卷上》）

按：卧而胸不任物，当为血瘀于胸，肺气实不能下降所致，颇与《素问·病能论》中所说"肺气盛则脉大，脉大则不能偃卧"之理同。肺气既实而逆，若再加物于胸上，则肺气愈不能散而上逆，露其胸，则肺气得以疏散而便可入睡了。

胸任重物治验

一女二十二岁，夜卧，令仆妇坐于胸方睡，已经二年，余亦用此方，三付而愈，设有一齐问病源，何以答之。（《医林改错·卷上》）

按：卧而胸须压迫始能入睡，当为因于血瘀，卫气不能入于阴分所致，颇与《灵枢·邪客》中所说"厥气客于五脏六腑，则卫气独卫其外，行于阳不得入于阴，行于阳则阳气盛，阳气盛则阳跷陷，不得入于阴，阴虚故目不瞑"之理同。卫气独卫于外，故必压迫之使气血复入于阴分，才能入睡。

两者的病因，都因于血瘀，所以都用"血府逐瘀汤"而获效。前者之效是由于瘀血行而肺气不实；后者之效，是由于瘀血行而卫气得入于阴分。这正是异病同治的道理。

附：后人医案二例

脑膜炎后遗症治验

范姓患儿六岁患脑膜炎，愈后有癫痫发作后遗症，九岁后身形肥胖，出阴毛，嘴唇有须，举动一如成人，没有小孩性格，不和一般小孩游戏，日饮茶水七暖瓶（三磅），经医院治疗数年无效；针灸治疗时，癫痫发作较为减轻，但其他症状无改变。来诊时已十一岁，形矮胖，体重九十六市斤，智力差，有时错语。诊其脉，沉实而有力。拟王氏通窍活血汤原方，隔日一服。约十五天后，痫症发作更轻，饮水较少。服本方四五十剂后，成人发育趋势已被制止，开始恢复小孩性格，爱和小孩玩耍，体重减去十市斤，精神日佳，智力有进步，日饮水四瓶左右。以后或隔一二日或隔数日服一剂。一年后，身体增高，唇已无须，认字数百，痫症疏减，但未完全停止。（原案见《中医杂志》1958 年第 7 号《清代王清任在临床医学上的贡献》）

按：照王清任通"窍活血汤"原方并没有治这种病的记载，但根据其智力差、错语、痫症发作等应属上窍病，脉实有力，又非虚证，便选用本方，而效验卓著。但从脉症来看，都无一般所谓瘀血的证候，则王氏治瘀之法，实已超出一般"瘀血"的概念了。

腹瘤治验

罗某之妻，少腹剧痛，按诊有长形如秋茄之硬块，经医院诊断为瘤肿，方以王氏少腹逐瘀汤，直服至痛止块消，然后停药。二十多年未见复发。（见《中医杂志》1958 年第 7 号）

按：此案根据王清任治少腹积块疼痛法治愈。本方却不用"桃仁""红花"，在一派温通药中只用"赤芍""蒲黄""当归"，以活血行瘀，所以王氏认为本方能去疾种子安胎，是合于临证实际的。

王泰林

王泰林，字旭高，清，江苏无锡人，生于嘉庆同治间。从舅父高锦庭学医，著有《医方证治汇编歌诀》《退思集类方歌注》《医方歌括》《西溪书屋夜话录》等书。在王氏著作中，最能反映其学术思想的，莫如《西溪书屋夜话录》，惟此书已残缺过半，仅存"肝病证治"一篇，尚足供人研习。书中首先指出：肝病有"肝气""肝风""肝火"之别，然皆同出而异名；又因其中有侮脾乘胃、冲心犯肺、挟寒、挟痰、本虚标实等种种不同，因此肝病最为复杂而治法亦较纷繁。兹从他所分的气、风、火三个方面，加以介绍。

肝气证治

1. 疏肝理气

肝气自郁本经，症见两胁气胀，甚或作痛者，便宜以疏肝解郁。药如：香附、郁金、苏梗、青皮、橘叶之属。兼寒者加吴萸；兼热者加丹皮、山栀；

兼痰者加半夏、茯苓。

2. 疏肝通络

若疏肝理气不应，必因病久而由经入络，营气痹窒，络脉瘀阻，则治宜兼通血络。药如：旋覆、新绛、归须、桃仁、泽兰叶等。

3. 柔肝

如肝气胀甚，疏之不愈，或反更甚者，是肝木失去濡润而一反其柔和之性，便治宜以柔济刚。药如：当归、杞子、柏子仁、牛膝等。兼热加天冬、生地；兼寒加苁蓉、肉桂。

4. 缓肝

肝气急甚而中气虚，则肝必恃强侮脾，便当缓肝以扶脾。药如：炙草、白芍、大枣、橘饼、淮小麦等。

5. 培土泄木

若因中气虚弱，而遭致肝木乘脾，出现脘腹胀痛者，是过在脾而不在肝，便当以培土为主，泄木为次。药如：六君子汤加吴萸、白芍、木香之类。

6. 泄肝和胃

凡肝气乘胃，症见脘痛呕酸等，则宜泄肝和胃。泄肝如左金丸、金铃子；和胃如二陈汤、白豆蔻之类；二法合用，效验尤捷。

7. 泄肝

肝气上冲于心，发为热厥心痛者，当急泄肝气以降冲逆，否则将发生更多的变化。药如：金铃子、延胡索（金铃子散），吴萸、川连（左金丸）等。兼寒加蜀椒、桂枝；寒热俱有者加川连，或再加白芍；因苦、辛、酸三味，是泄肝主法故也。

8. 抑肝

肝气上冲于肺，症见猝然胁痛，暴作上气而喘，便宜抑肝下气，以安肺金。药用：吴萸汁炒桑白皮、苏梗、杏仁、橘红之属。

肝风证治

1. 熄风和阳（即凉肝）

肝风初起，肝阳亢盛，肝阴未伤而现头目昏眩等症，宜用熄风和阳法。药如：羚羊、丹皮、甘菊、钩藤、决明、白蒺藜等。

2. 熄风潜阳（即滋肝）

若肝阴被伤，肝阳仍亢，投熄风和阳不效者，当改用滋阴潜阳以熄肝风。药如：牡蛎、生地、女贞子、元参、白芍、菊花、阿胶等。

3. 培土宁风（即缓肝）

若胃阴不充，中气虚馁，而导致肝风上逆，症见饮食衰减者，宜滋阳明泄厥阴以缓肝家之急。药如：人参、甘草、麦冬、白芍、甘菊、玉竹等。

4. 养肝

若营血不足，肝木失养，肝风旁走四肢，症见经络牵掣，甚至见麻木诸症，便宜养血熄风，所谓"治风先治血，血行风自灭"是也。药如：生地、归身、杞子、牛膝、天麻、制首乌、三角胡麻之类。

5. 暖土御风寒（补中）

脾胃阳气虚弱，外则易遭风寒之邪侵袭，内则易为肝肾浊阴上犯，故不论外感内伤，凡因中气虚而造成的头重、眩晕，都属于风虚范围，对这类病证，若欲治其风寒，必须先补其已虚的中气，即所谓"扶正达邪"的方法。方如近效白术附子汤，若风虚头重、眩苦极、不知食味者，即属此法。

肝火证治

1. 清肝

一般地说，肝火为病，在上在外者宜清。药如：羚羊角、丹皮、黑栀、黄芩、竹叶、连翘、夏枯草等。

2. 泻肝

肝火之发于在下、在内者宜泻。方如：龙胆泻肝汤、泻青丸、当归龙荟丸之类。

3. 清金制木

肝火上炎，清之不已，则当清金以制木火之亢逆。药如：沙参、麦冬、石斛、枇杷叶、天冬、玉竹、石决明等。

4. 泻子

肝火亢极，泻其本脏而不能获效时，便须兼泻心火，这是"实则泻子"之义。药如：甘草、川连之类。

5. 补母

若因水亏导致肝火旺盛，用清金而仍然不能平木，则取乙癸同源之义，着重补益肾水，是"虚则补母"之义。方如：六味丸、大补阴丸之类。

6. 化肝

郁怒伤肝，气逆动火，致现烦热、胁痛、胀满、动血等症。可用景岳化肝煎，清化肝经的郁火。药用：青皮、陈皮、丹皮、山栀、芍药、泽泻、贝母等。

7. 温肝

若因肝家有寒而引起呕酸、上气等形似火热之症（此为虚火），治宜温肝以除寒。药如：肉桂、吴萸、蜀椒。如兼中虚胃寒，宜加入人参、干姜，即大建中汤法。

治肝十法

王泰林另有补肝、镇肝、敛肝三法，不论肝气、肝风、肝火，只要适合证情均可使用。补肝药用：制首乌、菟丝子、杞子、酸枣仁、萸肉、脂麻、沙蒺藜。镇肝药用：石决明、牡蛎、龙骨、龙齿、金箔、青铅、代赭石、磁石。敛肝药用：乌梅、白芍、木瓜等。

此外又有平肝、散肝、搜肝三法。平肝药用：金铃、蒺藜、钩藤、橘叶；散肝即《内经》所说的"肝欲散，急食辛以散之"以及"木郁达之"之义，用方如逍遥散；搜肝即搜风法。王泰林认为，凡人必先有内风而后应外风，也有外风引动内风，所以肝风门中每多夹杂，治疗亦多引用搜风之药。搜风药用：天麻、羌活、独活、薄荷、蔓荆子、防风、荆芥、僵蚕、蝉蜕、白附子等。

王泰林还提出了四种补肝方法。一补肝阴，药用：地黄、白芍、乌梅。二补肝阳，药用：肉桂、川椒、苁蓉。三补肝血，药用：当归、续断、牛膝、川芎。四补肝气，药用：天麻、白术、菊花、生姜、细辛、杜仲、羊肝等。

王泰林治肝小结

肝为风木之脏，主动主升，又为将军之官，故必有赖于肾水的涵养、营血的濡润、肺金的制约、脾土的栽培，方能遂其条达畅茂之性。若四者失一，皆足以变生疾病，所以肝脏之病，常较他脏为多。肝病虽多，但归纳起来，总不外乎"肝气""肝风""肝火"三大类型，故王泰林治肝以此三者为纲，的确是抓住了肝病的要领。

肝气一证，有得于郁怒伤肝，有得于土不荣木，有得于心火气盛，有得于金不制木，有得于饮食不节，有得于寒暑失常。病因不同，病候各异。故证有自郁本经，有侮脾乘胃，有冲心犯肺，有痰有食，有寒有热，有虚有实。王氏所制疏肝理气、疏肝通络、柔肝、缓肝等治肝气八法，确是审证求因，循因遣药的治本方法。

肝风一证，虽多上冒巅顶，亦能旁走四肢，上冒多由于阳亢，旁走多因于血虚。阳亢者宜清宜凉，血虚者宜滋宜养；脾虚则培土以荣木，中寒则暖土以御风。故王泰林立凉肝、滋肝、缓肝、养肝、补中等法，各随寒热虚实以治。

肝火燔灼，游行于三焦之间，一身上下内外无所不至，故肝火为病，形症不一，如目赤、颧红、痉厥、狂躁、淋闭、疮疡、善饥、烦渴、呕吐、不寐、上下血溢等症，不胜枚举。施治大法，在上在外，宜清宜散；在下在里，宜泄宜攻；肺失肃降而导致者，清肃肺气；水亏木旺而引发者，滋水涵木；兼挟心火，则泻心为先；郁怒伤肝，则清化是务；若因肝脾虚寒而外现虚火，当着重温运肝脾之阳，阳和则虚火自熄。故王泰林有清肝、泻肝、清金制木、泻子、补母、化肝、温肝等法，总察所宜，以随证施治。

肝气、肝风、肝火，既是异流而同源，且在同一疾病过程中，往往会交错互见，故三者虽当分而实难细分，因而除上述诸法以外，王泰林又立补肝、镇肝、敛肝、平肝、散肝、搜肝、补阴、补阳、补气、补血等法，以为治此三病的通剂。也就是不论肝气、肝风、肝火，只要证情适应，均可以使用这些方法。

不可否认，这是一套相当完整的肝病治疗经验，非学识与经验皆丰富的人不能达到这个境界。不过，其仍有一定的不足。例如实则泻子一法，仅靠甘草、川连之力，是不够胜任的；在肝火炽盛时，虽导赤散、泻心汤不嫌其峻，甚至必须兼泻胆火；又如暖土御风寒一法，用大建中或附子理中，其效尤捷于"近效白术"。不过法则既立，处方遣药便可运行自如，前人的不足之处，正是需要后人不断地进行补充。

由于王泰林的著作残缺不全，特别是理论性的很少，难以看到他学术思想的渊源，惟根据现存著作来看，《退思集类方歌注》是以徐灵胎的《伤寒类方》为蓝本，《医方歌括》是包括了《兰台轨范》通治诸方。再观他的医案多引用《伤寒论》《金匮要略》之方，而这套肝病治疗方法，又很与叶天士的治肝手法相近；据此可以推断，王氏的学术大抵是远法于张机，近宗于叶桂，而于徐大椿之学亦有一定的体会。

王泰林医案

风火窜络治验

肝为风脏而主筋，心为火脏而主脉，心包络与三焦相为表里，俱藏相火，心包主里，三焦统领一身之络。此病起于病后，心中嘈热，胸前跳跃，继而气攻，背脊如火之灼，或大或小，或长或短，皆在经络脊脉之中。良由病后络脉空虚，相火内风，走窜入络，非清不足以熄火，非镇不足以定风。然而络脉空虚，使非堵截其空隙之处，又恐风火去而复入，故清火、熄风、填窍，三法必相须为用也。第此证实属罕见……仿仲景法。羚羊角、寒水石、滑石、紫石英、龙骨、大黄、石决明、生石膏、磁石、赤石脂、牡蛎、甘草各三钱，上药研末，每服一钱，一日三服，用大生地一两、百合一两，煎汤调服。（《评选环溪草堂医案·上卷·柳选四家医案》）

按：病后而见"心中嘈热""胸前跳跃"，其证属于血虚火旺可知。心火旺，相火亦随之而旺，然不论君火、相火的扰动，不得肝风之助，必无上逆攻冲之症，故知此证之气攻当为火假风威所致。心肝居于中，经络布于外，中外息息相通，所以风火起于心肝而外应经络，嘈热起于心胸而外灼脊背。治法之中，清火熄风固然重要，但补养心血、堵填脉络，也是不可缺少的环节；"风引汤"虽具备了镇心、清热、熄风的功能，但于养血、平肝仍嫌不足；故王泰林于方中又增入"生地""羚羊角""石决明"等药。

痰火发狂治验

心境沉闷，意愿不遂。近因患疟，多饮烧酒，酒酣之后，如醉如狂，语言妄乱，及今二日。诊脉小弦滑沉，舌苔薄白，小水短赤，大便不通，渴欲饮冷，昏昏默默，不知病之所的。因思疟必有痰，酒能助火，痰火内扰，神明不安，此少阳、阳明同病，而连及厥阴也。少阳为进出之枢，阳明为藏邪之薮，今邪并阳明，弥漫心包，故发狂而又昏昏默默也。仿仲景柴胡加龙牡汤主之。柴胡、黄芩、半夏、茯苓、龙骨、甘草、牡蛎、铅丹、菖蒲、大黄、

竹沥、姜汁。(《评选环溪草堂医案·上卷·柳选四家医案》)

按：先因情志恼郁，后则又罹疟疾，郁者必生火，疟者必有痰，痰火窜扰心主，已足惑乱神明，又得酒热之助，无怪其人狂言乱语一发难制。少阳为表里之枢，故疟邪出入不离少阳；阳明所以为藏邪之薮，以其主中土而为万物所归；此病虽已转系少阳、阳明，而始终未离厥阴心包。王泰林仿仲景"柴胡加龙牡汤"去"桂枝"之辛散、"参""枣"之补中，一以和少阳之枢，一以除阳明之实；方中金石蚧类诸品，原为镇摄心神要药，加入"竹沥""姜汁""菖蒲"，尤能化痰宣窍。

通过以上二案，可以看出王泰林虽娴于仲景之法，而实未泥于仲景之方。

肝气治验

脉右关滑动，舌苔黄白而腻，是痰积在中焦也。左关弦搏，肝木气旺，故左肋斜至脐下，有梗一条，按之觉硬，乃肝气入络所致。尺寸脉俱微缓，泄痢一载，气血两亏，补之无益，攻之不可，而病根终莫能拔。病根者何，痰积湿热肝气也。夫湿热痰积，须借元气以运之外出，洁古所谓：养正积自除，脾胃健，则湿热自化。原指久病而言。此病不为不久，攻消克伐，何敢妄施。兹择性味不猛，而能通能化者用之。人参、茯苓、於术、青陈皮、炙草、泽泻、枳壳、神曲、茅术、当归、白芍、黄芪、防风根。(《评选环溪草堂医案·上卷·柳选四家医案》)

按：泄利经年不已，其人中气必虚，虚则脾气不运而痰湿中停。脉右关动滑，舌黄白而腻，这都是痰湿蓄积的征象。脾虚者肝木自旺，肝旺而其气自郁于经，则胁肋下至少腹梗硬不舒。证虽属肝脾同病，然关键在于脾虚，故王泰林处方亦重在培土而不重泄木。

肝风治验

五脏六腑之精气，皆上注于目；目之系，上属于脑，后出于项。故凡风邪中于项，入于脑者，多令目系急而邪视，或颈项强急也。此证始由口目牵引，乃外风引动内风，内风多从火出，其原实由于水亏；水亏则木旺，木旺则风生。至于口唇干燥赤碎，名恬唇风，亦由肝风胃火之所成也。法当清火、熄风、养阴为治。大生地、丹皮、沙参、钩藤、桑叶、羚羊角、白芍、川斛、石决明、芝麻、蔗皮、梨皮、元参心。（《评选环溪草堂医案·上卷·柳选四家医案》）

按：本病虽由外风引动内风，但内风之所以易动，必先由于水亏火旺，水亏则肝失所养，火旺则能令母实。故王泰林处方，合凉肝熄风、滋水涵木等法以治之。

肝火治验

病由丧子，悲愤抑郁，肝火偏盛，小水淋浊，渐至遗精，一载有余，日无虚度。今年新正，加以左少腹睾丸气上攻胸，心神狂乱，龈血目青，皆肝火亢盛莫制也。肾主闭藏，肝司疏泄，二脏皆有相火，而其系上属于心；心为君火，君不制相，相火妄动，虽不交合，精亦暗流而走泄矣。治法当制肝之亢，益肾之虚；宗越人东实西虚，泻南补北例。川连、黑栀、延胡、赤苓、沙参、川楝子、鲜地、知母、黄柏、龟板、芡实；另"当归龙荟丸"一钱，开水送下。（《评选环溪草堂医案·上卷·柳选四家医案》）

按：肾主封藏，肝司疏泄，故遗精一症，既可形成于肾，亦可形成于肝。然不论肝之疏泄太过，或肾之封藏不足，与相火易动都有一定关系。此病先由情志抑郁，后见小便淋浊、龈血、目青、心神狂乱等症，是肝火燔灼上下而疏泄太过可知。但木火之所以有余，实由于金水之不足，金不制木则木旺，水不制火则火旺。所以王泰林认为，是东方实西方虚，并采用秦越人"泻南方，补北方"之法为治。

吴师机

吴师机，原名安业，字尚先，清，钱塘人，约生于1806－1886年。吴师机是善用膏药等外治法统治内外诸疾而取得相当成就的一位，他积累了多年的经验，体会到外治疗效不逊于汤药，故著有《理瀹骈文》一书，详叙了运用外治法的理论根据和具体方法。这部书在祖国医药文献中是独具风格的。

膏药疗法的学术渊源

祖国医药学是一个伟大的宝库，其中很多有效疗法自古至今一直为群众广泛地使用着。如膏药外贴的经验，宋以后的医学文献逐渐已有较为详细的记载。例如《外科正宗》载有膏药的用途和制法；《本草纲目》载有膏药可治痈疽、风湿诸症；及至清代《医宗金鉴》，则收载了更多的膏药方剂。吴师机就在此基础上进一步加以改进，除总结出十五、六种外治方法，如敷、熨、熏、浸、洗、盒、擦、坐、嚼、嚏、缚、刮痧、火罐、推拿、按摩等以外，更扩大了膏药薄贴的治疗范围。由于膏药治疗简便，疗效既好，又无痛苦，治疗期间患者一般仍可照常工作，所以颇为群众所信赖。正如其弟"官业"叙述当时的治疗情况说："凡远近来者，日或一二百人，或三四百人，皆各以时聚，有舁有负，有扶掖，有提携，或倚或蹲，或立或跪，或瞻或望，或呼或叫，或呻或吟，或泣或啼，拥塞于庭，待膏之救，迫甚水火。斯时在旁观者，莫不慨息，以为绘流民之图，而开赈饥之局，不过如是。"（《理瀹骈文·序》）由此可见，吴氏的膏药疗法在当时确实收到很好的治疗效果。

吴师机重视膏药疗法是有其学术渊源的。一方面，他见到一般医生用药不当，容易造成医疗事故。他认为，"不肯服药之人"与"不能服药之证"，若用膏药处理，既可以克服不能服药和不肯服药的困难，治而不效亦不致造成坏证，犹可另易他法以收其效，而无内服不当则贻误病机的流弊。所以吴氏说："自来相戒，误人非必毒药也，所见不真，桂枝下咽，承气入胃，并可以毙，即一味麻黄，一味黄连，一味白术，一味熟地，用不得当，贻害无穷。"（《理瀹骈文·略言》）他认为膏药薄贴是一种有利无弊的疗法，很值得推广应用。但这还不是促使吴氏主张运用外治法的唯一因素，更重要的是，吴氏认为，膏药外贴与内治的方药具有一致的道理。如他说："外治之理，即内治之理，外治之药，亦即内治之药，所异者法耳。"（《理瀹骈文·略言》）"法"是指具体的方法，也就是说，无论内治还是外治，理、方、药三者均同，只是使用的方式方法不同而已。因而他曾推广仲景《伤寒论》《金匮要略》《世医得效方》等方意，认为都可照方用于外治，或择一两味而用之，或于经验中另选单方用之，如遇疑难之症，还"可以自抒其见，不致恐失人情而成坐视"（《理瀹骈文·续增略言》）。因此，吴氏的膏药疗法，已经把内治方法扩大应用到外治法的范围中去了。吴氏之所以注意到膏药外贴的效用，是从《难经·五十二难》"脏病者，止而不移，其病不离其处"的话悟出来的；同时他见到叶天士用"平胃散"炒熨治痢，用"常山饮"炒嗅治疟，变汤剂为外治，均收到良好的效果。这些对吴氏的学术思想都是很有影响的。

膏药疗法的理论根据

吴师机运用膏药等外治百病，在当时曾遭到许多人的轻视，但他认为，膏药外贴与内服药有殊途同归之妙，他是有理论根据的。如他说："凡病多从外入，故医有外治法。经文内取外取并列，未尝教人专用内治也。若云外治不可恃，是圣言不足信矣。矧上用嚏，中用填，下用坐，尤捷于内服。"（《理瀹骈文·略言》）他又说："《内经》用桂心渍酒以熨寒痹，用白酒和桂以涂风中血脉，此用膏药之始。"（《理瀹骈文·略言》）说明外治这种方法的起源是很悠久的。

吴师机还认为，外治法与内服药的所治病证，其病理相同，用药亦可相通，故都须辨证施治。他在书中精选方药、详列治法，如"先列辨证，次论治，次用药。每门以膏为主，附以点、嚏、熏、擦、熨、烙、糁、敷之药佐之……取病之法，亦确乎有据。"（《理瀹骈文·略言》）他认为："药不止走一经、治一症，汇而集之，其统治也固宜。"（《理瀹骈文·略言》）他说："要之，人病不外气滞血凝，及阴有寒湿，阳有燥热而已……病可统而药不可统乎？知其要者，一言而终，制膏药者，亦在乎能握其要而已。"（《理瀹骈文·略言》）吴氏强调，病理可统，用药亦可统。例如外科疾病，阳证则宜内服清凉药物，而外敷亦需清凉之品，如黄连、蒲公英等，即所谓的"热者寒之"；阴证则宜内服温经散寒药物，而外敷亦需温热之品，如桂枝、鹿角霜等，即所谓的"寒者热之"。

吴师机认为，膏药治病，有时较汤药为捷。他举例说："尝有心病神不归舍者，医用'黄连鸡子汤'及'补心丹'等不效，余以膏贴之（即《准绳》'牛心方'加减），而外越之神自敛。又有心病不寐者，医用'心肾汤'等不效，余以膏贴之（即《千金》'龟板方'加减），而阴气复即瞑。诚以服药须从胃入，再由胃分布，散而不聚，不若膏药之扼要也。"（《理瀹骈文·续增略言》）如吴氏治"肾消"和少阴气厥"舌瘖"，用"八味丸"和"地黄饮子"二方为膏贴脐下，都收到一定的疗效。吴氏认为，若服药，须由上焦而达下焦，膏药外贴较为捷径，况且又可引火归元，诚有一法两用的优点。

关于膏药外贴的应用，吴师机指出必须遵守五个原则：一是要察阴阳；二是要察四时五行；三是要求病机；四是要度病情；五是要辨病形。他详引经文，证明膏药外贴的疗效，就是为了"俾人知外治之学，实有根柢"（《理瀹骈文·略言》）；而运用外治法与内治法的原理并无二致，如要掌握好外治，必须"先求其本"，故自"《灵》《素》而下，如《伤寒》《金匮》以及诸大家所著，均不可不读"（《理瀹骈文·略言》）；不能"徒将一二相传有效之方，自矜捷径秘诀"；因此，吴氏反对那种"或知其一，未知其二"（《理瀹骈文·略言》）的医生，反对把膏药疗法简单化、庸俗化了。

总之，把内治的理论同样运用于外治，这是吴师机非常突出的学术主张。

膏药疗法的具体运用

1. 三焦分治法

吴师机认为，外治和内治的原理相同，他主张从三焦论治，即根据不同的病情和部位而加以机动灵活地运用。吴氏说："大凡上焦之病，以药研细末，嚏鼻取嚏发散为第一捷法。"（《理瀹骈文·续增略言》）此外，"尚有涂顶、复额、罨眉心、点眼、塞耳、擦项及肩，又有扎指、握掌、敷手腕、涂臂之法。膻中、背心两处，尤为上焦要穴，治病握总之处；太阳穴则头疼者所必治也。"（《理瀹骈文·续增略言》）"中焦之病，以药切粗末炒香，布包缚脐上，如古方治风寒用葱、姜、豉、盐炒热，布包掩脐上；治霍乱用炒盐布包置脐上，以碗复之，腹痛即止。"（《理瀹骈文·续增略言》）"下焦之病，以药或研或炒，或随症而制，布包坐于身下。"如水肿、小便不通、水泻、疝等，"下部之病，无不可坐，若内服药不能达到，或恐伤胃气者，或治下须无犯上中者，或上病宜釜底抽薪者，更以坐为优。"（《理瀹骈文·续增略言》）此外，又有"摩腰法、暖腰法、兜肚法"（《理瀹骈文·续增略言》），以及"命门、脐下、膝盖、腿弯、腿肚、脚跟、足心诸法"（《理瀹骈文·续增略言》），均属下焦治法范围。

吴师机又认为，这种方法虽分上、中、下三焦而治，如果上焦之证须下治，下焦之证须上治，中焦之证须上下分治，或治中而上下相应的，或须三焦并治的，均不出以上几种治法之外。三焦分治法，是各据不同病情而处理，目的要求达到汗、吐、下、补、散、敛、温、清的作用，促使疾病痊愈。可见吴氏的膏药疗法，并不是机械地运用，而是具有极大的灵活性的。

2. 膏药使用法

吴师机使用膏药，有很多宝贵的经验值得我们重视。如他论膏药的作用时说："一是拔，一是截。凡病所结聚之处，拔之则病自出，无深入内陷之患；病所经由之处，截之则邪自断，无妄行传变之虞。"（《理瀹骈文·续增略言》）其为"拔"、其为"截"，必须有丰富的临证经验才能分别施治。

吴师机对于膏面加药的情况，也有一定的研究。他提出"虑其或缓而无力也，假猛药、生药、香药，率领群药开结行滞，直达其所，俾令攻决滋助，无不如志，一归于气血流通，而病自已，此余制膏之法也。"（《理瀹骈文·续增略言》）

以上说明了膏药疗法的作用和具体运用方法，以及配制方法的关键所在。此外，吴师机尚提出几点应加以注意，也附述如下。

（1）膏药所用的药味，必须气味俱厚的才能得力。如他说："苍术、半夏之燥，入油则润，甘遂、牵牛、巴豆、草乌、南星、木鳖之毒，入油则化。"（《理瀹骈文·略言》）并没有妨碍，炒用、蒸用皆不如生用。

（2）膏药热性的易效，凉性的较差，这是热药性急而凉药性缓的关系；攻的易效，补的较差，这是因为攻药力猛，补药力宽的缘故。但也不可一概而论，如果见到火热之证用凉性的药、极虚之证用补益的药，效果还是很好的，主要还在于辨证施治。

（3）热证也可以用热药。如说："一则得热则行，一则以热引热，使热

卷五　中医各家学说研究

中医各家学说及医案选讲义·宋元明清

2717

外出。"（《理瀹骈文·略言》）"虚证亦可以用攻者，有病当先去，不可养患。"（《理瀹骈文·略言》）前者是本《内经》从治之法，后者为临时斟酌变通之法。

（4）膏药可以寒热消补并用。如说："古汤头治一证，往往有寒热并用者，有消补兼行者，膏药何独不然？《精要》有贴温膏敷凉药之说，足为用膏药者之一诀，推之亦可贴补膏敷消药也，此即扶正以逐邪之义也。若治两证，则寒热消补虽同用，而上不犯下，下不犯上，中不犯上下，更无顾忌。"（《理瀹骈文·略言》）这种错综复杂的治疗方法，完全是根据内治法的规律而来。

（5）膏药贴法，并不限于一穴。如说："治太阳经外感初起，以膏贴两太阳、风池、风门、膻中穴，更用药敷天庭，熏头面、腿弯，擦前胸后背、两手心、两足心（皆取汗），分杀其势……若脏腑，则视病所在，上贴心口，中贴脐眼，下贴丹田；或兼贴心俞与心口对，命门与脐眼对，足心与丹田应。外症除贴患处外，用一膏贴心口以护其心，或用开胃膏，使进饮食，以助其力，可以代内托治外证。"（《理瀹骈文·略言》）

吴师机外治法小结

综上所述，足见吴师机对膏药的使用具有很大的灵活性，他在前人的基础上，已经大大地推进了一步。但是，应该说明，由于膏药外贴于皮肤，药力渗透较为缓慢，应用范围就当有一定的局限性，即不等于说对所有疾病都能有效。为了达到治疗目的，最好采用各种有效的疗法，以收综合治疗之效。吴氏自己也说："总之，内外治皆足防世急，而以外治佐内治，能两精者乃无一失，吾为医家计，不可不备此外治一法，若谓吾薄内治，则吾岂敢。"（《理瀹骈文·略言》）可见吴氏的治学态度和方法，还是比较端正而客观的。

关于外治法的运用，祖国医学文献中虽有很多记载，但专门用外治法广泛治疗各种疾病的，则当以吴师机为创始。他所应用的方法，主要是膏药疗法，其次是温热疗法（围罐发汗，煅炕出汗，熨斗，铁熨，热砂熨，瓶熨，热瓶吸，火熏）；水疗法（水浴疗，水渍暖疗，热水熏蒸疗，冷水疗）；蜡疗法（黄蜡加热敷患处）；泥疗法（净黄泥调水敷）；发疱疗法（蒜泥敷，使局部发疱）。这些疗法，都有一定的疗效，也是合乎现代医学原理的。临证为了控制疾病的发展而采取多种疗法，是非常必要的。因此，我们对于吴氏的外治法，特别是他的膏药疗法，应当在原有基础上加以研究提高，以补汤药、针灸等法之不足，而使其更有效地为人类服务。

唐宗海

唐宗海，字容川，清末四川彭县人。唐容川很早就钻研医学，他的治学特点是"好古而不迷信古人，博学而能取长舍短"。唐容川曾想采用西方医学来说明中医的基本理论，以达到所谓"中西汇通"的目的。但终因限于历史条件，并未真正达到汇通的目的。不过应该承认，唐氏的学术和经验还是比较丰富的，尤其对于血证的论治，很有成就。所著《血证论》一书，流传既广，影响亦大。兹就其主要内容，分述如下。

气血关系的阐述

人身气血各具阴阳之性而互为其根，以维护形体之健康，气血失调则阴阳不和而诸病蜂起，所以唐容川论治血证，首先就阐述气血的相互关系，以为论治各种血证的理论基础。

1. 气血的生成

唐容川认为，人体的一切生理活动，都是阴阳二气不断地运动所形成的，阴阳就是水火，而水火又是化生气血之源。如他说："阴阳二字，即是水火。……水即化气，火即化血。"（《血证论·阴阳水火气血论》）唐氏所说的"水"，系指肾水或膀胱之水而言。他认为，"气"是阳热蒸腾膀胱之水所转化的，气若不足，津液就不能上腾下输营溉全身；水若停蓄不化，气也就郁遏不畅，不能温煦百骸。他把这一关系概括为："气生于水，即能化水，水化于气，亦能病气。"（《血证论·阴阳水火气血论》）唐氏所说的"火"，是指人体一切热力而言。他认为，皮肤之所以固密，肌肉之所以温暖，水谷之所以腐熟消化，都是这种热力的作用。而这种热力是发生于心的。脾胃在这种热力的推动下，才能分化和吸收水谷的精华，经心的火化，而变为血液。所以他概括为："火者，心之所主，化生血液，以濡周身。"（《血证论·阴阳水火气血论》）这说明，"气"生于肾水，"血"生于心火。心火下降，肾气才能蒸发，肾气蒸发，才能腐熟水谷，奉心化血。这样，心、肾二脏，一阴一阳，一升一降，互相生化，运动不息，才能使人体气血生成无已。同时他认为，心肾升降的枢纽在于脾，他说："血生于心火而下藏于肝，气生于肾水而上主于肺，其间运上下者脾也。"（《血证论·阴阳水火气血论》）唐氏的这一认识，和李杲以脾胃为升降枢纽的论点大致相同。但李氏重点在阐发内伤，故偏重脾阳的升发方面；而唐氏重点在论述血证，则兼顾到脾阴的滋降方面。这是他们的不同之处。

2. 气血的作用

气和血是支持人体生活机能的主要物质，中医学认为二者是相互为用的，气离开血或血离开气，都不能发挥其应有的功能。如血的运行依赖于气的统率，而气的宁谧温煦又依靠血的濡润；血液运行不息，才能输布营养于全身各部，阳气宁谧，才能维持人体的正常活动；假使血不运行便成瘀血，气不宁谧便为躁气或浮气；"瘀血"和"躁气"都是病气，而血之所以瘀阻，原在于气的不行，气之所以不能宁谧温煦，则在于血的不濡；所以气盛或气乱时，可以迫血妄行，血瘀或血滞时，也可以使气郁遏。这说明，气的盛衰能影响血，而血的虚实也能影响气。

唐容川对气血的作用阐发得极为透彻。他说："运血者即是气，守气者即是血。气为阳，气盛即为火盛；血为阴，血虚即是水虚。"（《血证论·阴阳水火气血论》）又说："气为血之帅，血随之而运行。血为气之守，气得之而静谧；气结则血凝，气虚则血脱，气迫则血走。"（《血证论·吐血》）由此可见，血气的相互影响，和则俱和，病则俱病，二者之间，只能相得，不能相失。《素问·至真要大论》所说"疏其血气，令其调达，而致和平"的意义也就在此。

血证的病理变化

唐容川既认识到气和血的密切关系，因而认为血病的发生和气的变化分不开，而气的变化情况各殊，对血发生影响而导致的病变也就不同，因而他对各种血证的发病机理，都做了细致的分析，大致可分以下几方面。

1. 气逆或气盛所形成的血证

（1）**吐血**：吐血的根源往往不离乎阳明胃经，因为被称为血海的冲脉正属阳明经所隶，而阳明又为多气多血之经，如冲脉之气上逆，胃气不能下行，血必随之上逆而出，这就是吐血的病机。故唐容川对吐血病的治疗，总以"调胃降气"为主要方法。

（2）**咳血**："咳"是气病，肺主气，故咳血属肺。造成这种病变的原因有两种情况：一种属于实邪，如外感郁遏肺气，郁久化火，火热熏肺，使人咳嗽，咳久而震动脉络的血液，就形成咳血；另一种属于阴虚，肺中津液不足，阴虚生火，火邪熏肺，不能行肃降之令，血亦随咳而出。无论实证或虚证，都是肺气不能清肃下降的结果。所以唐容川说："肺之气下输膀胱，转运大肠，通调津液而主制节，制节下行，则气顺而息安，若制节不行，则气逆而咳。"（《血证论》）

（3）**咯血**："咯血"常为肾气不能潜纳所致。肾气潜纳，则能蒸化膀胱之水而为津液，否则膀胱之水随火上泛而成痰。肾火妄动，损伤胞室之血，随痰上泛便成咯血。唐容川说："所谓咯血出于肾者，乃肾气不化于膀胱，水沸为痰而惹动胞血之谓也。"（《血证论》）此外，如呕血，唐氏也认为是胃气上逆之故。呕血除受肝胆的影响而外，其余和吐血的病理大致相同。

气盛就是火盛，所谓"气有余，便是火"就是这个道理。火过盛则迫血妄行，这种病中医学称作"血热妄行"，如鼻衄、眼衄、耳衄、齿衄、脑衄等病，都属于这一范围（气虚不摄者例外）。唐容川认为，这种病的形成，是阳气壅闭的结果。他说："春夏阳气，本应开发，若一郁闭，则邪气壅而为衄。"（《血证论·鼻衄》）阳气郁则生热，热甚则迫血上逆而为衄血。这和《内经》所说"天暑地温则经水沸溢"的理论是一致的。

2. 脾不能统摄的血证

（1）**升降失调的关系**：人体的正常活动，必须是清阳上升浊阴下降，血气才能正常的循行不息，而主宰这清浊升降的枢纽在于"脾"。唐容川说：

"其气（指脾）上输心肺，下达肝肾，外灌溉四旁，充溢肌肉，所谓居中央畅四方者如是；血即随之运行不息，所谓脾统血者亦即如是。"（《血证论·唾血》）假若脾气损伤形成"清气遏而不升，浊气逆而不降"的局面，血液就会上溢或下渗而变生各种出血病证。

（2）**元气不摄的关系**：气既为血之帅，因此必须元气充足才能统摄血行，血液才能按照正常途径循行不已。假若脾肾虚损，元气不能统摄，血液也会泛滥旁溢，而发生各种血证。所以唐容川说："人身之生，总是以气统血。"又说："血之运行上下，全赖乎脾。"（《血证论·脏腑病机论》）这两种病变，都是由于脾胃虚弱所致。所以唐氏在治疗上也都以补脾为主。他认为，脾气一健，升降作用自能恢复；升降正常，元气充畅，则血液自能循经运行。

临证所见有些失血患者，如衄血、吐血、便血等，特别是妇女血崩证，用凉血止血药不效，改用培补脾胃、引血归经的药物，如"归脾汤""补中益气汤"等，往往可以获得显著效果，就是这个道理。

3. 血病对气的影响

气病既能影响血，血病当然也能影响气，所以唐容川说："气病则累血，血病则累气。"他认为，由血病而影响气的病变，大致可分"气脱"和"气滞"两种。

（1）**气脱**：如上所说，气的宁谧温煦是依靠血的涵濡洒陈，说明血虽然以气为统帅，而气亦必以血为宅窟。如果没有血的涵濡洒陈，气就不能宁谧而失去温煦则易浮越于外。浮越于外的气，就容易耗散或脱亡。所以出血过多的患者，往往会出现汗泄、气喘等虚脱症状，这就是"血脱气散"的证验。特别是产后或血崩的患者，更容易出现这种现象。唐容川在《血证论·产血》中指出，产后"汗出气喘"是血脱气散之危证。他并阐明其病机是"营血暴竭，卫气无依"的结果。这就提示我们在临证时，对这种病变必须予以足够的重视。

（2）**气滞**：血脱的时候，能使元气耗散，而血液瘀滞的时候，也能使气机阻遏，血瘀阻气在病理变化上非常复杂。唐容川说："着而不和（指血而言），必见疼痛之证，或流注四肢，则为肿痛，或滞于肌腠，则生寒热。凡有所瘀，莫不壅塞气道，阻滞生机，久则变为骨蒸、干血、痨瘵。"（《血证论·吐血》）在临证时，见有瘀血的患者，往往出现疼痛的症状，正是血凝气阻的缘故。血瘀既能壅塞气道，气道壅塞，血液就更不畅通，发生疼痛或肿痛，这是可以理解的。瘀血不仅能壅遏气机，还能影响新血的滋生，新血不生，气机就更不畅利，气机越不充畅，血液也就越不滋生，这样，骨蒸、干血、痨瘵诸病变便随之而发生了。

4. 各脏腑对血证的影响

统摄血行虽属于脾的功能，但不能说血证与其他脏腑毫无关系。咳血病虽涉及肺的病变，但唐容川指出，胃中积热火盛乘金气上而咳，或由肝之怒火上逆而咳，这就是说"咳血"不单纯是肺的病变，而有时是受到"胃热"或"肝火"的影响。"咯血"虽涉及肾的病变，但水火互根，肾病可及心，心病亦能及肾，故有心经火旺而血脉不得安守，因而可咯出血丝来。"唾血"固常由脾不摄津引起，但如清晨唾血，每早初醒血溢满口，如属实证，则多由肝不藏血，卧后血不归经使然。"鼻衄"固多由于肺不清肃导致，但鼻根上接太阳经脉，鼻孔下夹阳明经脉，因而太阳热郁不能发泄于外，以及阳明燥气上扰于鼻，都能令人鼻衄。等等，凡此五脏六腑、十二经脉，无不有其相生相主、阴阳表里上下络属的关系。唐氏在这些方面，都做了较细致的阐发。

总的说来，唐容川特别重视肝脏的影响。因肝旺则克脾，而脾为统血之脏，脾受克则不能统血，即容易形成血证，这是一个很主要的病机；肝又主怒，怒则火盛而气逆，反侮肺金，使肺气不能清肃下行，肝性喜条达，失于条达则抑郁，郁则生火，火盛气逆，也使肺气不能清肃，这是形成血证的另一原因；肝主藏血，肝脏发生病变，则不能藏血，也容易形成失血病。所以唐氏强调肝脏对血证的影响是有一定道理的。

血证的治疗方法

1. 血证治疗原则

气血在人体相依为用，如气血失调而病，便当调和气血。因而唐容川治血证，便以"调气和气"为主要原则，并以"和法"为治血病的第一良法。他说："表则和其肺气，里者和其肝气，而尤照顾脾肾之气，或补阴以和阳，或损阳以和阴。"(《血证论·用药宜忌论》)

总之，无论补或泻，都是要使气血调和，恢复其正常机能。在具体措施上，则根据不同病变采用不同方法，大致可分为"调气"和"补气"两种方法，而"调气"又包括"降逆"和"泻实"两个方面，凡属于气逆的，则以降逆为主。如唐容川说："治病之法，上者抑之，必使气不上奔，斯血不上溢，降其肺气，顺其胃气，纳其肾气，气下则血下，血止而气亦平复。"(《血证论·用药宜忌论》) 这虽是他为吐血而设之法，但治疗咳血、咯血，也离不开这个原则。如对咳血的治疗，他提出或疏表以清肺，或滋阴以养肺，都是要使肺气清肃下行，以达到"气下则血下"的目的。所以他说："止血之法虽多，而总莫先于降气。"(《血证论·吐血》)

至于气实的病变，则以泻实为主，他认为"气盛即火盛"，泻其实即泻其火，火不上炎，血便不再上逆，他以"大黄黄连泻心汤"为治吐血的主方，就是从泻火逆而立法的。如因气虚不能统摄的病变，则用补气的方法，而补气中又分补虚和升陷两种。补虚是以培补脾气为主，因脾主统血，脾气健旺，自能统摄血行，脾虚不摄的，用"归脾汤"，大虚者可用"十全大补汤"；升陷是以升举元气为主，凡由于元气下陷，血随气下而失血的，就使用这种方法。如他说："崩中虽是血病，而实则因气虚也，气下陷则水随而泻，水为血之侣，气行则水行，水行则血行，宜服补气之药以升其水，水升则血升矣，补中益气治之。"(《血证论·崩带》)

脾虚不能统摄和气虚下陷的不同点是：脾虚者，上下失血的病变都可能出现，而气下陷者，则仅出现下窍出血。所以唐容川对吐血、唾血等上窍出血的疾病，都有使用"归脾汤"或"养荣汤"治疗的论述，而"补中益气汤"则仅在下窍出血的病变中使用。

2. 血证治疗措施

唐容川在治疗的具体措施上，提出止血、消瘀、宁血、补血等四个步骤。唐氏认为：在出血特别是大出血的时候，往往气随血脱，"此时血之原委，不暇究治，惟以止血为第一要法"(《血证论·吐血》)；在血止以后，则急需祛瘀，因其离经未出之血已失去生理作用而成瘀血，若不及时祛除，则壅而成热，或变为痨，或结瘕刺痛，时间久了就会变证百出，故以消瘀为第二法；在血止消瘀之后，其气血的循行，还不能安谧平静，往往隔几天和十几天以后又复出血，必须及时安定其气血，才能巩固疗效，如他说："其血复潮动而吐者，乃血不安其经常故也。必用宁之之法，使血得安乃愈。"（《血证论·吐血》）故以宁血为第三法；出血以后，由于脱血的原因，往往出现阴虚症状，阴虚则阳无所附，久则阳气亦虚，故以补虚为善后收功的要法。

唐容川在止血法的主张上，不仅要止其溢出之血，而更重要的是止其经脉中未曾溢出之血。因出血的患者，各经脉中的血液，都受到波动而随势外溢，必须止其经脉之血使不外溢，才能达到止血的目的。他说："所谓止血者，即谓此未曾溢出，仍可复还之血，止之使不溢出，则存得一分血，便保得一分命。"（《血证论·吐血》）这说明，唐氏所主张的止血，是具有"调气宁血"的意义。

唐容川在消瘀的主张上，不仅注重于瘀血的祛除，而更重要的是要照顾到新血的滋生。他认为，如果不能使新血滋生，瘀血也不能尽去，因此祛瘀和生新应当同时并重。如他说："抑思瘀血不行，则新血断无生理……然又非去瘀是一事，生新另是一事也。盖瘀血去则新血已生，新血生而瘀血自去，其间初无间隔。"（《血证论·男女异同论》）说明他在祛瘀的同时，已寓有补虚的作用。

3. 方药的运用

唐容川在方药的选择上，他首先是根据发病情况和所属脏器来确定方药的。如他认为，吐血病属于胃，因而对吐血病的治疗，便以阳明为主而选用"大黄黄连泻心汤"。他说："方名泻心，实则泻胃，胃气下泄，则心火有所消导，而胃中之热气，亦不上壅，斯气顺而血不逆矣。"（《血证论·吐血》）他认为，"大黄一味，能推陈致新，以损阳和阴"（《血证论·吐血》），对气盛或气逆的出血证极为适宜。又如肠风下血，在《内经》称为"久风"，久则邪气内陷，治疗时必须使"内陷之邪，上升外达"（《血证论·便血》），所以唐氏选用"葛根黄连黄芩汤"为主方，而加以和血疏散药物，如"荆芥""当归""柴胡"等。唐氏并总结出"吐衄必降气""下血必升举"的治疗原则。但所谓"升举"，不仅指"补中益气"而言，凡开提疏发都属于升举的范围。

此外，还当重视发病原因和脏器的相互影响。如他在《血证论·吐血》中指出：审系瘀血不行而血不止者，就以"血府逐瘀汤"为主方；因于醇酒厚味者，就以"白虎汤"为主方；因于外感的，就以"麻黄人参芍药汤"或"小柴胡汤"为主方；因于瘟疫伏热者，则以"升降散"或"犀角地黄汤"为主方；因于劳倦饮食伤脾者，则以"归脾汤"为主方；若脾经虚火，生痰带血，则宜"逍遥散"加"寸冬""藕节""蒲黄"；若肝经虚火，生痰带血，亦宜"逍遥散"加"山栀""五味"等。所有这些方法，对今天治疗血证仍有很大的启发。

唐宗海血证论小结

综上所述，可以看出，唐宗海对血证的认识是比较全面的。他之所以能如此，正是和他博学且能取长舍短的治学态度分不开的。如他对李东垣的认识是："李东垣后，重脾胃者，但知宜补脾阳，而不知滋养脾阴，脾阳不足，水谷固不化，脾阴不足，水谷仍不化也。"(《血证论·男女异同论》) 他对朱丹溪的认识是："朱丹溪治病以血为主，故用药偏于寒凉，不知病在火脏宜寒凉，病在土脏宜甘缓也。"(《血证论·阴阳水火气血论》) 此外，他对黄元御、陈修园等，也都有正确的认识，并受到一定的影响。说明唐容川对各家学说都能吸取其精华，同时也指出其不够的方面，他就是这样总结前人经验来丰富自己的学识的。

中医各家学说及医案选

中级讲义　1961年

编写说明

中华人民共和国卫生部为了解决中医学校的教材问题,于1960年3月间在上海召开中医高级教材审查会议期间,组织北京中医学院、南京中医学院、上海中医学院、广州中医学院、成都中医学院等五个中医学院编写一套中医中级教材。并对这套中医中级教材的编写目的、基本内容要求,做了明确的指示。各学院按照指示精神,分头积极进行编写。同年9~10月间各学院先后编成初稿,分发各地中医学院、中医专科学校、中医学校征求意见。经汇集整理后,又做了一次全面的修改。卫生部遂于1961年4~5月间在成都召开了中医中级教材审查会议。在这次会议中,除了有主编单位的代表参加外,并有河南、安徽中医学院,苏州、芜湖中医专科学校,重庆、烟台、石家庄、河间、复县、博罗等中医学校,江阴卫生学校,晋江医士学校的代表参加,经反复讨论,修订审定后,交由人民卫生出版社出版,作为当前中医学校、卫生学校中医班、中医学徒班的试用教材。

本试用教材,计有:中国医学史中级讲义、语文讲义、内经中级讲义、中药学中级讲义、中医方剂学中级讲义、伤寒论中级讲义、温病学中级讲义、中医诊断学中级讲义、中医内科学中级讲义、针灸学中级讲义、中医外科学中级讲义、中医伤科学中级讲义、中医妇科学中级讲义、中医儿科学中级讲义、中医眼科学中级讲义、中医喉科学中级讲义、中医各家学说及医案选中级讲义等。

本试用教材的各科内容,是根据中医学校的教学实际情况,用现代语言叙述了中医的基本理论知识和临证经验,并密切地注意了各科之间的有机联系和理论联系实际的问题,务求达到系统、简明的基本要求,以适应当前中医学校教学上的需要。

由于我国医学科学和医学教育事业正在迅速发展,中西医结合研究的新成就和教学实践中的新经验,正在不断增长,因而,本试用教材必须随时修订、补充,并加以提高,使之逐步成为合乎教科书水平的中医中级教材,更好地为社会主义建设服务。为此,热望全国中西医教师们、各地读者们多提宝贵意见,共同完成这项光荣任务。

中医中级教材审查会议

1961年5月

绪　言

　　祖国医学的历史很久。早在春秋战国时期的医学家，运用古代朴素的辩证唯物观点，成功地总结了劳动人民与疾病做斗争的医疗经验和理论知识，给祖国医学奠定了理论基础。自此以后，历代医家在这基础上，通过反复实践，又积累了很多宝贵经验，并出现了许多具有独特见解的学说，使祖国医学的内容也就更加丰富多彩。

　　祖国医学的学术思想和理论原则，由于经过长期医疗实践，在理论方面和医疗技术方面，都有了很大的发展。因此，系统地学习和研究各家学说和医案，对进一步深入掌握祖国医学理论和医疗经验，提高业务水平，更好地为劳动人民的保健事业服务，是有其重要意义的。

　　有关《内经》、《伤寒论》、"温病"的基本理论，以及研究这些理论的各家学说，因各有专门课程，本讲义不再重复外，根据教学需要，选择了宋代以后，具有代表性的一十三位有名医家，扼要地介绍了他们的学术见解、重要成就及其宝贵的医疗经验，务期通过学习有助于临床应用，并为今后进一步深入学习各家名著，打下一定的基础。

任应秋
医学全集

钱　乙

钱乙，字仲阳，宋，东平人，约生于公元 1023－1104 年。他是一位有名的儿科学家。所著《小儿药证直诀》，是我国医学史上较早的一部儿科专书。他的学术成就很大，最主要的有如下两个方面：

一、五脏辨证法则

脏腑辨证法，在钱氏《小儿药证直诀》以前，《内经》《难经》《金匮要略》《中藏经》《千金要方》等，虽然都已有了记载，但是这些书籍所记的内容，大都侧重于成人杂病方面的辨证，很少提到小儿的疾病。钱氏从丰富的临床经验中体会到小儿脏器柔弱，易虚易实，易寒易热，一生疾病，所反映的内脏症状，尤为繁复。因此，根据阴阳五行、藏象等学说，结合自己心得，总结出一套以五脏为纲的儿科辨证法则。这套辨证法则的使用，比较广泛，它并不局限在内伤杂病，而且也适合于六淫外感诸疾。兹将钱氏五脏辨证法则的主要内容分叙如下：

1. 心脏方面的辨证

心为火脏，主宰神明，如心脏发生病变，极易发生惊悸。若为邪热所扰，轻则常见身热，口渴喜饮；重则热甚生风，出现哭叫、抽搐等邪气有余的症状。如果阴血不足，心失所养，则出现心神不安、悸动不宁等诸虚不足之象。所以钱氏以"多叫哭，惊悸，手足动摇，发热饮水"（见《小儿药证直诀·五脏病》）等症状作为心病的主症，并进一步辨别了心病的虚实。他说："心主惊，实则叫哭发热，饮水而摇（一作搐）；虚则卧而悸动不安。"（《五脏所主》）

2. 肝脏方面的辨证

肝为木脏而主筋，表现在声为呼，在窍为目。因此，肝病阳热有余，每见目瞪直视，大声呼叫；肝阴不足，筋脉失养，则现颈项强急，转侧不利等症状。肝气抑郁不舒,则时发呵欠,甚而肝气郁闭,亦可突然闷乱,昏不知人。若肝阴不足而肝阳偏胜已极,则往往变生虚风,出现咬牙啮齿等一类状似有余之象。肝热则气盛,气盛则风动,外现抽风、发搐等症;湿盛则肝气内郁,虚风内动,发生头目晕眩。所以钱氏便把"哭叫目直,呵欠烦闷,项急"等症状,作为肝病的主症,并进一步辨别了肝病的虚实。他说:"肝主风,实则目直大叫,呵欠项急,顿闷;虚则咬牙多欠气,热则外生气,湿则内生气。"(《五脏所主》)这里所说的"气",是指肝脏所生的风气而言。

3. 脾脏方面的辨证

脾为土脏,能为胃运行津液而主四肢肌肉。若脾湿太过,运化机能发生障碍,则肢体必因缺少谷气的濡养而感到沉重、困倦、神疲、嗜卧。若既有蕴湿,又有邪热,湿热交蒸,则外现遍身发热,内现口渴不思饮食。脾虚不运,清气不升,则下趋而为泄泻;浊气不降,则上逆而为呕吐。若脾气既虚,又为肝木所侮,则必发为慢脾惊一类的虚风。所以钱氏指出脾病的主症:"脾病,困睡泄泻,不思饮食。"(《五脏病》)并又进一步辨别了脾病的虚实。他说:"脾主困,实则困睡,身热饮水;虚则吐泻生风。"(《五脏所主》)

4. 肺脏方面的辨证

肺为金脏而主气。肺气有余,则气满而闷乱喘促;不足则气虚而气短。肺有热则口渴欲饮,热不甚或有痰饮停蓄于里,则口不欲饮。肺气虚极,失却肃降之职,则气息出多于入。所以钱氏指出肺病的主症说:"肺病,闷乱,哽气,长出气,气短,喘息。"(《五脏病》)并进一步辨别了肺气的虚实。他说:"肺主喘,实则闷乱喘促,有饮水者,有不饮水者;虚则哽气,长出气。"(《五脏所主》)

5. 肾脏方面的辨证

肾为水脏而主藏精,肾之精上注于瞳子。故肾病精不上注于目,则目无精光而嗜暗畏明。肾主骨,精不内渗于骨,则骨节沉重。因此钱氏以"无精光,畏明,体骨重"(《五脏病》)为肾病的主症。小儿真阳未盛,真阴未充,所以肾病一般多虚证,惟有疮疹黑陷属实,因为黑陷是疮疹毒归于肾,引起

水邪充斥的结果。所以钱氏又说："肾主虚，无实也，惟疮疹，肾实则变黑陷。"（《五脏所主》）

钱氏的五脏辨证法则，虽然很强调五脏的分证，但同时也很重视五脏四时的相互关系。例如肝病发于秋，他认为肝强反侮肺，治宜补肺泻肝；肺病发于春，是肺强乘肝，治宜泻肺；心病见于冬，是心强反侮肾，法当补肾治心；肾病见于夏，是肾邪凌心，法当治肾等诊治法则。这些都说明五脏是相互联系的整体，并反映了四时五行对人体的影响。不过应该注意，钱氏这一五脏相胜的诊治法则的运用，必须全面参合脉证，进行辨证，才能得出正确的结论。钱氏的五脏辨证学说，虽然来源于《内经》《难经》诸书，但从他所阐述的五脏辨证内容来看，已比前人所叙述的，更为简明精当，便于临证运用。这正是他发展和丰富了前人理论经验的地方。

二、调制方剂的特点

宋代医家，每多习用香燥之药，钱氏认为小儿为稚阳之体，阴气未盛，阳亦柔弱，过用香窜之品，不但能够损伤阴液，而且易于耗散阳气，因而促使他对柔润方药的应用做了很多的研究。例如用地黄丸治疗肾虚失音、囟开不合；泻白散治疗肺不肃降、气急喘嗽；导赤散治疗心热咬牙、小便短赤；阿胶散[1]治疗气粗喘促；白术散治疗呕吐泄泻、精液苦竭、烦渴但欲饮水等。都可看出他善于使用柔润方药的手法。

钱氏辨证既以五脏为纲，又体会到小儿脏腑柔弱，易实易虚，易寒易热，故在治疗方面时刻能照顾到五脏的寒热虚实，并创制了很多的方剂，以供临证补虚泻实之用。如肝实有泻青丸[2]，肝肾虚有地黄丸，心实有导赤散、泻心汤[3]，心虚有安神丸[4]，脾实有泻黄散[5]，脾虚有益黄散[6]，肺实有泻白散，肺虚有阿胶散。这都说明了钱氏在创制方剂上是有他一定成就的。

钱氏的医学成就和学术思想，对后世医家是很有影响的，例如推崇他的儿科成就最力的，则有明代的薛铠、薛己父子。喜用他所制五脏补泻诸方的，则有宋末的易州张元素。他从金匮肾气丸变化而来的六味地黄丸，给后来倡导养阴的学派起了一定的启发作用，像朱丹溪的大补阴丸、补阴丸，都是由此方蜕化而成的。薛立斋曾将六味地黄丸看作是治疗肾阴不足所造成的病证的要方；赵养葵又把本方视为补养命门真水的圣剂。于此可见，钱乙学术思想的影响，不仅限于儿科范围，即对内科治疗的发展，亦起到了一定的促进作用。

钱氏在医学上虽有很多的成就，但也存在着一定的缺点。如他所说的"肾主虚"，仅仅提到了肾阴虚的一面，并没有指出肾阳虚的处理方法，这显然是由于他过分强调小儿稚阳，力主忌用温燥而产生的偏见。所以后人大都认为钱氏倡导柔润，给后世养阴学派开辟了先河。

医　　案

惊搐

皇都徐氏子，三岁，病潮热。每日西则发搐，身微热而目微斜，反露睛，四肢冷而喘，大便微黄。钱与李医同治。钱问李曰：病何搐也？李曰：有风。何身热微温？曰：四肢所作。何目斜露睛？曰：搐则目斜。何肢冷？曰：冷厥必内热。曰：何喘？曰：搐之甚也。曰：何以治之？曰：嚏惊丸鼻中灌之，必搐止。钱又问曰：既谓风病，温壮搐引，目斜露睛，内热肢冷，及搐甚而喘，并以何药治之？李曰：皆此药也。钱曰：不然，搐者肝实也，故令搐；日西身微热者，肺热用事，肺主身温且热者，为肺虚，所以目微斜；露睛者，肝肺相胜也；肢冷者，脾虚也。肺若虚甚，用益黄散、阿胶散。得脾虚证退，后以泻青丸、导赤散、凉惊丸[7]治之。后九日平愈。（《小儿药证直诀》案十一）

按：本案是虚实夹杂的惊搐病。如潮热抽搐，固是实的现象，但热并不太重，又以目微斜、露睛、四肢冷而喘、大便微黄等症来说，显然又是属于脾肺两虚。证由肝木有余乘袭脾土反侮肺金所致，故钱氏用益黄散、阿胶散，先补脾肺之虚；又用泻青丸、导赤散，再泻心肝实火。泻心火是实则泻子的意思。复以凉惊丸佐泻青、导赤两方，则于凉肝清心之中，兼备祛风、定搐、宣窍、醒神等作用，设想颇为周到。

肺热

东都张氏孙九岁，病肺热，他医以犀、珠、龙、麝、生牛黄治之，一月不愈。其症嗽喘闷乱，饮水不止，全不能食，钱氏用使君子丸、益黄散。张曰：本有热，何以又行温药？他医用凉药攻之，一月尚无效。钱曰：凉药久则寒不能食，小儿虚不能食，当补脾，候饮食如故，即泻肺经，病必愈矣。服补脾药二日，其子欲饮食，钱以泻白散泻其肺，遂愈。张曰：何以不虚？钱曰：先实其脾，然后泻肺，故不虚也。(《小儿药证直诀》案七)

按：嗽喘闷乱而又饮水不止，是肺经有热之象。服凉药一月，非但没有好转，反而不思饮食，这是因为寒凉过度，损伤脾阳的缘故。脾阳一虚，则运化失职，水谷精气不能上输于肺，则肺阴不足。兼之内热持续不退，不断损耗津液，所以口渴饮水不止。据此可知，此病本在肺，经一月误治伤脾。所以钱氏先用使君子丸、益黄散补脾，等到脾的运化正常，饮食增加，再用泻白散清其肺经蕴热而愈。这是培土生金，治病求本之法。

脾虚发热

朱监簿子五岁，夜发热，晓即如故。众医有作伤寒者，有作热治者，以凉药解之不愈。其候多涎而喜睡，他医以铁粉丸[8]下涎，其病益甚，至五日，大引饮。钱氏曰：不可下之。乃取白术散末一两煎汁三升，使任其意取足服。朱生曰：饮多不作泻否？钱曰：无生水不能作泻，纵泻不足怪也，但不可下耳。朱生曰：先治何病？

钱曰：止渴治痰，退热清里，皆此药也。至晚服尽，钱看之曰：更可服三升。又煎白术散三升，服尽得稍愈。第三日又服白术散三升，其子不渴无涎。又投阿胶散二服而愈。(《小儿药证直诀》案十二)

按：夜间发热，白天不热，显然不是外感的发热。所以前医作伤寒或温热治疗，病不减退。喜睡既是脾虚土困，多涎又是脾不转输，水湿上泛。明明都是脾气虚弱的征象，前医反用铁粉丸下涎，重虚脾气，故使病情更趋恶化。钱氏用七味白术散，以培补脾土，升发胃气，使脾胃运化功能恢复，则虚象逐渐减退，发热亦不治而自愈。再用阿胶散以善其后，病变也就得到根本解决了。

为了便于查对，将文中提到的不常见的处方，引载如下，以下各篇也做同样处理。

【注释】

[1] 阿胶散（又名补肺散，《小儿药证直诀》）：阿胶一两五钱　黍粘子　甘草（炙）

各二钱五分　马兜铃五钱（焙）　杏仁七个（炒）　糯米一两（炒）　上为末，每服一二钱，水一盏，煎至六分，食后温服。

　　[2] 泻青丸（《小儿药证直诀》）：当归　龙脑　川芎　山栀仁　川大黄　羌活　防风　上等分为末，炼蜜和圆，如芡实大，每服半圆至一圆，煎竹叶汤同砂糖温水化下。

　　[3] 泻心汤（《小儿药证直诀》）：黄连一两　去须为末，每服五分，临卧温水下。

　　[4] 安神丸（《小儿药证直诀》）：马牙硝　白茯苓　麦门冬　干山药　甘草　寒水石（研）各五钱　龙脑一字（研）　朱砂一两（研）　上末之，炼蜜为圆，如芡实大，每服半圆，砂糖水化下无时。

　　[5] 泻黄散（又名泻脾散，《小儿药证直诀》）：藿香叶七钱　山栀仁一钱　石膏五钱　甘草三两　防风四两（焙）　上为细末，每服一钱至二钱，水一盏，煎至五分，温服清汁，无时。

　　[6] 益黄散（又名补脾散，《小儿药证直诀》）：陈皮一两　丁香（二钱）一方用木香　诃子（去核）　青皮　甘草（炙）各五钱　上为末，三岁儿一钱半，水半盏，煎三分，食前服。

　　[7] 凉惊丸（《小儿药证直诀》）：草龙胆　防风　青黛各三钱　钩藤二钱　黄连五钱　牛黄　麝香　龙脑各一字　面糊圆粟米大，每服三五丸，金银花汤下。

　　[8] 铁粉丸（《小儿药证直诀》）：水银砂子　轻粉各二分　朱砂　铁粉各一分　天南星（制末）一分　上同研，水银星尽为度，姜汁面糊圆粟米大，煎生姜汤下十圆至十五圆、二三十圆，无时。

刘完素

　　刘完素，字守真，宋，河间人（今河北省河间县），后人称他为刘河间。约生于1110－1200年。他对《内经》五运六气学说很有研究，所以他的学术思想，多半是从运气学说阐发出来的。著有《素问玄机原病式》《宣明论方》等书。

一、对五运六气的认识和运用

　　五运六气，是古人在生活和生产中，通过反复实践，不断认识，根据自然环境的四时气候变化规律，总结出来的一种学说。人们生存于自然界中，随时会受到自然环境变化的影响，特别是气候变化的影响。因而古代医家便根据自然气候变化的规律，进一步对人体疾病的发生和发展做了研究。这就是《内经》论述五运六气的基本内容。刘氏对运气学说的阐发，主要有下列两个方面。

1. 对五运六气的认识

刘氏在"人与天地相应"的思想指导下，认识到气候的变化，对人体疾病的发生、发展，有着极其密切的关系。因而他主张研究医学，必须研究运气学说。但他又不同意脱离实际地进行研究，如某运主时，多生某疾；某气主令，必发某病等研究方法。他以为这样的研究，其结果则往往一无所验。刘氏承认运气分主四时确有一定的规律，如大寒至春分属风木，故多风而温和；春分至小满属君火，故气候温暖；小满至大暑属相火，故气候炎热；大暑至秋分属湿土，故雨水多而湿热盛；秋分至小雪属燥金，故凉爽而干燥；小雪至大寒属寒水，故气候严寒。这是六气分主四时的正常规律。人体受到这些气候变化的影响，固然有可能发生一些季节性的疾病，但气候有时也并不完全按照时令而变迁，如春应温而反热，夏应热而反凉，秋应凉而反寒，冬应寒而反温；或春反寒，夏反温，秋反热，冬反凉等。人体受到这种反常气候的影响，也会发生一些非季节性的疾病。所以他说："五运六气千变万化，冲荡击搏，推之无穷，安得失时而便谓之无也。"（《素问玄机原病式》五运主病）因此，刘氏研究五运六气，主要是用来认识疾病、治疗疾病，并不是用以固定疾病、限制疾病。正如他说："医者唯以别阴阳虚实，最为枢要，识病之法，以其病气归于五运六气之化，明可见矣。"（《素问玄机原病式》序）

2. 五运六气和生理病理的关系

刘氏认为人身脏气常随四时五运六气的变化而变化。他指出人与运气相应的正常情况是：在人体为肝，在五运为木，在六气为风（温）；在人体为心，在五运为火，在六气为热；在人体为脾，在五运为土，在六气为湿；在人体为肺，在五运为金，在六气为燥（清）；在人体为肾，在五运为水，在六气为寒。若发生了病变，则各脏气往往会一反其寒热温清的本性，如"肺本清，虚则温；心本热，虚则寒；肝本温，虚则清；脾本湿，虚则燥；肾本寒，虚则热"（《三消论》）。刘氏把五运六气和五脏性能联系起来，并以寒热温清来分析每一脏气的虚实，可以更清楚地认识到各脏气病变的本质，而不致简单片面地认为热属实、寒属虚。所以他在《三消论》里说："不分五运六气之虚实，而一概言热为实而虚为寒，彼但知心火阳热一气之虚实，而非脏腑六气之虚实也。"刘氏这种对脏腑虚实比较全面的认识，对于临证治疗是有一定的实用价值的，是值得我们重视的。

五运、六气以及脏气的盛衰，都具有五行相互依存、相互制约的关系。因此临证时都必须以五行相生相克的关系来理解疾病的变化，如"火旺制金，不能平木，则肝木自盛"就会发生眩晕、痉挛等一类属于风的疾病。"土旺胜水，不能制火，则心火自盛"就会发生瞀瘛、狂越、吐衄、痈疡等一类属于火热的疾病。"金旺胜木，不能制土，则脾土自盛"就会发生泄泻、肿满等一类属于湿的疾病……正如他所说："五行之理……递相济养，是谓和平；交互克伐，是谓兴衰。变乱失常，灾害由生。"（六气为病：火类）

他还认为疾病的变化，虽极繁复，但病因和病机，却都可用五运六气来概括，所以他在《素问·病机十九条》的基础上，进一步提出了"五运主病"和"六气为病"的证候归类方法，名为《素问玄机原病式》。"六气为病"的主要内容是：把常见的各种病症分别归纳成风、热、湿、火、燥、寒六大类型（其中燥类一门是刘氏根据《素问》病机的精神增补进去的）。"五运主病"的主要内容，是说明由六气发生的病变，与五脏各有一定的关联，如风病之与肝木，火热之与心火，湿病之与脾土等的联系。所以他首先指出："诸风掉眩，皆属肝木；诸痛痒疮疡，皆属心火；诸湿肿满，皆属脾土；诸气膹郁病痿，皆属肺金；诸寒收引，皆属肾水。"这种以五运六气作为疾病归类的方法，不但使人在临证时易于掌握；同时，其中阐述病机的某些理论，还可给诊断与治疗以一定的启发。这种归纳方法，就全面性来说，当然还是不够的，但从分析疾病机理来看，确已贯通了五运六气与五脏六腑的关系。若能举一反三，也可以应变无穷。正如他自己对《素问玄机原病式》一书的评价说："虽未备论诸疾，以此推之，则识病六气阴阳虚实，几于备矣。"（《素问玄机原病式》自序）

二、对病机的阐发

自北宋末年《和济局方》盛行以后，有些医家，很不重视辨证，而习用辛燥温补之药，逐渐形成一种风气。刘氏目睹忽视辨证与滥用温燥药的严重性，便促使他对病机的阐发和寒凉药的使用，下了很大工夫。并提出"六气皆从火化"的论点，以为滥用温燥者的警诫。他又根据《素问·六微旨大论》"亢则害，承乃制"的理论，指出六气为病在亢盛到一定程度时，就会出现假象。并把这种假象，称为"胜己之化"，用来作为鉴别真假疑似病变的辨证依据（详后）。这都是刘氏学术思想中的主要论点。

1. 主火论

刘氏认为火热是六气中使人发病较多的两种因素，所以他在所著《素问玄机原病式》一书中，对于火热病机的阐发，最为精辟。综合他的主火论点，约有下列两个方面：

第一，发展了《素问》关于火热病机的内容。为了便于说明，列表对比于后表。

六气	内经	素问玄机原病式	比较 内经	比较 原病式	附注
风	诸暴强直	诸暴强直，支痛，软戾，里急，筋缩	1	5	本病比较数字，系按独立症状统计
热	诸腹胀大 诸病有声，鼓之如鼓 诸转反戾，水液浑浊 诸呕吐酸，暴注下迫 附：喘呕	诸病喘呕，吐酸，暴注下迫，转筋，小便浑浊，腹胀大，鼓之如鼓，痈疽疡疹，瘤气，结核，吐下霍乱，瞀郁，肿胀，鼻塞，鼽衄，血泄，血溢，淋闷，身热，恶寒战栗，惊惑，悲笑谵妄，衄蔑，血汗	8	28	本病比较数字，系按独立症状统计
湿	诸痉项强	诸痉项强，积饮，痞膈，中满，霍乱吐下，体重，胕肿，肉如泥，按之不起	1	7	

六气	内经	素问玄机原病式	比较		附注
			内经	原病式	
火	诸热瞀瘛 诸禁鼓栗，如丧神守 诸躁狂越 诸逆冲上 诸病胕肿，疼酸惊骇	诸热瞀瘛，暴瘖，冒昧，躁扰狂越，骂詈，惊骇，附肿，疼酸，气逆冲上，禁栗，如丧神守，嚏呕，疮疡，喉痹，耳聋，耳鸣，呕涌溢，食不下，目昧不明，暴注，眴瘛，暴病暴死	7	23	本病比较数字，系按独立症状统计
燥		诸涩枯涸，干劲皴揭		2	
寒	诸病水液、澄彻清冷 附：诸厥固泄	诸病上下，所出水液，澄彻清冷，癥瘕，癫疝，坚痞，腹满，急痛，下利清白，食已不饥，吐利腥秽，屈伸不便，厥逆，禁固	4	12	

从上表中可以看出，《素问》仅载火热病症 15 种，而刘氏《原病式》则将其增补为 51 种；其余病症，《素问》原为 6 种，《原病式》则增补至 26 种。而在这 26 种中，除去寒类 12 种以外，其他属于风、湿、燥的 14 种病症，他以为都可转化成火热。这样说来，在整个六气为病中，就有百分之八十以上的病证属于火热。刘氏之所以注重火热，一方面固然与当时流行热性病的实际情况不能分开；另一方面，在五运六气中，五行齐一，火分君相，六气齐一，既有少阴之热，又有少阳之火等理论，也给他一定的影响。

第二，六气都从火化：刘氏认为风本生热，热为本，风为标，故言风者，都指风热病而言（参看《宣明论方》风论）。例如他解释诸风掉眩的病机说："风火皆属阳，多为兼化，阳主乎动，两动相搏，则为之旋转。"（《五运主病》）他对湿的认识是：湿本土气，但土得火热之助，方能生湿，不得火热，则不能自生（参看《宣明论方》诸湿）。因此，他认为湿病的形成和火热的关系是很密切的。例如他指出水肿的病因说"诸水肿者，湿热之相兼也"（六气为病：热类）。燥病的形成，他认为是"风能胜湿，热能耗液"（六气为病：火类）的结果。这说明燥病和风热分不开。又《宣明论方》诸燥中说："风热甚而寒湿同于燥。"这就进一步指出，当风热亢盛到一定程度，体内即有寒湿之邪，亦必随着风热的燥化作用而化燥。对于寒病的认识，他以为除了阴盛阳虚的里寒证，不能火化以外，如感冒寒邪，因"冷热相并"而阳气被郁，不能宣散于外时，亦有变生热病的可能（参看《宣明论方》诸寒）。这种机制，正和自然界"天气寒则地凝冻而闭塞，气难通泄，故怫郁而地中暖"（六气为病：热类）的情况一样。

如上所述，已足反映刘氏六气皆从火化的论点。这种论点，固然有它正确的一面，但毕竟还有它不够的地方。譬如他说湿是火热所生，不因火热则土不生湿，这显然仅仅提到湿热而没有谈到寒湿。又如他既说："燥万物者莫熯乎火。"又说："秋凉则湿复燥干。"则已知燥有热燥、凉燥之分，但他偏偏强调了燥病都从火化的一面。他之所以这样强调火热，虽与矫正当时好用温燥的风气有关，但是由于矫枉而产生过正的偏向，也是存在的。

2. 亢害承制论

"亢则害，承乃制"，是古人从自然界事物运动变化中，认识到一切事物既能相互助长，也能相互制约的辩证关系。《素问·六微旨大论》说："相火之下，水气承之；水位之下，土气承之；土位之下，风气承之；风位之下，金气承之；金位之下，火气承之；君火之下，阴精承之。""承"是紧随于下以制止其太过的意思。水能克火，水承火下，才能水火相济而化生万物；土能克水，土承水下，方能水土相得而长养万物。所谓"制则生化"，就是这个道理。人身五脏之间，也要依靠相互助长、相互制约作用，来维持整个脏气之间的协调关系。刘氏在这一理论基础上，进一步提出了"五行之理，微则当其本化，甚则兼有鬼贼"（六气为病：热类）的说法。意思就是说：五行的运动，在不亢盛的情况下，才能保持自己的性能，以发挥其正常的作用；若任何一行的运动发生亢盛时，必然会激起一种能够克制它的力量，来制止它的太过。例如：风木旺而多风，风过大则反觉凉爽，是木旺而金来制止的现象；大凉之后，天气反温，是为火来制金之象……（参看六气为病：寒类）正因自然界中存在着这种相互制约的关系，才有寒来暑往的气候变化，以促使万物的生化不息。自然界如此，人体也是如此。譬如：心火亢盛，可以刑害肺金，而作为肺金之子的肾水，在一般情况下，必会起来克制心火，以除母害。只有这样，才能维持正常的生理状态。这种机转，就是刘氏所说"我子能制鬼贼，则己当自实"（六气为病：火类）的作用。若这种机转遭到了破坏，也就是一气独胜，而能够克制它的一气无力起来制止时，就会发生亢害病变。如火热太盛，克制肺金，金不生水，则水衰不能制火而火热益甚；又如寒水太盛，克制心火，火不生土，则土虚不能制水而寒水益甚。刘氏所说"水少火多，为阳实阴虚而病热也；水多火少，为阴实阳虚而病寒也"（六气为病：火类），就是指此而言。

刘氏认为"亢害承制"关系，不仅存在于未病之先的可病可不病阶段（亢而无制则病，亢而有制可不病），就是疾病发展到危险阶段，仍有这种关系的存在。譬如有些疾病，当某一脏气偏胜而亢盛到一定程度时，反会出现能够克制它的假象，刘氏把它叫作"己亢过极，则反似胜己之化"。如湿气过甚而病筋脉强直，是为"湿极反兼风化"；风气过甚而病筋脉拘急，是为"风极反兼金化"（劲急收敛）；内热过甚而外现恶寒战栗，是为"火极反兼水化"等等。凡属兼化，都是"虚象"或称"假象"，并不是疾病的本质。临床上千万不能以假作真，以虚为实。所以刘氏说："木极似金，金极似火，火极似水，水极似土，土极似木……谓己亢过极则反似胜己之化。俗流未之知，认似作是，以阳为阴，失其本意。"（《素问玄机原病式》序）刘氏对亢害承制的阐发，实际上不仅论证了疾病的病理变化，而且也给临床辨证指出了很好的分析方法。如他分析热病目昏黑的原理是，黑为水色，是为火极反似水化的现象；分析寒病腹中坚硬（癥），按之应手的原理是，水体柔顺，今反坚硬如地，是为水极反似土化的现象。这种理论结合实际的阐述方法，对于诊断和治疗，确有一定的帮助。

疾病的形成，既是由于运气有所偏胜，破坏了脏气协调的结果。在治疗上，就应抑制有余扶助不足，以恢复它们之间的协调关系。如火盛制金，不能平木，肝木旺甚而吐酸的，则治当泻火清金以制木；如土旺胜水，不能制火，火化过甚而成消渴证的，则治当泻土补水以制火；如水盛胜火，不能制金，肺气冲逆而致喘嗽的，则治当利水补火以温肺。所有这些，都是属于抑制有余扶助不足的治疗方法。至于对待"己亢过极，而反兼胜己之化"的一类病变，首先必须认清哪些症状属于本气，哪些症状属于兼化，治疗时只可损其有余的本气，决不能惑于假象而误攻其兼化。正如刘氏说："为治者但当泻其过甚之气，以为病本，不可反误治其兼化也。"（六气为病：寒类）

三、火热病的治疗法则

刘氏在《内经》"夫热病者，皆伤寒之类"的思想指导下，认为《伤寒论》中所谈的阴阳，都是表里阴阳而不是寒热阴阳（参看《伤寒直格》表里证）。伤寒一证，只有表里之实热，而没有表里之虚寒（把虚寒证都归纳于杂病的范围），所以在治疗上，他以为邪在表统宜汗解，邪在里统宜下解。兹就表里两证分述如下。

1. 表证

刘氏认为表证固宜汗解，但外感初期，"怫热郁结"在表，不能只用辛甘热药开发腠理，因为郁热既甚，若用热药而腠理仍不开发，反会促使病情迅速趋向热化。因此，寒凉解表便成为刘氏治疗热郁在表的唯一主张。不过，寒凉解表又有辛凉、甘寒的不同，还须结合具体情况灵活施治。如：

（1）在季节方面，夏季一般不用麻黄、桂枝，若遇必要时，必须加入寒凉之药，如黄芩、石膏、知母、柴胡、地黄、芍药、栀子、茵陈、葱白、豆豉之类。否则往往会因热郁不泄而造成发黄、发斑等病变。并认为夏月发散，用甘草、滑石、葱白、豆豉等，最为合适。

（2）表邪属于阳热郁遏的，有时也会表现恶寒症状，但这种恶寒是邪热在表"邪畏其正"的现象，并非真正寒邪在表（参看六气为病：热类），不能更用辛热发表药助其热势，必须用石膏、滑石、甘草、葱、豉一类的寒药开发郁热。至于辨别表寒表热之法，一般可从脉象、舌苔等方面着眼。

（3）表证而兼有内热的，大都采取表里两解之法。如刘氏自制的防风通圣散、双解散等。有时也用复合方法，一以散表，一以通里，使气血宣畅，则郁热自解。方如天水一凉膈半、天水凉膈各半等。但必须说明，这是他从温热角度出发所提出的论点，若遇表寒证，也就不致这样强调用凉药了，学者应当细辨。

2. 里证

刘氏既认为伤寒只有表里之实热，没有表里之虚寒。所以他治疗里证，一以下法为主，不提当温当补之证。不过，他用下法也很灵活，并不拘泥一格。例如：

（1）表证已解而里热郁结，不论得于风、寒、暑、湿、有汗无汗、内外诸邪所伤，只要出现腹满实痛、烦渴、谵妄、目睛不了了等症和沉实的脉象，都应使用下法。方如大承气汤、三一承气汤等。

（2）热毒极深，以致遍身青冷疼痛，咽干或痛，腹满实痛，闷乱喘息，脉反沉细的，这是热伏在里，热深厥深的现象，症情相当危险。这种病证，不单局限在气分，并已影响到血分。所以在治疗上就不能单纯用承气攻下，必须配合黄连解毒汤[1]以解血中热毒。同时也不能拘泥于古说"三下热不退即死"，必要时可以连泻四五次，利下一二十行，热势方退。

（3）大下之后，若热仍不退，连续使用下法，恐其下脱而死，不下则恐热极亦死；或下后湿热内甚，利下不止。遇到这类情况，均可单用黄连解毒汤，清其热毒，必要时亦可兼用滋阴补水，以顾阴液。若下后热虽未退而热势并不炽盛的，可用小剂黄连解毒汤或凉膈散清其余热。

刘氏在"六气皆从火化"的思想指导下，对外感病的治疗，的确有偏于寒凉的倾向，但不能因此而认为他是一个寒凉专家。实际上他也很注意辨证施治，例如《宣明论方》用妙应丸（川乌、栀子、干姜）的治疗胃寒肠热，用青橘皮丸（青皮、三棱、黄连、蓬莪术、巴豆霜）的治疗胃热肠寒，都是随证施治，寒热并用的方剂。又如用内固丹（苁蓉、茴香、补骨脂、胡芦巴、巴戟、附子、川楝子、胡桃仁）治脾肾虚寒，强筋壮骨；用丁香附子散（附子、母丁香、生姜汁）治脾胃虚弱，胸膈痞结，吐逆不止；都是根据病情需要，纯用温热的例子。此外，如痰饮、积聚等门中的方药，都是有寒、有热、有攻、有补，完全符合辨证施治的要求。于此可见，刘氏在理论上所以独详于火热的阐发，主要是为了要矫正当时有些医生好用温燥的风气。而不是单纯的主火论者。

四、刘完素的学术贡献

观上可知，刘氏对于祖国医学确有一定的贡献，综合起来，约可分为三个方面：

1. 自赵宋南渡以后，中国北部沦为女真奴主所统治，人民生活极为困苦，热性病的流行非常广泛。而当时部分医家用药偏重温燥，往往不能尽合病情，临床疗效不高。刘氏有鉴于此，通过自己实践，把使用寒凉药的经验提高到理论上来，从而矫正医疗上习用温燥药的风气。所以他在当时，不但能医病，而且也能医医。

2. 祖国医学自魏晋以后，文献散失，一般医家都注重于搜残补缺工作，对于理论方面的钻研，未免难以兼顾。刘氏本着理论联系实际的精神，研究和发展了《内经》理论，竟成一家之言，开宋元以后诸大家立说争鸣的先河。

3. 刘氏在理论上阐发了《内经》朴素的医学原理，在实践中进一步发展了"以寒治热"的治疗法则，提出寒凉解表与表里双解诸法，对于明清以后温热学说的发展，也有一定的影响。

【注释】

［1］黄连解毒汤（《宣明论方》）：黄连　黄柏　黄芩　大栀子各半两。

张从正

张从正，字子和，号戴人，宋，睢州考城（河南省属）人。约生于115－1228年。师承刘完素之学，对《内经》《难经》《伤寒论》等都有研究，《儒门事亲》是他的代表作。

张氏对内、外、妇、幼等科都有独特的理论经验，而他的主要论点是"六门三法"。

"六门"，就是用风、寒、暑、湿、燥、火六气分证的六个门类。张氏认为自《诸病源候论》起，把疾病门类分得过于复杂，反使后人感到千头万绪，不易掌握。因此，他根据刘河间的"六气为病"的精神，更具体地把各种疾病分成六大门类，并增加内伤、外伤、内积、外积等门，以概括六气所不能概括的病变，这种执简驭繁的方法，对于临证诊断和治疗，是有一定帮助的。

"三法"，就是汗法、吐法、下法。三法之名，早已见于《内经》。至仲景《伤寒论》则更有具体方药的记载，如汗法有麻黄汤、大小青龙汤，下法有三承气汤，吐法有瓜蒂散等。经过张氏的临证实践加以广泛应用，扩充了三法的治疗范围。

一、主用三法的指导思想及三法的应用范围

张氏认为病邪不是人体本身固有的东西，或从外来，或自内生，总是邪气。既是邪气，就应立即设法驱出体外，不能任它停留生变，因而他就主张治病首先应当注意攻邪，而攻邪的最有效措施，莫如汗、吐、下三法。

由于当时医学界中，有好用补药的偏向，张氏大力倡导三法攻邪，与纠正时弊也有关系的，所以他说："夫邪之中人，轻则传久而自尽，颇甚则传久而难已，更甚则暴死，若先论固其元气，以补剂补之，真气未胜而邪已交驰横骛而不可制矣。惟脉脱下虚，无邪无积之人，始可议补，其余有积之人而议补者，皆鲧堙洪水之徒也。今予论吐、汗、下三法，先论攻其邪，邪去而元气自复也。"（《汗吐下三法该尽治病诠》）

张氏指出三法的适应范围是：凡风寒留在皮肤之间或经络之内，所引起的疼痛、麻木、肿痒、拘挛等疾病，都可以用汗法；凡风痰宿食逗留胸间或上脘的病证，都可以用吐法；凡寒湿固冷或湿热客于下焦，所引起的各种下部疾病，都可以用下法（《汗下吐三法该尽治病诠》）。这很清楚，张氏把形体分成上（外）、中、下三部，以区别病邪之所在，又根据《内经》"其高者因而越之""其下者引而竭之""其在皮者汗而发之"等理论，通过他的实践，遂将三法范围扩大，使之成为一切疾病的治疗法则。所以他说："予之三法，能兼众法。"为了说明三法可兼众法，他还提出了一定的论据，他以为《内经》几篇大论叙述运气所生诸病时，治疗都用酸、苦、甘、辛、咸、淡六味，则此六味可以总赅一切疾病的治疗方药。而六味之中，辛、甘、淡三味为阳，酸、苦、咸三味为阴。辛、甘发散，淡渗泄；酸、苦、咸涌泄。发散是汗法，涌是吐法，泄是下法，渗为解表，亦当归于汗法，泄为利小便，则当归于下法。这样，他认为古人治病止有三法，并没有第四种方法（《汗吐下三法该尽治病诠》），因而张氏的三法，实际是总括了所有治病的任何方法。如引涎、漉涎、追泪等能使病邪从上出的，都属吐法；灸、蒸、熏、熨、渫洗、针刺、砭射、导引、按摩等能使病邪出表的，都属汗法；催生、下乳、

磨积、逐水、破经、泄气等能使病邪从下出的，都属下法。所以他说："予亦未尝以此三法遂弃众法，各相其病之所宜而用之。"（《汗吐下三法该尽治病诠》）不过，张氏的主张，毕竟有他片面的地方，因而在立论时往往是强调一面，而忽略另一方面，如他既承认不因三法而摒弃众法，却又说适用三法的常占十分之八九，适用众法的只十分之一二，更没有明确提出温、清、和等诸法的适应病证，这都说明了他的主张还不是全面的。

二、三法的运用

张氏运用三法，有他一定的理论依据和独特见解，兹分别介绍如下。

1. 吐法

他指出吐法最为人们所畏惧，因为它是"逆而上之"的治法。但若遇痰黏如胶或胸膈以上大满大实的病证，不用吐法，很难解决问题，所以《伤寒论》有瓜蒂散，《千金要方》风论中有吐药方，《本事方》有稀涎散[1]，《普济方》有吐风散等记载，而且这些方剂，疗效都很好，往往可以一吐而愈。可惜因存畏惧之心，而不被一般医家所重视。

张氏为了使人对吐法不生疑惧，便举出不少可用吐法的病例，以为释疑解惑。例如伤寒头痛用瓜蒂散；杂病头痛用葱根白豆豉汤[2]；痰食停滞用独圣散（瓜蒂一味）加茶末少许；两胁刺痛，水声濯濯，用独圣散加蝎梢等。并指出即使吐至头昏目眩，也不必惊慌失措，饮以冰水，就能解除，若无冰水，凉水亦可用。凡身体强壮的病人，每可施行一次强吐而愈；体弱的可以分为二次或三次轻吐。吐后第二天，有突然轻快的，也有病反转甚的。病反转甚是邪气未尽，等候数日可再吐之。吐后口渴，可饮冰水、凉水、瓜、梨、柿或其他凉物解之，不必服药。吐后应禁止贪食过饱和一切不易消化的食物，并禁房事和情志的剧烈波动等。

张氏使用吐剂，品类繁多，除瓜蒂散以外，尚有栀子、苦参、芫花、轻粉、乌头、附子、胆矾、牙硝……等35味，四气五味无不具备，其中只有常山、胆矾、瓜蒂有微毒，藜芦、芫花、轻粉、乌头尖有大毒，其余26味都无毒性。

凡使用吐法，开始剂量宜小，不效时，可以渐次增加，并用"钗股""鸡羽"探引，不吐再服药，再探引，以吐为度。

若用吐法一吐而不能自止，可按所用吐药的不同而分别用药解之，如用藜芦吐者，可用葱白煎汤解之；用石药吐者，可用甘草、贯仲煎汤解之；用草木药吐者，用麝香汤解之。

张氏对吐法的禁忌也很重视，指出具有下列任何一种情况，都不得轻用吐法：性行刚暴；好怒喜淫；信心不足，意志不坚；病势临危；老弱气衰；自吐不止；亡阳血虚；诸血证，如吐血、呕血、咯血、衄血、嗽血、崩血等。

最后，张氏慎重指出："必标本相得，彼此相信，真知此理，不听浮言，审明某经某络，某脏某腑，某气某血，某邪某病，决可吐者，然后吐之，是予之所望于后之君子也，庶几不使此道湮微。"（《凡在上者皆可吐式》）

可知张氏对吐法不但具有丰富的经验和心得，而且也有一套比较完整的使用方法。可惜在张氏以后，吐法仍未被一般医家所重视，因此，未能获得很大的发展。

2. 汗法

张氏以为风寒暑湿等邪气，侵入体表而未深入时，最合理想的驱除方法，就是发汗。《素问·刺热》篇五十九刺，都是开玄府逐邪气的发汗方法，药物的应用逐渐发展以后，发汗的方法就更完备了，如辛温发汗、辛凉发汗、蒸汗、渍汗，此外，还有用导引取汗等。因此，治疗的范围，也就日益广泛。

张氏认为使用汗法，首先要辨别阴阳寒热虚实，如桂枝汤为伤寒表虚而设；麻黄汤为伤寒表实而设。麻黄汤、桂枝汤、五积散等方，是汗剂中的辛温药；通圣散、双解散等，是汗剂中的辛凉药。外热内寒，宜用辛温，外寒内热宜用辛凉。汗法的应用原则，基本如此。实则张氏使用汗法远不止此，譬如他对飧泄不止，日夜无度，完谷下出的病症，但见脉象浮大而长，体表微热的，亦用汗法。对破伤风、惊风、狂证、酒病、痹证等，随证需要往往亦用汗法，或与吐下并用，或交互使用。

关于汗法的宜忌：汗出宜小不宜大，亦即仲景所谓"遍身絷絷微似有汗，不可如水流漓"之意；宜缓不宜暴，能持续一二时者为佳，若汗暴出，邪反留恋不去。使用发汗药，中病即止，不必尽剂，过用则往往导致亡阳。

张氏对发汗药的分类，相当细致，他根据药物气味厚薄，把临证常用的四十种药味，分成了十八个类型，如辛温有荆芥、白芷、细辛、苍术，辛而大热有蜀椒、胡椒、茱萸、大蒜，辛而微温有生姜，辛而平有天麻、葱白……。张氏所以要这样细致地进行分类，主要是在防止"当寒而反热，当热而反寒"的偏差。此外，他还常用五禽戏之类的导引法，和烧地、暖室、置火、汤蒸于床下等一类的外治方法取汗。

3. 下法

下法攻病，也为当时一般人所畏惧，惟张氏体会《内经》"以气血通流为贵"的精神，认为"积聚陈莝""留结寒热"都必须设法驱逐出外。而驱逐这类病邪的最有效方法，就是下法。他并责备当时畏惧下法的人，只知下之为泻，却不知下中有补。他说："陈莝去而肠胃洁，癥瘕尽而营卫昌。"（《凡在下者皆可下式》）可见在他概念中，下法是寓补于攻的一种方法。

张氏认为凡宿食停留在胃脘，都可用下法，下后心下按之仍硬满的，可再用下法。杂病腹中满痛不止，是内实，可用急下法。伤寒大汗后，发热，脉沉实及寒热往来，时有涎嗽，宜大柴胡汤加当归煎服，下三五行即愈。黄疸、食劳，可用茵陈蒿汤或导水丸[3]、禹功散[4]泻十余行，再用五苓散、白术丸[5]等收功。此外，落马堕井，打扑损伤，水火烫伤，焮肿疼痛，日夜呼号，用通经散[6]下导水丸峻泻数十行，稍缓病势，再服和血消肿散毒之药，可以痛止肿消。这都是张氏从实践中所取得的使用下法的宝贵经验。

张氏所用下法，除上述成方以外，又举出了30种单味下药，其中有温平的槟榔、皂角，可以杀虫、透关节、除肠中燥结；有寒咸的大黄、芒硝、朴硝，可以治伤寒热病、时气温毒、发斑泻血、燥热发狂等症；有苦寒的羊蹄苗根、牛胆、兰叶汁、苦瓠子，可治水肿、遍身腹大如鼓、大小便不利，及黄疸、疳虫等病。惟巴豆虽能下泻，但性极辛热，张氏很不习用，即如含有小量巴霜的备急丸方，也认为不宜轻试。这实为张氏的一种偏见。

张氏对于下法的禁忌，也很注意，认为凡有下列情况之一，禁用下法：洞泄寒中；伤寒脉浮；表里俱虚；厥逆唇青，手足冷的内寒证（注意脉诊）；

小儿慢惊；小儿两目直视，鱼口出气；十二经败症。

张子和力倡汗吐下三法，以阐发他的攻邪主张之外，又著《推原补法利害非轻说》一文，用来说明补法不宜轻用，他的主要论点是："养生当论食补，治病当论药攻。"并指出当时所习用的六种补法（平补、峻补、温补、寒补、筋力之补、肾虚之补），若用于治病，不但疗效不确实，甚至会产生很多流弊。他认为要用补法，仅可以从气的偏胜之处着手，抑制其偏胜，则偏衰的一面自然平复。他引《难经》"东方实西方虚，泻南方补北方"为例，说明肝木实肺金虚的病变，可用泻心火补肾水的方法，先平肝木，肝木平则肺金的虚弱自然恢复。他认为这种方法，虽与上述六法毫不相干，但实际上确寓有"损有余，补不足"的意义。所以他一贯深信"吐中自有汗，下中自有补"的作用存在。

张氏临证，并非完全不用补法，只是攻多补少罢了。试观《五虚五实攻补悬绝》一文中，所记鸣鹿邸中有一人患五虚证，他用圣散子（方见庞氏《伤寒总病论》）、胃风汤[7]、五苓散方，各作大剂服之而愈，这就是他用温用补的具体例证。所以张氏自己也说："岂有虚者不可补，实者不可泻之理……俗工往往聚讪，以予好用寒凉，然予岂不用温补，但不遇可用之证也。"（《攻补悬绝篇》）

张子和对汗、吐、下三法在理论和运用上的见解，不但发挥了《内经》《伤寒论》有关这方面的理论，同时在医疗方法上也做出了一定贡献，特别是涌吐一法，对于某些顽固性疾病，往往可以收到很好的疗效，实是值得我们重视和研究。

从张氏整个学术思想看来，他既不反对其他治疗大法，亦不完全摒弃补法。只是为了要纠正当时的好补偏向，不能不强调攻邪的重要意义，因把攻邪三法赅括了其余众法，试观他所举汗、吐、下三法的药物，几乎包括了汗、吐、下、温、清、和、补、消的全部作用，即可窥见一斑。但任凭张氏把三法的治疗范围怎样扩大，实际上仍然很难包括其他五法的作用，因此，临证时还得根据八法进行施治，才能运用自如，应变无穷。张氏在三法中提出的几个论点是：实则应攻，虚则用补；有邪应先攻邪，邪去则正自复；攻邪应因势利导，就其近而驱之；养生当用食补，治病当论药攻；药不宜久服，中病则止。这些论点，均有一定的参考价值。

医　案

因惊风搐

新寨马叟，年五十九，因秋欠税，官杖六十，得惊气，成风搐已三年矣。病大发，则手足颤掉，不能持物，食则令人代哺，口目张睒，唇舌嚼烂，抖擞之状，如线引傀儡，每发市人皆聚观，夜卧发热，衣被尽去，遍身燥痒，中热而反外寒。久欲自尽，手不能绳。倾产求医，至破其家而病益坚。叟之子，邑中旧小吏也，以父母病讯戴人。戴人曰：此病甚易治，若隆暑时，不过一涌，再涌夺则愈矣；今已秋寒可三之，如未，更刺腧穴必愈。先以通圣散汗之，继服涌剂，得痰一二升，至晚又下五七行，其疾小愈。待五日，再一涌，出痰三四升，如鸡黄成块，状如汤热。叟以手颤不能自探，妻与代探，咽嗌肿伤，昏愦如醉，约一二时许稍稍省，又下数行，立觉足轻颤减，热亦不作，足亦能步，手能巾栉，自持匙箸。未至三涌，病去如濯，病后但觉极寒。戴人曰：当以食补之，久则自退，盖大疾之去，卫气未复，故宜以散风导气之药，切不可以热剂温之，恐反成他病也。（《儒门事亲》卷六）

按：这是因惊恐而引起的风痫证，本属难治，子和施行汗吐下三法，特别是吐法，不到三次，其病已脱然而愈。于此可见吐法对顽固性病证收效迅速的一斑。本案虽未明言脉形，但从整个治疗过程看来，除症见夜卧发热，衣被尽去，遍身燥痒等以外，必有弦滑、弦数或沉滑、沉数等有余脉象作为辨证依据。要不然，既是久病，又见手足颤掉，不能持物，张氏也决不敢放胆使用三法攻邪。此病若以为久病必虚，或因手足颤掉而作为虚治，就会犯实其所实的原则错误。病后极寒，确是虚象，但张氏只用食补，而仍然不用药补，是他坚持"养生当论食补，治病当论药攻"这一原则的具体例证。

妇人二阳病

一妇月事不行，寒热往来，口干颊赤喜饮，旦暮闻咳一二声，诸医皆云：经血不行，宜䗪虫、水蛭、干漆、硇砂、芫青、红娘子、没药、血竭之类。惟戴人不然，曰：古方中虽有此法，奈病人服之，必脐腹发痛，饮食不进。

乃命止药，饮食稍进。《内经》曰：二阳之病发心脾，心受之则血不流，故女子不月，既心受积热，宜抑火升水，流湿润燥，开胃进食，乃涌出痰一二升，下泄水五、六行。湿水上下皆去，血气自行沸流，月事不为水湿所隔，自依期而至矣。亦不用䗪虫、水蛭之类有毒之药，如用之，则月经纵来，小溲反闭，他证生矣。凡精血不足，当补之以食，大忌有毒之药，偏胜而成夭阏。（《儒门事亲》卷六）

月闭寒热

一妇年三十四岁，经水不行，寒热往来，面色痿黄，唇焦颊赤，时咳三、两声。向者所服之药，黑神散[8]、乌金丸[9]、四物汤、烧肝散、鳖甲散[10]、建中汤、宁肺散[11]，针艾百千，病转剧。家人意倦，不欲求治。戴人悯之，先涌痰五六升，午前涌毕，午后食进，余证悉除。后三日，复轻涌之，又去痰一二升，食益进。不数日，又下通经散，泻讫一二升后，数日去死皮数重，小者如麸片，大者如苇膜，不一月，经水行，神气大康矣。（《儒门事亲》卷六）

按：妇人经闭，按照一般看法，都是从气血着眼的，可是子和治此二证，都用涌痰行水而愈，这正是他所说气血贵流不贵滞的临床证验。另一方面也说明了痰水和气血的互相影响，是相当密切的。第一案精血不足，故张氏令停服破血药物，使先进饮食，以养心脾之气，然后涌吐痰涎。第二案痰热内结，日久已成顽痰，故张氏连用破积的方法，一吐再吐，吐后再泻。由此二案，亦可以看出张氏用攻邪法还是有他一定分寸的。

大便燥结

戴人过曹南省亲，有姨表兄，病大便燥涩，无他证，常不敢饱食，饱则大便极难，结实如针石；或三五日一如圊，目前星飞，鼻中出血，肛门连广肠痛，痛极则发昏，服药则病转剧烈，巴豆、芫花、甘遂之类，皆用之，过多则困，泻止则复燥。如此数年，遂畏药性暴急不服，但卧病待尽。戴人过诊，其两手脉息，俱滑实有力，以大承气汤下之，继服神功丸[12]、麻仁丸[13]等药，使食菠菱葵菜及猪羊血作羹；百余日充肥，亲知见骇之。呜呼！粗工不知燥分四种：燥于外，则皮肤皴揭；燥于中，则精血枯涸；燥于上则咽鼻焦干；燥于下，则便溺结闭。夫燥之为病，是阳明化也，水寒液少，故如此。然可下之，当择之药之。巴豆可以下寒，甘遂、芫花可以下湿，大黄、朴硝可以下燥。《内经》曰：辛以润之，咸以软之。《周礼》曰：以滑养窍。（《儒门事亲》卷七）

按：大便闭结任何人都知道该用下法。但本案是津液枯竭的便秘，泻后伤津，必更枯燥。张氏能于攻泻之后，再用神功、麻仁丸行气润燥，并以食物润肠收功。如果只靠下法，势必难以拔除病根。足见张氏对于三法的运用，是有他一定的原则性和灵活性的。

小儿风水

鄘之菅兵秋家小儿，病风水，诸医用银粉粉霜之药，小溲反涩，饮食不进，头肿如腹，四肢皆满，状若水晶。家人以为勉强，求治于戴人。戴人曰：此证不与壮年同，壮年病水者，或因留饮及房室，此小儿才七岁，乃风水证也，宜出汗。乃置燠室，以屏帐遍遮之，不令见火。若内火见外火，必昏愦也。使大服胃风汤而浴之，浴讫，以布单重复之，凡三五重，其汗如水，肿乃减五分。隔一二日，乃依前治之，汗出，肿减七分。乃二汗而全减，尚未能食，以槟榔丸[14]调之，儿已喜笑如常日矣。（《儒门事亲》卷六）

按：《金匮要略》说："诸有水者，腰以下肿，当利小便；腰以上肿，当发汗。"本案虽四肢皆满，但从头肿如腹这一现象看来，可知腰以上的肿势，尤甚于身半以下。故张氏用汗法治之而愈。与《金匮》治肿原则，极相吻合。不过，设燠室和煎汤沐浴的取汗法。却又是张氏别出心裁之处，可见张氏运用三法之变化无穷。

惊

卫德新之妻，旅中宿于楼上，夜值盗劫人烧舍，惊堕床下，自后每闻有响，则惊倒不知人。家人辈蹑足而行，莫敢冒触有声。岁余不痊。诸医作心病治之，人参、珍珠及定志丸[15]，皆无效。戴人见而断之曰：惊者为阳，从外入也；恐者为阴，从内出。惊者，悉自不知故也；恐者，自知也。足少阳胆经属肝木，胆者敢也，惊怕则胆伤矣。乃命二侍女执其两手按高椅之上，当面前，下置一小几。戴人曰：娘子当视此，一木猛击之，其妇大惊。戴人曰：我以木击几，何以惊乎？伺少定击之，惊也缓；又斯须，连击三五次，又以杖击门，又暗遣人画背后之窗。徐徐惊定而笑曰：是何治法？戴人曰：《内经》曰：惊者平之。平者常也，平常见之必无惊。（《儒门事亲》卷七）

按：张氏对内伤形诸疾，使用精神治疗，往往能不药而愈。此案治法更是巧妙，他能把突然刺激的深刻影响，用极平常的刺激方法来加以消除，这不能不说是子和的卓越见识，实是值得后人学习的。

【注释】

[1] 稀涎散（《本事方》）：猪牙皂角四个　晋矾一两　上细末研匀，轻者半钱，重者三字匕，温水调灌下，不大呕吐，但微微冷涎出一二升便得醒，醒次缓而调治，不可便大段，亦恐过伤人。（孙兆方）

[2] 葱白香豉汤（《千金要方》）：连须葱白一握　香豉三合　清水煎，加童便一合冲服，一日三次，秋冬加生姜二两。

[3] 导水丸（《儒门事亲》）：大黄　黄芩各二两　滑石四两　黑牵牛四两　上为细末，滴水丸梧桐子大，每服五十丸或加至百丸，临卧温水下。

[4] 禹功散（《儒门事亲》）：黑牵牛头末四两　茴香一两（炒）或加木香一两　上为细末，以生姜自然汁调一二钱，临卧服。

[5] 白术丸（《儒门事亲》）：黑牵牛末　大黄以上各二两　白术一两　上为末，滴水丸桐子大，每服三十丸，食前生姜汤下；要利，加至百丸。

[6] 通经散（《儒门事亲》）：陈皮（去白）　当归各一两　甘遂（以面包不令透水，煮百余沸取出，用冷水浸过，去面焙干）　上为细末，每服三钱，温汤调下，临卧服。

[7] 胃风汤（《儒门事亲》）：人参　茯苓　川芎　官桂　当归　芍药　白术　上件各等分为末，每服三钱，水一盏，入陈粟米煎，空心服之。

[8] 黑神散（《太平惠民和剂局方》）：黑豆（炒）半升（去皮）　熟干地黄（酒浸）当归（酒制）　肉桂（去粗皮）　干姜（炮）　甘草（炙）　芍药　蒲黄各四两　上为细末，每服二钱，酒半盏，童子小便半盏，同煎调下；急患，不拘时候，连进二服。

[9] 乌金散（《儒门事亲》）：当归一两　自然铜（煅为末，醋熬）一两　乌金石（铁炭是也）三两　大黄一两（童子小便浸用）　上为末，每服二钱，红花酒半盏，童子小便半盏同调下，食前，日二服。

[10] 鳖甲散（《太平圣惠方》）：鳖甲一两（炙）　知母三分　川大黄三分（微炒）地骨皮三分　赤芍药三分　甘草半两（炙）　人参三分（去芦头）　麦门冬一两　黄芩三分　黄芪三分　柴胡一两半　桑根白皮三分　上件药，捣粗罗为散，每服四钱，以水一中盏，入生姜半分，葱白五寸，豉五十粒，煎至六分，去滓，不计时候温服。

[11] 宁肺散（《儒门事亲》）：御米（炙）　甘草　干姜　当归　白矾　陈皮各一两

上为末煎藨汁调三钱。

[12] 神功丸（《儒门事亲》）：大黄　诃子皮　麻子仁　人参以上各一两　上为细末，入麻子仁捣研匀，炼蜜丸如桐子大，每服二十丸，温水下，或米酒饮下，食后临卧；如大便不通，加服。

[13] 麻仁丸（《儒门事亲》）：郁李仁（另捣）　火麻仁（另捣）各二两　大黄二两（半生半熟）　槟榔半两　干山药　防风　枳壳各七钱半　羌活　木香各五钱半　上为细末，入另捣者，三味搅匀，炼蜜丸如桐子大，每服二十丸至三十丸，温水下，食后。

[14] 槟榔丸（《儒门事亲》）：槟榔一钱半　陈皮一两　木香二钱半　牵牛半两　上为末，醋糊丸桐子大，每服三十丸，生姜汤下。

[15] 定志丸（《儒门事亲》）：柏子仁　人参　茯苓　远志　茯神　酸枣仁　上为末，酒糊丸，小豆大，每服五七十丸，生姜汤下。

李　杲

李杲，字明之，晚号东垣老人，宋，真定人（河北保定），生于1180 — 1251年。学医于易州张元素。他除了精研《内经》《难经》以外，对处方用药也很有研究。著有《内外伤辨惑论》《脾胃论》《兰室秘藏》等书。内伤学说是他整个学术的中心部分。

内伤学说的产生，和李氏当时所处的环境有着密切关系。李氏生当女真、蒙古两族相继侵略中原的时代，战乱频繁，人民生活极度困苦。人们处在这种精神恐怖、劳役繁多，以及饥饱失调的生活情况下，每多损伤脾胃，消耗元气而发生内伤疾病。但当时医家不察病因，反按外感方法进行治疗，以致多有死亡。李氏目睹这种情况，便根据内伤特点，提出新的治疗方法，收到了良好效果。所著《脾胃论》和《内外伤辨惑论》，就是他论述内伤病因、病理、症状、治疗及鉴别内伤外感的代表作。现将其主要内容介绍如下。

一、脾胃和元气的关系

李氏认为元气是人体的生命力，也是支持人体活动的最基本的物质。由于这种物质的不断运动，才有人体的生长、发育和一切生理活动。内伤病的形成，就是由于体内元气的不足，而体内元气的不足，又往往是由于脾胃功能的损伤。因为元气虽来自先天，但必须依靠后天脾胃水谷精气的不断供养，才能生化不息。所以元气的盛衰，是决定身体健康与否的关键，而脾胃强弱，又是决定元气盛衰的关键。李氏说："真气又名元气，乃先身生之精气也，非胃气不能滋之。"（《脾胃虚则九窍不通论》）又说："脾胃之气既伤，而元气亦不能充，而诸病之所由生也。"（《脾胃虚实传变论》）脾胃和元气既有这样密切的关系，它们的盛衰，又对人体健康具有这样重大的影响，所以李氏的学术思想，既重视元气，又重视脾胃。

二、脾胃在升降运动中的枢纽作用

李氏认为人们生存在自然界中，与自然界息息相关。因此，要认识人体的生理、病理，首先必须认识天地阴阳运动的一般规律。他体验到天地阴阳运动的最基本形式，就是升降浮沉，所以他说："岁半以前，天气主之，在乎升浮也；……岁半以后，地气主之，在乎降沉也。……升已而降，降已而升，如环无端。"（《天地阴阳生杀之理在升降浮沉之间论》）自然界是如此，人体也是如此。因而他接着又说："盖胃为水谷之海，饮食入胃，而精气先输脾归肺，上行春夏之令，以滋养周身，乃清气为天者也；升已而下输膀胱，行秋冬之令，为传化糟粕转味而出，乃浊阴为地者也。"（同上）这不但指出了输布精气、传化糟粕，是人体阴阳的升降浮沉作用；并说明整个人体的生理活动，必须依靠脾胃在其中起着枢纽作用。

李氏虽认为人体阴阳升降的两种作用都很重要，但他更加重视升浮的一面。因为只有脾气升发，谷气输布，元气才能充沛，阴火才能潜藏，生机才能活跃；若脾气被伤，谷气不升，元气就要亏少，阴火便随之上炎，生机便会萧索而发生疾病。因此，他不论在理论和临床上，都很注意升发脾胃阳气；并且在他所制的方剂中，喜用升麻、柴胡，就是这个道理。不仅如此，他还提出了脾胃虚可以引起各种疾病的论点，如"大肠、小肠、五脏皆属于胃，胃虚则俱病论""脾胃虚则九窍不通论""胃虚脏腑经络皆无所受气而俱病论""胃虚元气不足诸病所生论"等等。并把这些论点，都做了专题阐发，说明"土为万物之母"以及在治疗上升发脾胃之气的重要意义。

李氏在重视升发脾胃之阳的同时，还很注意潜降阴火。并认为"升胃气，降阴火"，非但不相矛盾，而且相反相成。因为水谷精气的上升，正有助于阴火的潜藏，阴火的潜藏，正有助于水谷精气的蒸化。不过在具体使用上，升发是主要的，基本的；潜降是次要的，权宜的。从李氏的处方用药中，清楚地可以看出这一问题。

三、内伤脾胃的病理变化

李氏认为内伤病的形成，是由脾胃损伤，元气不足。元气充足，则阴火自然敛藏无炎；元气不足，阴火就会炽盛而不藏，阴火炽盛又会反过来耗伤元气。所以他又说："元气不足而心火独盛。心火者，阴火也，起于下焦，其系系于心。心不主令，相火代之。相火，下焦包络之火，元气之贼也，火与元气不两立，一胜则一负。"（《饮食劳倦所伤始为热中论》）这里所说的"阴火"，实际就是指的邪火，它包括了过亢的心火和妄动的相火。李氏认为阴火妄动的原因有二：一是饮食不节，劳倦所伤，脾胃虚弱，谷气不布，影响了肾脏而成（饮食劳倦所伤始为热中论）；一是由于愤怒悲思恐惧等精神活动，过度劳累心神而成（《安养心神调治脾胃论》）。原因尽管不同，但都能导致阴火炽盛，元气损耗。元气一伤，阴火独盛，就产生"气高而喘，身热而烦，脉洪大而头痛，或渴不止"等病理变化。这些病症虽与外感相似，实际是根本不相同的。（详后内伤外感的鉴别）

李氏这些论述，都是临证实践的经验总结，是很有实用价值的。我们在临床上往往遇到有些疾病，由于元气虚弱，一不注意饮食，或稍稍劳倦，或精神刺激，便感到头痛、发热和心烦、口渴。这类病人，在发热之后，更加容易出现疲劳倦怠，食欲减退或消化不良等衰弱现象。这正是因为元气不胜阴火的缘故。

四、脾胃病对肺肾的影响

脾胃位居中焦，是阴阳升降的枢纽，升则上归于肺，降则下输于肾。所以脾胃一病，往往可以影响肺肾。因而他又提出了"肺之脾胃虚"和"肾之脾胃虚"（均见《内外伤辨惑论》卷中）的两种病变来加以阐述。

"肺之脾胃虚"，实际就是脾胃虚损，不能滋养肺气的一种病证，一般叫作"土不生金"。《素问·经脉别论》说："脾气散精，上归于肺。"若脾气受伤，不能散精归肺，肺气就要不足。肺气不足，就不能敷布阳气，温养皮毛，李氏则简称为"阳气不伸"。所以肺之脾胃虚证，除了见到"怠惰嗜卧，四肢不收"等脾胃症状以外，又常见"洒淅恶寒，惨惨不乐"等肺的症状。在治疗上用升阳益胃汤，以升补脾胃的阳气。

"肾之脾胃虚"，实际就是脾胃虚损，肾阳衰微，下焦阴寒上犯中上焦的一种病变。造成的原因是：或由误用攻下，或由脾病调治失宜。因为脾胃元气内伤，初起每因阴火上炎，而出现烦热、口渴等一类"热中"症状，若误作实火而妄用苦寒攻下，则必更伤元气。元气既虚，下焦阴寒之邪得以乘机上犯中上二焦。病情常见"饮食不美，气不调和，脏腑积冷，心腹疼痛，大便滑泄，腹中雷鸣，霍乱吐泻，手足厥逆，便利无度"等等。在治疗上法当温补脾肾阳气，以化阴寒之邪，他所制的沉香温胃丸[1]，就是治疗这类病证的方剂。

五、内伤外感的鉴别

内伤脾胃元气的热中证和外感六淫的表热证，都有头痛、发热、烦渴、恶寒等症状，从现象上看，颇相类似，但实质上有很大不同。若分辨不清，治疗时就要犯"虚虚实实"的错误。所以李氏所著的《内外伤辨惑论》，举了不少共同症状，以辨别其不同之点。兹择要介绍于下。

1. 辨脉

外感：人迎脉大于气口，也就是左手脉大于右手脉。外感寒邪则左寸人迎脉浮紧，按之洪大紧急；外感风邪则人迎脉缓而大于气口。

内伤：气口脉大于人迎，也就是右手脉大于左手脉。内伤饮食则右寸气口脉大于人迎一倍；若饮食不节，劳役过甚所伤，则心脉变见于气口，气口脉急大而涩，数时一代。

2. 辨寒热

外感：发热恶寒，寒热并作。面色赤，鼻息壅塞，呼吸不畅，心中烦闷。

其恶寒得温不止，必等到表解或传里，恶寒方罢。语声重浊，高厉有力。

内伤：遇风遇寒或居阴寒处，便觉恶寒，得温即止。其热多蒸蒸燥热，得凉即止。鼻中气短，少气不足以息，言语声音怯弱。

3. 辨手心手背

外感：手背热，手心不热。

内伤：手心热，手背不热。

4. 辨口鼻

外感：口中和，不恶食，鼻塞流清涕。

内伤：口不知谷味，恶食，清涕虽或有或无，但无鼻塞症状。

5. 辨头痛

外感：头痛不止，必待表解或传里时，头痛方罢。

内伤：头痛时作时止。

6. 辨筋骨四肢

外感：筋骨疼痛，不能动摇，甚则非扶不起。

内伤：怠惰嗜卧，四肢沉困不收。

7. 辨渴与不渴

外感：感受风寒三日以后，谷消水去，邪气传里，才有渴症。

内伤：劳役所伤，或饮食失节，伤之重者必有渴症，但久病则不渴。

这些鉴别方法，临证证明，确有一定的实用价值。

六、治疗用药原则

李杲既继承了张元素的学术，所以在方药的运用上也很讲究升降浮沉等药理作用。不过，由于李氏非常重视脾胃的升发作用和元气的补给问题，因此，在用药方面，就不可避免地侧重于升浮一面，有时虽然也用沉降的药物，但毕竟不是主流。李氏所制补中益气汤，是治疗劳倦内伤的主方，也是他运用升浮药的代表方剂。其中既有升发阳明胃气的升麻，又有升发少阳胆气的柴胡。因为脏腑之气的所以能上升，主要是依靠胆气的春升作用。若胆气不升，则五脏六腑之气都不能自动升发。所以他说："胆者，少阳春升之气，春气升则万化安。故胆气春升，则余脏从之；胆气不升，则飧泄肠澼不一而起矣。"（《脾胃虚实传变论》）近人张寿甫氏的升陷汤[2]，治疗胸中大气下陷，颇有疗效，观其处方用药，基本是从补中益气汤变化而来的。张氏对大气的理解是："大气者，以元气为根本，以水谷之气为养料。"这与李氏之说，是一致的。

李氏的升阳思想，最初虽是形成于劳倦内伤，但运用既久，便推广及于临床各科。例如他用升阳汤[3]（一名升阳泻湿汤）治疗"膈咽不利，逆气里急，大便不行"，即以黄芪、升麻升发阳气为主。因本病的成因，主要是由于清阳不升而造成浊阴不降，所以在治疗上，必须采用升清以降浊的办法来通其大便。这一方法的使用，显然已超出了劳倦内伤范围。不仅如此，他在外科、眼科方面，同样也使用这一法则。例如在外科中用圣愈汤[4]治疗血出多的心烦，不安用黄芪肉桂柴胡酒煎汤[5]治疗坚硬漫肿肉色不变的附骨痈疽；在眼科中用圆明内障升麻汤[6]治疗目内障，用当归龙胆汤治疗眼中白翳（以上均见《兰室秘藏》）。所有这些，都是李氏把升阳思想贯穿到临床各科的具体例子。通过这些例子，并可说明李氏对各科疾病的治疗，都是从扶助元气出发，使气血通畅，以达到愈病的目的的。

李氏对苦寒泻火和发表散火的方法，在临床上也不完全放弃。不过，他认为不论苦寒泻火或发表散火，其目的都是为了顾全元气。因为在一般情况下，升发胃气，就可以潜降阴火；但当阴火太旺盛时，不用泻火或散火，不仅阴火不能平息，而且胃气也不能升发。所以说无论泻火、散火，都是为胃气升发提供条件。如他所制的安神丸[7]（苦寒降火）、升阳散火汤[8]，都在降火或散火之中，配有补益和中的药物，以保养中焦元气。于此可见，李氏的用药原则，主要是在维护元气，增强人体本身的抗病能力。他这一"扶正祛邪"思想的发展，正补充了张子和"只重攻邪，忽于扶正"的不足的一面。这样，就使祖国医学在治疗方法上更加完备了。

综上所述，可以看出李氏对《内经》确有深刻的研究和体会。《内经》

的重视脾胃，不但在生理上提出了"胃为五脏六腑之海""五脏六腑皆禀气于胃"等理论，而且在临证上也明确指出了"有胃气则生，胃气少则病，无胃气则死"等辨证原则。《内经》这种重视脾胃的思想，经李氏进一步发展后，便成为他创立脾胃学说的主要依据。他又通过实践，结合自己经验，对内伤病的病因、病机，作了深入细致的探讨，给后人治疗脾胃病指出了新的途径。归纳起来，他的主要成就，约有以下几个方面。

1. 李氏论证了内因是疾病（特别是内伤疾病）发生的主要根源。他体验到精神（喜、怒、忧、悲、恐、思、惊）刺激、饮食不节、起居失常、寒温失调，都能损伤元气，都是导致疾病的主要因素。他根据这一论点，大大地发展了"扶正以驱邪""甘温除大热"的治疗原则。

2. 李氏脾胃学说的形成，不论对治疗疾病和维护健康，都能起到一定的指导作用，并给后世以很大的影响。如王好古、罗天益、薛立斋、李中梓、张路玉等，无论在理论上或临证上都很重视脾胃，特别是王好古和罗天益继承了他的学术以后，对内伤学说又有很大的发挥。

3. 李氏把《内经》"邪气盛则实，精气夺则虚"的理论，进一步运用到内伤方面，并更明确地阐发了邪正斗争的矛盾关系，提出"火为元气之贼""火与元气不两立，一胜则一负"等论点，以为辨证施治的依据。因之他在治疗上既有升发元气的治本方法，也有苦寒降火的治标措施。这清楚地说明了他既能细致地分析邪正斗争情况，又能严格地掌握"标本先后"的施治原则。

但是，由于历史条件的限制，李氏的学说在理论上不可避免的有它一定的片面性。如他虽很强调脾胃在人体的重要作用，但他所重视的，只是偏于脾胃之阳的一方面，而很少提到脾胃之阴。因此，在治疗上就惯用甘温助阳的药品，对脾胃之阴就照顾得不够。直到叶天士提出"养胃阴、养脾阴"之法以后，对于脾胃病的处理方法，才比较全面了。其次，李氏对脏腑之间的相互影响关系，叙述得也不够完整。人体是一个统一的整体，脏腑之间都有相互依存和相互制约的关系，但他在《脾胃论》和《内外伤辨惑论》里，只阐述了脾胃和肺、肾之间的病理影响，并没谈到脾胃与心、肝之间的病理影响。

医　案

麻木

李正臣夫人病，诊得六脉俱中得弦洪缓相合，按之无力，弦在上，是风热下陷入阴中，阳道不行。其证闭目则浑身麻木，昼减而夜甚，觉而开目则麻木渐退，久则绝止。常开其目，此证不作。惧其麻木，不敢合眼，致不得眠。身体皆重，时有痰嗽，觉胸中常似有痰而不利，时烦躁，气短促而喘。肌肤充盛，饮食不减，大小便如常。……麻木为风，三尺之童，皆以为然，细校之则有区别耳。久坐而起亦有麻木，如绳缚之久，释之觉麻作而不敢动，良久则自已，以此验之，非有风邪，乃气不行。主治之当补其肺中之气，则麻木自去矣。如经脉中阴火乘其阳分，火动于中为麻木也，当兼去其阴火则愈矣。时痰嗽者，秋凉在外在上而作也，当以温剂实其皮毛。身重脉缓者，湿气伏匿而作也。时见躁作，当升阳助气益血，微泻阴火与湿，通行经脉，调其阴阳则已矣。

补气升阳和中汤：生甘草（去肾热）　酒黄柏（泻火除湿）　白茯苓（除湿导火）　泽泻（除湿导火）　升麻（行阳助经）　柴胡以上各一钱　苍术（除湿补中）　草豆蔻仁（益阳退外寒）以上各一钱五分　橘皮　当归身　白术以上各二钱　白芍药　人参以上各三钱　佛耳草　炙甘草以上各四钱　黄芪五钱。(《兰室秘藏》卷七妇人门)

按：本案是由风热陷于下焦阴分，阳气不能升发所形成的麻木症。阳气不升，则湿邪停留于下，而引起阴火上冲。阴火冲逆，外扰经脉，而发为浑身麻木。白昼，目开，卫气行于阳，行于阳则阳气盛，故麻木减退；黑夜，目闭，卫气行于阴，行于阴则阴气盛，故麻木增剧。这也是李氏所说"火与元气不两立，一胜则一负"的道理。本病关键既在于阳气不升，故用药仍以补气升阳为主，祛湿泻火，仅是作为辅助疗法罢了。阳气升发则湿邪自能运化，阴火自能下降。相反，祛湿邪，泻阴火，也正是为阳气升发创造条件。因此，本方升发阳气和祛湿泻火之间的关系，是相反相成的关系。

目疾

白文举年六十二，素有脾胃虚损病，目疾时作，身面目睛俱黄，小便或黄或白，大便不调，饮食减少，气短上气，怠惰嗜卧，四肢不收。至六月中，目疾复作。医以泻肝散下数行，而前疾增剧。予谓：大黄、牵牛，虽除湿热，而不能走经络，下咽不入肝经，先入胃中。大黄苦寒，重虚其胃；牵牛其味至辛，能泻气，重虚肺本，嗽大作。盖标实不去，本虚愈甚；加之适当暑雨之际，素有黄证之人，所以增剧也。此当补脾胃肺之本脏，泻外经中之湿热，制清神益气汤主之而愈。

清神益气汤：茯苓　升麻以上各二分　泽泻　苍术　防风以上各三分生姜五分　青皮一分　橘皮　生甘草　白芍药　白术以上各二分　人参五分黄柏一分　麦冬　人参以上各二分　五味子三分　上件，剉如麻豆大，都作一服，水二盏，煎至一盏，去柤稍热空心服。（《脾胃论》卷下）

按：本病关键在于脾胃虚弱，清阳不升，浊阴不降。阳气不升，则目疾时作，湿浊不降，则蕴蓄为黄。因此，李氏处方很着意补益脾胃，脾胃气足，清阳上升，浊阴下降，则目疾面黄等症自退。从以上两案可以看出，李氏对内伤脾胃病的处理，总以补益中气为主，至于祛风泻火，则可根据情况适当加减。故两案的处方，都以升补中气的药物为君，而用泻火祛湿药为佐使。

方中两出人参，前用五分，后用二分，共为七分。后二分是宗生脉散方意而重出。

大头伤寒

泰和二年四月，民多疫病，初觉憎寒壮热体重，次传头面肿甚，目不能开，上喘，咽喉不利，舌干口燥，俗云大头伤寒，染之多不救。张县丞患此，医以承气汤加蓝根下之，稍缓，翌日其病如故，下之又缓，终莫能愈，渐至危笃，请东垣视之。乃曰：身半以上，天之气也，邪热客于心肺之间，上攻头面而为肿，以承气泻胃，是诛伐无过，殊不知适其病所为故。遂用芩、连各五钱，苦寒泻心肺之火；元参二钱，连翘、板蓝根、马勃、黍粘子各一钱，苦辛平，清火散肿消毒；僵蚕七分，清痰利膈；甘草二钱以缓之，桔梗三分以载之，则诸药浮而不沉；升麻七分，升气于右，柴胡五分，升气于左。清阳升于高巅，则浊邪不得复居其位。经曰："邪之所凑，其气必虚。"用人参二钱以补虚，再佐陈皮二钱以利其壅滞之气，名普济消毒饮子。若大便秘者加大黄。共为细末，半用汤调，时时服之；半用蜜丸噙化。且施其方，全活甚众。（《古今医案按》）

按：本方目的在于泻火，因病在上，故又用升、柴、桔梗等升发、解毒之品。据此可以看出，李氏在必要时也采用泻火的方药。不过，他用泻火仍旧不忘"扶正祛邪"的原则。所以在大队苦寒泻火药中，还加入人参一味以照顾元气。观此三案，已可看到李氏理论结合实践的一贯主张。

【注释】

[1] 沉香温胃丸（《内外伤辨惑论》）：附子　巴戟　干姜（炮）　茴香（炮）以上各一两　官桂七钱　沉香　甘草（炙）　当归　吴茱萸（炒）　人参　白术　白芍药　白茯苓　良姜　木香以上各五钱　丁香三钱　上为细末，用好醋打面糊为丸，如梧桐子大，每服五七十丸，热米饮送下，空心食前，日进三服，忌一切生冷物。

[2] 升陷汤（《医学衷中参西录》）：生箭芪六钱　知母三钱　柴胡一钱五分　桔梗一钱五分　升麻一钱。

[3] 升阳汤（一名升阳泻湿汤，《兰室秘藏》）：青皮　槐子以上各二分　生地黄　熟地黄　黄柏以上各三分　当归身　甘草梢以上各四分　苍术五分　升麻七分　黄芪一钱　桃仁十个（另研）　上㕮咀，如麻豆大，都作一服，入桃仁泥，水二大盏，煎至一盏，去粗，稍热食前。

[4] 圣愈汤（《兰室秘藏》）：生地黄　熟地黄　川芎　人参以上各三分　当归身　黄芪以上各五分　上㕮咀，如麻豆大，都作一服，水二大盏，煎至一盏，去粗，稍热无时服。

[5] 黄芪肉桂柴胡酒煎汤（《兰室秘藏》）：黄芪　当归梢以上各二钱　柴胡一钱五分　黍粘子　连翘　肉桂以上各一钱　升麻七分　炙甘草　黄柏以上各五分　上㕮咀，好糯酒一大盏半，水一大盏半，同煎至一大盏，去粗，空心温服，少服，便以早饮压之，不致大热上攻中上二焦也。

[6] 圆明内障升麻汤（一名冲和养胃汤，《兰室秘藏》）：干姜一钱　五味子二钱　白茯苓三钱　防风五钱　白芍药六钱　柴胡七钱　人参　炙甘草　当归身（酒洗）　白术　升麻　葛根以上各一两　黄芪　羌活以上各一两五钱　上㕮咀，每服五七钱，水三大盏，煎至二大盏，入黄芩、黄连二钱，同煎数沸，去粗，煎至一盏，热服食远。

[7] 安神丸（《兰室秘藏》）：黄连一钱五分　朱砂一钱　酒生地黄　酒当归身　炙甘草以上各五分　上件除朱砂水飞外，捣四味为细末，同和匀，汤浸蒸饼为丸，如黍米大，

每服十五丸，津唾咽下，食后。

[8] 升阳散火汤（《兰室秘藏》）：生甘草二钱　防风二钱　炙甘草三钱　升麻　葛根
独活　白芍　羌活　人参各五钱　柴胡八钱　上咬咀，每服秤半两，水三大盏，煎至一
盏，去柤，稍热服，忌寒凉之物及冷水月余。

朱震亨

朱震亨，字彦修，元，义乌人（浙江义乌县）。约生于公元1281—1358
年。世居丹溪，后人因称之为丹溪翁。学医于罗知悌。罗氏是刘完素的再传
弟子，而又旁通张子和、李东垣的学说。丹溪三十岁开始读《素问》，拜知
悌为师时，年已四十以上，知悌授以河间、子和、东垣、海藏等人的书，他
很感叹地说："医之为书，至是始备。"可见丹溪学术，除曾深究《内经》以
外，河间、东垣等学说，对他也有一定的影响。朱氏著作有《格致余论》
《金匮钩玄》《局方发挥》等。

朱氏生于江南，地土卑弱，所见湿热相火为病较多，而当时的一些医家，
却很喜用偏于辛燥药的局方。因此，他除了竭力反对不辨证地搬用局方以外，
并提出"阳常有余，阴常不足"的学说，教导人们不要妄动相火，借以保持
阴精的充沛，所以后人大多认为他是养阴派的代表人物。朱氏重视阴精，确
是事实，但这是他学术思想的一部分；另外，他对于气、血、痰、郁诸证的
分辨，同样是值得后人取法的。现把他学术上比较突出而具有代表性的几个
论点，介绍如下：

一、相火论

朱氏虽学医于罗知悌，但间接受到刘河间等人的影响也不小，正如他说：
"见河间、戴人、东垣、海藏诸书，始悟湿热相火为病甚多。"（《格致余论》
序）因而他就从河间、子和、东垣诸家火热论的基础上，着重于对相火的研
究。古人无论阐述生理现象或病理变化，往往用"火"来作为解说。"火"
究竟是属于生理现象，还是病理变化，很难使人得出明确的概念。朱氏则认
为火的涵义，既包括了生理活动，也包括了病理变化。兹将其主要内容分两

方面介绍如后：

1. 相火为人身动气

丹溪从阴阳动静的现象上，悟出动即是火的道理。他说："火内阴而外阳，主乎动者也。故凡动皆属火。"（《相火论》）五行各一，惟火有二，即君火与相火。他认为君火即是心火，它能与其他脏器相生相制，以维持脏器之间的统一协调。相火在安静时则潜藏无焰，当它妄动时，便可炎烈燎原。朱氏认为自然界万物之所以能生长，主要是依靠相火的活动，人身的所以能生存，也是依靠相火的活动，所以他说："天非此火不能生物，人非此火不能有生。"（《相火论》）那么，相火到底是潜藏在哪里呢？朱氏认为在自然界则藏于木和水中，在人体则藏于肝、肾两脏，而常游行于其他脏器之间。他说："相火……具于人者，寄于肝、肾二部，肝属木而肾属水也，胆者肝之府，膀胱者肾之府，心包络者肾之配，三焦以焦言，而司下焦肝肾之分，皆阴而下者也……肝肾之阴，悉具相火，人而同乎天也。"（《相火论》）相火既为肝肾二脏所专司，分系脏腑，又为推进脏腑活动的根源。这样，不难看出，朱氏所说的相火，在生理情况下，是与后世薛立斋、张景岳、赵养葵等所说的命门真火意义是一致的。同样是指维持人体生理活动的生命力，朱氏简单地称它为"动气"。

2. 相火妄动为贼邪

相火既是维持生理活动的生命力，因而它是不断地活动着的，如果活动停止，则生机就会息灭。朱氏说："彼五火之动皆中节，相火惟有裨补造化，以为生生不息之运用耳。"（《相火论》）说明相火正常的活动（也可理解为生理机能的正常活动），是促进身体生长、发育的必备条件。若动无节制，是为妄动，妄动就要造成疾病、危害生命而变成贼邪了。所以朱氏说："相火易起，五性厥阳之火相煽，则妄动矣。火起于妄，变化莫测，无时不有，煎熬真阴，阴虚则病，阴绝则死。君火之气，经以暑与湿言之，相火之气，经以火言之，盖表其暴悍酷烈，有甚于君火者也，故曰相火元气之贼。"（《相火论》）"火为元气之贼"的说法，首先出于东垣《脾胃论》，这里却又为丹溪所引用，朱氏引用这话以后，颇受后世张景岳等的非议，认为朱氏既说"人非此火不能有生",又说"相火元气之贼",是在自己制造矛盾。其实丹溪所说"人非此火不能有生",是指"动皆中节"的火,也就是指正常情况下的相火;所说"相火元气之贼",是指"火起于妄"的火,也就是指反常情况下的相火。相火有常有变,丹溪和景岳的看法实际上是一致的,不过,在丹溪不论常变,都叫相火,在景岳则名其常为相火,名其反常为邪火(参看《传忠录》君火相火论)。于此可见,丹溪和景岳对相火有常有变的理解,并无出入,只是在变常情况下的命名有着不同罢了。

二、阳有余阴不足论

朱氏在"人与天地相应"的思想指导下,通过对自然现象和人体生理变化的观察,体会到阴阳虽然并存,但阴气的存在,常少于阳气。譬如:以自然界来说,天为阳,地为阴,天大地小,天运于地之外,地居于天之中;日为阳,月为阴,日明月晦,日常圆满无缺,月便或圆或缺。又如:以人体生理变化来说,男子十六岁精气始通,女子十四岁经水方行,是形体既生之后,还须依靠乳哺饮食的不断供养,阴气(男精女血)才得充盈,阴气充足与阳气相配,才能溢泄精血,发挥生殖作用;到了四十岁以后,阴又渐渐衰减,故男子六十四岁而精绝,女子四十九岁而经断。可见阴气只能供给人生约30年的运用。这些事实都是朱氏认为阳多阴少的具体例证,也是他树立"阳有余,阴不足"学说的主要论据。

不过这里必须说明,朱氏"阳有余,阴不足"的论点,实际还是从他相火论的基础上提出来的。上面说过,相火有常有变,正常的是人身动气,反常的是人体贼邪,而"阳有余阴不足论"的基本内容,正在阐述处于妄动状态下的相火消耗精血的病理机制。关于这点很可用他自己的话来证明,他说:"主闭藏者肾也,司疏泄者肝也,二脏皆有相火,而其系上属于心。心,君火也,为物所感则易动,心动则相火亦动,动则精自走,相火翕然而起,虽不交会,亦暗流而疏泄矣。"(《阳有余阴不足论》)所说"心火为物欲所感而动""心动则相火亦动""相火翕然而起"都是属于妄动。这是丹溪的"阳有余论"的基本道理。所说"动则精自走""虽不交会,亦暗流而疏泄矣",这是丹溪的"阴不足论"的基本道理。不论君火、相火,都是属阳,阳主动，若为事物所感触，则更易妄动。所以，他又说："古人谓不见所欲，使心不乱。夫以温柔之盛于体，声音之盛于耳，颜色之盛于目，馨香之盛于鼻，谁是铁汉，心不为之动也。善摄生者……各自珍重，保全天和。"（同上）这是说凡温柔、声音、颜色、馨香等物欲，都是足以引起相火妄动的外在因素，为了防止相火妄动，保持健康，必须节制物欲，不能贪得无厌。因而朱氏在《格致余论》中，首先提出饮食箴和色欲箴，教导人们节饮食、戒色欲，不使相火妄动，损耗精血，以维持阴平阳秘的健康状态。据此可知，丹溪所说的"阳常有余"，主要是指的相火有余；"阴常不足"，主要是指的精血不足。所以他在治疗上有降火滋阴法的提出，方如大补丸[1]、补阴丸[2]等。

此外，朱氏对气、血、痰、郁诸病的诊治，也有他丰富的经验与独特的见解。例如他论中风证，认为："东南之人，多是湿土生痰，痰生热，热生风。"在治疗上须分血虚、气虚、挟火、挟湿，有痰先治痰，其次养血行血；气虚用参、芪；血虚用四物汤；肥人多湿少用童便煎乌、附行经；挟火用四物汤加牛膝、竹沥、黄芩、黄柏清火。论痛风，认为主要是因为内有血热而外感寒湿，血凝气滞，经络之气不通所致。论吞酸吐酸，认为由湿热郁遏，致使肺胃之气失降而成。论郁证，认为诸病多生于郁，其中又有气郁、湿郁、痰郁、热郁、血郁与食郁的不同，他所倡导的以越鞠丸一方加减统治六郁，至今仍为一般临证所乐用。

综上所述，丹溪立论固极强调相火为病，但在临证时仍很注重辨证施治，并不完全拘泥于"阳有余，阴不足"说而用药局限于滋阴降火一隅。可见他之所以这样强调相火为害，主要是为了纠正当时一般医家滥用辛燥药的偏向。

朱氏学说的兴起，对于后世影响颇大，如戴思恭、王履、王纶、汪机、虞抟，都是取法丹溪之学的代表人物。此外，他的滋阴降火的主张，亦给明、清以后温热学说的发展以一定的贡献。

医　　案

伤寒

治一老人，饥寒作劳，患头痛恶寒发热，骨节疼，无汗，妄语时作时止。自服参苏饮取汗，汗大出而热不退。至第四日，诊其脉洪数而左甚。朱曰：此内伤证，因饥而胃虚，加以作劳，阳明虽受寒气，不可攻击，当大补其虚，俟胃气充实，必自汗而解。遂以参、芪、归、术、陈皮、甘草，加附子二片，一昼夜尽五帖。至三日，口稍干，言有次序。诸证虽解，热尚未退，乃去附，加芍药。又两日，渐思食，颇清爽，间与肉羹。又三日，汗自出，热退，脉虽不散，洪数尚存。朱谓此脉洪，当作大论，年高而误汗，以后必有虚证见。又与前药。至次日，自言病以来不更衣十三日矣，今谷道虚坐努责，进痛如痢状不堪，自欲用大黄等物。朱曰：大便非实闭，乃气因误汗而虚，不得充腹，无力可努。仍用前药，间以肉汁粥及苁蓉粥与之。翌日，浓煎椒葱汤浸下体，方大便。诊其脉仍未敛，此气血仍未复，又与前药。两日小便不通，小腹满闷，但仰卧则点滴而出。朱曰：补药未至，与前方倍加参、芪。两日小便方利。又服补药半月而安。(《古今医案按》卷一)

按：本案患者，是年高阴阳本虚，又为寒邪所侵，误汗伤阳，而形成的正虚邪盛证候。丹溪所采取的措施，一方面宗东垣补中益气法加附子，以扶助阳气；另一方面本《内经》"精不足者，补之以味"的道理，用肉食以补其阴。从整个病程来看，虽然症状杂出，而丹溪能正确掌握辨证施治，自始至终，坚持补正祛邪之法，说明丹溪虽倡导"阳有余论"，但遇到阳虚之证，也并不完全摒弃温补方药的运用。

阴虚阳绝

浦江郑义士病滞下，一夕忽昏仆，目上视，溲注汗泻。翁诊之，脉大无伦，即告曰：此阴虚阳暴绝也。盖得之病后酒且内，然吾能愈之。急命治人参膏，而且促灸其气海。顷之手动，又顷而唇动，及参膏成，三饮之苏矣。其后继服参膏……病已。(戴良《丹溪翁传》)

按：本案先患滞下(痢疾)，阴液不免有所伤损。又因酒热助火，房劳重耗阴精，致使真阴竭涸，阳失依附而造成阴阳两脱。阴阳两脱之证，最为难治，甘寒救阴，则恐复伤阳气，辛热救阳，又畏消烁阴精。丹溪在这样极端危急的情况下，首先采用外灸气海的方法，以救其垂危的阳气，再取人参甘温以两固阴阳，终于获得转危为安，若无丰富的临证经验，实难处理得这样井井有条。

痢疾

陈宅仁年近七十，厚味人也。有久喘病而作止不常，新秋患痢，食大减，五七日，呕逆发呃。丹溪视脉皆大豁，众以为难。朱曰：形瘦者尚可为，以黄柏炒燥研末，陈米饭丸，小豌豆大，每服三十丸，人参、白术、茯苓三味煎浓汤下，连服三剂即愈。切不可下丁香等热药。（《古今医案按》卷三）

按：年高久喘，脉来浮大，知非气盛，而是气虚，四君子汤为补气要方，以呕家不喜甘味而不用甘草。新痢呃逆，知非胃气衰惫，乃平素厚味内有湿热所致，故用黄柏清热燥湿。体虚病实，治以参苓术浓煎，取其温养脏气。黄柏为丸，取其缓清胃肠积热，是为补泻同用，标本兼顾之法。

【注释】

[1] 大补丸（《丹溪心法》）：黄柏（炒褐色） 知母（酒浸炒）各四两 熟地黄（酒蒸） 龟板（酥炙）各六两 上为末，猪脊髓蜜丸，服七十丸，空心盐白汤下。

[2] 补阴丸（《丹溪心法》）：龟板二两 黄柏一两 上细切，地黄酒蒸熟，擂细丸。

张介宾

张介宾，字会卿，号景岳，明，山阴人（浙江会稽县）。学医于金英。他钻研《内经》数十年，编注《类经》和《类经图翼》《类经附翼》，并结合自己临证经验，著有《景岳全书》六十四卷。

自宋元以来，河间、丹溪等火热学说盛行以后，有些医家不善吸取精华，常墨守成规，滥用寒凉，以致产生不少流弊。张氏学医初年，也很信服丹溪"阳有余阴不足"说，可是通过长期实践，便逐渐由怀疑而变成反对，所以他在《传忠录》（《景岳全书》）和《求正录》（《类经附翼》）里，曾把刘、朱学说一再作了批判。特别针对朱氏的"阳有余论"，提出了"阳非有余""真阴不足"的论点，成为张氏整个学术思想的中心部分，兹分两方面介绍如下。

一、阳非有余论

张氏为了要驳倒丹溪"阳有余论",便给自己"阳非有余"的主张,找出了不少论据。首先,他在《大宝论》中从形气、寒热、水火三方面阐述了阳气的重要性:

1. 形气之辨

他认为形体是阴,气是阳,人之所以能通身温暖,以及脏腑、器官、肢体、精神等之所以能活动,都是依靠阳的作用。当人一死,即身冷如冰,知觉消失,这时形体(阴)虽在,而气(阳)已失却作用了。所以说阳气是推动人体生命活动的根源。

2. 寒热之辨

他认为春夏之暖为阳,秋冬之冷为阴,春夏生长,秋冬收藏,可见"热能生物,寒无生意"。

3. 水火之辨

他认为天地造化之机,完全操在水火。水为阴,火为阳,天一生水,故水之所以能生物,主要是依靠这天一阳气;水之所以能化气,亦有赖于天一阳气。

如上所述,不但说明了人体的生存和自然界的生物,都不能一刻无阳,而且还体现了阳气的存在常少于阴。此外,他又引用《内经》"阳气者,若天与日,失其所则折寿而不彰,故天运当以日光明"的理论,以证明阳气在阴阳之中的重要作用。因此,他强调指出"可见天之大宝,只此一丸红日,人之大宝,只此一息真阳"(《大宝论》)。阳在人体和自然界既然都是这样重要,所以张氏以为阳气的存在,惟恐其衰,阴气的存在,惟恐其盛。但阴之所以会盛,正由于阳虚不能制阴,并不是阴能自盛。同时,他又认为万物之所以能生存,是有赖于阳;万物之所以会死亡,亦由于阳。这并不是说阳气能杀伤万物,而是说阳气在则生存,阳气去则死亡。张氏之所以这样强调阳气的重要,主要是为了矫正当时滥用寒凉药的偏向。

主张"阳常有余,阴常不足"的人们,常用天癸的来迟去早作为理论依据,但张氏认为这种见解,只是看到阴阳的一半,而没有看见阴阳的全面。他指出阴阳二字,大则可以概括天地,小则可以贯串每一事物。若以清浊相对讲,则气清是为阳,精浊是为阴,不过,这仅仅是人体阴阳的细目而已;若以整个人身的生死聚散来说,则精血以及生化精血的气,都属于阳,人得此阳气则生,失此阳气则死。像这样关系到性命生死存亡的化源(能化为阳,不化为阴),才是人体阴阳的最大作用。为了说明化源问题中阴阳互根不可分割的关系,他又举精气神三者之间的生化过程作为验证,他说:"先天之气,由神以化气化精;后天之气,由精以化气化神。是三者之化生互以为根,本同一气,此所以不可分也。故善治精者,能使精中生气;善治气者,能使气中生精,此自有可分不可分之妙用也。"(《阳不足再辨》)于此可见,精与气虽是一阴一阳,然两者相互转化而不可截然分开。因此,不能以为男子精竭于八八,女子血净于七七,只是阴的不足而不是阳的不足,说得清楚一些,也就是男子之所以会精竭,女子之所以会血净,正因阳气先衰不足以生化精血的结果。气既是生化阴精的动力,那就不怕其有余,只恐其不足了。所以他得出最后的结论是:"然则欲有生者,可不以此阳气为宝,即日虑其亏,亦非过也。"(同上)

二、真阴不足论

张氏虽认为阳非有余,但并不因此而以为阴常有余,他在"真阴论"中所阐述的仍是真阴不足问题。他认为"阴精"是阳气的根本,若无阴精组成的形体,阳气便得不到依附的基础而不可能存在,所以说物生于阳而成于阴。这里所谈的阴是为真阴,亦叫"元阴""元精"。元阴和元阳互以为根而不可分离,所以他认为阳非有余,阴仍不足。张氏为了说明真阴这个问题,曾作了如下几方面的阐述。

1. 真阴之象

精为阴,阴成形,故精与形,都是阴之象。他引证《内经》说:"五脏主藏精者也,不可伤,伤则失守而阴虚,阴虚则无气,无气则死矣。"(《真阴论》）这就阐明了精即是真阴。《内经》又说："形肉已脱，九候虽调犹死。"这就是说外在的形肉，是内在阴精所化生，精藏于内，形肉在外，所以观察形体的坏与不坏，即可断定真阴的伤与不伤。

2. 真阴之脏

五脏虽都藏阴精，但又统归于肾，所以《内经》说："肾者主水，受五脏六腑之精而藏之。"肾的藏精之室，叫作命门，这就是张氏所说的真阴之脏。精藏于此，是为阴中之水；气化于此，是为阴中之火。命门位于两肾之间，兼具水火，是为性命的根本。故欲治真阴，当从命门入手。

3. 真阴之用

张氏说："命门之火，谓之元气；命门之水，谓之元精。……此命门之水火，即十二脏之化源，故心赖之，则君主以明；肺赖之，则治节以行；脾胃赖之，济仓廪之富；肝胆赖之，资谋虑之本；膀胱赖之，则三焦气化；大小肠赖之，则传导自分。此虽云肾之伎巧，而实皆真阴之用。"（《真阴论》）

4. 真阴之病

真阴本无有余，故真阴为病，都是不足。纵有阴盛于下的，实际并不是阴盛，而是由于命门的火衰；纵有阳盛于上的，实际亦不是阳盛，而是由于命门的水亏。水亏则阴虚之证迭出，火衰则阳虚之证迭生。正如王太仆说："寒之不寒，责其无水；热之不热，责其无火。"无火无水，关键都在命门真阴之脏，故统称为真阴之病。

5. 真阴之治

张氏认为病生必有根本，五脏之本，在于命门；神气之本，在于元精。故脏腑阴阳有所偏胜，应当责之水火兼备的命门。王太仆说："壮水之主，以制阳光；益火之源，以消阴翳。"他认为这正是求责根本的治疗法则。因此，他仿照六味丸、八味丸意，都以熟地为主，制成左归丸[1]、右归丸[2]、左归饮[3]、右归饮[4]等，作为治疗真阴的主要方剂。

综上所述，可以看出张氏的医学思想，非常重视人身的根本问题。因此，他很着重"元阴""元阳"的探讨，并提出元阴、元阳的根本在于命门。阳非有余，真阴不足，是他论点中两个对立统一的方面。

阳既不有余，阴亦常不足，在治疗上就应慎用寒凉，以防元阳受损而阴无以化；慎用攻伐，以防元阴被伤而阳无所附。因此，张氏遇到虚损病时，常针对命门水火的盛衰，进退化裁其温补诸方，以纠正阴阳偏颇，从而达到愈病的目的。这样，他就被人看成了温补学派的代表人物。

不过，若把张氏看作全盘温补，这也不是正确评价。试观《景岳全书·传忠录》里所谈阴阳六变，对《内经》和仲景的辨证理论，阐发得相当深透，对阴阳寒热表里虚实的叙述，并没有什么偏倚。余如十问、脉神诸篇，都可示人以诊断的规范。足见他对于辨证法则，是非常讲究的。

他在处理具体疾病时，颇能虚心接受前人的经验。上面说过，他与河间、丹溪学说，本有极大不同，可是论述中风病因，却很赞成刘河间的说法，同样认为中风不是外来的风邪；在三消病治疗上，亦很推崇丹溪养肺降火生血的治法；论喘促引用东垣、丹溪学说甚多。对于其他病症，用药亦不完全偏于温补，也常使用白虎、承气、竹叶石膏等方剂。于此可见，张氏所说阳非有余、阴常不足，主要是指的元阴元阳，而并不是指的邪阴、邪阳，若遇邪阴、邪阳偏胜时，他也是用攻用凉的。

虽然如此，但张氏治病，毕竟还有重虚轻实、重温轻凉的倾向，例如他说："虚实之治，大抵实能受寒，虚能受热，所以补必兼温，泻必兼凉。……即有火盛气虚宜补以凉者，亦不过因火暂用，火去即止，终非治虚之法也。……而虚弱者理宜温之补之，补乃可用于常。……凡临证治病，不必论其有虚证、无虚证，但无实证可据而为病者，便当兼补，以调营卫精血之气。亦不必论其有火证、无火证，但无热证可据而为病者，便当兼温，以培命门脾胃之气。"（《传忠录论治篇》）于此可以看到他重虚轻实，重温轻凉的一斑了。

自薛立斋、张景岳以命门水火立说、提倡温补之法以后，对后世起着很大影响。如高斗魁所著的《己任篇》、张石顽所著的《张氏医通》，都渗入了薛、张两家的学术思想。

温补学派的崛起，对于虚损诸证来说，的确开辟了一条新的治疗途径。但有些医家不善掌握原则，竟将温补之法，不结合具体情况而施于任何疾病，以致造成流弊而遭人反对，如主张寒凉的章虚谷，就批评张景岳为"不识六气之变"。其实景岳未尝不识六气的变化。他之所以大力倡导温补，主要是在为虚损诸病的诊治立法罢了。

医　案

便闭（一）

朱翰林太夫人，年近七旬，于五月时，偶因一跌即致寒热，群医为之滋阴清火，用生地、芍药、丹皮、黄芩、知母之属，其势日甚。及余诊之，见其六脉无力，虽头面上身有热，而口则不渴，且足冷至股。余曰：此阴虚受邪，非跌之为病，实阴证也。遂以理阴煎[5]加人参、柴胡，二剂而热退，日进粥食二三碗。而大便以半月不通，腹且渐胀，咸以为虑，群议燥结为火，复欲用清凉等剂。余坚执不从。谓其如此之脉，如此之年，如此之足冷，若再一清火，其原必败，不可为矣。经曰："肾恶燥，急食辛以润之。"正此谓也。乃以前药更加姜、附，倍用人参、当归，数剂而便即通，胀即退，日渐复原矣。病起之后，众始服其定见。（《景岳全书》卷三十四杂病谟）

按：患者年近七旬，真阴已亏，日进生地、丹皮、黄芩、知母之属，攻伐太过，元阳不免受损。精枯气弱，无力传送，以致形成阴凝秘结之证。张氏在《内经》"肾恶燥，急食辛以润之"的理论指导下，用理阴煎加味，一面育阴滋燥，一面温化阴凝，终于达到大便自通的目的。

便闭（二）

余尝治一壮年，素好火酒，适于夏月，醉则露卧，不畏风寒，此其食性脏气皆有大过人者，因致热结三焦，二便俱闭。余先以大承气汤用大黄五、七钱，如石投水；又用神佑丸[6]及导法，俱不能通。且前后俱闭，危剧益甚。遂仍以大承气汤加生大黄二两、芒硝三钱，加牙皂二钱，煎服。黄昏进药，四鼓始通。大便通而后小便渐利，此所谓盘根错节，有非斧斤不可者，即此之类。若优柔不断，鲜不害矣。（同上）

按：患者年壮气盛，兼之素喜辛热。虽不明言脉舌，已不难断定是火热内结的便闭。张氏屡用峻攻，始获斩关夺隘之效，足以说明张氏不但擅长温补，而且也善凉攻。

以上二案，同为便闭，前者阴结，温润而安；后者阳结，峻攻获愈。于此足以说明辨证施治在临床的重要意义。

下消不寐

省中周公者，山左人也。年逾四旬，因案牍积劳，致成羸疾。神困食减，时多恐惧，自冬春达夏，通宵不寐者，凡半年有余，而上焦无渴，不嗜汤水，或有少饮，则沃而不行，然每夜必去溺二三升，莫知其所从来，且半皆如膏油液，尪羸至极，自分必死。及予诊之，岂其脉犹带缓，肉亦未脱，知其胃气尚存，慰以无虑。乃用归脾汤去木香，及大补元煎[7]之属，一以养阳，一以养阴，出入间用至三百余剂……乃得全愈。此神消于上、精消于下之证也。可见消有阴阳，不得尽言为火，姑纪此一案，以为治消不寐者之鉴。（《景岳全书》卷十八杂证谟：三消干渴）

按：口不渴饮，而入夜小便二三升，真是下消证的典型病例。通夕不寐，最易消耗神气。而造成不寐的原因，是为案牍积劳，心衰脾困。故张氏取归脾汤中参、苓、芪、术、炙草，甘温以养脾，龙眼、枣仁、当归、远志濡润以养心，心得濡养则神藏，脾得温养则虑定。神藏虑定，便能入睡了。这是因为五脏之精为阴，五脏之神为阳，阴精充则阳始能有守的缘故。小便浊如膏液，是元气不足，不能摄精而成，因用大补元煎温肾润燥，壮水益气。这就是他对"气血大坏，精神失守"证所采取的"救本培元"的方法。

吐血　下血

倪孝廉者，年逾四旬，素以灯窗思虑之劳，伤及脾气，时有呕吐之证，过劳即发，予常以理阴煎、温胃饮之属，随饮即愈。日于暑末时，因连日交际，致劳心脾，遂上为吐血，下为泄血，俱大如手片，或紫或红，其多可畏。急以延余，而余适他往，复延一时名者云，此因劳而火起心脾，兼之暑令正旺，而二火相济所以致此，乃与以犀角、地黄、童便、知母之属。药及两剂，其吐愈甚，脉益紧数，困惫垂危。彼医云：此其脉证俱逆，原无生理，不可为也。其子惶惧复至恳余，因往视之，则形势俱剧，第以素契不可辞，乃用人参、熟地、干姜、甘草四味大剂与之。初服毫不为动，次服觉呕恶稍止，而脉中微有生意。乃复加附子、炮姜各二钱，人参、熟地各一两，白术四钱，炙甘草一钱，茯苓二钱。黄昏与服，竟得大睡，直至四鼓。复进之而呕止，血亦止。遂大加温补调理，旬日而复健如故。余初用此药，适一同道者在，见之惊骇莫测其谓，及其既愈，乃始心服曰：向使不有公在，必为童便、犀角、黄连、知母之所毙，而人仍归誉于前医曰，彼原说脉证俱逆，本不可治，终是识高见到，人莫及也。嗟嗟！夫童便最能动呕，犀角、知、连，最能败脾，时当二火，而证非二火，此人此证，以劳倦伤脾，而脾胃阳虚，气有不摄，所以动血，再用寒凉，脾必败而死矣。倘以此杀人，而反以此得誉，天下不明之事，类多如此，亦何从而辨白哉！此后有史姓等数人，皆同此证，予悉用六味回阳饮[8]活之。此实至理，而人以为异，故并纪焉。(《景岳全书》卷三十杂证谟：血证)

按：犀角地黄汤是治火热迫血，血沸妄行而形成吐下血的方剂，若脾虚无权统摄所引起的失血，便不属犀角地黄汤的主治范围了。本案患者，脾气素虚，呕吐时作，今因连日劳损心脾而上下失血，显然是由于脾不统摄的缘故。所以景岳不避炎夏，屡用理中加味，一面培补脾土之阳，一面滋养脾土之阴，气血两补，中焦健运恢复，脾气统摄有权，血就不吐不泻了。景岳治疗本病因为抓住了中焦为生化之源的关键，所以在用药上才有热不远热的胆识。此案值得我们临证参考和借镜。

【注释】

[1] 左归丸（《景岳全书》）：大怀地八两　山药（炒）四两　枸杞四两　山茱萸肉四两　川牛膝（酒洗蒸熟）三两　菟丝子（制）四两　鹿胶（敲碎炒珠）四两　龟板（切碎炒珠）四两　上先将熟地蒸烂杵膏加炼蜜丸桐子大，每食前用滚汤或淡盐汤送下百余丸。

[2] 右归丸（《景岳全书》）：大怀地八两　山药（炒）四两　山茱萸（微炒）三两　枸杞（微炒）四两　鹿角胶（炒珠）四两　菟丝子（制）四两　杜仲（姜汤炒）四两　当归三两　肉桂二两渐可加至四两　制附子自二两渐可加至五六两　上丸法如前，或丸如弹子大，每嚼服二三丸，以滚白汤送下，其效尤速。

[3] 左归饮（《景岳全书》）：熟地二三钱至一二两　山药二钱　枸杞二钱　炙甘草一钱　茯苓一钱半　山茱萸一二钱　水二钟，煎七分，食远服。

[4] 右归饮（《景岳全书》）：熟地用如前方　山药（炒）二钱　山茱萸一钱　枸杞二

钱　甘草（炙）一二钱　杜仲（姜制）二钱　肉桂一二钱　制附子一二三钱

水二钟，煎七分，食远温服。

[5] 理阴煎（《景岳全书》）：熟地三五七钱至一二两　当归二三钱或五七钱　炙甘草
一二钱　干姜（炒黄色）一二三钱　或加肉桂一二钱　水二钟，煎七八分热服。

[6] 神佑丸（《景岳全书》）：黑丑（取头落末）二两　大黄一两　芫花（醋浸炒）
大戟（醋浸炒）　甘遂（面裹煨）各五钱　轻粉一钱　上为细末，滴水为丸，小豆大，
初服五丸，每服加五丸，温水下，日三服，以快利为度，欲速下者，宜八丸、十丸或百
余丸。

[7] 大补元煎（《景岳全书》）：人参一二钱至一二两　山药（炒）二钱　熟地二三钱
至二三两　杜仲二钱　当归二三钱　山茱萸一钱　枸杞二三钱　炙甘草一二钱　水二钟，
煎七分，食远温服。

[8] 六味回阳饮（《景岳全书》）：人参一二两或数钱　制附子二三钱　炮干姜二三钱
炙甘草一钱　熟地五钱或一两　当归身三钱（如泄泻或动血者以冬术易之）　水二钟，武
火煎七八分，温服。

李中梓

李中梓，字士材，号念莪。明，华亭人（江苏松江）。著有《内经知要》
《本草原始》《伤寒括要》《颐生微论》《士材三书》《医宗必读》等书，颇为
一般所习诵。李氏之学，一传于孙朗仲，再传于马元仪，三传于尤在泾。孙
氏著有《病机汇论》，马氏著有《印机草》，尤氏著有《伤寒贯珠集》《金匮
心典》《医学读书记》《静香楼医案》等书。

李氏认为治学必须淹有众家之长，而无所偏倚，才算得上全面。在这种
思想指导下，他确能兼收并蓄，取长补短，而成为历代医家中持论比较平正
的一家。他的学术论点，着重在先天后天、水火阴阳，以及阳重于阴的几个
方面，兹分述于下。

一、先天后天根本论

李氏认为最好的医生，治病必求根本，抓到根本，则虽有繁复病情，亦
往往可以迎刃而解。他认为人身的根本有二：一是先天之本，一是后天之本。

先天之本在于肾，后天之本在于脾。因而他生平非常注重对脾肾二脏的生理病理的研究。他说："婴儿初生，先生两肾……故肾为脏腑之本，十二经脉之根，呼吸之本，三焦之源，而人实资之以为始。故曰：先天之本在肾。婴儿既生，一日不食则饥，七日不食则肠胃涸绝而死。经曰：安谷则昌，绝谷则亡。谷入于胃，洒陈于六腑而气至，和调于五脏而血生，人实资之以为生。故曰：后天之本在脾。"（《肾为先天本脾为后天本论》）脾肾对身体既然起到这样巨大的作用，所以自古医家临证判断生死，无不都从脾肾着眼。譬如治疗伤寒，一遇危险病证，必诊足少阴太溪，以候肾气之盛衰；或诊足阳明趺阳，以观胃气的有无。如果二脉还在，则有回生之望；如果二脉已绝，那就不易挽救了。又如治疗杂病，一见病情沉重，便很注意两尺，因为脉之有尺，犹如树之有根，枝叶虽然枯槁，根本仍能新生；同时，亦很注意胃脉，脉得冲和之气，是为有胃之象，脉有胃气则生，脉无胃气则死。所有这些，李氏认为都是前人从脾肾二脏判断疾病死生的重要依据。至于施治方面，他认为治先天根本，则有水火之分，水不足的，用六味丸壮水之主，以制阳光；火不足的，用八味丸益火之源，以消阴翳。治后天根本，则有饮食劳倦之分，饮食所伤，是虚中夹实，用枳实丸[1]消补兼施；劳倦所伤，是纯虚无实，用补中益气汤升补中气。据此可知，李氏治肾是宗薛立斋、张景岳、赵养葵等的方法；治脾是宗张元素、李东垣等的方法。

二、水火阴阳论

李氏认为自然界万物之所以能生化不息，关键在于水火阴阳的不断升降。水升火降，阴阳交通，便推动了万物的生长和发展。但水本润下，火本炎上，怎么能逆其本性而使之水升火降呢？其实火之所以能下降，正是因为水在濡润着它；水之所以能上升，正是因为火在蒸发着它。因此，水火分之虽为二，合之实为一。水火能交，是谓既济，既济即能生万物；水火不交，是谓未济，未济则能杀万物。譬如久旱而不能生物，是由火热偏胜而不能下降；又如久涝而不能生物，是由水湿偏胜而不能上升。这都是水火未济，阴阳不交的结果。所以水火最宜和平，不宜偏胜；阴阳最宜相交，不宜分离。大自然是这样，人身也是这样。所以李氏说："人身之水火，即阴阳也，即气血也，无阳则阴无以生，无阴则阳无以化。"（《水火阴阳论》）这是说明阴血的生成，必须依靠阳气的蒸腾；阳气的化生，也须依靠阴血的资助。但李氏对万物化生的看法，是比较重视阳气的，所以他又说："譬如春夏生而秋冬杀也；向日之草木易荣，潜阴之花卉善萎也。故气血俱要，而补气在补血之先；阴阳并需，而养阳在滋阴之上；是非昂火而抑水，不如是不得其平也。"（同上）毫无疑问，这种"补气在补血之先，养阳在滋阴之上"的治疗主张，是在他阳重于阴的思想指导下提出来的。正因为这样，所以他对药性的看法，也就不可避免地产生一些偏见，如他说："凡温热之剂，均为补虚；寒凉之剂，均为泻实。"（《药性合四时论》）所说"温热之剂，均为补虚"，显见是指的补阳，忽略了可以补阴的寒凉药物；所说"寒凉之剂，均为泻实"，显见是指的泻阳，忽略了存阴的另一种作用。李氏这种重阳思想，主要是受了张景岳的影响。因此，他对张氏在大宝论中对河间、丹溪的批判，颇有共鸣之处。

三、辨疑似证

李氏在理论上固然偏重于阳，但在临床辨证方面，还是比较持平的。他认为虚证用补，实证用泻，寒病用温，热病用清，这是辨证施治的基本大法，任何医生都不会错认的。只有那些"大实有羸状"（实极似虚），"至虚有盛候"（虚极似实），"阴证似乎阳"（寒极似热），"阳证似乎阴"（热极似寒）的病变，若认识不清，就会造成生命危险。因此，李氏特别强调必须辨明寒热虚实之间的疑似。他说："积聚在中，实也。甚则嘿嘿不欲语，肢体不欲动，或眩运昏花，或泄泻不实，皆大实有羸状也。……脾胃损伤，虚也。甚则胀满而食不得入，气不得舒，便不得利，皆至虚有盛候也。"（《医宗必读》疑似证须辨论）这种真假虚实疑似证的辨别，确是非常重要，否则必致误犯虚虚实实之戒。李氏又说："脾肾虚寒，真阴证也。阴盛之极，往往格阳，面目红赤，口舌破裂，手扬足掷，语言错妄，有似乎阳也。……邪热未解，真阳证也。阳盛之极，往往发厥，厥则口鼻无气，手足逆冷，有似乎阴也。"（同上）无论真假寒热或真假虚实，一当假象出现之后，所见症状尤其是外表症状，大部分已不可作为辨证依据。在这种情况下，李氏又指出了着重辨脉的方法，他说："大抵症之不足凭，当参之脉理，脉又不足凭，当取之沉候。彼假症之发现，皆在表也，故浮取脉而脉亦假焉；真症之隐伏，皆在里也，故沉候脉而脉可辨耳。"（同上）确实，寒热虚实疑似证的辨证关键，主要在于辨别标本真假，一般地说，脉症之在外在上的属标属假，脉症之在内在下的属本属真，若能掌握这一关键，即不难透过假象看到疾病的本质。因此，李氏这种探求根本的辨证方法，对临证确是大有裨益的。

兼收并蓄，取长补短，既是李氏的治学特点，因而从他整个学术思想看来，虽极好学古人而并不拘于古法。例如他宗薛立斋、张景岳而重视先天，然补肾并不拘泥于地黄；宗李东垣而重视后天，然治脾并不拘泥于升、柴；此外，虽亦宗丹溪而谈龙雷之火，但对知、柏等一类苦寒沉降之药，又很慎用；宗仲景而论伤寒六法，则又力辟后世伤寒无补法之谬。于此可见，李氏确是"淹有众家之长"。但他对水火阴阳的看法，不免有所偏倚，因而对药性寒热温凉的认识，也有不够全面的地方，如他说："寒凉之剂，犹如阴柔小人；温热之剂，犹如阳明君子。"这种提法就更加不够平正了。

医　案

吐痰泄泻

大司寇姚岱芝，吐痰泄泻，见食则恶，面色痿黄，精神困倦，自秋及春，无剂不投，经久不愈。比余诊之，口不能言，亟以补中益气，去当归，加肉果二钱、熟附一钱、炮姜一钱、半夏二钱、人参四钱，日进二剂。四日而泻止，但痰不减耳。余曰：肾虚水泛为痰，非八味丸不可，应与补中汤并进。凡四十日，饮食大进，痰亦不吐。又半月而酬对如常矣。（《医宗必读》卷七：泄泻）

按：久泻恶食与伤食恶食不同，伤食属实，可用攻消；久泻属虚，只能温补。这病自秋至春，不但泻仍不止，反加口不能言，是脾胃虚愈可知。吐痰为土不制水，水势上泛的结果。但肾水之所以会上泛，不能单单归罪于脾虚，还当责之于肾阳的不足。所以李氏除用补中益气汤治疗脾胃气虚以外，又取姜、附补火以生土。最后又用八味丸"益火之源，以消阴翳"。等到阴翳一消，则痰涎的来源自绝。这是李氏宗薛己之学而在治疗上采用先天后天并重的验案。

郁怒成痞

亲家，工部王汉梁，郁怒成痞，形坚而痛甚，攻下太多，遂泄泻不止，一昼夜计下一百余次，一月之间，肌体骨立，神气昏乱，舌不能言，已治终事，待毙而已。余诊之曰：在证虽无活理，在脉犹有生机，以真脏脉不见也。举家喜曰：诸医皆曰必死，何法之治，而可再起耶？余曰：大虚之候，法当大温大补。一面用枯矾、龙骨、粟壳、樗根之类，以固其肠；一面用人参二两、熟附五钱，以救其气。三日之间……泻遂减半，舌转能言。更以补中益气加生附子、干姜，并五帖为一剂，一日饮尽。如是者一百日，精旺食进，泻减十九。然每日夜犹下四五行，两足痿废，用仙茅、巴戟、丁、附等为丸，参附汤并进。计一百四十日，而步履如常，痞泻悉愈。向使委信不专，有一人参以他说，有片语畏多参附，安得有再生之日哉！详书之，以为信医不专者之药石。（《医宗必读·卷七·积聚》）

按：郁怒成痞，病本在肝，治当采用"木郁达之"的方法，今不用达法而反下夺，攻伐无过，致使脾气受伤，泄泻无度，甚至出现神气昏乱，舌不能言，两足痿废等症。可知这病不但脾胃虚极，就是肾中元阳之气，亦受损伤，所可喜的是真脏脉未见，知道脾肾虽衰，还未竭绝。故李氏用枯矾、龙骨、粟壳、樗根皮等药，固涩肠滑，堵塞元气下脱之路，这是急则治标的方法；又用大剂参附补气固脱，是为治本。等到元气稍固，再用补中益气加姜附，以升提误下之陷。最后，用仙茅、巴戟、丁、附制丸，大补命门真火而愈。本案补肾不用八味丸的缘故，是因病情重在火衰，殊非八味丸平补阴阳之力所能胜任。这是说明李氏补肾不拘熟地的具体例子。

大实如羸状

社友韩茂远，伤寒，九日以来，口不能言，目不能视，体不能动，四肢俱冷，众皆曰阴证。比余诊之，六脉皆无；以手按腹，两手护之，眉皱作楚；按其趺阳，大而有力，乃知腹有燥屎也。欲与大承气汤，家人惶惧不敢进。余曰：吾郡能辨是证者，惟施笠泽耳。延至诊之，与余言若合符节。遂下之，得燥屎六七枚，口能言，体能动矣。故按手不及足者，何以救此垂绝之证耶？

（《医宗必读·卷五·伤寒》）

按：这是阳明大实大满的病变。阳明实证，应当表现潮热、谵语、直视、烦躁等症，但此证却适得其反。不但没有上述诸症，反而出现四肢俱冷、口不能言、目不能视、体不能动等一派虚弱现象；脉伏不出，是脉象亦假，不足为凭，只有趺阳脉大有力、腹满拒按，还可作为胃家实的辨证依据。李氏掌握了这些关键性症状，故能一诊便知证属实热，而不是属于虚寒，因用大承气汤下之而愈。

阴证似阳

休宁，吴文哉，伤寒烦躁，面赤，昏乱闷绝，时索冷水。其弟曰休乞余决死期，手扬足掷，难以候脉，五六人制之，方得就诊。脉洪大无伦，按之如丝。余曰：浮大沉小，阴证似阳也，与附子理中汤，当有生理。曰休骇曰：医者十辈至，不曰柴胡、承气，则曰竹叶石膏，今反用热剂，乌敢乎？余曰：温剂犹生，凉剂立毙矣。……遂用理中汤加人参四钱、附子二钱，煎成入井冰冷，与饮。甫及一时，狂躁定矣；再剂而神爽。（同上）

按：烦躁、面赤、昏乱、闷绝、时索冷水、手扬足掷等一系列的症状，都是阳证见象。但从脉象洪大，重按如丝的情况来看，可知这种热象，并非真热，而是阴盛于里，格阳于外的虚假现象。难怪前医用柴胡、承气、竹叶石膏等汤，而病势益甚。此证本不易辨，李氏能毫无犹豫地用大剂附子理中汤以挽救欲绝之阳；并仿《内经》"热因寒用"之法，以防制其格拒不入，足以说明他对疑似证的辨治，确实具有过人的经验和心得。

痿证（一）

大学朱修之，八年痿废，更医累百，毫末无功，一日读余《颐生微论》，千里相招。余诊之，六脉有力，饮食若常，此实热内蒸，心阳独亢，证名脉痿。用承气汤下六七行，左足便能伸缩；再用大承气，又下十余行，手中可以持物；更用黄连、黄芩各一斤，酒蒸大黄八两，蜜丸，日服四钱，以人参汤送。一月之内，去积滞不可胜数，四肢皆能舒展。余曰：今积滞尽矣。煎三才膏十斤与之，服毕而应酬如故。（《医宗必读·卷十·痿》）

按：实热内蒸，鼓动心阳，心阳亢甚，便成脉痿。李氏连用承气汤大下胃中实热。又用大黄、芩、连等苦寒药制丸，以清未尽的余火，这都是在《内经》"治痿独取阳明"的思想指导下所采取的措施。实热去，再用三才膏滋补肺胃之阴，使肺胃津液得充，能输布水谷精气远达四肢，根除痿躄。于此可见，李氏临证，并不完全专意温补而摒弃寒凉。

痿证（二）

崇明文学倪君俦，四年不能起床，延余航海治之。简其平日所服，寒凉者十六，补肝肾者十三。诊其脉大而无力，此营卫交虚，以十全大补加秦芄、熟附各一钱，朝服之；夕用八味丸加牛膝、杜仲、远志、草薢、虎骨、龟板、黄柏，温酒送七钱，凡三月而机关利。（同上）

按：这是气血俱虚，脾肾两亏的痿证。脾主生血，肾主化气，所以李氏用十全大补丸治脾，培补生血之源，用八味丸治肾，温养化气之本，使气血冲和，运行无阻，机关方能得利。

痿证（三）

兵尊高悬圃，患两足酸软，神气不足。向服安神壮骨之药，不效；改服滋肾合二妙，加牛膝、苡仁之属，又不效；纯用血药，脾胃不实。……此土虚下陷，不能制水，则湿气坠于下焦，故膝胫为患耳。进补中益气，倍用升、柴，数日即愈。夫脾虚下陷一证，若用牛膝下行之剂，则陷而病愈甚矣。（《宋元明清医案》）

按：这是脾虚气陷，水湿下流所造成的痿证，并非肾家湿热。无怪前用壮骨滋肾二妙丸等，都不见效。李氏用补中益气重用升、柴，升举下陷的脾气，脾气升发，则水湿随之而运化，痿证因得痊愈。

以上三证，从现象上看，虽同样是手足痿废，但按病情来说，则虚实大有不同。第一案，是热蓄阳明，鼓动心阳，血脉受灼而成，是属纯实无虚，故六脉有力，沉取亦必应指。第二案，是脾肾两亏，气血不足，四肢缺乏荣养所致，是属纯虚无实，故脉虽虚大，重按便觉无力。第三案，是脾虚气陷，不能运湿，以致湿浊下流膝胫而成痿躄，是属虚中有实之证。于此可见，痿的形成，并不止于"肺热叶焦"（《素问·痿论》）一端。由于病因不同，病情亦可随之各异，临证必须根据具体脉症，分别寒热虚实进行施治，才不致造成虚虚实实的错误。

【注释】

[1] 枳术丸（《卫生宝鉴》）：白术二两　枳实（麸炒）一两　上为末，荷叶裹，烧饭为丸，如梧子大，每服五十丸，多用白汤下，无时。

喻　　昌

喻昌，字嘉言，明末江西南昌人。著有《伤寒尚论篇》《医门法律》《寓意草》等书。喻氏之学，一传于徐忠可，再传于罗子尚，三传于舒驰远。徐氏著有《伤寒一百十三方发明》与《金匮要略论注》；舒氏著有《重订伤寒集注》《辨脉篇》等书。喻氏治学，颇有敢想、敢做的革新精神，具体反映在著述喜立新说、治经专攻错简这两个方面。兹将其学术上比较突出的《大气论》和《秋燥论》分别介绍如下。

一、大气论

"气"在人体的作用，历代医家，已作过不少阐述，但提出"大气"作为专题讨论的，除喻氏以外，并不多见。

喻氏首先指出气是人身不可缺少的物质，形体的形成、生长以及一切生理活动，都必须依靠气来支持。气的名称甚多，有营气、有卫气、有宗气、有脏腑之气、有经络之气等。在喻氏看来，这些气在人身不过起到部分的作用，还不足以主宰整个身体的全部活动。他认为能够统摄全身诸气，使之营运脏腑经络，环流不息，充周无间，灌养四肢百骸的，则是胸中大气。喻氏这一认识的产生，主要是从《素问·五运行大论》："地为人之下，太虚之中，大气举之"一段经文领悟出来的。他认识到在自然界中，大地的周围都有大气"充周磅礴"地包摄和升举着，方能不崩不坠，永远存在于太虚之中；然后才有六气（风、寒、暑、湿、燥、火）的出入变化，以生化万物。人与天地相应，也是如此，人体若无大气包举，就不能生存，所以他说："五脏六腑，大经小络，昼夜循环不息，必赖胸中大气斡旋其间。大气一衰，则出入废，升降息，神机化灭，气立孤危。"但大气究竟是什么呢？喻氏认为是搏聚于胸中，包举于肺的周围的阳气。肺之所以能主一身之气而行治节，都是大气的作用。于此可见，大气是布于胸中推动全身活动的主要力量（阳气）。大气充沛，则气血流通、脏腑和平，经脉无阻而邪不能害；不充则气血不畅，邪气凝聚而为病。如《金匮要略》所说"心下坚，大如盘，边如旋杯"的气分病，就是由于大气不转所形成的饮邪停留证，故用桂枝去芍药加麻黄、附子以通胸中之阳，"大气一转，其气乃散"，则饮病自愈。经过喻氏这样的阐述，大气在人身所起的作用，便得到进一步明确了。近人张锡纯对大气下陷病的认识和使用升陷汤的方法，虽说是受了东垣的影响，但与喻氏《大气论》的启发，也是分不开的。

二、秋燥论

自《素问》提出"秋伤于湿，上逆而咳""秋伤于湿，冬生咳嗽"以后，历代注家都随文作解，认为长夏之末，即是秋令，秋伤于湿，就是伤于长夏之湿。独喻氏认为这是秋伤于燥的错简，他的理由是：其余三季都是伤于主时之气，秋主燥而反伤于湿，这是不合逻辑的。秋季虽不遽燥，但大热之后，继以凉生，凉生热退，则燥气行令，因而他以为秋燥不可不谈；《内经》病机一十九条，独不提到燥气，他始终认为是遗憾。故写《秋燥论》一篇，以补前人之未备。

喻氏认为燥气太盛，则耗损津液，肺主秋而应燥，肺津被伤，则清肃之令不行而形成喘咳上气等证。《内经》说"燥胜则干"，干的病变，并不局限于皮肤皲揭等外表症状，凡是津液损耗的病证，都应归于这一范围。所以喻氏认为病机十九条的"诸气膹郁，皆属于肺；诸痿喘呕，皆属于上"，实际都是属于燥气伤肺的病变。他说："诸气膹郁之属于肺者，属于肺之燥，非属于肺之湿也；苟肺气不燥，则诸气禀清肃之令，而周身四达，亦胡致膹郁耶？诸痿喘呕之属于上者，上亦指肺……惟肺燥甚，则肺叶痿而不用，肺气逆而喘鸣，食难过膈而呕出。三者皆燥证之极也。经文原有'逆秋气则太阴不收，肺气焦满'之文，其可称为湿病乎？"（《秋燥论》）这是他从膹郁、痿、喘、呕等证的病理机制上，来说明其"秋伤于燥"这一论点的正确性，同时也反证了"秋伤于湿"的不足信。诸气膹郁，诸痿喘呕，既是由于燥伤肺气而成，在治疗上就不能再用芳香辛燥的药物重伤津液，必须用甘润滋燥的药物，以生津救肺。肺气一润，清肃令行，则治节有权而气不膹郁，不独痿喘可愈，即胃气冲逆，亦可随之而定。喻氏所制清燥救肺汤，就是治疗这类病证的经效方剂。

这里必须指出，喻氏所说秋燥，原是包括温燥、凉燥两种。如他说："大热之后，继以凉生，凉生而热解，渐至大凉，而燥令乃行。"这主要是指凉燥而言。但他又认为燥是金气，燥极往往能从热化，这是《内经》所谓"金位之下，火气承之"（火克金）的道理，所以他重点还是在叙述温燥之气。喻氏关于秋燥的论述，对于后来温热学派是有一定的影响的。如叶桂说："燥自上伤，均是肺先受病。"又说："秋令感伤……初起治肺为急，当以辛凉甘润之方。"叶氏这些论点，显然是受了喻氏的影响。

综上所述，可见喻氏在医学上的成就，是不小的。他对于大气与秋燥的研究与阐发，足以补充前人的不足，也给后人以很大的启发。这种敢想、敢说、敢做的精神，是值得学习和发扬的。

他的学术思想，《大气论》重在研究胸中阳气的生理作用；《秋燥论》重在研究燥气伤肺的病理变化。所以他的处方用药，既长于辛温通阳，也擅于甘寒润燥。辛温通阳，如"离照当空"，可以"消阴除翳"；甘寒润燥则滋枯润涸，可以回焦转急。于此可知，喻氏用药并未偏倾任何一面。

医　　案

论吴吉长乃室误药之治验

吉长乃室，新秋病洒淅恶寒，寒已发热，渐生咳嗽，然病未甚也。服表散药不愈，体日瘦羸。延至初冬，饮以参、术补剂，转觉厌厌欲绝，食饮不思，有咳无声，泻利不止，危在旦暮。医者议以人参五钱、附子三钱，加入姜、桂、白术之属，作一剂服，以止泻补虚，而收背水之捷。吉长彷徨无措，延仆诊毕……谓曰：是病总由误药所致，始先皮毛间洒淅恶寒发热，肺金为时令之燥所伤也，用表散已为非法，至用参、术补之，则肺气闭锢，而咳嗽之声不扬，胸腹饱胀，不思食饮，肺中之热无处可宣，急奔大肠，食入则不待运化而直出，食不入，则肠中之垢污，亦随气奔而出，是以泻利无休也。今以润肺之药兼润其肠，则源流俱清，寒热咳嗽泄泻，一齐俱止矣。但取药四剂，服之必安，不足虑也。方用黄芩、地骨皮、甘草、杏仁、阿胶。初进一剂，泻即少止，四剂毕，而寒热俱除，再数剂而咳嗽俱全愈矣……（《寓意草》）

按：这是秋燥病经误治以后的坏证。肺为娇脏，在四时应秋，秋燥伤人，肺先受病。治疗当以凉润为主，不宜表散。但本案初病，不用凉润，而反用表散。误汗之后，燥邪不去，郁而化热，肺津被劫，至冬又服参、术温补之剂，一误再误，以致燥热愈甚，肺气愈壅，而有咳无声。热迫大肠发为泄泻，泄泻本是内热外泄的一条出路，但由于津液下降，上下之燥，势将因此而加甚，病必不会好转。所以喻氏用润肺之药，兼润肠燥，竟收澄源清流的疗效。

袁聚东痞块危证治验

袁聚东年二十岁，生痞块，卧床数月，无医不投。日进化坚削痞之药，渐至枯瘁肉脱，面黧发卷，殆无生理。买舟载往郡中就医，因虑不能生还而止。然尚医巫日费，余至则家计已罄，姑请一诊，以决生死远近耳，无他望也。余诊时，先视其块，自少腹至脐旁，分为三歧，皆坚硬如石，以手拊之，痛不可忍，其脉止两尺洪盛，余微细。谓曰："是病由见块医块，不究其源而误治也。初起时，块必不坚，以峻猛药攻之，至真气内乱，转护邪气为害，如人厮打，扭结一团，旁无解散，故进紧不放，其实全是空气聚成，非如女子冲任血海之地，其月经凝而不行，即成血块之比。观两尺脉洪盛。明明是少阴肾经之气，传于膀胱，膀胱之气本可传于前后二便而出，误以破血之药，兼破其气，其气遂不能转运，而结为石块。以手摩触则愈痛，情况大露。若是血块得手，则何痛之有？此病本一剂可瘳，但数月误治，从上至下，无病之地，亦先受伤。姑用补中药一剂，以通中下之气，然后用大剂药内收肾气，外散膀胱之气，以解其相厮相结，约计三剂可全愈也。"于是先以理中汤，少加附子五分，服一剂，块已减十之三，再用桂、附药一大剂，腹中气响甚喧，顷之，三块一时顿没，咸友共骇为神，再服一剂，果然全愈。调摄月余，肌肉复生，面转明润，堆云之发，才剩数茎而已。每遇天气阴寒，必用重裀厚被盖复，不敢起身。余谓病根尚在，盖以肾气之收藏未固，膀胱之气化未旺，兼之年少新婚，倘犯房室，其块复作，仍为后日之累，更用补肾药，加入桂、附，而多用河车为丸，取其以胞补胞而助膀胱之化源也。服之竟不畏寒，腰围亦大，而体加充盛。（同上）

按：《大气论》附律说："凡治病伤其胸中正气，致令痞塞痹痛者，此为医咎。"而本案正是误犯这戒律所引起的痞塞痹痛证。痞块部位虽在下焦，但与胸中正气被伤，有着一定联系。喻氏说："五脏六腑大经小络，昼夜循环不息，必赖胸中大气，斡旋其间，大气一衰，则出入废，升降息，神机化灭，气立孤危。"本案患者虽没有达到这样严重程度，但脏腑之气，升降出入，确已有着很大障碍，如脾气不升，则正气来源不充而渐至形成枯瘁肉脱、面黧发卷；膀胱之气不降于二阴，则浊阴之气凝聚少腹而结硬如石等等。此证既由过用攻削误伤正气而成，故喻氏先用理中汤加附子，温运脾气，以复正气的化源，等正气稍复，邪气略退，再用附、桂等药大补肾中真阳以助膀胱气化，使下焦浊阴之气传于二便而出，则少腹无形之结自散。这是喻氏运用辛温通阳法于临床的具体例证。

徐大椿

徐大椿，字灵胎，晚号洄溪老人。清，江苏吴江人，生于公元 1693 — 1771 年。他对各种医籍都能以实事求是的态度进行研究。著有《医学源流论》《内经诠释》《难经经释》《兰台轨范》等书。能代表他学术思想的，则有《医学源流论》《伤寒论类方》和《慎疾刍言》。其中尤以《医学源流论》一书，最能体现他的主导思想和治学方法。

清初有些医家，每喜袭用宋元一家之言，而忽于对古典医籍的研究。徐氏则主张治学必须从源到流，否则只能学到一些片面知识而不可能掌握全面。他指出："河间、东垣乃一偏之学，丹溪不过斟酌诸家之言，而调停去取，以开学者便易之门。"（四大家论）即使完全学通了他们的学说，仍然还是不够全面的。因而他认为学医必须先读《内经》《本草》《伤寒》《金匮》，然后博览后世各家，取长补短，方可无所偏倚，而真正有助于临证。他说："不知神农、黄帝之精义，则药性脏腑经络之源不明也；又不知仲景制方之法度，则病变及施治之法不审也。"（《医学渊源论》）又说："凡读书议论，必审其所以然之故，而更精思历试，方不为邪说所误。"（《邪说陷溺论》）这就是徐氏对治学的基本要求。兹将其学术上的主要论点分述于后。

一、存元气、重预防

徐氏认为元气是人体最根本的物质，元气充则根本丰厚，元气衰即根本薄弱。根本丰厚则健全而寿长，虽病重未必即死；根本薄弱则易病而易夭，虽病轻也未必全活。因此，他在辨证上非常重视对元气的观察；在治疗上特别强调不可误伤元气。他说："至于疾病之人，若元气不伤，虽病甚不死；元气或伤，虽病轻亦死。而其中又有辨焉，有先伤元气而病者，此不可治者也；有因病而伤元气者，此不可不预防者也；亦有因误治而伤及元气者；亦有元气虽伤未甚，尚可保全之者，其等不一。故诊病决死生者，不视病之轻重，而视元气之存亡，则百不失一矣。"《元气存亡论》元气的存亡，既对人体生死具有这样重大的意义，那么，究竟什么是人身的元气呢？徐氏说："所谓元气者，何所寄耶？五脏有五脏之真精，此元气之分体者也；而其根本所在，即道经所谓丹田，《难经》所谓命门，《内经》所谓七节之旁，中有小心。阴阳阖辟存乎此，呼吸出入系乎此，无火而能令百体皆温，无水而能令五脏皆润，此中一线未绝，则生气一线未亡，皆赖此也。"（同上）元气包括元阴元阳两个方面：他说的无水而能令五脏皆润，这是元阴的作用；无火而能令百体皆温，这是元阳的作用。正因为元气之根，虽寄于命门，而其分布则无所不至，所以等到元气一伤，命门阴阳有所偏颇，就会引起全身阴阳的失调，这是造成各种疾病和促使各种疾病恶化的极其重要的内在因素。因此，徐氏主张无论已病未病，都要保护元气，使元气不受损伤，或少受损伤。但究竟怎样才能保护元气而不使损伤呢？他说："若夫有疾病而保全之法何如？盖元气虽自有所在，然实与脏腑相连属者也。寒热攻补不得其道，则实其实而虚其虚，必有一脏大受其害，邪入于中，而精不能续，则元气无所附而伤矣。故人之一身，无处不宜谨护，而药不可轻试也。若夫预防之道，惟上工能虑在病前，不使其势已横而莫救，使元气克全，则自能托邪于外；若邪盛为害，则乘元气未动，与之背城而一决，勿使后事生悔，此神而明之之术也。"（《元气存亡论》）

据此则知，保护元气的方法，关键问题是在于能使各脏器之间保持正常关系，而不使元气失却依附，便能充沛全身抵抗疾病。至于保持脏器之间的正常关系，只要施行寒热攻补药时，不虚其所虚和实其所实，脏腑不遭无辜损伤，元气便有依存而不会散失，也就是说只要能准确地掌握辨证施治，元气就无受损之虞。

二、辨证施治的灵活运用

徐氏体会到《内经》的辨证精神，首先在于了解病人的爱恶喜乐、体质强弱，以及生长生活条件等情况。然后审察病机，便无主观偏见之弊。又体验到仲景处方用药的精义，主要是在于药病相当，故能收到良好的疗效。因此，他在临证时，也颇能根据病人的体质不同和疾病的原因不同、部位不同，而灵活地进行辨证施治。并在辨治过程中，还很注意贯彻理法方药的一致性，这是他学术上比较突出的优点。

他认为疾病的发生，必先有导致发病的原因，而后才有受病的部位可以寻求。人身受病部位，有表里上下的不同，在表则皮肉筋骨受病，在里是脏腑精神受病，而表里上下之间，都有经络相互连络。所以人体遭到病邪的侵袭，不论从脏腑出表，或从皮肤入里，都有症状可见；而且这种症状，每多反映在不同的经络上面。根据不同经络所反映的不同症状，就可测知疾病的传变和部位，所以徐氏主张治病必须先辨经络脏腑。他说："故治病者，必先分经络脏腑之所在，而又知其七情六淫所受何因，然后择何经何脏对病之药，本于古圣何方之法，分毫不爽，而后治之，自然一剂而即见效矣。"（《治病必分经络脏腑论》）不过，他又认为病机传变，是多样化的，辨治疾病，既要掌握传经规律，又不能把传变关系看得过分机械。因此，他既承认了治病必分经络脏腑，但却又认为经络脏腑不能概括所有的疾病。因为疾病影响到经络，固然可以反映不同的经络症状；若皮肉筋骨之病，不归经络而深入脏腑，那就无经络症状可见，而是以生克相传的形式表现症状了。况且气血的运行，是贯通全身的；药性的寒热温凉、有毒无毒，进入人体以后，所发生的作用，是无所不到的。如参、芪既无所不补，砒、鸩亦无所不毒。其他，如通气、解毒等药，都是如此，只是在性能上略有专主和非专主的分别罢了。若拘泥于治病必分经络的常法，而毫不变通地专讲归经，便不免失之机械了。所以他又说："以某药为能治某经之病则可，以某药为独治某经则不可；谓某经之病当用某药则可，谓某药不复入他经则不可。"（《治病不必分经络脏腑论》）

徐氏上述两种主张，实是一种比较全面的认识。正如他说："不知经络而用药，其失也泛，必无捷效；执经络而用药，其失也泥，反能致害。"这样灵活地辨证施治，是非常切合实际的。不仅如此，他对方药的配伍，也很谨严。他说："按病用药，药虽切中，而立方无法，谓之有药无方；或守一方以治病，方虽善良，而其药有一二味与病不相关者，谓之有方无药。"（《方药离合论》）可见徐氏在辨证施治中，是相当注意贯彻理法方药的一致性的。

此外，徐氏还主张治病不但要推求所以治愈或治不愈的道理，并且应该做好考查疗效的医案工作。如遇复杂难治的病证，又当用综合的疗法进行治疗，甚至单方、验方，都得研究使用。他说："病各有宜，缺一不可。"因此，他对针灸、砭法、熨浴、导引、按摩、酒醴等法，特别是对薄贴之法，都有研究。

徐氏虽具有坚毅的治学精神、高深的理论水平和丰富的临床经验，不过，由于他受到当时考据学的影响很深，尊经崇古思想，比较严重，对于学术的看法，往往是古而非今，试观他以《内经》理论注解《难经》的《难经经释》，即可证明这点。正因他存在着这种思想，所以在一定程度上也限制了他的发明创造性，这是他的不足之处。

医　　案

暑病（一）

芦墟迮耕石，暑热坏证，脉微欲绝，遗尿谵语，寻衣摸床，此阳越之证，将大汗出而脱。急以参附加童便饮之，少苏而未识人也。余以事往郡，戒其家曰：如醒而能言，则来载我。越三日来请，亟往，果生矣。医者谓前药已效，仍用前方，煎成未饮。余至曰："阳已回，火复炽，阴欲竭矣，附子入

2792

咽即危。"命以西瓜啖之，病者大喜，连日啖数枚，更饮以清暑养胃而愈。（《洄溪医案》）

暑病（二）

毛履和之子介堂，暑病热极，大汗不止，脉微肢冷，面赤气短，医者仍作热证治。余曰：此即刻亡阳矣，急进参附以回其阳。其祖有难色。余曰：辱在相好，故不忍坐视，亦岂有不自信而尝试之理，死则愿甘偿命。乃勉饮之。一剂而汗止，身温得寐；更易以方，不十日而起。同时东山许心一之孙伦五，病形无异，余亦以参附进，举室皆疑骇，其外舅席际飞，笃信余，力主用之，亦一剂而复。但此证乃热病所变，因热甚汗出而阳亡，苟非脉微足冷，汗出舌润，则仍是热证，误用即死，死者甚多，伤心惨目。此等方非有实见，不可试也。（同上）

按：暑病是夏月感受了时令暑热之气，病本属热，治当清凉。徐氏治疗暑热，使用清凉，甚是得法，颇为后世王孟英等所推崇。但以上二证，都是暑病的变证，因此在治疗上就不能拘泥常规，应按变例从权治之。前一案已出现脉微欲绝，遗尿谵语，寻衣摸床等阳越脉症，是阳气将随大汗外脱的危候，所以徐氏用参附加童便以固脱回阳。后一案是热极大汗不止阳随汗泄之证，脉微肢冷，面赤气短，显属无根之阳，浮载于上。二案病机大致相似，故同用参附回阳固脱，所不同的，前一证在阳回之后，邪火复炽，濒于阴伤津竭之势，所以不宜再用温热，而只可用清暑养胃之品；后一证，等到汗止阳回以后，暑热已消，亦无阴伤之象，故不必转与清暑生津之品以除热救阴。徐氏对救阴救阳的界限，划分得最为清楚。他说："当阳气之未动也，以阴药止汗；及阳气之既动也，以阳药止汗。"所谓"以阴药止汗"，就是为了防止阴液的亡脱；所谓"以阳药止汗"，就是为了防止阳气的亡脱。而区分二者的标准，只在于阳气动与未动之间；至于区分之法，案中所叙脉舌，即是辨证眼目，学者最当熟记。

肠痈（一）

长兴朱季舫少子啸虎官，性极聪敏，年九岁，腹痛脚缩，抱膝而卧，背脊突出一疖，昼夜哀号。遍延内外科诊视，或云损证，或云宿食，或云发毒，当刺突出之骨，以出脓血。其西席茅岂宿力荐余治，往登其堂，名医满座，岂宿偕余诊视。余曰：此缩脚肠痈也，幸未成脓，四日可消。……余先饮以养血通气之方，并护心丸，痛遂大减。诸医谓偶中耳。明日进消瘀逐毒丸散，谓曰：服此又当微痛，无恐。其夜痛果稍加，诸医闻之，哗然曰：果应我辈之言也。明早又进和营顺气之剂，痛止八九，而脚伸脊平，果四日而能步。诸医以次辞去，中有俞姓者，儒士也，虚心问故。余谓：杂药乱投，气血伤矣，先和其气血，自得稍安；继则攻其所聚之邪，安能无痛；既乃滋养而通利之，则脏腑俱安矣。(《洄溪医案》)

肠痈（二）

南濠徐氏女，经停数月，寒热减食，肌肉消铄，小腹之右，下达环跳，隐痛微肿。医者或作怯弱，或作血痹，俱云不治。余诊其脉，洪数而滑，寒热无次。谓其父曰：此瘀血为痈，已成脓矣，必自破，破后必有变证，宜急治。与以外科托毒方，并丸散，即返山中。越二日，天未明，叩门甚急，启视，则徐之戚也。云：脓已大溃，而人将脱矣。即登其舟往视，脓出升余，脉微肤冷，阳随阴脱。余不及处方，急以参、附二味煎汤灌之。气渐续而身渐温，然后以补血养气之品，兼托脓长肉之药，内外兼治，两月而漏口方满，精神渐复，月事以时。大凡瘀血久留，必致成痈，产后留瘀，及室女停经，外证极多，而医者俱不能知，至脓成之后，方觅外科施治。……以致枉死者，比比然也。(同上)

按：肠痈是外证内发的一种疾患，徐氏辨治此证，都从内科入手。《金匮》说："诸浮数脉，应当发热，而反洒淅恶寒，若有痛处，当发其痛。"徐氏诊断以上二证，这条《金匮》原文对他当有一定的启发。前一案，患者为九岁小孩，发病前并未发现任何异常状态，则其证不属虚损可知。一医以背脊突出而断其为发毒，本病却腹痛在前，疖发在后，主要症状又不集中在背脊发疖部位，可见这一诊断不免有误。一医以腹痛而断为宿食，宿食则应痛在胸脘，不在下腹，纵有下腹部作痛，也不会仅仅偏于少腹一角，可知这一诊断亦不正确。徐氏具体分析了这些情况，根据《金匮》理论，结合自己经验，从脚缩不伸着眼，断为肠痈尚未成脓，并许以短期可愈。他虽未明言所用何药，但从叙述中可以找出他对痈证的治疗规律，即：第一护心镇痛，用养血通气的方剂；第二消瘀逐毒，用破积攻下的方剂；第三和营顺气，用调理气血的方剂。后一案患者为室女经停腹痛，徐氏以其脉洪数而滑，痛在小腹之右而断为肠痈。二案同属肠痈，其不同处，是在前者脓未成而后者脓已成。《金匮》说："诸痈肿欲知有脓无脓，以手按肿上，热者为有脓，不热者为无脓。"徐氏判断肠痈有脓无脓，当亦不离这些方法。肠痈尚未成脓，可用攻下；脓已成则不可下，这是由于病情虚实不同的缘故。后一证脉见洪数而滑，因断为脓成将溃。病久元虚，脓成大溃，须防变证，故先与托毒之方，以扶正御邪，终因脓出过多而不得不用参附回阳固脱。二案虽同是肠痈，但在治疗上竟有这样虚实补泻的不同。

痰喘亡阴（一）

苏州沈母，患寒热痰喘，浼其婿毛君延余诊视。……脉洪大，手足不冷，喘汗淋漓。余顾毛君曰：急买浮麦半合，大枣七枚，煮汤饮之可也。如法服而汗顿止，乃为立消痰降火之方，二剂而安。盖亡阳亡阴相似而实不同。一则脉微，汗冷如膏，手足厥逆而舌润；一则脉洪，汗热不粘，手足温和而舌干。但亡阴不止，阳从汗出，元气散脱，即为亡阳。然当亡阴之时，阳气方炽，不可即用阳药，宜收敛其阳气，不可不知也。亡阴之药宜凉，亡阳之药宜热，一或相反，无不立毙，标本先后之间，辨在毫发，乃举世更无知者，故动辄相反也。(《洄溪医案》)

痰喘亡阴（二）

观察毛公裕，年届八旬，素有痰喘病，因劳大发，俯几不能卧者七日，举家惊惶。延余视之，余曰：此上实下虚之证，用清肺消痰饮，送下人参小块一钱，二剂而愈。毛翁曰：徐君学问之深，固不必言，但人参切块之法，此则聪明人以此炫奇耳。后岁余，病复作，照前方加人参煎入，而喘逆愈甚。后延余视，述用去年方而病有加。余曰：莫非以人参和入药中耶？曰：然。余曰：宜其增病也。仍以参作块服之，亦二剂而愈。盖下虚固当补，但痰火在上，补必增盛，惟作块则参性未发，而清肺之药已得力，过腹中而人参性始发，病自获痊。此等法，古人亦有用者，人自不知耳。(同上)

按：痰喘有阴阳虚实之分，治疗必须明辨。阳虚痰喘，实证多为外感风寒引动内伏饮邪所致，治宜小青龙汤之类散寒逐饮；虚证多属脾肾阳虚，气化失司，饮邪上泛为患，治宜苓桂术甘汤、肾气丸之类，温化饮邪。二者形证虽同，治疗不可不辨。阴虚痰喘，多发于阴虚火旺之体，水少火多，煎熬为痰，肺失肃降，肾少摄纳，以致形成短气喘促等下虚上盛之证。这种病证治疗较难，治实则碍虚，治虚则碍实，既不能与阳虚痰喘相混淆，又必须分别虚实兼夹以施治。以上二案，同属阴虚之体兼发痰喘，前一证喘汗淋漓，很像孤阳欲脱；后一证高年喘嗽，七日不能着枕，虚象亦极显见。二者同为阴虚痰喘，而徐氏竟用不同方法治愈，总因前一案是初患痰喘而不属宿疾，故于汗敛之后，仅与消痰降火之方，得肺气清肃，喘嗽便可平静。后一案素有痰喘，而又因劳大发，不但肺脏有病，即脾肾之气，亦已遭到损伤。故断为上实下虚之证，而采用上下同治之法。这时若单与降痰清火，则必妨碍脾肾之虚；若专与固摄潜纳，则必致壅滞助痰之害。徐氏用清肺消痰之品，送服人参小块，这是处方用药的法外之法，于此可以看到徐氏临证灵活手法的一斑。

王清任

王清任，字勋臣，河北玉田人，约生于公元 1768 — 1831 年，《医林改错》是他的唯一著作。

王氏的医学成就，主要不在于他对解剖学上的贡献，而在于他有丰富的临证经验。因而他的"医林改错"一书的精湛部分，不在于"改错脏腑记叙"和"改正脏腑图"等篇有关解剖方面的论述，而在于临证部分所记载的方药。这些方药，一般都是他几十年实践的经验总结。他说："医家立言著书……必须亲治其证，屡验方法，万无一失，方可传与后人。若一证不明，留与后人再补，断不可徒取虚名，恃才立论，病未经见，揣度立方，倘病不知源，方不对症，是以活人之心，遗作杀人之事，可不畏欤。"（《半身不遂论叙》），足见王氏传授方药，是极其慎重的。

王氏治病，最重气血，他认为不论外感内伤，起病原因虽多，而遭受损伤的，无非气血。气有虚实，实是邪气实，虚是正气虚。血有亏瘀，血亏必有致亏的原因（如吐血、衄血、溺血、便血、破伤流血、崩漏、产后流血过多等），血瘀必有一定的症状（书中几十种血瘀症，都可作为参考）。

因为王氏非常重视气血，所以他对于气血病的治疗经验也最丰富。兹从气血两方面介绍如下。

一、逐瘀法

王氏认为人体在外分头面四肢、周身血管；在内分膈膜上下两段，膈膜以上，心肺咽喉，左右气门，其余之物，皆在膈膜以下。于是他立通窍活血汤，以治头面四肢周身血管血瘀之证；立血府逐瘀汤，以治胸中血府血瘀之证；立膈下逐瘀汤、少腹逐瘀汤，以治肚腹血瘀之证。正由于他的这种分类比较简单，因而每一药方的主治范围，都相当广泛。如：

1. 通窍活血汤

治头发脱落、眼痛白珠红（火眼）、糟鼻子、耳聋、白癜风、紫癜风、紫印面、牙疳、口出臭气等头面疾病。此外还治妇人干血痨、男子痨病、小儿疳症等。

2. 血府逐瘀汤

治头痛（无表证、里证，无气虚、痰饮等证者），胸疼，天明时出汗，心里热，瞀闷，急躁，夜睡梦多，不眠，夜不安，小儿夜啼，呃逆，干呕，饮水即呛，心跳，心慌，肝气病等胸部疾病。

3. 膈下逐瘀汤

治积块痛不移处，小儿痞块，肾泻（用二神、四神治之不效的），久泻等腹部疾病。

4. 少腹逐瘀汤

治少腹积块疼痛，或积块不疼痛，或疼痛而无积块，或少腹胀满，或经病、崩病、白带、不孕等少腹部疾病。

以上所列病证，王氏认为都由瘀血停滞所致。通过后人使用，通窍活血汤确能治脱发和某些头面疾患；血府逐瘀汤对伤科跌打损伤及胸部疼痛疗效很高；伤在腹部的用膈下逐瘀汤，对腹部瘀热作痛，痛不移处，或有积块的，亦很有效；少腹逐瘀汤，对少腹积块疼痛，妇女多种疾病，功效甚著。足证这些方剂，确是王氏的经验效方。兹将四方药物列后，以供参考与对比。

（1）**通窍活血汤**：赤芍　川芎　桃仁　红花　老葱　鲜姜　红枣　麝香。

（2）**血府逐瘀汤**：赤芍　川芎　桃仁　红花　当归　柴胡　甘草　枳壳　生地　桔梗　牛膝。

（3）**膈下逐瘀汤**：赤芍　川芎　桃仁　红花　当归　甘草　枳壳　灵脂　元胡　香附　丹皮　乌药。

（4）**少腹逐瘀汤**：赤芍　川芎　当归　灵脂　元胡　干姜　小茴　没药　官桂　蒲黄。

以上四方均以逐瘀活血为主体，故每方都有赤芍、川芎。第一方特点在于通窍，因加葱、姜、麝香的辛香开泄；第二方与第三方大致相同，惟所主病证有膈上膈下之别，故第二方有柴胡、桔梗，先使药力上走，然后再向下行。第三方与第四方的药物，部分相同，但第四方着重于温通下焦，而破血之力略逊于第三方。

综合四方主症，包括了耳、眼、口齿、皮肤、劳瘵、情志、痛证、肿块、损伤、胃肠，以及小儿妇人等诸疾。此外，尚有通经逐瘀汤[1]的治天花；解毒活血汤[2]的治霍乱；会厌逐瘀汤[3]的治水呛血凝；古方下瘀血汤[4]的治血鼓；身痛逐瘀汤[5]的治痛痹等。可见王氏对于血瘀证确有丰富经验。

二、补气法

王氏认为元气是维持生理活动的最根本东西。他说："元气即火（是指丹溪所说的'人非此火不能有生'的正常相火，不是指东垣所说的'火与元气不两立'的反常相火），火即元气，此火乃人生命之源，食由胃入小肠，全仗元气蒸化，元气足则食易化，元气虚则食难化。"（《营卫总管气府血府记》）又说："元气……分布周身，左右各得其半，人行坐动转，全仗元气，若元气足则有力，元气衰则无力，元气绝则死矣。"（《半身不遂本源》）正因为元气对人体具有这样重大的作用，所以王氏临证，无时无刻不注意元气的盛衰。

王氏好用黄芪，实是他着意照顾元气的具体表现。试观《医林改错》除了诸逐瘀活血汤以外，其余方剂约有十分之五六都有黄芪，足可说明这点。不过，王氏在用补气药的同时，仍不忽视血瘀为患，而常于某些补气方中参合消瘀为治，这又是他处方上的一大特点。现将王氏调治气血诸方，列表于下，以供参考。

药名分量 / 方名	黄芪	赤芍	川芎	桃仁	红花	当归	甘草	地龙	党参	干姜	白术	防风	白芍	枣仁	附子
补阳还五汤	四两	一钱半	一钱	一钱	一钱	尾二钱		一钱							
黄芪赤风汤	二两	一钱										一钱			
黄芪防风汤	四两											一钱			
黄芪甘草汤	四两						八钱								
黄芪桃红汤	八两			三钱	二钱										
保元化滞汤	一两														滑石一两
助阳止痒汤	一两	一钱		二钱	二钱										皂刺一钱 山甲一钱
足卫和营汤	一两			一钱半	一钱半	一钱	二钱		三钱		二钱		二钱	二钱	
急救回阳汤				二钱	二钱		三钱		八钱	四钱	四钱				八钱
可保立苏汤	两半					二钱	二钱		三钱		二钱		二钱	三钱	山萸一钱 枸杞子二钱 故纸一钱 核桃一个
止泻调中汤	八钱		一钱	三钱	一钱	二钱	三钱		二钱				二钱	一钱	良姜五分 官桂五分

表中除了急救回阳汤不用黄芪以外，其余各方都以黄芪为君，最重竟用至八两，最轻的亦有八钱之多，其中有三方配以党参；四方配以桃仁、红花；一方只配红花；三方配以赤芍；只用当归而不用桃仁、红花、赤芍的，有可保立苏汤一方。从而可以看到，王氏对气血的治疗，有补气攻血，有补气之中又参行气补血，唯独没有破气之药。这是他重视元气的又一例证。

综上所述，可知王氏治疗气血的要诀，最主要的是：一为逐瘀活血，一为补气活血。这两种方法，确是他生平比较突出的经验心得，足以补充前人的不足。但我们不能因此认为王清任治病，只知补气攻瘀而不知其他方法；要知补气攻瘀，只是他临证研究较有心得的一个部分而已。正如他自己所说："病有千状万态，不可以余为全书……余何敢云著书，不过因著《医林改错·脏腑图记》后，将平素所治气虚血瘀之证，记数条示人以规矩，并非全书。不善读者，以余之书为全书，非余误人，是误余也。"（《方叙》）

王氏治学富有创作精神，著书立说，不但很少循前人之旧，而且在学术上每有自己的见解。他之所以赞赏张仲景、吴又可，正是因为他们两家的著作，少引古医经语，而能独出心裁的缘故（参看《半身不遂论叙》）。这样说，当然不是否定学术发展的继承性，即以王氏的重视气血来说，未必不受《内经》关于气血的理论的影响。《素问·至真要大论》说："疏其血气，令其调达，而致和平。"这是《内经》指出，治病关键主要在疏通气血。又阴阳应象大论说："定其血气，各守其乡，血实者宜决之，气虚者宜掣引之。"血实者宜决之，已有决通瘀血之意包含在内；气虚者宜掣引之，就是说气不足的当用提掣，也就是指的补气方法。所有这些，可能都是王氏着重气血、着重补气攻瘀的理论基础。

王氏治疗气血虽有成就，但由于他过分强调对脏腑的形态观察，往往仅凭自己一点新的发现，便轻率地否定某些前人的良好经验。如他在理论上抛弃藏象、经络、三焦等学说；在临床上不重视脉诊、舌诊，以及对证候的探讨等等，这都是他的片面见解。

附：后人医案两则

脑膜炎后遗症

范姓患儿六岁患脑膜炎，愈后有癫痫发作后遗症，九岁后身形肥胖，出阴毛，嘴唇有须，举动一如成人，没有小孩性格，不和一般小孩游戏，日饮茶水七暖瓶（三磅）。经医院治疗数年无效；针灸治疗时，癫痫发作较为减轻，但其他症状无改变。来诊时已十一岁，形矮胖，体重九十六市斤，智力差，有时错语。诊其脉，沉实而有力。拟王氏通窍活血汤原方，隔日一服。约十五天后，痫症发作更轻，饮水较少。服本方四五十剂后，成人发育趋势已被制止，开始恢复小孩性格，爱和小孩玩耍，体重减去十市斤，精神日佳，智力有进步，日饮水四瓶左右。以后或隔一二日或隔数日服一剂。一年后，身体增高，唇已无须，认字数百，痫症疏减，但未完全停止。（原案见《中医杂志》1958 年第 7 号，"清代王清任在临床医学上的贡献"一文）

按：瘀血证而出现喜妄、错语、善忘等一类精神障碍症状，那是比较常见的。但因血瘀而引起异常发育，临床却很少见。此病得于脑膜炎之后，因症见智力衰退，且有错语，有似瘀血现象，而医者采用王氏通窍活血汤，竟获意外疗效。此病整个病理机制，固不易理解，但通过本案可以说明两个问题：①证明瘀血凝滞证确实并不局限在胸腹体腔之内。②证实王氏通窍活血方法，确有一定的临床实用价值。因录此供参考和研究。

腹瘤

罗某之妻，少腹剧痛，按诊有长形如秋茄之硬块，经医院诊断为瘤肿。罗以王氏少腹逐瘀汤，直服至痛止块消，然后停药。二十多年未见复发。（见《中医杂志》1958 年第 7 号）

按：此证是根据《医林改错》小腹积块疼痛治法进行治疗的。少腹逐瘀汤不用桃仁、红花，在大队温通药中加入蒲黄、灵脂、赤芍、没药以活血行瘀。王氏认为本方能去疾、种子、安胎，通过实践证明，确有一定疗效。

【注释】

[1] 通经逐瘀汤（《医林改错》）：桃仁（研）八钱　红花四钱　赤芍三钱　山甲（炒）四钱　皂刺六钱　连翘（去心）三钱　地龙（去土）三钱　柴胡一钱　麝香三钱（绢包）　水煎服；大便干燥加大黄二钱，便利去之。

[2] 解毒活血汤（《医林改错》）：连翘二钱　葛根二钱　柴胡三钱　当归二钱　生地五钱　赤芍三钱　桃仁（研）八钱　红花五钱　枳壳一钱　甘草二钱　水煎服。

[3] 会厌逐瘀汤（《医林改错》）：桃仁（炒）五钱　红花五钱　甘草二钱　桔梗三钱　生地四钱　当归二钱　元参一钱　柴胡一钱　枳壳二钱　赤芍二钱　水煎服。

[4] 下瘀血汤（《金匮要略》）：大黄三两　桃仁二十个　蟅虫二十枚（去足熬）　上三味末之，炼蜜和为四丸，以酒一升煮一丸，取八合，顿服之，新血下如豚肝。

[5] 身痛逐瘀汤（《医林改错》）：秦艽一钱　川芎二钱　桃仁三钱　红花三钱　甘草

二钱　羌活一钱　没药二钱　当归三钱　灵脂（炒）二钱　香附一钱　牛膝三钱　地龙（去土）二钱　若微热，加苍术、黄柏；若虚弱，量加黄芪一二两。

王泰林

王泰林，字旭高，清，江苏无锡人。生于嘉庆、同治间。学医于舅父高锦庭，著有《医方证治汇编》《退思集类方歌注》《医方歌诀》《西溪书屋夜话录》等书。在他的著作里，最能体现他的学术成就的，要算《西溪书屋夜话录》。惟该书已残缺不全，只留肝病证治一篇，但还有它一定的研习和实用价值。

书中首先指出：肝病有肝气、肝风、肝火的分别。不过，它们都是同源异名；又因肝病在发作过程中，常有侮脾乘胃、冲心犯肺、挟寒、挟痰、本虚标实的不同，因而在症状方面往往表现得非常复杂。在治疗上当然也不能不采取多种多样的方法。兹将王氏所分的肝气、肝风、肝火三者介绍如下。

一、肝气证治

王氏认为肝气自郁本经，两胁气胀，甚或作痛的，可用疏肝理气法治疗，兼寒的加吴萸，兼热的加丹皮、山栀，兼痰的加半夏、茯苓。若用疏肝理气之法不效，是因病久而由经入络，营气痹塞，络脉瘀阻所致。治疗就应疏肝通络。如肝气胀甚，疏络不愈，或反更甚的，是肝木失却濡润，不能遂其柔和之性，便可采用柔肝之法，以柔济刚。兼热加天冬、生地，兼寒加苁蓉、肉桂。肝气急甚而中气不足的，则肝木必恃强乘脾，当以缓肝为主，间可佐以扶脾之药。若因中气虚弱，而遭致肝木乘侮的，多见脘腹胀痛，就当以培土泄木之法，兼治脾肝两脏。凡肝气乘胃，症见脘痛呕酸等象，宜用泄肝和胃。肝气冲心，发为热厥心痛，可用泄肝之法，降其冲逆。兼寒的加椒、桂；寒热俱有的，加重川连或再加白芍，因苦、辛、酸三味，是泄肝的主药。肝气上冲于肺，猝然胁痛上气而喘的，宜用抑肝法，下气安肺。

方药：

1. 疏肝理气：香附、郁金、苏梗、青皮、橘叶之属。

2. 疏肝通络：旋覆花、新绛、归须、桃仁、泽兰叶等。

3. 柔肝：当归、杞子、柏子仁、牛膝等。

4. 缓肝：炙甘草、白芍、大枣、橘饼、淮小麦。

5. 培土泄木：六君子汤加吴萸、白芍、木香。

6. 泄肝和胃：二陈汤加左金丸或白蔻、金铃子。

7. 泄肝：金铃子、延胡（金铃子散），吴萸、川连（左金丸）。

8. 抑肝：吴萸汁炒桑皮、苏梗、杏仁、橘红之属。

二、肝风证治

王氏认为肝风初起，肝阳亢盛，肝阴未伤，而症见头目昏眩的，宜用熄风和阳法，亦即凉肝之法。如肝阴已伤，肝阳仍亢，服熄风和阳药不效的，当改用熄风潜阳法，亦即滋肝之法。若胃阴不充，中气虚馁，而导致肝风上逆，饮食衰少的，用培土宁风法，亦即一面滋阳明，一面泄厥阴之法。若营血不足，肝风发于四肢，症见经络牵掣，或麻木不仁的，应用养肝法以养血熄风。所谓"治风先治血，血行风自灭"，就是指的这种治法。脾胃阳气不足，外则易遭风寒侵袭，内则易为肝肾浊阴上犯，不论外感内伤，只要因中气虚而造成的头重眩晕，都是属于风虚范围，都可采用暖土御风寒的方法进行治疗。

方药：

1. 熄风和阳：羚羊、丹皮、甘菊、钩藤、决明、白蒺藜等。

2. 熄风潜阳：牡蛎、生地、女贞子、元参、白芍、菊花、阿胶等。

3. 培土宁风（即缓肝）：人参、甘草、麦冬、白芍、甘菊、玉竹。

4. 养肝：生地、归身、杞子、牛膝、天麻、制首乌、三角胡麻之类。

5. 暖土御风寒（补中）：近效白术附子汤（方见《金匮》中风历节病脉证并治篇）。

三、肝火证治

肝火一证，王氏认为病发于上部与外部的，一般可用清肝；病发在下部与内部的，一般可用泻肝。肝火上炎，清之不已，则当用清金制木之法，以制止木火的上亢。肝火亢极，泻其本脏，不能获效的，兼泻心火，以收实则泻子之功。若因水亏而导致肝火旺盛，用清金法而肝火仍然不平的，便取"乙癸同源"之义，着重补益肾水，是谓虚则补母。郁怒伤肝，气逆动火，出现烦热胁痛、胀满动血等症，可用景岳化肝煎，清化肝经的郁火。若因肝家有寒，引起呕酸上气等似火非火证候，治宜温肝以除寒。

方药：

1. 清肝：羚羊、丹皮、黑栀、黄芩、竹叶、连翘、夏枯草等。

2. 泻肝：龙胆泻肝汤、泻青丸、当归龙荟丸之类。

3. 清金制木：沙参、麦冬、石斛、枇杷叶、天冬、玉竹、石决明等。

4. 泻子：甘草、川连之类。

5. 补母：六味丸、大补阴丸之类。

6. 化肝：青皮、陈皮、丹皮、山栀、芍药、泽泻、贝母等。

7. 温肝：肉桂、吴萸、蜀椒；如兼中虚胃寒，宜加人参、干姜，即大建中汤法。

另有补肝、镇肝、敛肝三法，不论肝气、肝风、肝火，只要症情适合，都可斟酌使用。补肝用制首乌、菟丝子、杞子、枣仁、萸肉、脂麻、沙蒺藜；镇肝用石决明、牡蛎、龙骨、龙齿、金箔、青铅、代赭石、磁石；敛肝用乌梅、白芍、木瓜。

此外，又有平肝、散肝、搜肝三法，平肝用金铃子、蒺藜、钩藤、橘叶；散肝即《内经》"木郁达之"和"急食辛以散之"之义，用逍遥散；搜肝实际是搜风，王氏认为凡风病不是外风引动内风，便是内风外应外风，所以治疗肝风每多采用搜风之药，如天麻、羌活、独活、薄荷、蔓荆子、防风、荆芥、僵蚕、蝉蜕、白附子等是。

最后，他又提出补法还可分成四个类型：

（1）补肝阴，药如地黄、白芍、乌梅。

（2）补肝阳，药如肉桂、川椒、苁蓉。

（3）补肝血，药如当归、续断、牛膝、川芎。

（4）补肝气，药如天麻、白术、菊花、生姜、细辛、杜仲、羊肝。

肝为风木之脏，性喜升发，而最恶郁结。然必得肾水的滋生，营血的灌养，肺金的制约，脾土的栽培，才得不卑不亢，无结无郁，以舒展其条达之势。若四者缺一，都可以逆其曲直升发之性而变生疾病，所以肝的病证，常比他脏为多。肝病固多，但总的说来，大致不外肝气、肝风、肝火三个类型。王氏这样分类，确已掌握了肝病的要领。肝气的成因，有起于郁怒伤肝；有起于脾土不荣肝木；有起于心火旺盛，子使母实；有起于肺金不能平木；有起于饮食伤脾，不胜肝木克贼等等。病因不同，病情亦不一致。故王氏又有自郁本经、侮脾乘胃、冲心犯肺、挟痰挟食、兼寒兼热、本虚标实之分。所制疏肝理气、疏肝通络等八法，都是他审证求因、按因用药的治本方法。肝风一证，上扰头面的固然较多，但有时也能旁走四肢。上扰头面多由于阳亢，症见头疼、目晕、眩仆等是；旁走四肢多由于血虚，症见筋挛、拘急、抽搐等是。阳亢的宜用凉肝和阳，血虚的即当滋阴养血，胃燥可滋土泄木，中寒则暖土御风，所以王氏立凉肝、缓肝、养肝、补中等法，各随证情所宜而分别施治。肝火炽盛于里，游行三焦之间，全身上下内外无所不至。因此肝火的症状，表现得最多，如目赤、颧红、痉厥、狂躁、烦渴、善饥、呕吐、不寐、淋闭、疮疡、上下出血等均是。治疗大法：在上在外的宜用清散；在下在内的宜用攻泄；若因金不制木而起的，应清肃肺气；因水不涵木所导致的，则宜滋补肾水；兼挟心火的，先泻其子；因郁怒伤肝的，清化本脏；若肝脾虚寒而外现虚火的，应当着重温运肝脾阳气，阳和则虚火自然潜藏。故王氏治肝火有清肝、泻肝、清金、泻子、补母、化肝、温肝等法。

肝气、肝风、肝火既是同源异流，在临证上往往错综互见，故三者不但在辨证上当分而实难细分，即在治疗上亦多交互使用之法。如肝气中的缓肝，肝风中的培土宁风，实际都是缓肝的方法。肝风的凉肝和肝火的清肝，药味亦基本相同。他如补肝、镇肝、敛肝、平肝、散肝、搜肝、补阴、补阳、补气、补血等法，尤为治疗三证的通剂，即不论肝气、肝风、肝火，只要症情适合，都可选用这些方法。

王氏对于肝病的治疗，确具丰富的学识经验，可惜王氏的著作多有残缺，尤其是理论性的著作很少，因而实难看出王氏的整个的学术成就及其渊源。但从现存的著作来看，《退思集类方歌注》，似乎是以徐灵胎《伤寒类方》为蓝本而增补了后世之方；《医方歌括》是仿效《兰台轨范》通治诸方而作；再看这套治疗肝病的方法，却与叶天士的治肝手法颇相近似。据此可知，王氏之学，大抵出入于叶天士、徐灵胎之间。

医　案

风火窜络

肝为风脏而主筋，心为火脏而主脉，心包络与三焦相为表里，俱藏相火。心包主里，三焦统领一身之络。此病起于病后，心中嘈热，胸前跳跃，继而气攻，背脊如火之灼，或大或小，或长或短，皆在经络脊脉之中。良由病后络脉空虚，相火内风，走窜入络，非清不足以熄火，非镇不足以定风。然而络脉空虚，使非堵截其空隙之处，又恐风火去而复入。故清火、熄风、填窍三法，必相须为用也。第此证实属罕见……仿仲景法。

羚羊角　寒水石　滑石　紫石英　龙骨　大黄　石决明　生石膏　磁石赤石脂　牡蛎　甘草各三钱　上药研末，每服一钱，一日三服，用大生地一两、百合一两煎汤调服（《柳选四家医案·环溪草堂上卷·内风门》）。

按：病后出现心中嘈热，胸前跳跃，其证不属于实热而为血虚火旺可知。心火动，则相火亦动，但无论君火相火的扰动，若不得肝风吹扇，必无攻冲上逆现象。所以知道这病的气攻灼热，是形成于水借风威。心肝位在胸腹，经络分布体表，内外相互贯通，因而风火虽然内起心肝，也能外应经络，嘈热发于心胸，也能蒸灼脊背。病既成于络脉空虚，风火窜走入络。在治疗上，熄风清火，确很重要；但补养心血，堵截空隙，也是杜绝风火复入络脉的必要措施。《金匮》风引汤，虽有镇心清火熄风的作用，但对养血平肝来说，力量还是不够的，所以王氏在本方中除去干姜、桂枝等温药，又加入了生地、羚羊、石决明等品。

痰火发狂

心境沉闷，意愿不遂，近因患疟，多饮烧酒，酒酣之后，如醉如狂，语言妄乱，及今二日。诊脉小弦滑沉，舌苔薄白，小水短赤，大便不通，渴欲饮冷，昏昏默默，不知病之所的。因思疟必有痰，酒能助火，痰火内扰，神明不安，此少阳、阳明同病，而连及厥阴也。少阳为进出之枢，阳明为藏邪之薮,今邪并阳明,弥漫心包,故发狂而又昏昏默默也,仿仲景柴胡加龙牡汤主之。

柴胡　黄芩　半夏　茯苓　龙骨　甘草　牡蛎　铅丹　菖蒲　大黄　竹沥　姜汁。(《柳选四家医案·环溪草堂上卷·痰火门》)

按:先病情志抑郁,郁则火起于内,继而又患疟疾,疟则不离于痰。痰火窜扰心主,已可惑乱神明,又兼酒性发作,难怪狂妄如此。少阳居表里之中,所以为疟邪出入的枢纽,阳明位居中土,万物所归,所以为藏邪的渊薮。这病虽然涉及少阳、阳明,但始终没有离开过厥阴心包。王氏借用仲景柴胡加龙骨牡蛎汤去桂枝的辛热,参枣的甘温,一面除阳明实邪,一面和少阳枢机;再取金石介类诸药,镇摄心神;竹沥、姜汁、菖蒲,化痰宣窍。

以上二案都说明了王氏用药,虽熟稔仲景之法,但不拘泥于仲景之方。

肝气

脉右关滑动,舌苔黄白而腻,是痰积在中焦也。左关弦搏,肝木气旺,故左肋斜至脐下,有梗一条,按之觉硬,乃肝气入络所致。尺寸脉俱微缓。泄痢一载,气血两亏,补之无益,攻之不可,而病根终莫能拔。病根者何?痰积、湿热、肝气也。夫湿热痰积,须借元气以运之外出,洁古所谓,养正积自除,脾胃健,则湿热自化,原指久病而言。此病不为不久,攻消克伐,何敢妄施,兹择性味不猛,而能通能化者用之。

人参　茯苓　於术　青陈皮　炙草　泽泻　枳壳　神曲　茅术　当归(土炒)　白芍　黄芪　防风根。(《柳选四家医案·环溪草堂中卷·痃癖门》)

按:泄利经过一年,不但气血亏耗,即中焦脾胃之气,亦不能不受损伤。脾气一伤,则运化失职而痰湿蓄积不化,故有右关动滑、苔黄白腻等脉症出现。脾气虚弱,最易导致肝木偏旺,肝旺而其气自郁于经,便觉胁肋胀满,甚至下连少腹梗硬不舒。证系肝脾同病,但重点在于脾虚,肝气亢盛,仅是脾虚所引起的后果。所以王氏用药仍以培土为主,泄木为辅。

肝风

五脏六腑之精气,皆上注于目;目之系,上属于脑,后出于项。故凡风邪中于项，入于脑者，多令目系急而邪视，或颈项强急也。此证始由口目牵引，乃外风引动内风。内风多从火出，其原实由于水亏；水亏则木旺，木旺则风生。至于口唇干燥赤碎，名铦唇风，亦由肝风胃火之所成也。法当清火、熄风、养阴为治。

大生地　丹皮　沙参　钩藤　桑叶　羚羊角　白芍　川斛　石决明　芝麻　蔗皮　梨皮　元参心。(《柳选四家医案·环溪草堂上卷·内风门》)

按：这病虽是外风引动内风，但内风之所以易动，实因于水亏火旺。水亏则肝失润养，而肝阳易亢；火旺则金不制木，而木无忌惮。这都是造成肝风的重要因素。所以王氏合凉肝熄风、滋水养肝、清金抑木等法于一方为治。

肝火

病由丧子，悲愤抑郁，肝火偏盛，小水淋浊，渐至遗精，一载有余，日无虚度。今年新正，加以左少腹睾丸气上攻胸，心神狂乱，龈血目青，皆肝火亢盛莫制也。肾主闭藏，肝司疏泄，二脏皆有相火，而其系上属于心；心为君火，君不制相，相火妄动，虽不交合，精亦暗流而走泄矣。治法当制肝之亢，益肾之虚，宗越人东实西虚，泻南补北例。

川连　黑栀　延胡　赤苓　沙参　川楝子　鲜生地　知母　黄柏　龟板
芡实

另当归龙荟丸一钱，开水送下。(《柳选四家医案·环溪草堂下卷·遗精门》)

按：肾主封藏，肝司疏泄。所以遗精病变，既可由于封藏不固，也可因于疏泄太过。但不论是肾是肝，是封藏不固，是疏泄太过，都与相火的妄动有关。这病先因情志抑郁，继见小便淋浊，龈血目青，心神狂乱，气上攻胸，是肝火郁而不散，燔灼上下，致使疏泄太过无疑。但木火之所以有余，多因于金水的不足，金不制木则木旺，水不制火则火旺，因而王氏说它是"东方实，西方虚"，在治疗上便借用秦越人"泻南方，补北方"的方法，以泻火补水。

吴师机

吴师机，原名安业，字尚先，清，钱塘人，约生于 1806 — 1886 年。他是倡用膏药等外治法以统治内外诸疾而有特殊经验的一家。所著《理瀹骈文》就是专论外治法的文献。

吴氏所论外治法的范围很广，有膏贴、敷、熨、熏、浸、洗、盦、擦、坐、嗜、嚏、缚、括痧、火罐、推拿、按摩等十五六种，其中尤以膏药为主，而其余诸法，都是属于辅助疗法。由于外治法简单便利，且有很高疗效，因而颇受当时一般群众所欢迎与信赖。

一、使用外治法的理论根据

吴氏用外治法统治内外诸疾，在当时曾经遭到一些人的异议和轻视，但吴氏却认为使用外治法，不仅与内治有殊途同归之妙，并且还有一定的理论根据。他说："凡病多从外入，故医有外治法。经文内取外取并列，未尝教人专用内治也。"（《略言》）的确，在《内经》时代，早已重视外治，姑且不谈当时最盛行的针灸，即以药物来说，亦有用桂心渍酒以熨寒痹、用白酒和桂以涂风中血脉等外治之法（参看《略言》），吴氏以为这可能就是后世使用膏药治病的开端。他认为外治与内治，医理药性，原是一致的。"外治之理，即内治之理；外治之药，即内治之药"（《略言》），所差的只是使用的方法不同罢了。外治法的理、方、药三者既然都与内治法相同，所以临证使用，也必须先经辨证而后施治。吴氏说："余拟于文中摘其精方……先列辨证，次论治，次用药，每门以膏为主，附以点、嗜、熏、熨、烙、糁、敷之药佐之……取病之法，亦确乎有据。"（《略言》）正因为吴氏在临证上非常着重辨证施治；所以他认为即使推广膏药统治百病，也并不困难。何况，"人病不外气滞血凝，及阴有寒湿，阳有燥热而已"（《略言》）。他以为病机十九条"皆属于寒""皆属于热"等的"皆"，就是"统"的意思。所以他说："病可统而药不可统乎？知其要者一言而终，制膏药者，亦在乎能握其要而已。"（同上）意思是，病可统属于病因，药可统属于药性，论病掌握了病因，可以一言而终；论药掌握了药性，也可以一言而终。制造膏药的要诀，亦不过在于掌握药性的寒热温凉罢了。例如外科疾病，阳证则宜内服清凉药物，而外敷亦需清凉之品，药用黄连、蒲公英等，所谓热者寒之是；阴证则宜内服温经散寒药物，而外敷亦需温热之品，药用桂枝、鹿角霜等，所谓寒者热之是。外治法治病，不但在理论上有它充分的根据，而且通过实践证明，疗效有时反较内治为迅速。他举例说："尝有心病神不归舍者，医用黄连鸡子汤及补心丹[1]等不效，余以膏（即《准绳》牛心方加减）贴之而外越之神自敛；又有心病不寐者，医用心肾汤[2]等不效，余以膏药（即《千金》龟板方加减）贴之而阴气复即瞑。诚以服药须从胃入，再由胃分布，散而不聚，不如膏药之扼要也。"（《续增略言》）又有一肾消证，医用八味丸内服而火反升；一少阴气厥舌瘖证，医用地黄饮子[3]而痰塞，吴氏都用原方作膏外贴脐下而愈。（同上）他认为内服药必须由上焦而达下焦，所以不若膏药的捷径，而且膏贴在下，还有引火归原的作用，实有一举两得的好处。最后，他指出外贴膏药，也必须从如下几方面来辨证：①审察阴阳；②观四时五行；③探求病机；④度病情；⑤辨病形。他之所以不厌其烦的详引前人理论，来说明外治法的渊源，是要使人知道外治之学，"实有根底"；并在运用上与内治具有一致之理。所以要掌握好外治法，也必须"先求其本"，如《素问》《灵枢》《伤寒》《金匮》以及诸大家的著作，都不能不读。他极反对世俗"徒恃一二相传有效之方，自矜捷径秘诀"（《略言》）而忽视外治方法。的确，像吴氏这样复杂细致，而又以《内经》理论作为指导思想的外治法，在历史上并不多见。

二、外治法的具体运用

1. 三焦分治梗概

外治方法既与内治原理相同，因此，吴氏主张也必须从三焦分治，并根据不同的病情、部位，灵活地运用各种治疗方法，如：

"上焦之病，以药研细末，嚏鼻取嚏发散"（《续增略言》）。

此外，还有涂顶、复额、罨眉心、点眼、塞耳、擦顶擦肩。又有扎指、握掌、敷手腕、涂臂等法。

"膻中、背心两处，尤为上焦要穴，是治病握总之处，太阳穴则为头痛者所必治。"（同上）

"中焦之病，以药切粗末炒香，布包缚脐上，为第一捷法。如古方治风寒用葱、姜、豉、盐炒热，布包掩脐上；治霍乱用炒盐布包置脐上，以碗复之，腹痛即止……"（同上）

"下焦之病，以药或研或炒，或随症而制，布包坐于身下，为第一捷法。如水肿捣葱一斤坐身下，水从小便出，小便不通亦然。水泻不止，艾一斤坐身下，微火烘脚，泻自止。……若内服药不能达到，或恐伤胃气者，或治下须无犯上中者，或上病宜釜底抽薪者，更以坐为优。"（同上）

还有摩腰法、暖腰法、兜肚法，以及命门、脐下、膝盖、腿弯、腿肚、脚跟、足心等处灸、擦、敷、贴诸法，都是下焦的治疗方法。

以上虽依上中下三焦分治，但吴氏认为若病在上焦而须下治的，病在下焦而须上治的，病在中焦而须上下分治的，或治疗中焦而上下相应的，或须三焦同治的，都不出以上几种治法范围之外。

不仅如此，吴氏运用膏药时，还能从三焦分治之中再分脏腑以进行治疗，如他说：

"膏有上焦心肺之膏；有中焦脾胃之膏；有下焦肝肾之膏；有专主一脏之膏，脏有清有温；有专主一腑之膏，腑有通有涩；又有通治三焦，通治五脏，通治六腑之膏：又有表里寒热虚实分用之膏，互用之膏，兼用之膏……"（《略言》）

可见吴氏的外治法，确实具有极大的灵活性和广泛的使用范围。

2. 膏药的使用法

根据吴氏的体会，膏药的功用不外两种，一是提拔邪气，导使外出体表；一是阻截病邪，制止传变与发展。所以两者的用法，也不尽相同。拔邪的应当贴在患处；截邪的应当贴在游走所经之处。正如吴氏说："膏药功用……一是拔，一是截。凡病所结聚之处，拔之则病自除，无深入内陷之患；病所经由之处，截之则邪自断，无妄行传变之虞。"（《续增略言》）另外，他对膏药的用药，也很讲究。他说："虑其或缓而无力也，假猛药、生药、香药、率领群药开结行滞，直达其所，俾令攻决滋助，无不如志，一归于气血流通而病自已。"（同上）这是吴氏十余年中积累起来的制膏经验，也是决定膏药疗效高低的关键所在。最后，吴氏还提出了制膏用药应该注意的几件事项，兹附述如下：

（1）膏药用药必须气味俱厚，方才得力，如"苍术、半夏之燥，入油则润；甘遂、牵牛、巴豆、草乌、南星、木鳖之毒，入油则化"（《略言》）。故某些药物虽有偏性和毒性，但在膏药中，还是可以应用的。又，炒用蒸用，都不如生用为佳。

（2）一般地说，膏药热性的易效，凉性的较差，这是热药性急而凉药性缓的关系；又，攻的易效，补的较差，这是攻药力猛，补药力宽的缘故。但也不能一概而论，如大热之证，亦有一用凉药，而病情立见轻快的；大虚之证，亦有一用补药，而神情立刻得安的。总地说，主要是在于辨证的正确与否。

（3）热证也可用热药，虚证也可用攻药。他说："夫热证亦可以用热者，一则得热则行，一则以热引热使热外出。……虚证亦可以用攻者，有病当先去，不可以养患也。"（《略言》）前者即《内经》所谓"从治法"，后者是临时斟酌变通之法。

（4）膏药亦可寒热并用，消补兼施。他说："古汤头治一证，往往有寒热并用者，有消补兼行者，膏药何独不然，《精要》有贴温膏，敷凉药之说，足为用膏药者之一诀。推之亦可贴补膏，敷消药也，此即扶正以逐邪之义也。若治两证，则寒热补消虽同用，而上不犯下，下不犯上，中不犯上下，更无顾忌。"（《略言》）他这种错综复杂的外治方法，基本都是以内治法的用药规律为依据的。

（5）贴膏药法，并不局限一穴。例如治太阳外感，初起以膏贴两太阳穴、风池、风门、膻中穴；更用药敷天庭，熏头面、腿弯、擦前胸、后背、两手心、两足心，皆取汗分杀病势……若脏腑，则视病所在，上贴心口，中贴脐眼，下贴丹田；或兼贴心俞与心口对，命门与脐眼对，足心与丹田应。外症除贴患处以外，用一膏贴心口，以护其心，或用开胃膏，使进饮食，以助其力，可以代内托治外证。（参看《略言》）

外治法在吴氏以前，虽已有了不少记载，但专用外治法统治内外诸疾的，当推吴氏为大备。吴氏不但汇集了前人外治法的理论经验，并通过自己使用，取得了更大的发展。尤其是他能把各式各样的方法，灵活地使用于一切疾病，这是他治疗上的最大特点。他所应用的方法，主要是膏药疗法，其次是温热疗法（围罐发汗、煅炕出汗、熨斗、铁熨、炒砂熨、瓶熨、热瓶吸、火熏）；水疗法（水浴疗法、水溻暖疗法、热水熏蒸法、冷水疗法）；蜡疗法（黄蜡加热敷患处）；泥疗法（净黄泥调水敷）；发疱疗法（蒜泥敷，使局部发疱）。这些疗法都有一定的实用价值和特殊疗效。我们临证时，为了更好地控制疾病发展，必须采取多样化的综合疗法，因此，对于吴氏的各种外治方法，实有加以发扬提高的必要，使之更有效地为广大劳动人民健康服务。不过，由于外治法的特点，是依靠皮肤吸收药力，对于某些病症，特别是内部的病症，疗效亦有不及内服药迅速的。因而我们决不能仅仅偏信外治而忽视内治。吴氏自己也说："总之，内外治皆足防世急，而以外治佐内治，能两精者，乃无一失。吾为医家计，不可不备此外治一法，若谓吾薄内治，则吾岂敢。"（略言）可见他虽然大力倡导外治，但并没有偏废内治之法。因此说吴氏的治学态度，还是此较客观的。

【注释】

[1] 补心丹（《赤水玄珠》）：麦冬二两五钱　远志（甘草汤煮）　石菖蒲　香附（童便浸）各二两　天冬　蒌根　白术　贝母　熟地　茯神　地骨皮各一两五钱　人参　当归　牛膝　黄芪各一两　木通八钱　共研细末，大枣肉为丸，如梧桐子大，每服五十丸，温酒或圆眼汤送下。

[2] 心肾汤：此方出处不明，或即古庵心肾丸，方见《景岳全书》古方补阵。

[3] 地黄饮子（《宣明论方》）：熟干地黄　巴戟天　山茱萸　石斛　肉苁蓉（酒浸焙）　附子（炮）　五味子　官桂　白茯苓　麦门冬（去心）　菖蒲　远志（去心）等分　上为末，每服三钱，水一盏半，生姜五片，枣一枚，薄荷同煎至八分，不计时候。

唐宗海

　　唐宗海，字容川，清末四川彭县人。早岁即从事于医学的研究。他的治学方法是：好学古人而不迷信古人，博览群书而能取长舍短。他曾怀有沟通中西医学的大志，但由于历史条件和社会制度的限制，他所著的《中西汇通医经精义》，实在并没有达到汇通中西的要求。不过，以唐氏的理论经验来说，确是相当丰富的，特别是对血证的辨治，更有成就。所著《血证论》一书，流传既广，影响亦大。现就其主要内容，介绍如下。

一、对气血关系的阐述

唐氏认为人身气血，即是水火，也就是阴阳。所以气血的关系，是水火互济关系，也是阴阳互根的关系。气血调则阴阳和平而身体康健；气血失调，则阴阳不和而诸病丛生。因而他在论述血证之前，先论气血关系，以为辨治血证的基础。其所论重点，约有如下两个方面。

1. 气血的生成

唐氏认为人体的一切生理活动，不外阴阳水火二气的不断运动所形成。他说："水即化气，火即化血。"水化气，是因人身之气生于脐下丹田气海之中。脐下是肾与膀胱之水所归宿之地，但此水不能自化为气，须赖鼻中吸入天阳，从肺管引心火下交脐下，蒸水使化为气。故气若不足，津液就不能上升下降，营溉全身；水若停蓄，气就不能温煦百骸。他把这种关系概括为"气生于水，即能化水，水化于气，亦能病气"（《阴阳水火气血论》）。火化血，是因食气入胃，经脾化汁，上奉心火，心火得汁，变化而赤，是为血。然脾胃之所以能蒸腐水谷，又必有赖于肾气上升，温运中焦，方能完成它们的任务。虽说如此，但火气太盛，非但不能生血，而且反会耗血。所以唐氏把它概括为"火者，心之所主，化生血液，以濡周身"。又说："火化太过，反失其化。"（同上）说明气是生于肾水，血是生于心火。但二者又不可截然分开，因心火不降，肾水便不能化气，肾气不升，心火便不能化血，故心肾二脏，一阴一阳，一升一降，不断运动，才能使人体气血生化不已。同时，他认为主宰气血升降的枢纽，是在脾土，他说："血生于心火，而下藏于肝，气生于肾水，而上主于肺，其间运上下者脾也。"（同上）因而唐氏不论治气治血，都很注意脾的升降作用。他这一认识与李杲的论点基本相同，不过李氏重点在阐发内伤，故侧重于脾阳的一面，唐氏重点在论述血证，则又兼顾到脾阴的一面，这是他们的不同处。

2. 气血的作用

"气主煦之，血主濡之"，这是气血的两大生理功能。但二者是相依相存、相互为用的。如血的运行，是有赖于气的统率；气的安谧，是有赖于血的濡润。血液运行不息，才能输送营养于全身各部；阳气安谧，才能维持一身的生理活动。如果血不运行，便为瘀血，气不安谧，便成躁气，这都是失去正常功能的病气。然血之所以会瘀滞，多由于气的不能运行，气之所以会浮躁，多由于血的不能濡润。正因气血具有这样密切的关系，所以当血瘀或血滞时，固然可以阻碍气的流通，而造成气郁或气结；即当气盛或气乱时，也会逼血妄行而造成各种血证。唐氏对于这些问题，体会得非常确切，他说："运血者即是气，守气者即是血。气为阳，气盛即为火盛；血为阴，血虚即为水虚。"（《阴阳水火气血论》）又说："气为血之帅，血随之而运行。血为气之守，气得之而静谧；气结则血凝，气虚则血脱，气迫则血走。"（《吐血》）据此则知气血两者之间的关系，是一阴一阳互相维系，只可相得，不可相失。

二、血证的病理变化

血和气既然具有这样密切的关系，因此，唐氏认为血证的形成，和气的变化是分不开的。由于气的盛衰和变化不同，对血的影响，也就不同；由于影响不同，所发生的血证，也就不同。兹择要分述如下。

1. 气逆或气盛所形成的血证

气逆所形成的血证，一般多从上窍溢出，如吐血、咳血、咯血等是。病虽同属气逆，但其中又有不同之处。

吐血来自胃经，是因阳明和冲脉之气逆而不降，故唐氏治吐血常以治胃为主。他说："冲脉丽于阳明，治阳明即治冲脉也。阳明之气，下行为顺，今乃逆吐，失其下行之令，急调其胃，使气顺吐止，则血不奔脱矣。"（《吐血》）

咳血属肺气上逆，但又有虚实之分，实证如外邪郁遏肺气，久而化火灼肺，使人气逆而咳血。虚证如阴虚肺中津液不足，阴虚则生火，火邪熏肺，亦使人气逆喘咳而血溢。证情虽有虚实不同，但肺气不能清肃下降则一，所以唐氏说："肺为娇脏，无论外感内伤，但一伤其津液，则阴虚火动，肺中

被刑，金失清肃下降之令，其气上逆，嗽痰咳血。"（《咳血》）

咯血是肾阳不化膀胱之水，水即上泛为痰，膀胱血室，并居下焦，虚火上升，扰动血室之血，使痰血随火上逆而出，是为水病连累胞血所发之病。所以唐氏把它归属于肾。他说："所谓咯血出于肾者，乃肾气不化于膀胱，水沸为痰，而惹动胞血之谓也。"（《咯血》）

此外，如呕血、鼻衄、脑衄、眼衄、耳衄、齿衄等症，都是属于气逆这一范围。气逆所导致的上部溢血，除一小部分属于气虚不能摄血以外，大部分都是属于气盛有余。气有余，便是火，火盛则迫血妄行，唐氏认为这是阳气壅闭的结果，他说："阳气郁则生热，热盛则迫血上逆而为衄血。"（《鼻衄》）

2. 气虚失统所形成的血证

气为血帅，因而必须元气充足，血有所统，才能按照正常道路运行不已。若元气不足以统摄血行，血液便会泛滥横溢而形成各种出血。但元气之所以会不足，与脾肾有着很大关系。因为脾肾两脏，一是元气的根本，一是元气的补给，所以唐氏辨治气虚失统的血证，极其重视脾肾两脏。他说："脾为阴中至阴。盖五脏俱属阴经，而脾独名太阴，以其能统主五脏，而为阴之守也。其气上输心肺，下达肝肾，外灌溉四旁，充溢肌肉，所谓居中央畅四方者如是，血即随之运行不息。所谓脾统血者，亦即如是……脾能统血，则血自循经，而不妄动。"（《唾血》）又说："肾主下焦，主化气上升，肾足则气不下陷。"（《便血》）所谓"其气上输心肺，下达肝肾"之气，都是指补给元气的水谷精气；所谓"肾足则气不下陷"的气，即是指元气而言。唐氏对于气虚失统证的重视脾肾，于此可见一斑。临证所见某些失血证，如吐血、便血，特别是妇女崩中，用凉血止血药不效，改用培土、温肾、引血归经的归脾汤、补中益气汤、黄土汤等，往往能取得良好疗效，这都是属于气不摄血的类型。

3. 血病对气的影响

气血是相互依存、相互为用的两种物质，气病既可影响血，血病当然也可影响气。所以唐氏说："气病则累血，血病则累气。"由血病而影响气的，大致有气脱和气滞两种。

上面提到，气的安谧，必须有赖于血的濡润，这是说明气虽能够统率血行，但它的存在，还须依靠血液作为依附的基础。如果没有血的濡润，便会失却内守而浮越于外。气浮于外，就很容易耗散或亡脱，所以大出血的病人，最易出现大汗、喘促等虚脱症状。这种"血脱气散"的征象，最多见于血崩和产后的患者，所以唐氏在产血门中说："产后血崩，汗出气喘者，乃是血脱气散之危证。"这种病变，死生常在反掌之间，临证时不可不加注意。

血脱固然能耗散元气，然血瘀凝滞，也能阻碍气机的转运。瘀血阻气，变化不一，有肿、有痛、有麻、有木、有寒热、有虚损等等。正如唐氏说："着（血）而不和，必见疼痛之证；或流注四肢，则为肿痛；或滞于肌腠，则生寒热；凡有所瘀，莫不壅塞气道，阻滞生机，久则变骨蒸、干血、痨瘵。"（《吐血》）血瘀疼痛，血凝则气滞，不通则痛，这是很容易理解的；至于变生骨蒸、干血、痨瘵的道理，又是由于瘀血不去，新血不生，血不新生，则气失依附，迁延时日，终必形成气血两虚，这是引起各种虚损证候的重要因素。

三、血证的治疗方法

1. 治疗原则

唐氏既认为血证多半形成于气病，因而他在临证时非常重视对气的调治，并以和气为治血证的第一良法。他说："表则和其肺气，里者和其肝气，而尤照顾脾肾之气，或补阴以和阳，或损阳以和阴。"（《用药宜忌论》）无论补阴或泻阳，目的都是为了要促使气血调和。若论具体方法，则又当根据不同病证，采用不同措施。综合起来，可以归纳成调气、补气两类。而调气又包括了降逆和泻实，凡是属于气逆的血证，都宜降逆。他说："上者抑之，必使气不上奔，斯血不上溢。降其肺气，顺其胃气，纳其肾气，气下则血下，血止而气亦平复。"（同上）降逆之法，虽是为吐血而设的，但咳血、咯血等上部出血，一般都可适用。所以他说："止血之法虽多，而总莫先于降气。"（《吐血》）至于泻实一法，可以使用于气盛的血证。唐氏说："气盛即火盛。"故泻实实际就是泻火。火不上炎，则血不妄行而自止。他认为泻火之剂，以大黄黄连泻心汤最为理想，因为大黄不但能损阳和阴，而且还有推陈致新的功用。

若因气虚不能统摄所引起的血证，就应用补气的方法。然补气法又有补虚与升陷的分别。补虚应以培补脾肾为主，他说："当补脾者十之三四，当补肾者十之五六。"(《用药宜忌论》) 他之所以这样重视脾肾，正是为了要培补元气先天后天两个根本。元气一充，则血得统摄而自止。补脾如归脾汤，补肾如断红丸[1]，大虚的亦可用十全大补丸。升陷法是以升举元气为主。元气下陷，血随气下而造成的下部出血，适用这种方法。他说："崩中虽是血病，而实则因气虚也，气下陷则水随而泻，水为血之侣，气行则水行，水行则血行，宜服补气之药以升其水，水升则血升矣，补中益气治之。"(《崩带》)

2. 治疗措施

唐氏处理血证，除了上述一些大法以外，他又提出止血、消瘀、宁血、补血四大步骤。他认为出血证，特别是大出血证，往往气随血脱，危急异常，"此时血之原委，不暇究治，惟以止血为第一要法"(《吐血》)。血止以后，已离经脉而未出体外的瘀血，若不及早祛除，日后就会变证百出，如发热、痨瘵、结瘕、刺痛等等，为了消除后患，所以唐氏以消瘀为第二法。血止瘀消以后，若元气运行仍未安谧的，须防血再潮动而出血复作，所以他以宁血为第三法。出血以后，往往出现阴虚症状，阴虚则阳无依附，久则阳气亦虚。所以他以补虚为收功善后之法。这是他通治血症的四大纲领。不过这里必须说明，他所说的止血和消瘀，与一般人的认识略有不同，唐氏认为止血不仅要止其溢出之血，更重要的，是要止经脉中未曾溢出之血。正如他说："所谓止血者，即谓此未曾溢出，仍可复还之血，止之使不溢出，则存得一分血，便保得一分命。"(《吐血》) 他认为消瘀不仅是为了消除瘀血，更重要的，是要促使血液的新生。他说："抑思瘀血不行，则新血断无生理……然又非去瘀是一事，生新另是一事也。盖瘀血去则新血已生，新血生而瘀血自去，其间初无间隔。"(《男女异同论》)

3. 方药的运用

唐氏选用方药，一般多以病因、病情、病所为依归。如他认为吐血病所在胃，治疗便以治胃为主。方用大黄黄连泻心汤清降胃火，他说："方名泻心，实则泻胃，胃气下泄，则心火有所消导，而胃中之热气，亦不上壅，斯气顺而血不逆矣。"（《吐血》）又如肠风下血，病所在肠，《内经》名为久风，是风气久留不去而内陷于肠，治疗必须使内陷之邪，上升外达。方用葛根芩连汤升举下陷肠中的风邪以外，又加和血疏散之药，如荆芥、当归、柴胡等品。若因血瘀不行而出血不止的，方用血府逐瘀汤消除停滞的瘀血，则出血自止。因醇酒厚味生热，而迫血妄行的，方用白虎汤清胃火。因外感导致出血的，方用麻黄人参芍药汤或小柴胡汤驱散外邪。因于温疫伏热的，方用清瘟败毒散[2]或犀角地黄汤大清血中之火。因于劳倦伤脾，脾不统血的，方用归脾汤。脾中郁火挟痰带血，用逍遥散加麦冬、藕节、蒲黄。肝经郁火挟痰带血，用逍遥散加山栀、五味等。所有这些，都是按症求因，循因用药的例证。

综观唐氏《血证论》一书，的确可说是他生平治疗血证的经验结晶。但他所以能叙述得这样全面，这与他的勤学而又能取长舍短的治学方法分不开的。譬如他对东垣学派的看法是："李东垣后，重脾胃者，但知宜补脾阳，而不知滋养脾阴，脾阳不足，水谷固不化，脾阴不足，水谷仍不化也。……是故宜补脾阳者，虽干姜附子转能生津；宜补脾阴者，虽知母、石膏，反能开胃。"（《男女异同论》）又如对丹溪的看法是："朱丹溪治病以血为主，故用药偏于寒凉，不知病在火脏宜寒凉，病在土脏宜甘缓也。"（《阴阳水火气血论》）他如对黄元御、陈修园等，也都有比较正确的评语（参看《吐血门》）。说明他不但能吸收前人的精华，而且也能指出其不足的地方。

【注释】

[1] 断红丸（《血证论》）：鹿茸三钱　附子二钱　当归五钱　续断三钱　黄芪五钱　阿胶三钱　侧柏叶三钱　醋丸。

[2] 清瘟败毒散（《血证论》）：石膏八钱　知母三钱　生地五钱　犀角一钱　黄连三钱　栀子三钱　桔梗三钱　黄芩三钱　赤芍三钱　元参三钱　连翘二钱　丹皮三钱　甘草一钱　竹叶三钱。

中医各家学说讲义

1964 年

中医学院试用教材重订本出版说明

中医学院试用教材出版到现在,已有三年的时间了。实践证明,这套教材虽系草创,但由于它把祖国医学系统地画出了前所未能画出的轮廓,因而对提高教学、医疗质量,都起到了积极的作用。三年来,在教学、医疗的实践中,也积累了不少的经验和资料,为这次的修订,创造了良好的条件。

中华人民共和国卫生部,根据教学、医疗、科研工作的要求和现实条件的可能,将第一版全部教材,分开两次会议进行修订。于1963年10月至11月,在安徽召开了全国中医学院中医教材第二次修订会议,修订了第二批教材。参加会议的除了主编单位——北京、南京、上海、广州、成都等五个中医学院外,并邀请了天津、山东、辽宁、长春、黑龙江、湖北、湖南、江西、河南、福建、安徽、云南、陕西、浙江等中医学院和中医研究院的代表,还邀请了卫生部中医顾问秦伯未、南京中医学院曹鸣高、上海中医学院徐仲才等著名中医,以及学习过中医的高级西医——武汉医学院朱通伯、张大剑,重庆第一中医院黄星垣,兰州医学院许自诚,天津南开医院边天羽,长春中医学院谭家兴等参加。这就使教材的修订,更广泛地反映出集体的智慧。

第二批修订的中医教材,计有:《中医外科学讲义》《中医伤科学讲义》《中医妇科学讲义》《中医儿科学讲义》《中医眼科学讲义》《中医喉科学讲义》《针灸学讲义》《中医各家学说讲义》《中国医学史讲义》《古文讲义》等十门教材。

这批修订的教材,以临床课较多,除继续保持"既全面、又简明"的特点外,都着重对总论部分进行了修改或增订,特别把各科理论的中心内容及特点,提纲挈领地揭示出来,这样既能比较系统全面地反映出祖国医学理论体系的丰富内容,又能各具特色,理论紧密联系实际地指导临床实践。例如《中医伤科学讲义》总论,就重点突出了诊疗上动静结合和内外兼治的整体观;《中医各家学说讲义》的总论是新增的,通过系统叙述,论证各家学说,并不是各成派系,自立门户,互不相关或者彼此排斥,而是在理论密切联系临床实践的情况下发展起来的;《中医儿科学讲义》的总论,把小儿生理特点概括为脏腑娇嫩、形气未充,生机蓬勃、发育迅速,病理特点为发病容易、变化迅速，脏气清灵、易趋康复等，且在理论上对这些特点做了较为系统的论述。其他各科总论，经过修订，也都有了较多的充实和提高。

在各论方面，各科对每个疾病的重点、范围、病名和体例等，都做了仔细的分析研究，且都经过多次集体讨论和反复修改，从而达到了概念清楚，指标明确，理法有据，体例统一，前后呼应。在紧密结合临床实践方面，各科都注意到将切实可用、行之有效的经验加入，因此各科各论内容，也较前版更为丰富而实用。

《中国医学史讲义》及《古文讲义》，虽不属临床课目，同样也有较多的修改和充实。如《中国医学史讲义》补充了各个历史时期社会经济、文化发展的一般概况；关于封建时期的分段，也做了调整和修改。《古文讲义》内的文选，都重新选编并做了扼要的注释。

这套教材，通过分批全面修订，虽然较前有了很多提高，但是科学文化事业总是不断发展的，特别是在我们国家里，正在以惊人的速度向前发展。因此，还必须随时积累教学、医疗和研究工作实践中的心得、经验和成果，为再次修订做准备，继续提高质量，使之成为科学性更强、教学效果更高的中医教材。为此，热望全国中西医教师们，各地读者们，在使用中通过教学和医疗实践，对它做寿 深刻的检验，提出修改补充的意见，以便共同完成这项光荣的任务。

全国中医教材会议

1963 年 11 月

历代医药学家的不同学说，是祖国医学理论体系不断发展和丰富的具体内容。"中医各家学说"这门课程，就是具体反映历代各医药学家的学术成就。学习和深入研究中医各家学说，对继承发扬祖国医学遗产，具有十分重大的意义。

历代的医药学家，在长期与疾病做斗争的医疗实践中，不仅总结了许多丰富的医疗经验，而且也相应地创立了许多阐发这些经验和认识疾病的学说。由于这些学说都散见在历代医家成千上万的著作中，若欲一一遍览，实非易事，但于培养后学，导其得入继承发扬祖国医学遗产之门径，又必须对各家学说的主要内容，有所了解。因此，在中央卫生部的领导下，经各中医学院教师们的共同努力，于三年前第一次编写完成这本讲义，初步满足了教学的需要。

本讲义初版原名《中医各家学说及医案选》，从宋元明清的医学名家中选出具有代表性的医家二十二人，以系统分析其学术成就为重点，再附列医案印证其学术。这种学术理论和医案经验相结合的编写方法，几年来教学经验证明，是有助于学生巩固其已学的成果，并使其获得进一步钻研门径的预期目的的。

但是，根据"系统学习，全面掌握，整理提高"的方针和新的教学计划的要求，以及几年来教学实践的体会，认为仅从宋元明清二十二位医家的介绍，虽能粗识祖国医学理论体系的崖略，但只从个别医家的学术成就和医案分析，而未能从其学说中，对祖国医学理论体系的形成和发展进行综合论述，仍然不够系统和全面。

因此，第二版的修订，首先是增写了总论一篇，分别从祖国医学理论体系的形成，各家学说的概述，各家学说的演变和发展，以及各家学说对祖国医学的影响等四个方面，做了比较有系统地叙述和深入地加以分析讨论。至于各家学说的具体内容，则在各论中详细论述之。所选医家亦在原有的基础上，增选唐至清代十九家，共三十九家，凡内、外、妇、儿，以及针灸名家，均有选列。对各家学术内容的分析，无论原有或新增，都做了比较多的充实和修改；同时还尽可能地选出了理论性比较强的各家原著若干篇，辑为附编，便于讲授或参考之用，更名为《中医各家学说讲义》。这种以总论对各家学说进行系统地综合分析，以各论对各家学术具体内容做详细论述的编写形式，既是我们为适应新的教学需要所做的一点努力，也是整理发扬历代各家学术成就的初步尝试。

由于历代各家学说内容极为丰富，不可能在这本讲义里将历代各家全列，所入选的尽可能是在学术上有突出的成就的，或其学术主张是有代表性的。间有被称为"学派"的，乃其学术理论影响巨大，又复一代一代地薪传不替，而形成某一学术体系，甚至发展成为另一较为完整的学说者。尽管如此，因为要做到花中选花，尖上拔尖，未必尽得其精英之秀而臻于完美无缺。所以希望各院教师和从事中医各家学说研究的同志，在今后教学和研究实践中，不断提出意见，使本讲义能够得到应有的补充修订，逐步提高；这就是我们殷切的盼望。

总　论

各家学说是中国医药学伟大宝库的重要组成部分，也是中医理论体系不断发展和不断丰富的反映。

从中医学术发展的历史来看，它提示出自汉以后历代医药学家的学术主张和理论依据，几乎都没有离开《内经》《难经》《本草》《伤寒杂病论》几部古典著作的理论体系。所以这几部医学巨著，已被公认为中医理论体系的确立，各家学说就是这一理论体系的充实和发展。

因此，学习各家学说，就首先应该弄清中医理论体系的形成，弄清中医各家学说的概况，弄清各家学说对中医理论体系的影响和发展。这样，才能够将历代医家的学术成就和经验，全面地进行估价，正确地进行取舍，综合各家之所长，更有效地指导临床实践。

一、祖国医学理论体系的形成

科学理论的确立，无不通过反复的生活、生产和科学实践，再从反复认识中得出正确的理性结论。所以祖国医学理论体系的形成，就是随着社会的发展，通过历代劳动人民在长期与疾病做斗争的医疗实践过程中，总结出来的丰富经验。

（一）古代医药学的源流

远古医学的史迹，在古代历史文献中，基本上可分为三个内容：

①从伏羲制九针到著成《黄帝针灸》；

②由黄帝岐伯论经脉到著成《素女脉诀》；

③由神农尝百草到著成《神农本草经》。

实为祖国医学由经验的不断累积，并逐渐上升而为理论，分别总结、整理而为典籍，故《礼记》称之为"三世医学"。不仅为古代医者所必修，亦实为整个祖国医药学在发展过程中，分别研究的良好开端，给祖国医学理论的形成和各家学说的发展创造了条件。

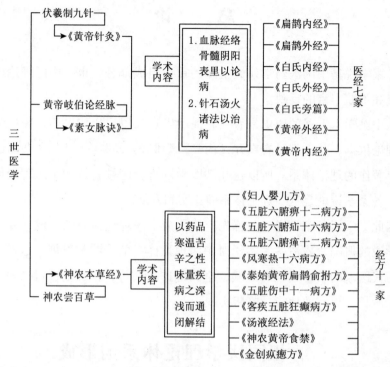

从可考的历史记载，祖国医药学术在构成"三世医学"以后，就逐渐分别从"医经"和"经方"两个方面发展。汉以前计医经七家，凡二百十六卷；经方十一家，凡二百七十四卷。医经中所论选的都是关于人体血脉经络的医学理论，以及运用针石汤火治疗疾病的经验，不啻是从《黄帝针灸》《素女脉决》等典籍的继承发扬而来。经方则载有关草石药物的寒温辛苦等性味，以及调剂处方施治的理论，也可以说就是对《神农本草》的继承和发扬。故《汉书·艺文志》说："医经者，原人血脉经络骨髓，阴阳表里，以起百病之本，生死之分，而用度针石汤火所施，调百药齐、和之所宜。经方者，本草石之寒温，量疾病之深浅，假药味之滋，因气感之宜，辨五苦六辛，致水火之齐，以通闭解结，反之于平。"兹将"三世医学"以及"医经""经方"两家的发展，列表示意如上。

（二）祖国医学理论体系的确立

在春秋战国时代至东汉末年这段时期，是祖国医药学术发展较快、成就较大的一个历史时期。由于《黄帝内经》《难经》《神农本草经》和《伤寒杂病论》等典籍的相继诞生，在基础医学和临床医学上都有了总结性的成就，确立了中医认识人体生理、病理现象和进行诊断、治疗疾病的一套基本理论，从而确立了祖国医学理论体系。

1. 《内经》的学术成就

《内经》包括《素问》和《灵枢》各九卷，是两千多年前，古代劳动人民长期与疾病做斗争的经验总结，经过古代医学家多次修订而成的医学巨著。它分别从脏腑、经络、病机、诊法、治则、针灸等方面，对人体生理活动、病理现象，以及诊断治疗的方法，结合当时自然科学的成就，进行了客观地认识，做出了比较系统全面的论述，而且在历代医家的反复科学实践中，对其理论的基本原则，都确认为是真正能够指导临床实践，和行之有效的，所以称为"医家之宗"。其主要内容如下。

（1）**统一整体观**：这一学术观点，在《内经》里表现得非常突出，它主要说明人体内部是个统一的整体。如《素问·灵兰秘典论》说："十二官者，不得相失，主明则下安，以此养生则寿；主不明则十二官危，使道闭塞而不通。"这就认识到五脏六腑，虽各有其不同的功能，但相互之间却是一个不可分割的整体。若一脏有病，即可以影响其他脏或腑的功能障碍。而且它与自然界之间，又存在着密切的关系，如《素问·宝命全形论》说："人以天地之气生，四时之法成。"《灵枢·岁露》篇说："人与天地相参也，与日月相应也。"这一统一的整体观，贯通在生理、病理、诊断、治疗、预防等各个方面，是祖国医学理论体系的内容之一。

（2）**认识和概括人体生理现象与病理变化的阴阳五行学说**：这一学说是以脏腑经络等人体的组织器官作为物质基础，以统一的整体观来阐明其内在关系。所以，它就能将生理、病理、诊断、药物、治疗等有机地联系起来，贯串在祖国医学的各个方面，反映出人体生理活动的规律性，说明疾病的发生、部位、性质及其演变机转，为诊断和治疗提供客观的理论依据。如《素问·生气通天论》说："阴平阳秘，精神乃治，阴阳离决，精气乃绝。"就说明了人体阴阳的相对协调，是健康的表现；阴阳的失却协调，是疾病发生和演变的病理反映。再如《素问·阴阳应象大论》所云："善诊者察色按脉，先别阴阳。""阳病治阴，阴病治阳。"这就既为诊断疾病提出了要点，也为治疗疾病提出了基本原则。

（3）**病机学说**：这一学说主要内容是以心肝脾肺肾五脏，和风寒暑湿燥火诸气，来概属常见证候的病机。关于脏腑证候的病机分属，在《素问·至真要大论》中则谓："诸风掉眩，皆属于肝；诸寒收引，皆属于肾；诸气膹郁，皆属于肺；诸湿肿满，皆属于脾；诸痛痒疮，皆属于心。"关于六气证候的病机分属，则谓"诸禁鼓栗，如丧神守，皆属于火；诸逆冲上，皆属于火；诸躁狂越，皆属于火；诸病胕肿，疼酸惊骇，皆属于火；诸痉项强，皆属于湿；诸暴强直，皆属于风；诸病水液，澄彻清冷，皆属于寒；诸胀腹大，皆属于热；诸病有声，鼓之如鼓，皆属于热；诸转反戾，水液浑浊，皆属于热；诸呕吐酸，暴注下迫，皆属于热。"这些内容，实为中医病机分属论之大要，所以该论又云："故大要曰，谨守病机，各司其属。"这种理论概括性较高的证候病机分属学说，将证候与脏腑、六气联系起来分析，为辨证提供了理论依据，大大促进了中医学术的发展。

他如诊断学的"四诊"和治疗学的正治反治、标本缓急等，无不贯穿着上述的学术理论，而且都是行之有效，并为后世诊断治疗学的发展打下了基础。

2. 《难经》的学术成就

《难经》是继《内经》之后，对《内经》学术理论作进一步充实和发挥的典籍。全书共八十一章，分别对脉法、经络流注、营卫三焦、气血盛衰、脏腑诸病、荥俞经穴、用针补泻等，进行了比较深入地阐述和发挥，为后世诊断、病理、经络、针灸等学术的发展起了积极的推动作用。正如徐大椿说："是书之旨，盖欲推本经旨，发挥至道，剖析疑义，垂示后学，其读《内经》之津梁也。其中有自出机杼，发挥妙道，未尝见于《内经》，而实能显《内经》之奥义，补《内经》之所未发，此盖别有师承，足与《内经》并垂千古。"

3. 《神农本草经》的学术成就

《神农本草经》汇集了远古至汉代以前的药物知识。分别以四气五味概括药物的性能和作用，根据有毒无毒将药物分为益气、补虚、除邪等上中下三类；创立了方剂的君臣佐使、七情合和等配伍方法。对于药物的炮制贮藏方法和经验，亦做了概括性的论述，虽原著有所佚逸，但仍保留远古之遗意不少，而为后世药物学发展的基础。

4.《伤寒杂病论》的学术成就

《伤寒杂病论》十六卷，是东汉末年伟大医学家张仲景继承了《素问》《难经》《药录》等典籍的基本理论，发展成为我国第一部临床医学巨著。他以六经论伤寒，脏腑论杂病，创立了理、法、方、药比较系统的辨证施治方法，使祖国医学的基础理论与临床诊断治疗密切地结合起来，促进了祖国医药学理论体系的日益完整。

其以六经论伤寒，系将伤寒不同证候，与六经所属脏腑的病理变化紧密地结合起来进行分析。在证候的辨别认识上，提出了表里之分，寒热之变，虚实之别。六者之中，又以阴阳为之概括，为后世八纲辨证，打下了基础。

其以脏腑论杂病，则以脏腑病机的理论进行证候分类，并论述了三种不同的病因与杂病发病的关系，对病因学的发展做出了一定的贡献。

他如运用"四诊"进行诊断，以"八法"归纳治疗，这样就将理、法、方、药贯串在一起，更有效地指导了临床实践。

总上诸典籍在祖国医药学术上的成就，不论从基础医学到临床医学，以及药物、针灸治疗等，由于古人创造性的劳动，至东汉末年已确立了祖国医学的理论体系，给后来各家学说的发展提供了良好的条件。兹列表如下，以窥其内容的概略。

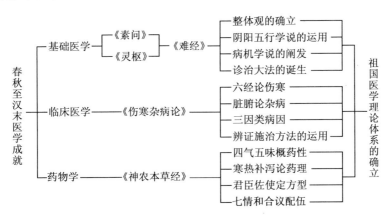

二、各家学说概述

自汉以后，在《内经》《难经》《神农本草经》《伤寒杂病论》等著作的学术影响下，至清代为止，各家名著不计其数，使祖国医学理论体系日益丰富和完整。举其大要而言，基本上可分为基础医学，临床医学，药物和方剂学三个方面。

1. 关于基础医学方面

晋王叔和著《脉经》，叙脏腑病脉阴阳大法，辨三部九候，提出二十四脉象，而为脉法之规范；皇甫谧著《甲乙经》，叙经脉腧穴，按部分列，详列病证，为针刺之用，而为针灸有专书之始。隋杨上善著《太素》，将《内经》内容分为十九类，为系统研究整理《内经》做了开端；巢元方著《诸病源候论》，探求诸病之源，九候之要，列述1700余证，为论病证病理的巨著。唐王冰著《素问释文》，对《素问》做了全面深入的注释，对运气学说更有所发挥。宋以后，在上述诸家医学理论的基础上，发展的趋势，渐分为二：其一，是在研究基础医学理论的同时，密切结合临床医疗实践，从而总结提高，突出地表现在对病因病机理论的充分阐述，并以此推动了临床医学的发展，如宋元诸大家，以及明清温热病学诸家均属之；其二，另一些学者，则从事于文献的整理研究，对古典医籍进行了校正、疏义、注释，并发挥其学说，如宋林亿的《素问补注》，庞安时的《难经解义》，元滑伯仁的《读素问钞》《难经本义》，明王九思的《难经集注》，吴鹤皋的《内经吴注》，马玄台的《素问注证发微》《灵枢注证发微》，清张志聪的《素问集注》《灵枢集注》，徐大椿的《难经经释》，汪切庵的《素灵类纂》，皆其最著者。但基础理论结合临床研究与文献整理研究，两者之间不是截然分割的，常交错并行，起着相互促进的作用。其学说的概况将述之于后，兹就历代研究基础医学理论的主要情形，列表如下。

历代基础医学理论诸家简表

朝代	医药学家	著作举要	学术成就	学术源流
西晋	王叔和	《脉经》	列二十四脉象,分主脏腑,使脉学系统化	《内经》《难经》《伤寒论》
	皇甫谧	《甲乙经》	按部分经,详列腧穴主治症状	《素问》《针经》《明堂孔穴》
隋	巢元方	《诸病源候论》	研究诸病之源,九候之要,为第一部病理专书	《内经》《难经》《伤寒论》
	杨上善	《太素》	将《内经》分为十九类,进行整理研究	《内经》
唐	王冰	《素问释文》	对《素问》做了全面注释,于运气学说尤有所发挥	《内经》
宋	林亿	《素问补注》	据全元起本校正王冰《释文》计正误漏六千余字,注义二千余条,为现存《素问释文》的最完善本	《内经》
	庞安时	《难经解义》	据《素问》《灵枢》发挥经义,尤详于人迎、寸口脉的诊法	
元	滑寿	《读素问钞》	摘取《素问》内容,分为十二类,开以后节略《内经》的先河	《内经》
明	马玄台	《素问注证发微》	合王冰之二十四卷为九卷,分章节阐注,以马氏为最早	《内经》
		《灵枢注证发微》	是全部解释《灵枢》的第一部著作,其疏解经络腧穴,多有发挥	
清	张志聪	《素问集注》《灵枢集注》	两书均为张氏师徒集体创作,以阐发气化阴阳理论见著	《内经》《伤寒论》

2. 关于临床医学方面

自张仲景著成《伤寒论》以后,首先有六朝人托名的《华氏中藏经》,它从五脏六腑虚实辨证,对杂病的辨治极有贡献。初唐孙思邈继之而起,把许多杂证都概括于脏腑虚实寒热之中,从而立方遣药,《千金要方》是其著也。同时,《千金要方》中内、外、妇、儿、五官、针灸、营养各科,无乎不包,并都粗具规模,这对以后临床医学的分科发展,大有促进作用。泊乎

— 卷五 中医各家学说研究 —

— 中医各家学说讲义 —

宋元，由于基础医学与临床医学的密切结合，推动了临床医学的进展，尤其是临床医学理论，有很大的提高。宋元以及明清诸大家，都是在这样的条件下，不断地成长起来的。所以这段时期，在治疗上有主寒凉、攻下、培土、滋阴、温补等学派的区别；在病机上有主脾胃、肝肾、命门、火论、气论、痰论等学说的不同；在病因上有持三因、伤寒、温热、温疫、内伤诸论的互异，学术内容，极为丰富。现将历代临床医学方面有代表性的各家及其学说概况，列表如下。

历代临床医学各家学说简表

朝代	医药学家	著作举要	学术成就	学术源流
六朝	华佗（托名）	《中藏经》	以五脏六腑虚实论证	《内经》《难经》《伤寒论》《神农本草经》
唐	孙思邈	《千金方》	以脏腑寒热虚实概诸般杂证而为立方遣药的总则，并为内、外、妇、儿、五官、针灸、营养等分科的雏形	《内经》《难经》《伤寒论》《甲乙经》《神农本草经》
唐	蔺道人	《仙授理伤续断秘方》	对骨折的处理，已总结出来了复位、垫板、固定和适当关节活动的初步经验	《千金方》
宋	钱乙	《小儿药证直诀》	从五脏辨证论小儿生理、病理特点，提出小儿脏腑柔弱，易虚易实，易寒易热的论点	《颅囟经》《伤寒论》
宋	陈言	《三因极一病证方论》	将受病之源概为内因、外因、不内外因三者，而为用药立法	《诸病源候论》《千金方》
宋	陈自明	《妇人大全良方》《外科精要》	对妇科病做了系统总结，认为肝脾损伤是月经病的主要病机；对痈疽的病因、病机、诊断、治疗等做了全面论述，提出外治以泄气、内治以把定脏腑为外科治疗的两大方法	《金匮要略》《千金方》《产育宝庆集》
宋	王惟一	《铜人针灸腧穴图经》铜人模型的铸造	从经络的循行，以定经穴部位	《甲乙经》

朝代	医药学家	著作举要	学术成就	学术源流
金元	刘完素	《素问要旨论》《素问玄机原病式》《三消论》	以火热阐发《素问》病机十九条，认为六气都能从火化，并以亢害承制论阐发机体的平衡和失调的病理变化	《内经》《伤寒论》《中藏经》
	张从正	《儒门事亲》	扩大汗、吐、下三法的治疗方法，有独到之处	刘完素的学术影响
	李杲	《脾胃论》	谓脾胃为元气之源，精气升降之枢，从而提出了内伤脾胃、百病由生的病机理论	《内经》《难经》及张元素的学术影响
	朱震亨	《格致余论》	主相火病机论，认为相火为人身动气，源于肝肾，肝肾失调则相火妄动而为贼邪，从而提出了阳常有余、阴常不足的学术论点	刘完素、张子和、李杲的学术影响
	齐德之	《外科精义》	对疡病治疗研究颇深，认为治疗疡病应先求本，酌量其阴阳虚实、强弱深浅，分别论治	李杲的学术影响
	忽思慧	《饮膳正要》	叙述一般人应需的膳食营养	
	滑寿	《十四经发挥》《诊家枢要》	对任、督二脉的研究，取得了一定成就；提出了浮、沉、迟、数、虚、实为诸脉之纲的学术主张	《内经》《难经》
明	戴思恭	《证治要诀》	主气火同属说，认为常则为气，变则为火，火非君相可概，无脏不有	朱震亨的学术影响
	薛己	《薛氏医案》	重视先天后天，力倡脾肾兼补之说	张元素、李杲等的学术影响
	赵献可	《医贯》	对命门学说有进一步发挥，提出了人身之主非心而为命门，命门之火为无形之火、为生机之所系的论点	薛己的学术影响

朝代	医药学家	著作举要	学术成就	学术源流
明	孙一奎	《赤水玄珠》《医旨绪余》	提出命门为两肾间的动气，非水非火之说；对火与气的病机颇有发挥	《内经》《诸病源候论》
	杨继州	《针灸大成》	集明以前针灸的大成，并系统进行了整理	《内经》
	陈实功	《外科正宗》	对外科病理、症状、论治诸端做详细论述，于外科手术尤有专长，并提出"五戒""十要"作为医生守则	
	张介宾	《类经》《景岳全书》	命门之火谓之元气，命门之水谓之元精，无阴精之形不足以载阳气，故主阳非有余而真阴不足说	《内经》、薛己的学术影响
	吴有性	《温疫论》	论述温疫不同于一般外感，其邪自口鼻而入，其传变特点为分传表里，与伤寒自表入里者有区别	刘完素的学术影响
	翁仲仁	《痘疹金镜录》	为幼科最得纲领的著作，对痘疹论述尤精	
	傅仁宇	《审视瑶函》	将眼科疾病分为一百〇八证，做了较为深入的论述。	
清	柯琴	《伤寒来苏集》	主张伤寒应概括杂病证治，对合病、并病理论有所发挥	《伤寒论》
	叶桂	《温热论》	以卫气营血、三焦阐发外感温病的病机	刘完素、吴又可等学术影响
	王维德	《外科证治全生集》	对外科有深入研究，提出痈疽的阴阳虚实从赤白两色分；对疽的治疗提出了以消为贵、以托为畏的论点	《外科精义》等

朝代	医药学家	著作举要	学术成就	学术源流
清	徐大椿	《医学源流论》《医略六书》	对肾与命门研究有独到之处，认为肾之真水是为元阴，命门真火是为元阳，阴阳相贯，水火相济，生生之机，永恒不息；命门为熏育之主，五脏之阴气非此不能滋，五脏之阳气非此不能发	《内经》《难经》《伤寒论》
	吴瑭	《温病条辨》	对区别伤寒与温病的病源，提出了伤寒源于水，温病源于火的论点；确立清热养阴为温病的大法，以脏腑分属三焦而为温热病机之所在	叶桂及薛雪的学术影响
	王清任	《医林改错》	对血瘀的治疗有独到的经验	
	吴师机	《理瀹骈文》	总结了一百二十种外治法，提出了以三焦分证而论外治；并以察阴阳、辨五行、求病机、度病情、辨形态为外治法之五个原则	《伤寒论》《本草纲目》，以及叶桂等学术影响
	李伦青	《白喉全生集》	以寒热为纲分论白喉，为论治白喉较为完整的医籍	《重楼玉钥》
	高秉钧	《疡科心得集》	以八纲论证，对疡科同证异治、异证同治有一定成就	《外科心法》
	唐宗海	《血证论》	对气血的生理病理有深入研究，认为气血失调则阴阳不和而诸病蜂起	《内经》《伤寒论》等

3. 关于药物和方剂学方面

在整个中国医学的发展过程中，药物学和方剂学的发展，可概括为两个阶段：明末以前，各家多致力于药物和方剂的发掘、汇集、考证的工作，是为前一阶段；自明末至清代，多注意于药物和方剂的效用及其理论上的发挥，是为后一阶段。

药物学的发展，自《神农本草经》起，讫《本草纲目》为止，属于药物学发展的前一阶段。如晋陶弘景所著《本草经集注》所载药物品种，就由《神农本草经》的365种，扩大增至730种。至《蜀本草》，又新增了130种。再至《开宝重定本草》，更增到1082种。最后到李时珍的《本草纲目》及《本草纲目拾遗》，合计竟达2600多种。自此以后，即渐转入后期阶段，着重从事于药理的研究。如缪希雍所著的《本草经疏》，张璐的《本经逢原》，张志聪的《本草崇原》，对药物效用都各有所发明。邹润庵的《本经疏证》，进一步结合了《外台》《千金》《金匮》和《伤寒》制方之义，进行了药物作用的阐述，这样就使得药物学、方剂学和临床治疗密切结合起来，构成理法方药辨证施治的完整体系。

方剂学的发展，从"经方"十一家起至《外台秘要》，已发展为6000余方。至宋《太平圣惠方》，为16834方。至明代《普济方》所集，竟达61739方。集方至此一时期，可为盛矣。此后，则渐进入推求制方之理的后一阶段，明末吴鹤皋的《医方考》是其著者。入清以后，则有张璐首著《千金方衍义》，以阐发《千金》诸方调处之理。汪切庵的《医方集解》，进一步从病源、脉候、脏腑、经络、药性、治法等而阐其处方大义。吴遵程的《成方切用》，不仅扩大了释方的范围，更从每一方剂加减进退之理而发挥之。费晋卿的《医方论》，则由博反约，从每一方的适应证入说，以知其禁忌之所在。此后论方之书，亦多如其例。这些医家，对方剂学理论的提高，都做出了卓越的贡献。现列举历代方药的代表著作，以示其发展概况如表。

历代药物方剂学的发展简表

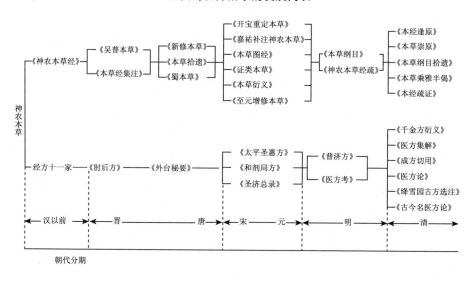

三、各家学说的源流、演变和分析

从上面各家学说概况的叙述，分析其学术的源流和演变，可概括为三种类型：①一种是从《内经》里面，吸取其中有关的部分材料，为之归纳、演绎，成为某一种专门学说，如从《内经》辑集经脉、刺法，经分类整理而为《甲乙经》，后世医家又为之发挥，而为各种针灸专书，最后形成针灸学说；从《内经》经脉、脉法等材料，经分析阐发而成《难经》及《脉经》，后世医家又从而发扬之为各种论脉专书，最后形成专门的脉学。②另一种亦以《内经》《难经》等学术思想为依据，结合其临床经验所得，从病机理论上发挥而自成一说者，如宋元诸大家的学术成就，多半是以《内经》的病机学说为依据，通过各自的临床体验，而后发挥起来的；再如明清伤寒、温病学说的确立，也是以《素问·热论》和《伤寒论》的理论为依据不断地发展演变而成的。③还有一种是既学有师承，又能够发挥其所长自成一家言者，如张子和私淑河间火热之论，结合《伤寒论》汗吐下三法的运用，而为攻破一派；朱震亨再传河间之学，创"阳有余阴不足"的理论，形成养阴一派；李东垣学于张元素之门，从元素重视五脏虚实补泻的方法，结合《素问》"土常以生"之说，演变而为《脾胃论》一派。他如汪机再传朱震亨之学，尤在泾再传李中梓之学，高鼓峰、董废翁、吕晚邨等传赵献可之学，或主乎气血，或主乎脾肾，或主乎水火，皆其著者。

但是，这三种类型的演变和发展，并不是截然分割、各不相干，相反，他们都是彼此促进和相互影响的。例如，脉学和经络针灸学术的发展，如果没有临床医学的促进和影响，其学术理论的发展是很难想象的，反过来说，如果临床医学理论的发展，没有脉学和经络理论的提高，其成就也很难设想。而师承传授和各家学说的相互影响，又是建立在基础医学理论不断发展的基础上的，如果没有基础医学作为理论依据，师承的传授也只会局限在狭隘的经验传授范围以内。从学术理论发展的角度来要求，这种形式对学术发展的影响是不够深远的，从历史的发展来看，历代师承相授何止千万，然其有成就而能立说成家者，毕竟是少数。因此，总其经验有三，即师承传授必须与基础医学理论的发展密切结合；必须将自己的学术观点与临床实践研究密切结合；必须通过艰苦的研究，将经验上升为理论，这样才能为学术发展做出应有的贡献。

再从各家学说源流和演变的历史证明，祖国医药学术发展的特点，总是以《内经》《难经》《神农本草经》和《伤寒论》等几部有代表性的理论典籍为依据；在临床实践的基础上，分别从病机理论、诊疗技术两个方面，分科分类不断加以总结、丰富、充实而发展起来的。因此，组织力量，从事祖国医学理论的系统整理，不断发扬，通过临床实践研究，进一步发展病机理论和革新创造诊疗技术，既是古人提高医学学术的成功经验，也是当前继承发扬祖国医学遗产必经的科学途径。

祖国医学的文献记载，自两汉迄隋唐，有不少古代医籍渐失其传，其为后世所辑存者，亦多残缺不完。如皇甫谧序《甲乙经》说："《内经》则有所亡失，有不编次；《明堂孔穴》《针灸治要》则文多重复，错互非一。"王冰序《素问》也说："岁月既淹，袭以成弊，或一篇重出而别立二名，或脱简不书而云世阙。"到了宋代以后，咸欲不必抱残守缺，但能得其学术之真就行，因此，有不少医家就结合自己的经验，各自发挥新的见解，以解释前人的理论，便相继各成一说，各树一帜，此即后世所称"新学肇兴"的时期。如钱乙之于儿科，刘完素之于火热，张从正之于攻邪，李东垣之于脾胃，朱丹溪之于养阴，都是当时倡言新学之最有代表性者。

尤其在宋元之际，由于人们多年来遭受到战争的破坏，饥荒劳役，使疾病丛生，在当时的历史条件下，现有的医疗水平，远不能满足客观需要，因而新的医药要求，也推动了当时医疗研究和学术的发展，同时师承授受传习方法的扩大，亦进一步促进了医学的交流。刘河间、张元素、张从正、李杲、朱震亨等都生活在这一历史时期中，一方面他们之间有着一定的师承关系，另一方面他们又各自有其学习心得、临床经验和治学方法，因而他们有着不同的学术成就，特别突出的是在发展《内经》六气和脏腑证候病机的学术理论上，做出了显著的成绩。尽管不可避免的各自的学术见解都有其偏于一面之处，但是，作为科学文化遗产来看，他们对于后世学术的影响，都是非常深远的。

（一） 六气病机学说的衍生

河间刘完素在医学实践中，体会到若仅限于阅览一般方论，而不进行理论上的钻研，就很难满足医疗需求，因而他就拳拳于《素问》，凡三十五年，终于悟出探讨病机的关键所在，认为病气与岁时节令的变化有关，从而提出"病气归于五运六气之化"的见解。如云："医者唯以别阴阳虚实，最为枢要；识病之法，以其病气归于五运六气之化，明可见矣。"由于他既有刻苦的治学精神，又善于结合临床实践，于运气理论，不断穷诘，终于著成《图注素问要旨论》，为阐发"运气"理论的重要著作；著《素问玄机原病式》，以"亢害承制"的理论来阐发"运气"的机要，从而对《素问》病机十九条中关于火、热两气的病机，做了可贵的发扬。

刘完素的弟子有穆子昭、荆山浮屠、马宗素、董系等。荆山浮屠一传于罗知悌，再传于朱震亨，于是河间学说便由北方而传播到江南了。南方疾病，湿热较多，湿热和火热因其病机不同，若机械地袭用河间治火热之法，妄用辛燥伤阳之剂以治湿热，则阴精易亏，相火易动。朱震亨因此悟出"阳有余、阴不足"的道理，认为治阴虚火亢证，不仅是泻火，还要养阴，遂开后世滋阴一派之先河。后之王纶、虞抟，俱为私淑丹溪者，取长补短，而不拘于一格，主张"外感法仲景，内伤法东垣，热病用河间，杂病用丹溪"。虽其说一归于丹溪，究不局限于丹溪。他如汪机、刘纯等，亦无不如此。

张从正是私淑河间的，亦多言火与热，有"风从火化，湿与燥兼"之论。认为无论风从火化，或者湿与燥兼，总是不应留在人体的邪气，邪不去则伤正，因此他便主张汗吐下三法以攻邪之说。邪去正安，固无待于补也，后世便目之为主攻的一派。

以上是河间学派的大概情况。试从其整个学术内容来分析，他们研究的主要课题是火热证之病机和治疗，由于他们所处的地区有不同，所观察的病种对象有区别，因此他们就提出了各自不同的学术主张，所以他们的学术见解，很自然地都会有其局限性。但是，当我们将各家的学术理论进行汇集整理，那末，"局限"就会变成比较全面的理论；比较其不同的"所偏"，进行必要的取舍，也就会上升为比较正确的理论。即从河间学派每个医家成就的总和来分析，它已经构成了比较全面地火热证的病机理论和宝贵的治疗经验了。例如，从火热病机的病因学范围来看，既可由外感而成，也可由内伤而生。但人体禀赋有强弱之别，地区有南北之分，气候有四时之异，因而同是外来之火热，其表现之证候，就会有虚实表里的不同。邪实者，宜以寒凉为治，邪火内炽者，于法又当攻下。若邪未实而正即虚者，则在驱邪之时，首应顾其本虚，或者于扶正之际慎勿留邪内扰。至于非外感所生之热，不仅肝肾相火妄动可为其病源，即肺胃心脾又何尝不能为火为热。临床之时，详审脉证，先察受病之脏腑，再分析其病机，进而论治。肾虚火动者，则滋水而济火；肝郁而化火者，当柔肝达木以散火；脾蕴湿浊而为热者，宜理脾化湿以除热；痰火蒙心者，非豁痰清心不能解其危急；胃火内炽者，尤应降胃气而引火下行以为治。种种方法，在河间学派各家中，随处都可以体现出来。我们取其偏而得其全，熔各家之长于一炉，不仅整个河间学说得到发扬，我们于火热病的认识和治疗，亦大大地提高了。现将河间学派的师承系统，列表如下。

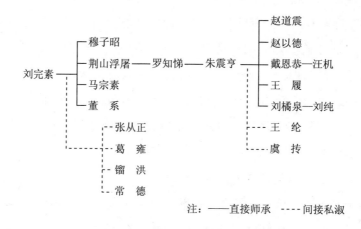

注：——直接师承　----间接私淑

（二）脏腑病机学说的阐发

与河间学派媲美者，首推以张元素为首的易水学派，他们是以脏腑证候的病机及治疗作为研究课题，而取得了伟大成就的一派学说。

张元素于五运六气亦极有研究，但与刘河间的论点有不同之处。首先他并不以"亢害承制"为研究运气之中心，仅以其盛衰变化的现象来分析病理反映，研究治疗方法；亦不以"六气都从火化"之说来阐述病机，所以他并不强调火热之为病。相反，他是以脏腑的寒热虚实论点来分析疾病的发生和演变，他这种脏腑议病之说，是继《金匮》《中藏经》之后，并受到钱乙"五脏辨证"的影响而来的。

李杲传元素之学，受到张氏辨脏腑虚实议病的启示，阐发《素问》"土者生万物"之理论，创《脾胃论》《内外伤辨惑论》。其论脾胃的要点有四：人赖天阳之气以生，而此阳气须并于脾胃，一也；人赖地阴之气以长，而此阴气须化于脾胃，二也；人赖阴精之奉以寿，而此阴精必源于脾胃，三也；人赖营气之充以养，而此营气必统于脾胃，四也。而脾胃之病，又多由虚损，因此，便影响他在病因方面多重视内伤。他的《内外伤辨惑论》，尽管提出病因有天地之邪气感与水谷之寒热感两个方面，但他仍注意于水谷内伤的发挥，临床惯于运用补中、升阳、益气、益胃诸法，而为补土一派。

罗天益亦师事李杲，但他在张元素脏腑辨证的启发下，独详于三焦的辨治。认为三焦既可包括五脏六腑，又为原气之别使，原气能充，则脾胃自能健运，此为善于运用元素、李杲两家的理论，而又自成一说者。

到了明代，薛己私淑于东垣，兼及钱乙。故东垣的补脾，钱乙的益肾，薛氏最是擅长。认为阳虚发热，惟宜用补中益气的方法，以升举清阳；阴虚发热，则宜用六味地黄的方法，以培养阴血。补脾补肾，尽管有阴阳气血的区分，实则源于脾胃之不足者居多，是脾肾并重，而以脾胃为主，又略有不同于东垣者。若赵养葵则独取薛己补肾之一偏，倡肾命水火之说，认为两肾俱属水，命门居中属火，命火养于肾水，而为生机之所系，故最习用六味、八味丸以补肾水命火，而为其论治诸病的要领。李中梓遥承易水之绪，仍以兼顾脾肾为说，谓先天之本在肾，后天之本在脾，脾有阴阳，肾分水火，宜平而不宜偏，宜交而不宜分，辨治则主张补气又当在补血之先，养阳固当在滋阴之上。这又貌似薛己，而不尽然者。山阴张介宾既于王冰水火有无之说有深刻研究，又出入于李杲、薛己之间，谓命门之火为元气，肾中之水为元精，无阴精之形不足以载阳气，故提出人身之阳既非有余，而真阴亦常不足的理论。这样以脾、胃、肾与命门共论元气，不仅于东垣之《脾胃论》有所补充，即于丹溪真阴不足之说，亦大有发展。

从易水学派整个学术内容来分析，他们系以脏腑病机作为理论依据，对常见内伤杂病中气血虚弱诸证之治疗，做了极精辟的研究。通过张元素、李呆师徒乃至明末诸家之努力，对脏腑与气血的生理、病理关系，在理论上大大提高了一步，在实践中收到了良好的医疗效果，尤于脾、胃、肾与命门诸脏腑之发挥尤多。如李呆之论脾胃，正确地阐述了中土清阳之气在人体生理、病理变化中的重要地位，强调了调理脾胃在治疗上的积极作用。至主肾与命门诸家，从真阴元阳两个方面对人体阴阳平衡的调节机制，提出了宝贵的理论，均为前世诸家所不及。

总上易水学派各家之学术成就，给我们的概念是：气血阴阳之失调，是脏腑功能失其常度的病理现象，因为营血之化生在脾，真精密藏在肾，宗气之治节在肺，神明血脉所主在心，阳气之升发在肝。其中尤以脾、肾及命门为生机之所系。盖脾不上输水谷之精微，则心肺无所养；肾命之水火不足，则无以滋木生土。故在临床上，对气血阴阳虚损的证候，便应详审脉证，精析病机。首先认清其证之来或是损于肺之不能治节，或是损于肝之不能升发，或是损于心之神明失主，或是损于脾之生化无权，或是损于肾之真精不藏。再辨明其属一脏受病，还是多脏为灾。在诊治过程中，虽然未必能尽见脾肾命门虚损之明显证候，但能掌握脾肾命门与诸脏腑相互间的关系，便有辨治的方法。其为火不生土者，责在命门的元阳，法当益火以生土；其为水不涵木者，责在肾脏的元精，法当滋水以生木；其为土不生金者，责在脾阳的失运，法当培土以生金。总之，脾胃与肾命，无不有阴阳之用，气血之变，命火之阳有所不足者，必取法乎八味或右归；肾水之阴有所不足者，必取法乎六味或左归；脾胃之阳有所不足者，则宜补中以益气；脾胃之阴有所不足者，则宜养胃以生津。能如此，斯得易水诸家之奥，而不能囿其一偏。兹将易水学派各家的师承授受关系，列表于下，以见其一斑。

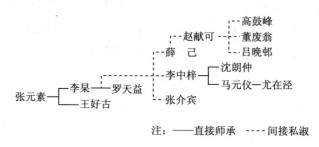

注：——直接师承　----间接私淑

（三）《伤寒》理法的探索

自仲景著成《伤寒杂病论》以后，我国医学辨证施治的体系才初步形成。唐宋以来，从事研究者不下四百余家，他们都在理法方药方面探索《伤寒论》的辨证施治方法，来提高临床疗效，其中最具有代表性的，莫如以下诸家：金，聊摄人成无己，以仲景既自言撰用《素问》《九卷》，其理其法，必本于《内经》无疑，乃穷五十年的精力，博引《内经》诸说，以解释论中辨证施治的道理，著成《注解伤寒论》十卷；这对后人运用《内经》理论于临床，有莫大的启发作用。故成氏不仅是一位最早注《伤寒》之大家，亦为善于运用《内经》理论的杰出者。清初张卿子所著《伤寒论参注》，便是传成氏之学的。明代方中行出，对王叔和的编次《伤寒》，大持异议，因此，他在所著《伤寒论条辨》中削去了《伤寒例》，并改变原文次第而以卫中风、寒伤营、营卫俱中伤风寒立说，以为仲景著书的本旨，便是如此。后来喻嘉言附和其说，并在方氏《条辨》的基础上，订正三百九十七法。至清张路玉、吴仪洛、程应旄、章虚谷、周禹载等，更从而和之，便逐渐扩大了对《伤寒论》研究的争鸣。

对《伤寒论》理法的探索，除了上面所述的成无己和方、喻等而外，还有以经脉论六经的，有以六气论六经的，有按方类证的，有按法类证和以经类证的种种不同。

以经络论六经者，宋之朱肱、清之汪琥是其代表。朱肱认为治伤寒首重辨证，而辨证必须先从六经分证入手，六经即循行手足三阴三阳的经络。伤寒邪自外来，必犯经络，经络内属脏腑，外络肢节，不同的经络受邪，就会反映出不同的症状。根据经络的生理功能及其循行交会，就能确定疾病所在的部位。他还认为，分经辨证不但方法简捷，而且纲举目张；他所著的《南阳活人书》说"治伤寒先须识经络，不识经络，触途冥行，不知邪气之所在，往往病在太阳，反攻少阳，证是厥阴，乃和少阳，寒邪未除，真气受毙"，这就失去六经分证的意义了。汪琥所著《伤寒论辨证广注》中也说："伤寒之病，必传经络；仲景分六经，不出《灵枢》经脉。"因此，他对六经证候的归纳，则按不同经络进行了整理增删。这一主张，对伤寒病机阐述起到一定的积极作用。

张志聪与黄元御，虽一个维护旧论，一个倡言错简，但他们都是以六气来分析六经，以脏腑来联系六气的。张志聪认为《伤寒》为外感之专书，其经旨在于阐发六气之为病。因而他认为人体三阴三阳之气，与在天之风、寒、暑、湿、燥、火是相应的，是上下相因、内外相贯、护于经络之外的，一旦为病邪所伤，气气相感，才入于经。如云："三阳三阴谓之六气，天有此六气……人亦有此六气。外感风寒，则以邪伤正，始则气与气相感，继则从气而入于经。"故三阴三阳病，即是六经气化之病，而不是经络本身之病。关于人身何以有此六气的问题，张氏认为君相二火，发原于心肾，寒水之气，生于膀胱，风气本于肝木，湿气本于脾土，燥金本于肺胃，固皆有名实可得而言者。黄元御之《伤寒悬解》也认为"立六经以治伤寒，从六气也"。如言六经而不及六气，则无从辨识经脉为病的性质，亦无法因其病变以祛邪。这一主张，对六气六经和脏腑关系的病机理论有很大发展。

以柯琴、徐大椿为代表的一派，则主张按方类证而论伤寒。如柯琴在他所著的《伤寒论注》里便以方名证，汇集六经诸证，各以类从。如有关桂枝汤诸条，属于桂枝证一类；麻黄汤诸条，属于麻黄证一类。论既汇列，方即随之。徐大椿认为仲景著书不过是随证立方，本无一定次序之可言，后经王叔和整理，必前后更易，以致阳经中多阴经治法，阴经中多阳经治法，反而参错不一，于是他把一百十三方的条文，按桂枝、麻黄等汤分成十二类，而成《伤寒类方》。他与柯琴的不同处，柯琴系分经类证，以方名证；徐氏是据方分证，方不分经。这一派主张于方证之发挥，对后世立法处方的运用有一定贡献。

以钱潢、尤在泾为代表的一派，则持按法类证之说。钱潢的《伤寒溯源集》十分重视治法的分析，对中风证治，则分为正治、坏病、失治、火劫、误吐、误汗、蓄血等；伤寒证治，则分为正治、失治、禁汗、误汗、误下、蓄血等，其他诸篇。亦无不以论治的方法来分编，他认为明确了诸证的治法，便是溯得《伤寒论》立法之源。尤在泾之强调治法，更甚于钱潢，他认为太阳的治法，不外乎正治、权变、斡旋、救逆、类病、明辨、杂治七种，其他诸经，亦各有法，诸法如珠之贯通于全论，故名其著曰《伤寒贯珠集》。这一派的主张对临床治疗辨证立法的阐发，是很有成就的。

以沈目南、包诚等为代表的一派，则主张分经类证的方法。沈目南认为治《伤寒论》，主要在明确六经的辨证，既掌握六经证候的特点，就能得心应手地进行辨证施治，所以他就以仲景辨别营卫风寒，表里阴阳，虚实标本的不同，而立汗、吐、下、和、温等法。辨证既确，即以六经风伤卫篇推治三时感冒表里虚实之病，亦无不可。他的代表著作为《伤寒六经辨证治法》。包诚也是以六经审证的，他著《伤寒审证表》，把太阳经的证候分成本病中风、本病伤寒、兼病、阳盛入腑、阴盛入脏、坏病、不治病等七证；阳明经证分成腑病连经、腑病、虚证、不治证四证；少阳经分为经病、本病、入阳明、入三阴、坏病五证；三阴经分为脏病连经、脏病、不治证三证。这一主张是将《伤寒论》六经证候，由繁而简的归类研究，对伤寒六经的表里虚实、脏病腑病、本病、经病等证候的分析比较清楚。

从上述诸家对《伤寒论》的研究表明，他们的主张既各有所长，亦各有所不足，如只主经络而不及脏腑，或只言六气脏腑而不及经络，以及只看到伤寒初病，仅是气与气相感而不及经络脏腑等，都会存在有片面性。但如果将经络、脏腑及六经之气联系起来，合各家之长，就能比较全面完整地阐明伤寒六经的病理机制了。或者，将按方类证、按法类证和以经类证诸说之长合而为一，则对伤寒辨证施治的方法，就更能掌握其全面了。

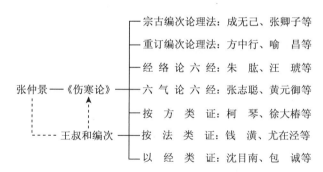

（四）温热学说的形成

温热学说可以说是河间学派的分支，到了明清时代才逐渐发展成长起来的。

刘完素据《素问·热论》治"伤寒"，他认为既言伤寒为热病，便只能作热治，不能从寒医。邪热在表，腑病在阳，邪热在里，脏病为阴，这就是他《伤寒直格》及《伤寒标本心法类萃》两书中的基本论点。他的学生马宗素，进一步阐发了"六经传变皆热证"之说，认为热病只能从阴阳分表里，不能以阴阳训寒热。私淑河间的镏洪，在他所著的《伤寒心要》里，也认为治热病之法，惟有表里二途。病在表用"双解散"连续发汗，病在里用"三一承气汤"合"解毒汤"下之，在半表半里用"小柴胡"合"凉膈散"和解。还有，常德所著之《伤寒心镜》，亦力言寒凉药物发表攻里的优点。因此，当时便盛行有"外感宗仲景，热病用河间"的说法，这是温热逐渐从伤寒的范畴里面分离出来自成为一种学说的开端，而刘完素就成为温热学派的启蒙者了。在宋元时期，由于对温热病还缺乏足够的临床经验，因此，对其病因病机证候等理论就不可能有明确的认识，只是为温热学派提出了研究课题的萌芽而已。

自从温热学说提出来了之后，适明末温热病流行，诸医以伤寒法治之不效，吴有性独辨其为温疫，而非伤寒，且按疫施治，大获奇效。于是他就对温疫病所感之气，所入之门，所受之处，及其传变之体，详加探究，并结合自己所用有效之法加以整理发挥，著成《温疫论》。他认为疫病乃天地之厉气，自口鼻而入，感之深者，中而即发，感之浅者，营卫运行之机为邪所阻，便郁而为热。他主张温疫与伤寒应严格区分，治疗总宜疏利和分消。温热与温疫，虽然同是热病，论性质也不一样，一传染，一不传染。继吴氏而起者，有戴天章，他在《温疫论》的基础上，详为辨证，尤其在辨气、辨色、辨脉、辨舌、辨神诸方面都极有心得，并立汗、下、清、和、补五法施治。乾隆之际，瘟疫又流行，当时余师愚，认为温疫乃运气之淫热，内入于胃，敷布于十二经所致，倡用石膏重剂，泻诸经表里之火，"清瘟败毒饮"即其所制的名方。在这段时期，学者于温热病的症状和病因已有一定认识，但在病机上仍然未能获得明确的理解。从学术的发展过程来看，可说是温热病学发展的中期。

清代中叶以后，医家对温热治法有进一步的提高，其中尤以叶桂为最显著。叶氏提出新感温邪，上受犯肺，逆传心包。肺主气属卫，心主血属营，卫之后方言气，营之后方言血，邪在卫者斯可汗解，在气乃可清气，初入营分，还须清气透营，既入血分，方可凉血等一系列辨治温热病的见解，由其弟子整理成《温热论》，而为温热学派的名家。同时薛雪又发挥了湿热的辨证和治法，进一步完善了温病学说。自此以后，在温热学说方面成就比较突出的，首推淮阴吴瑭。他对王安道、吴有性、叶桂、薛雪诸家之说均有研究，而独遵叶氏，故对叶氏所遗之医案，勤加探讨，结合自己心得写成《温病条辨》为系统论温热证治之始。他以三焦分论温病诸证，并立清络、清营、育阴三法作为治疗温病之大法，从而确立了温热学说包括病因、病机、诊断、治疗的理论体系。王孟英汇集上述温热诸家的学说，加以阐发，著成《温热经纬》一书，于后世学者启发尤多。这是温热病发展的后期，也就是成熟的阶段。

总上温热学派各家的成就和学术内容来分析，它是病因学上卓越的发展，也是脏腑病机学引申至卫气营血的病理变化的新阶段；它不仅对《内经》的营卫气血理论、结合温热学的特点做了精辟的阐发，而且也发展了仲景《伤寒论》有关温病的范围和实质内容，实为汉以来可以羽翼《伤寒论》之学说，补上了原有祖国医学理论体系的"缺门"；至于有关温热病学的系统内容，另有专科讲义，就不再赘述。现将温热学派各家师承关系列表如下。

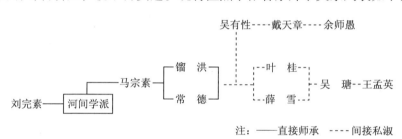

注：——直接师承　----间接私淑

以上各家学说的分析，他们都各有其突出的成就，这些成就，既是对不同学术专题，或同一学术专题的独到见解，也是整个祖国医学理论体系不断发展的具体体现。如对五运六气这一专题的研究，刘完素从火热病机发挥，而为以后温热学说之所宗；张元素则深究太过不及之理，便引申而为察脏腑虚实病理之机。又如对火热病机这一专题的研究，张子和则着重于病邪为病理变化的关键，故认为治病应先祛邪；朱震亨则从阳动阴静立论，阐明"阳有余阴不足"，而为滋阴者之所取法。再如对脏腑病机这一专题的研究，李杲从脾胃立说，着重于元气之升举；赵养葵从命门立说，强调真阳之不可亏；薛立斋、张介宾、李中梓等脾肾并重，谓后天既当补，先天尤宜摄。诸如此类的学术见解，都应该肯定它是卓越的成就。

但是，还须认识到，这些成就并不是都很全面的。如刘完素对火热病机之说，固有其独到处，但言六气都从火化，则未免失之偏激；张子和主张治病当先祛邪，自有其精义，但过于强调汗吐下三法，未必尽能恰当；李杲升举清阳之法，是有利于治脾阳下陷的，但每每不适当地遽用升、柴，故后人常病其杂而不纯；赵献可重视命门，原有至理，但对于六味、八味的使用，未能适度。因此，在肯定各家学说的同时，对其临床施治之所偏，亦应有正确的认识。这样，去其所短，取其所长，既有利于学术上的继承发扬，也能更有效地指导实践。

四、各家学说对祖国医学理论体系的影响和发展

从上所述各家学说的演变过程中，不难看出，祖国医学的不断发展，是各家学术的互相争鸣、相互影响和彼此促进的结果。由于历代医家的辛勤努力，已在我国医药学术领域内开辟了辽阔的园地，而且一批又一批地取得了丰硕的劳动成果，筛选出来了一些优良的种子。它不仅在我国整个医学史上写下了光辉的一页，在我国文化事业上留下了宝贵的遗产，而且也为世界医学的发展，充实了一定的学术内容。

由于我国的文化发展历史较为悠久，所以我国医药学术的发展，也具有较完整的传统特点，乃至近代，仍然具有自成的体系。说明了这一理论体系，是在历经着历史的反复检验，不断地得到充实和提高，使它逐步成长和完整起来的。这既是祖国医学科学性的历史见证，也是历代诸家共同努力所得来的丰硕果实。

各家学说除了上面所叙的一些内容外，对祖国医学理论体系的影响和发展也可以从下面几个方面来说。

从理论体系的范围来说，各家学说在《内经》《难经》《伤寒杂病论》的基础上，早已建立起了包括脏腑、经络、气血、津液等比较系统的生理病理学；以"四诊""八纲"等为具体内容的诊断学；以"八法"和其他疗法为辨证施治的治疗学；以"四气""五味"，君臣佐使等阐述药理方理的药物方剂学；以经络、俞穴为主要内容的针灸学；以温热瘟疫来概括急性热病证治的传染病学；包括《伤寒》《金匮》在内的普通内科学；此外还有一般和专论某些特殊疾病的外、妇、儿、伤、喉、眼、口齿等临床专科学等等。

从学术理论方面来说，更是丰富多彩。如病因学方面的发展，由于《内

经》统一整体观的确立，就将致病因素基本上分为内外两途，因之临床上的病因证候分类，也是以外感内伤而定的；后来《三因方论》曾增有不内外因一项，但此说未能影响到临床上辨证施治的原则，所以后世对病因学的研究，则多从事于具体的病因病源与病理变化的探讨，这样就为病因学的发展，积累了丰富的宝贵资料。比如在《诸病源候论》《肘后方》《温疫论》《霍乱论》《霉疮秘录》等医籍中，就确认了疫、痢、瘟、毒、痨虫等病源，也进一步明确了痢疾、疟疾、霍乱、麻风、痘疮、痨瘵、白喉、丹毒等疾病与上述病源有直接关系，还肯定了这些病源之致病特点，即有一定的传染性，其传染途径则有自口鼻而入，或从皮毛而起，或由亲族的传注而生等不同。这样，就进一步从病因学的理论推进了病理、诊断、治疗和预防等学术的发展。

又如，从历代医家对六经病机说、脏腑病机说、六气病机说、气血病机说的研究，就进一步丰富和完善了病理生理学的内容。六经病机说是论述六淫风寒之邪侵袭人体后所致之经络脏腑等的病理变化及其传变规律，概括说明了外感疾病的病理生理学，并由此进一步衍生出温病学说。从脏腑病机的研究中，认识到一般疾病或证候，就是不同脏腑在不同病因影响下，反映于临床的不同征候，从而总结出了比《金匮》更为丰富完整的脏腑证候辨证施治的内容。从气血病机的研究中，认识到气和血是人体生命活动的动力和源泉，也是脏腑功能的反映和脏腑活动的产物，所以通过气血病证的病机分析，就能深入探讨脏腑的病理变化，对指导临床实践极为重要。从六气病机的研究中，认识到六气既是自然界客观存在的致病外因，又是脏腑病理变化的产物，所以在一定条件下，也是致病的内因，因为外来的六气和内生的六气对人体的影响，及其致病反映于临床的证候，是各有其特点的，所以它也是辨证施治的重要内容之一。

针灸学的发展，自《灵枢》而《甲乙经》，乃至《针灸大全》，系统地对经络的生理病理、穴位考订、针刺手法、辨证选穴的理论和经验等，都有全面的阐述，不仅丰富了祖国医学理论体系的内容，而且在国外也起到良好影响。

药物方剂学的发展，通过历代医家的研究，不仅在药物品类和方剂汇集的数量上有了丰富的内容，而且在理论上的发挥成就也是巨大的。从药物的性味、归经、配伍、反畏、主治，到炮制、种植、贮存等，已具有一整套的理论和经验；从方剂的组成、作用、适应证、禁忌证、治法分类、随证加减，乃至每一方之方义等，亦构成了较为系统的一套理论。

他如气功、推拿、按摩等，亦各有其不同的成就，这些成就也是历代医家付出巨大的辛勤劳动的结晶，使祖国医学理论体系不断获得发展和丰富的体现。

当前，在党的中医政策光辉照耀下，为继承发扬祖国医学遗产，创造了有史以来空前的优良条件，我们生活在这个伟大的时代里，就应该做出更大的努力，很好地把历代医家的光辉成就继承下来，在不断的医疗和科学实践中，使之得到更大的发展。

各　论

一、孙思邈

孙思邈，初唐，京兆华原（今陕西省耀县）人，约生于公元581－682年（隋开皇元年至唐永淳元年）。孙氏博学多闻，对祖国医学的研究尤为精深；所著《千金要方》和《千金翼方》，是在总结前人成就的基础上，充实了新的内容，从基础理论到临床各科治疗，做了有系统的全面论述，是我国现存最早的医学类书。其中除了唐代医家和孙氏的医疗经验外，还收录了许多现已失传的古代医籍的内容。因此，这两部书是学习和研究祖国医学的重要参考文献。

（一）治学方法与工作态度

孙氏对祖国医学的生理、病理、诊断、治疗、药物、方剂等基础理论，以及内、外、妇、儿、针灸、按摩等各科疗法，均有相当的研究。他认为，《素问》《灵枢》《甲乙》《本草》以及张仲景的《伤寒论》、王叔和的《脉经》等医籍，是"大医习业"所必须首先熟悉的。其次，"涉猎群书"，吸取各家之长，也很重要[1]。他把书本看作是取之不尽，用之不竭的知识源泉，把精心学习前人的经验，作为获得知识的必要手段。他说："学者必须博极医源，精勤不倦，不得道听途说，而言医道已了。"[2]他勤奋学习，"白首之年，未尝释卷"[3]。他读书又十分仔细，他说：医学是"至精至微"的一门学问，不能设想通过"至粗至浅之思"即可有所收获。如果不求甚解、囫囵吞枣，就会陷入"读方三年，便谓天下无病可治；及治病三年，乃知天下无方可用"[2]这愚蠢可笑的境地。

孙氏在勤奋不倦地学习书本知识的同时，对搜集流传于广大人民中间的医疗经验，也非常重视。凡有"一事长于己者，不远千里，服膺取决"[3]。孙氏就是这样不耻下问，认真学习，从而使自己的医学知识日益丰富，医疗技术不断提高，在当时为劳动人民的健康做出了卓越的贡献，同时由于他的辛勤著作，还给后代传下了丰富的遗产。

孙氏不但在治学方面给后人以不少启发，在服务态度和工作作风方面，也提出了作为一个医生必须具备的道德标准，使后学有所遵循。他说："若有疾厄来求救者，不得问其贵贱贫富，长幼妍蚩，怨亲善友，华夷愚智，普同一等，皆如至亲之想。亦不得瞻前顾后，自虑吉凶，护惜身命；见彼苦恼，若己有之，深心凄怆，勿避崄巇，昼夜寒暑，饥渴疲劳，一心赴救，无作功夫形迹之心。如此，可为苍生大医，反此则是含灵巨贼。"[2]这就是说，对待病人，都应该像对待自己的亲人一样，不论在什么情况下，都应当在一切为了病人的思想指导下竭力抢救，而不考虑个人的得失安危。只有这样，才是人民群众所热爱的医生。孙氏的道德观念，在他主观认识上虽然多少带有"上天好生之德""阴阳报施"等思想[2]，但是这种发扬救死扶伤的人道主义精神，则是我国劳动人民在世世代代与疾病做斗争中培养出来的，孙氏把它提出来加以发扬，对历代医学界进一步改善服务态度、培养优秀的道德品质，是有一定的积极意义的。

此外，孙氏在长期医疗实践中，总结出一条行之有效的经验，叫作"胆欲大而心欲小，智欲圆而行欲方"[4]。也就是说，既要敢想敢做、当机立断，又要小心谨慎、周密考虑；既要灵活变通，不可墨守成规，又要按照客观规律办事，大忌主观武断。这条富有辩证法思想的经验，对临证治疗工作具有指导的意义，为历代医家所重视。

（二）学术思想

如前所述，从基础理论到临床各科疗法，从先秦到唐代各家论著，从书本知识到民间的医药经验，都是孙氏学习研究的对象。因而他的学术，不仅内容丰富，而且有一个理法方药俱备的比较完整的系统。例如，他以五脏六腑为纲，每一脏腑下，首列总论，综述《素问》《灵枢》及扁鹊、华佗、仲景、叔和、巢元方、皇甫谧诸家有关该脏腑生理、病理、诊断治疗等方面的论述；次列虚实寒热诸病脉证候，采录仲景而下，以迄阮河南、范东阳、张苗、靳邵至于唐代方书的方药、针灸等治疗方法。这样分门别类，有纲有目，内容丰富，理法方药俱全的类书，孙氏的《千金方》实为首创。此外，还有不少对医学界有深远影响的独特见解，兹择要简介如下。

1. 提倡饮食疗法

孙氏认为"安身之本，必资于食；救疾之速，必凭于药"。然而用药如用兵，其性刚烈，若发用乖宜，非但不能愈疾，还会损伤正气[5]。如果可以用饮食疗法治好的病，就不要用药。他说："夫为医者，当须先洞晓病源，知其所犯，以食治之，食疗不愈，然后用药。"[5]他确认饮食物，既有"悦神爽志，以资血气"之功，又有"排邪而安脏腑"之能，用之得当，疗效甚著。所以他的《千金方》特列《食治》一门，详细介绍了谷、肉、果、菜等食物的疗病作用，并且还着重指出，"若能用食平痾，释情遣疾者"，方可称为"良工"。

2. 强调综合治疗

宋林亿等序《千金方》云："知药而不知灸，未足以尽治疗之体，知灸而不知针，未足以极表里之变。"这正是孙思邈学术思想中的一个重要方面。孙氏既善于用药，又长于用针，同时还精于灸法。他认为，有许多疾病，必须同时应用多种疗法才能治好。例如，《千金方·风毒脚气·论风毒状》说："凡脚气初得，脚弱，使速灸之，并服竹沥汤[6]，灸讫可服八风散[7]，无不差者。"同时他还着重指出，若使但灸不服散，或服散而不灸，"如此者半差半死，虽得差者，或至一二年复更发动"。因此，作为一个医生，必须掌握多种治疗技术，以便在必要时综合使用以提高疗效。他说："当今医者，各承一业，未能综练众方，所以救疗多不全济。或有偏功针刺，或有偏解灸方，或有惟行药饵……"[8]事实上确有单纯使用一种疗法不能治好的病例，若能综合多种疗法，就会取得满意的疗效。所以他又说："良医之道，必先诊脉处方，次即针灸，内外相扶，病必当愈。何则？汤药攻其内，针灸攻其外。不能如此，虽有愈疾，兹为偶差，非医差也。"[8]认为单用一种疗法，即使治好了病，也只是偶然的现象，实际上并不是真正医好了。显然，孙氏所说虽不免有些过火，其实质不过是为着突出综合多种治疗方法的重要性，这点是不难理解的。

3. 方剂学上的成就

药物固能治病，但必须按照一定的原则，把药物配伍成一定形式的方剂，才能更好地发挥其治疗的效能。因此，历来医学家对方剂学的研究都十分重视。孙思邈在《千金要方·序例·合和》中较详细地论述了方剂调处上的若干重要问题，并强调方剂学的重要性。他说："药有相生相杀，气力有强有弱，君臣相理，佐使相持，若不广通诸经，则不知有好有恶，或医自以意加减，不依方分，使诸草石强弱相欺，入人腹中，不能治病，更加斗争。草石相反，使人迷乱，力甚刀剑。若调和得所，虽未能治病，犹得安利五脏，于病无所增剧。"说明临证处方，不但要谙熟药性，同时更要调处方剂的原则，配伍恰当，组织有法。如此，即使没有把病治好，也不致使病情恶化。与此相反，如果医者不了解药性的相反相畏、强弱好恶，不依照君臣佐使的制方法度，杂凑成方，那么不但不能愈病，反而会使病情加重，甚或造成医疗事故。可见孙氏不但重药，而且重方，不但重方，而且在方剂的调制上有很大的成就。

例如，他在仲景当归生姜羊肉汤的基础上，按照方剂的组织配伍原则，灵活化裁为四个方剂，扩大了原方的治疗范围[9]。

（1）羊肉汤：治产后及伤身大虚，上气腹痛，兼微风方。肥羊肉二斤
茯苓　黄芪　干姜各三两　甘草　独活　桂心　人参各二两　麦门冬七合
生地黄五两　大枣十二枚。

（2）**羊肉当归汤**：治产后腹中心下切痛，不能食，往来寒热，若中风，乏气力方。羊肉三斤　当归　黄芩　芎䓖　甘草　防风各二两　芍药三两　生姜四两。

（3）**羊肉杜仲汤**：治产后腰痛咳嗽方。羊肉四斤　杜仲　紫菀各三两　五味子　细辛　款冬花　人参　厚朴　芎䓖　附子　萆薢　甘草　黄芪各二两　当归　桂心　白术各三两　生姜八两　大枣三十枚。

（4）**羊肉生地黄汤**：治产后三日腹痛，补中益脏，强气力，消血方。羊肉三斤　生地黄（切）二升　桂心　当归　甘草　芎䓖　人参各二两　芍药三两。

以上第一方，以产后大虚，虽有风寒，不能用表药发散外邪，故用羊肉气血之属，合参、芪、归、地、麦冬、甘草等，补气生津、养血调营以保元固本为主，并用干姜、桂心温中逐寒之品，佐独活以祛微风。这是养正祛邪之法。

第二方，以有寒热往来，中风乏气力之证，知其元气虚损，营卫不能护持，正不敌邪，而邪气颇盛。因以当归、生姜、羊肉温补散邪，川芎、白芍护持营血，防风、黄芩散表实而通血闭，实为深得和解荣卫法之妙用者。

第三方，产后大虚，寒湿痹着而腰痛，虚风内袭而咳喘，故依参附、芪附、术附、桂附、姜附、附子理中、甘草附子诸方之制，峻用辛温，以开下着之痹；细辛、甘草，以散上逆之咳；五味之收，以制姜、桂之辛散；厚朴之泄，以制芪、术之壅。萆薢、杜仲为湿着腰痛之向导，紫菀、款冬乃风淫喘嗽所必需。而以上诸药，又皆有赖于当归生姜羊肉汤的鼓舞之力，故本方是攻补兼施的方剂。

第四方，是由当归生姜羊肉汤、内补当归建中汤两方，除去姜、枣、胶饴，加入人参、川芎、地黄而成。桂心足以行芍药之寒滞，人参足以助羊肉之滋益，这是平调气血之剂。

仲景扶阳补血的一个方剂，经过化裁，变成了以上四个方剂，如果不重视或不掌握方剂学理论，是办不到的。

又如，他将仲景的小建中汤，化裁成下列三个方剂[9]：

（1）**内补当归建中汤**：治产后虚羸不足，腹中疼痛不止，吸吸少气，或苦小腹拘急，痛引腰背，不能饮食。当归四两　芍药六两　甘草二两　生姜

六两　桂心三两　大枣十枚　若大虚，内饴糖六两。

（2）**内补芎劳汤**：治妇人产后虚羸，及崩伤过多，虚竭，腹中疞痛方。芎劳　干地黄各四两　芍药五两　桂心二两　甘草　干姜各三两　大枣四十枚

（3）**大补中当归汤**：治产后虚损不足，腹中拘急，或溺血少腹苦痛，或从高堕下犯内，及金疮血多内伤，男子亦宜服之方。当归　续断　桂心　芎劳　干姜　麦门冬各三两　芍药四两　吴茱萸一升　干地黄六两　甘草　白芷各二两　大枣四十枚　以酒一斗渍药一宿，加水合煮。

张仲景的小建中汤，是治伤寒阳脉涩，阴脉弦，腹中急痛，及尺中脉迟，营气不足之证。仲景曾用本方加黄芪，治虚劳里急诸不足。孙氏于本方加当归，叫作内补当归建中汤，用于产后，随证加减，无所不宜。仲景从客邪起见而用桂枝，孙氏从肝血内滞起见改用桂心。即此黄芪与当归、桂枝与桂心的不同，仲景与孙氏各具心得，这是我们应当着重注意的。第二方，由于崩伤虚竭，以致疞痛，故用芎、地易饴、枣以急救脱亡；姜、桂辛温，既能逐寒止痛，又能防地黄腻膈之弊，唯失血过多，不宜发散，故以干姜易生姜。第三方即一、二两方之复合方，更加吴茱萸以佐干姜，麦门冬以佐地黄，续断以佐芎劳，白芷以佐桂、芍，更用酒渍，则血和气达，虚得补而痛可止。凡此用古方而不泥于古方，并能推广其应用，如于学养无根底，经验未练达者，实难到此境界。《千金方》里像这样灵活变通，引人入胜的方剂，是举不胜举的。即此，足以说明孙思邈在方剂学方面确有很大的成就。

综上所述，孙思邈在治学方法、服务态度以及学术思想方面，是有很多值得学习、发扬之处；对药物、方剂和临床各科疗法，也有相当的研究，并取得了一定的成就，为劳动人民的健康和祖国医学的发展做出了贡献，不愧为一位杰出的医学活动家。但是，必须指出，由于他生于初唐时候，受到当时统治阶级提倡迷信思想的影响，所以在他的《千金方》中，也还掺有不少因果报应、迷信鬼神的说法。今天我们学习此书，就必须批判地接受，不能无选择地继承。

【注释】

[1] 见《千金要方·序例·大医习业》。

[2] 见《千金要方·序例·大医精诚》。

[3] 见《千金要方·自序》。

[4] 见《旧唐书·本传》。

[5] 见《千金要方·食治·序论》。

[6] 竹沥汤：竹沥五升　甘草　秦艽　葛根　黄芩　麻黄　防己　细辛　桂心　干姜各一两　防风　升麻各一两半　茯苓二两　附子二枚　杏仁五十粒　上十五味㕮咀，以水七升合竹沥，煮取三升，分三服取汗。（见《千金要方·风毒脚气·汤液》）

[7] 八风散：菊花三两　石斛　天雄各一两半　人参　附子　甘草各一两六铢　钟乳　薯蓣　续断　黄芪　泽泻　麦门冬　远志　细辛　龙胆　秦艽　石韦　菟丝子　牛膝　菖蒲　杜仲　茯苓　干地黄　柏子仁　蛇床子　防风　白术　干姜　草薢　山茱萸各一两　五味子　乌头各半两　苁蓉二两　上三十三味，治下筛，酒服方寸匕，日三服；不知，加至二匕。（见《千金要方·风毒脚气·诸散》）

[8] 见《千金翼方·针灸》。

[9] 见《千金要方·妇人方·心腹痛》。

二、王　冰

王冰，别号启玄子，大约是唐景云至贞元（710－804）间人。少年即好讲求摄生之道，故于医学有酷嗜。旋师事郭子斋堂，授以《黄帝内经》，历十二年著成《素问释文》二十四卷，为现存《素问》之最古本。《唐人物志》云："冰仕唐为太仆令，年八十余，以寿终。"因之后世常称作王太仆。世传《玄珠密语》十卷、《昭明隐旨》三卷、《天元玉册》三十卷、《元和纪用经》一卷，皆托名王冰著。前三书均言运气；后者载上、中、小三丹，肾气三丸，八十一方，及一汤、一酒、一散。诸书与王氏《素问释文》之义不尽合，很难凭信。

（一）次注《素问》

《素问》是《黄帝内经》之一，王冰把它看作是学习医学最根本的典籍，因此认为必须"刻意研精，探微索隐"[1]，识得其中的真正要旨，才能"日新其用，大济蒸人"[1]。但是，《素问》在当时的传本，已经是讹误不堪的了，正如他在《素问释文·序》里所描写的那样："篇目重叠，前后不伦，文义悬隔，或一篇重出，而别立二名；或两论并吞，而都为一目；或问答未已，别树篇题；或脱简不书，而云世阙。重《经合》而冠《针服》，并《方宜》而为《咳篇》，隔《虚实》而为《逆从》，合《经络》而为《论要》，节《皮部》为《经络》，退《至教》以先针。诸如此流，不可胜数。"

王冰面临着篇第这样紊乱的一部医经，便不惜四处"精勤博访""询谋得失"，终于在他的老师帮助下，得到了一部与张仲景所撰用同一版式的《素问》[2]，据以重序篇第，并将所藏之旧本残卷，弥补原有第七卷的亡佚，同时逐篇详加注释，而成为今本《黄帝内经素问释文》。王冰所补的具体篇章，已不可得而知，惟林亿等认为《天元纪》《五运行》《六微旨》《气交变》《五常政》《六元正纪》《至真要》七篇大论，是王冰取自《阴阳大论》补入的，亦犹《周官》之亡《冬官》，而补以《考工记》之类。[3]当然，林亿等之说，未必可做定论，但这一部古老医经，确经王冰的补辑修订，得以流传下来，这一功绩是不能埋没的。唐以前注《素问》的，仅有全元起、杨上善、王冰三家。全氏《训解》，宋以后已不可得见；杨氏《太素》尚存，惜又残缺不完；只有王氏的《释文》，还完整地流传到现在，是我们学习《素问》较好的范本。如《素问·上古天真论》所说"女子七岁肾气盛……丈夫八岁肾气实"，王冰以少阳与少阴之数释之，理颇入微，但《太素》则无所释，后来注家亦多取于王氏。金山学人钱熙祚校《素问释文》说："《素问》为言医之祖，注亦精简，得经意为多。"[4]这对《释文》的评价，是恰当的。

（二）传"运气"之学

五运六气，是古人研究气化运行，借以防治疾病的一种学说。基本记载于《素问》的七篇大论中。七篇大论是否传自王冰，虽属疑问，而《玄珠密语》《昭明隐旨》《天元玉册》这三部专门发挥五运六气的书，都传说是王冰所著，无论传说是否可信，王冰于运气之学有研究，这一点是可以深信不疑的；试从七篇大论王冰所做的详细注解看来，便可以得到证明。王冰对待运气学说，是比较客观的，其研究方法，亦能从实际出发，而不如后世侈言图钤的玄奥。他认为："五运更统于太虚，四时随部而迁复，六气分居而异主，万物因之以化生。"[5]这是自然界伟大力量的变化，凡"云行雨施，品物流行"[6]，也就是说一切生命都来源于这伟大的自然界变化之中。这些变化虽然复杂，但它是客观存在的，是可以认识的，是拿得出证据来的。他说："太过不及，岁化无穷，气交迁变，流于无极。然天垂象，圣人则之，以知吉凶。何者？岁太过而星大或明莹，岁不及而星小或失色，故吉凶可指而见也。吉凶者何？谓物禀五常之气以生成，莫不上参应之，有否有宜，故曰吉凶斯至矣，故曰善言天者，必应于人也。化气生成，万物皆禀，故言气应者，以物明之，故曰善言应者，必彰于物也。彰，明也。气化之应，如四时行，万物备，故善言应者，必同天地之造化也。圣人智周万物，无所不通。"[6]

"四时行，万物备"，是气化运行的反映，所以我们只要能"智周万物"，便不难得出气化运行的规律来。因此说，五运六气学说，基本是古人认识气化运行规律的总结。无论言五运，言六气，其理至繁，究竟什么是它们的规律呢？《素问·五运行大论》曾总结地说："五气更立，各有所先，非其位则邪，当其位则正。气相得则微，不相得则甚。"的确，研究五运六气的目的，就是在知道它们变化之间的关系，相得不相得而已。因而王冰在这个问题上，做了具体的解释。他说："木居火位，火居土位，土居金位，金居水位，水居木位，木居君位，如是者为相得。又木居水位，水居金位，金居土位，土居火位，火居木位，如是者虽为相得，终以子愔居父母之位，下凌其上，犹为小逆也。木居金土位，火居金水位，土居水木位，金居火木位，水居火土位，如是者为不相得，故病甚也。皆先立运气及司天之气，则气之所在，相得与不相得可知矣。"[7]

讲求运气，无论言天验人，辨证施治，都不能舍此规律而言。至如《素问·六微旨大论》所说："亢则害，承乃制，制则生化，外列盛衰；害则败乱，生化大病。"也无非是在总结这一规律的两个方面而已。

要之，王冰朴素的运气学说，充分地反映在《素问》七篇大论的释文中。他的释文既把原文做了较细致的解释，复在原有基础上做了不少的发挥，而为后世运气学说之所本。

（三） 对辨治理论的发挥

王冰不仅是杰出的理论家，同时亦是富有经验的临床家。他于临床，无论辨证和施治，都有精辟的理论为之指导。他认为辨证首要明脏腑的性质，如肝气温和，心气暑热，肺气清凉，肾气寒冽，脾气兼并[8]，这是脏气之常。及其病也，则不外乎四类："一者，始因气动，而内有所成；二者，不因气动，而外有所成；三者，始因气动，而病生于内；四者，不因气动，而病生于外。"[9]这里的气，都是指五运六气的气化而言。即是把病变分作因于运气和不因于运气的两类，而每一类中，又要分辨其为外感或内伤。这种类分方法，备受后世张元素、张从正等的宣扬。无论外感或内伤，都应细致地辨别阴阳水火之虚实所在。王氏对此的具体分析是："大寒而甚，热之不热，是无火也；热来复去，昼见夜伏，夜发昼止，时节而动，是无火也，当助其心。又如大热而甚，寒之不寒，是无水也；热动复止，倏忽往来，时动时止，是无水也，当助其肾。内格呕逆，食不得入，是有火也。病呕而吐，食久反出，是无火也。暴速注下，食不及化，是无水也。溏泄而久，止发无恒，是无火也。故心盛则生热，肾盛则生寒；肾虚则寒动于中，心虚则热收于内。又热不得寒，是无火也。寒不得热，是无水也。夫寒之不寒，责其无水；热之不热，责其无火。热之不久，责心之虚；寒之不久，责肾之少。"[10]

所谓无火，总是元阳衰；所谓有火，即是邪热盛。所谓无水，当是真阴亏。元阳衰者，阴邪必盛，故其见证为大寒，为食久反出，为溏泄，为寒动于中，为热不得寒，为热之不热，为热之不久。[11]真阴亏者，虚热必炽，或阳不能潜，故其见证为大热而甚，为暴速注下，为热攻于内，为寒不得热，为寒之不寒，为寒之不久。这两种都属虚证，一为阳虚，一为阴虚，惟有火是实证，实火炎上，故内格而呕逆。

且同一火也，王氏还有人火与龙火之分，他说："夫病之微小者，犹人火也，遇草而焫，得木而燔，可以湿伏，可以水灭，故逆其性气以折之攻之。病之大甚者，犹龙火也，得湿而焰，遇水而燔，不知其性以水湿折之，适足以光焰诣天，物穷方止矣。识其性者，反常之理，以火逐之，则燔灼自消，焰光扑灭。"[12]

人火为实火，龙火是虚火，实火可以寒胜，故曰湿伏水灭。虚火只能温养或以阳潜，故曰以火逐之。王氏这一理论，实为李东垣"湿气下流，阴火上乘"之说的滥觞，亦为朱丹溪、赵养葵侈谈相火之所本。

其论治也，元阳之虚，则主张"益火之源，以消阴翳"。真阴之竭，则主张"壮水之主，以制阳光"[13]。高者抑之，以制其胜；下者举之，以济其弱；有余折之，以屈其锐；不足补之，以全其气；寒者热之，以助其阳；热者寒之，以济其阴。[14]凡此都是从病的性质来论治的。有独治内而愈者，有兼治内而愈者，有独治外而愈者，有兼治外而愈者，有先治内后治外而愈者，有先治外后治内而愈者，有须齐毒而攻击者，有须无毒而调引者，这又是因致病之由，而用不同的治理方法[9]。更有大寒内结，以热攻除，寒格热反纵者，当用醇酒冷饮的热因寒用法；病热而寒攻不入者，可用豆豉诸冷药酒渍，或温而服之的寒因热用法；下气虚乏，中焦气壅者，散满则虚其下，补下则满甚于中，散气则下焦转虚，补虚则中满滋甚，则当行疏启其中，峻补于下的塞因塞用法；或者是大热内结，注泻不止，尤当寒以下之，散结止利，而为通因通用的方法。这些都属于始同终异的反治之道，非粗工之见所能掌握者。[15]

至于用方，王冰主张与其重也宁轻，与其毒也宁善，与其大也宁小；奇方不去，偶方主之；偶方不去，尤当反其法佐以同病之药而取之[16]。凡用发汗剂，不宜制以偶方，防其发泄之太甚；用攻下剂，不宜制以奇方，以免毒攻而致过。治上补上之剂，制方不宜迅急，急则不能住于上而反迫于下；治下补下之剂，制方不宜缓慢，缓则道路滋长而药力微。制急方，不能用气味薄的药，而致与缓方等；制缓方，不能用气味厚的药，而致与急方同。总之，制方遣药，当急其所当急，缓其所当缓，厚其所当厚，薄其所当薄，而不要缓不能缓，急不能急，厚而不厚，薄而不薄，大小非制，轻重无度的了。[17]

王冰这些理论，都集中地反映在《素问·至真要大论》的释文里，说明他对《素问》所下的研究功夫是很深的，他对前人的东西不仅能继承，有体会，并于前人的基础上有新的发挥或新的成就，这是很值得我们学习的。

【注释】

[1] 见《素问释文·王冰原序》。

[2]《素问释文·王冰序》云："时于先生郭子斋堂，受得先师张公秘本，文字昭晰，义理环周，一以参详，群疑冰释。"张公，即指仲景，序文凡两见，注文中亦时见之。

[3] 见《素问释文·王冰序文新校正》。

[4] 见守山阁本《黄帝内经素问·素问跋》。

[5] 见《素问·天元纪大论》"五运终天"句下注文。

[6] 见《素问·气交变大论》"孰能言至道欤"句下注文。

[7] 见《素问·五运行大论》"不相得则甚"句下注文。

[8] 见《素问·至真要大论》"是以反也"句下注文。

[9] 见《素问·至真要大论》"愿闻其道"句下注文。

[10] 见《素问·至真要大论》"而致和平，此之谓也"句下注文。

[11] 犹言热药不能温散其寒之意。

[12] 见《素问·至真要大论》"甚者从之"句下注文。

[13] 见《素问·至真要大论》"求其属也"句下注文。

[14] 见《素问·至真要大论》"异者从之"句下注文。

[15] 见《素问·至真要大论》"可使必已"句下注文。

[16] 见《素问·至真要大论》"反从其病也"句下注文。

[17] 见《素问·至真要大论》"适其至所，此之谓也"句下注文。

三、钱　乙

钱乙，字仲阳，宋，东平人，约生于公元 1035－1117 年，是一位著名的儿科大家。钱氏著有《小儿药证直诀》，是继承了《颅囟经》[1]的成就，采用《内经》及诸家学说，结合他自己的经验而写成的儿科专书。从这部书里可以看出，钱氏对于小儿的生理、病理以及辨证施治和制方用药等方面，颇多创见。兹择要介绍如下。

（一）掌握小儿生理、病理的特点

小儿与成人相较，有许多不同的特点。认识和掌握这些特点，是儿科学能够发展成一门内容丰富的独立学科的先决条件。钱氏在《颅囟经》"小儿纯阳"[2]之说的启示下，在临证实践中，体会到小儿在生理、病理上是与成人有一定的差别的。"五脏六腑，成而未全，全而未壮""脏腑柔弱，易虚易实，易寒易热。"[3]这就是钱氏对于小儿生理、病理特点的认识，也是钱氏儿科的临证指导思想。

因此，钱氏对于小儿病的治疗，时时以妄攻误下为禁约。例如，他在《小儿药证直诀·诸疳》里说："小儿疳病，皆愚医之所坏病；""小儿易虚易实，下之既过，胃中津液耗损，渐令疳瘦。"又说："故小儿之脏腑柔弱，不可痛击，大下必亡津液而成疳。"认为小儿病虽有非下不可之证，亦必"量其大小虚实而下之"，并且在使用下药之后，常须用益黄散[4]等和胃之剂以善其后。又如《小儿药证直诀·虚实腹胀》里说："小儿易为虚实，脾虚不受寒温，服寒则生冷，服温则生热，当识此勿误也。"指出由于小儿形质脆弱，易虚易实，易寒易热，特别是脾虚小儿，更宜注意，若调治少乖，则毫厘之失，遂致千里之谬。这对临床诊治是有极其重要的指导意义的。

此外，在运用补法时，钱氏亦常结合小儿的特点。如《小儿药证直诀·肺脏怯》里说："唇色白，当补肺，阿胶散主之。"口唇属脾，脾为肺母，母虚及子，故唇色㿠白不华，治当补肺，但小儿易虚易实，尤不宜蛮补，故钱氏制阿胶散[5]专补肺阴，而用牛蒡、兜铃等开宣肺气，使不壅塞。

总之，掌握小儿生理、病理特点，作为临证治疗的重要关键之一，乃是钱氏学术思想中非常突出的一个方面，并对后世儿科学的发展，起到深远的影响。

（二） 五脏辨证

脏腑分证，最先见于《内经》的《风论》《痹论》《痿论》《欬论》等篇，至《难经》《金匮》《中藏经》《千金方》而渐有发展。然诸家所论，以叙述成人疾患为多。惟小儿脏腑柔弱，易为虚实，一旦疾病发生，所反映的脏腑症状，至为繁复，故尤当细辨。钱氏认识到这一点，便根据《内经》五脏五行的理论，结合自己的经验，总结出以五脏为纲的儿科辨证方法。钱氏这一辨证体系，并不局限于内伤杂病，同时也包括了六淫外感诸疾。由于五脏性能不同，若被邪气侵袭，发生病变亦必不同，所现症状自然也有区别。例如下列。

心属火而主神明，遇骇异则惊从内生，若为邪热所扰，亦可发惊发悸。火热有余，心阳太亢，则多见身热喜饮；心为木之子，子能令母实，心热过盛，则往往火炽风生，引起肝风内动而发为哭叫抽搐。反之，心阴不足，心失所养，则神无所依而悸动不安。所以《小儿药证直诀·五脏病》里指出心的主证说："心病，多叫哭惊悸，手足动摇，发热饮水。"又同书《五脏所主》里辨别心病虚实说："心主惊，实则叫哭发热，饮水而摇（一作搐），虚则卧而悸动不安。"

　　肝属木，主筋，其声呼，其窍目。肝阳有余，则直视、呼叫。肝阴被伤，筋失涵养，则现颈项强急等证。肝气郁结，欲得舒展条达之性，则呵欠频作；郁甚则猝然闷绝，人事不醒。若肝阴不足而致肝阳偏胜，亦可变生虚风，出现咬牙龄齿等状似有余之象；或致阴阳失交，上下相引，而为欠气。所以《小儿药证直诀·五脏病》里指出肝的主证说："肝病，哭叫目直，呵欠，顿闷，项急。"又同书《五脏所主》里辨别肝病虚实说："肝主风，实则目直大叫，呵欠，项急，顿闷；虚则咬牙，多欠气。"

　　脾属土，司运化而主四肢、肌肉，脾病则饮食不思，肢体困倦。若被湿热所蒸，则为遍体发热，身重欲睡，口渴嗜饮。脾虚失运，浊气不降则为呕吐，清气不升则为泄泻；若为肝邪所乘，每致发为慢脾惊一类的虚风。所以《小儿药证直诀·五脏病》里指出脾病的主证说："脾病，困睡，泄泻，不思饮食。"又同书《五脏所主》里辨别脾病虚实说："脾主困，实则困睡，身热饮水；虚则吐泻生风。"

　　肺属金，主气。肺气有余，气机郁窒，则喘满闷乱；肺家有热者，口渴欲饮，肺热不甚或有停饮，则不欲饮水。肺气不足，则气息不利，甚或出气多于入气。所以《小儿药证直诀·五脏病》里指出肺病的主证说："肺病，闷乱哽气，长出气，气短喘息。"又同书《五脏所主》里辨肺病虚实说："肺主喘，实则闷乱喘促，有饮水者，有不饮水者；虚则哽气，长出气。"

　　肾属水，主藏精，为人体真阴真阳之所在。肾虚，精不能上注于目，则目无精光而畏明；精不内渗于骨，则骨节沉重。所以《小儿药证直诀·五脏病》里指出肾病的主证说："肾病，无精光，畏明，体骨重。"小儿阳气未盛，阴亦未充，故肾病实证甚少，钱氏认为只有"疮疹"黑陷属肾实，因为"疮疹"之所以黑陷，实由于肾阴之枯涸，而肾阴之所以枯涸，实由于火热邪炽之故。所以同书《五脏所主》里辨肾病虚实又说："肾主虚，无实也，惟疮疹，肾实则变黑陷。"

　　钱氏的五脏辨证理论，虽说渊源于《内经》《难经》《金匮》等书，但从他所选列的五脏主证来看，亦有其不同处，这正是他结合小儿特点，发展了前人理论的地方。钱氏儿科，既以五脏为纲，因而在临证时亦概从五脏分证着眼。例如：《小儿药证直诀·面上证》里说："左腮为肝，右腮为肺，额上为心，鼻为脾，颏为肾，赤者热也，随证治之。"又《目内证》里说："赤者心热，导赤散[6]主之；淡红者心虚热，生犀散[7]主之。青者肝热，泻青丸[8]主之；浅淡者，补之。黄者脾热，泻黄散[9]主之。无精光者，肾虚，地黄丸主之。"这两节都是诊断五脏热病的察色方法，前者基本上采用了《素问·刺热》篇的理论，后者充实和发展了《灵枢·五阅五使》篇"肝病者眦青……"等理论。又如钱氏论"诸疳"，虽明言都由伤亡津液，脾胃虚弱所致，但又根据各个不同的形证分成了心、肝、脾、肺、肾、筋、骨等七种类型。此外，如论"疮疹"，认为五脏各有一证：肝为水疱，肺为脓疱，心为斑，脾为疹，归肾则皆变黑而难治。所有这些，都是钱氏运用五脏为纲进行辨证的具体例子。

这里必须说明，钱氏强调五脏分证，并不意味着分裂五脏间的联系；相反的他极为重视五脏间的相互影响。例如，他在《小儿药证直诀·肝强胜肺》里说：肝病发于秋令肺金当旺之时，乃是"肝强胜肺，肺怯不能胜肝，当补脾肺治肝。益脾者，母令子实也"。在同书《肺病胜肝》里说：肺病发于春令木旺之时，乃是"肺胜肝，当补肾肝治肺脏。肝怯者，受病也"。钱乙这种既有区别，又有联系的五脏诊治方法，不但可以说明他清楚地看到五脏是相互联系的整体，同时也反映了他非常注意四时五行对人体的影响，既不孤立地看病，也不孤立地看人。

（三） 调制方剂的特点

小儿为稚阳之体，阴气未盛，阳气柔弱，过用香窜，不但足以耗阴，且亦易于损阳。而宋代医家，往往习用香燥之药，钱氏处在这样的时代环境中，便促使他从柔润方面下了很大功夫。例如，地黄丸之治肾虚失音，囟开不合；泻白散[10]之治肺盛，气急喘嗽；导赤散之治心热咬牙，小便赤；阿胶散之治气粗喘促；白术散[11]之治呕吐泄泻，精液枯竭，躁烦而渴，但欲饮水等等，皆足以看出其使用柔润药的精纯手法。钱氏还巧妙地善于化裁古方，以为今用。如异功散，只在四君子汤中加陈皮一味，以收补而不滞之功；豆蔻香连丸，于香连丸中只加肉豆蔻一味，取其醒脾消食，清热调气，用于小儿伤食泄泻腹痛发热最为合适。钱氏既重五脏分证，又以小儿脏腑柔弱，易虚易实，易寒易热，故在治疗上处处能照顾五脏的寒热虚实，并制有补泻各方。如肝实有泻青丸，肝肾虚有地黄丸；心实重则用泻心汤[12]，轻则用导赤散，心虚用安神丸[13]；脾实泻黄散，脾虚益黄散；肺实泻白散，肺虚阿胶散。这又反映了他在调剂处方方面的又一特点。

　　钱氏的学术思想，对后世影响很大，继承他的代表人物，有明代的薛铠（薛己父）父子。钱氏五脏补泻诸方，又为南宋张元素所喜用。他从《金匮》肾气丸[14]化裁而成的六味地黄丸[15]，也给后世倡导养阴者起了一定的启发作用，如李东垣的益阴肾气丸[16]、朱丹溪的大补阴丸[17]，都由此方脱化而来。薛立斋并推崇本方为治疗肾阴不足所引起的一切疾病之良药。赵养葵则作为补养命门真水之专剂。因此，有人认为钱氏开辟了滋阴派的先河。由此可见，钱氏学术思想影响所及，不仅限于儿科方面，迄今为止，他的五脏补泻诸方，仍为各科临床家所广泛应用。

　　任何一位科学家的学术思想，都不可能不受历史条件以及个人经验等等的局限，因而也不可能完美无缺。钱乙当然也不例外。如他说"肾主虚"，但在诊治上仅仅强调小儿肾阴虚的一面，而没有提到肾阳虚的病机，更没有指出肾阳虚的处理方法。显然，这是不够全面的。但是，总的说来，钱氏的学术成就是应予肯定的，大醇虽有小疵，仍不愧为杰出的儿科学家。

（四）医　　案

1. 惊搐

　　（1）四大王宫五太尉，因坠秋千发惊搐，医以发热药治之不愈。钱氏曰：本急惊，后生大热，当先退其热。以大黄丸[18]、玉露散[19]、惺惺丸[20]，加以牛黄、龙、麝解之。不愈。至三日，肌肤上热。钱曰：更二日不愈，必发斑疮，盖热不能出也。他医初用药发散，发散入表，表热即斑生。本初惊时，当用利惊药下之，今发散，乃逆也。后二日，果斑出，以必胜膏[21]治之，七日愈。（《小儿药证直诀》案九）

　　按：小儿惊风，有虚实之别：急惊属实属热，发病急；慢惊属虚属寒，发病缓。此案中明言急惊，其证属实属热无疑。病虽得于惊恐，然发病之先，可能早为病邪所袭，堕坠惊恐，只是此病的诱因。惊则气乱，恐则气下，气机紊乱，阴阳升降失常，病邪乃乘机而发。惊气入心，更加邪热所扰，心热过盛，火炽风生，所以大热惊搐相继出现。前医失察，误用辛温发表，热不得泄，反伤阴液。虽经钱氏用大黄丸、玉露散以降火泄热，惺惺丸以安神镇惊熄风，复加牛黄、麝香等以清心开窍，终因邪热郁于肌肤而形成斑疮。至于必胜膏之所以能愈此疾，主要是因李子酸寒，能去痼热的作用。

（2）皇都徐氏子，三岁，病潮热，每日西则发搐，身微热而目微斜，反露睛，四肢冷而喘，大便微黄。钱与李医同治。钱问李曰：病何搐也？李曰：有风。何身热微温？曰：四肢所作。何目斜露睛？曰：搐则目斜。何肢冷？曰：冷厥必内热。曰：何喘？曰：搐之甚也。曰：何以治之？曰：嚏惊丸鼻中灌之，必搐止。钱又问曰：既谓风病，温壮搐引，目斜露睛，内热肢冷，及搐甚而喘，并以何药治之？李曰：皆此药也。钱曰：不然！搐者肝实也，故令搐；日西身微热者，肺热用事，肺主身温且热者，为肺虚；所以目微斜、露睛者，肝肺相胜也；肢冷者，脾虚也。肺若虚甚，用益黄散、阿胶散。得脾虚证退。后以泻青丸、导赤散、凉惊丸[22]治之。后九日平愈。（《小儿药证直诀》案十一）

按：本案与前例不同，既非急惊，又非慢惊，而是虚实互见的抽搐病。潮热抽搐，虽属实证，但热不甚重，且目微斜反露睛，四肢冷而喘，大便微黄等，脾肺两虚之象，极为明显。故钱氏断为肝木有余，乘脾侮肺之证，用益黄散、阿胶散，先补脾肺之虚，再用泻青丸、导赤散、凉惊丸，以泻木火之实，而收清热平肝，熄风定惊之功。

2. 吐泻慢惊

东都王氏子吐泻，诸医药下之，至虚，变慢惊。其候睡露睛，手足瘛疭而身冷。钱曰：此慢惊也。……胃气实，即开目而身温。王疑其子不大小便，令诸医以药利之。医留八正散[23]等数服，不利而身复冷。令钱氏利小便。钱曰：不当利小便，利之则身冷。王曰：已身冷矣。因抱出。钱曰：不能食而胃中虚，若利大小便即死，久即脾胃俱虚，当身冷而闭目，幸胎气实而难衰也。钱用益黄散、使君子丸[24]四服，令微饮食。至日午，果能饮食。所以然者，谓利大小便，脾胃虚寒，当补脾，不可别攻也。后又不语，诸医作失音治之。钱曰：既失音，开目而能饮食，又牙不紧而口不紧也。诸医不能晓，钱以地黄丸补肾。所以然者，用清药利小便，致脾肾俱虚，今脾已实，肾虚，故补肾必安。治之半月而能言，一月而愈也。(《小儿药证直诀》案四)

按：病起上吐下泻，脾胃先虚可知，诸医失察，过用利下药重虚其虚，致使肝木得以乘虚进袭脾胃，而成慢脾风。症现瘛疭身冷，睡中露睛，知是内外虚寒，而非热甚生风。内外虚寒之慢惊，治当温振中阳，胃气得实，身冷惊搐斯定。其大小便不利，正是脾胃气虚，未复转输常职，与张机所谓"小便不利者，亡津液故也""不大便以为津液内竭"，有同一意义。奈医以八正利水，以致小便不利而身体复冷。钱氏用益黄散、使君子丸，令微饮食，是"虚则补之"的对证疗法。旋又不语，明是下虚，液失上潮所致，此所以诸医作失音治之不瘳，而钱氏用地黄丸补肾告愈。

3. 肺热

东都张氏孙九岁，病肺热。他医以犀、珠、龙、麝、生牛黄治之，一月不愈。其证嗽喘闷乱，饮水不止，全不能食。钱氏用使君子丸、益黄散。张曰：本有热，何以又行温药？他医用凉药攻之，一月尚无效。钱曰：凉药久则寒不能食，小儿虚不能食，当补脾，候饮食如故，即泻肺经，病必愈矣。服补脾药二日，其子欲饮食，钱以泻白散泻其肺，遂愈。张曰：何以不虚？钱曰：先实其脾，然后泻肺，故不虚也。(《小儿药证直诀》案七)

按：此证嗽喘闷乱，饮水不止，肺家明有蕴热。肺热不除，则嗽喘闷乱何能自退。若早投泻肺清热之药，本可热退喘平，奈先以犀、珠、龙、麝等重坠耗真之药诛伐无辜。服药经月，不但不效，而反全不能食，正是药不对证，反伤脾气使然。脾气一虚，则必转输失职而肺无所养。肺津不足，郁热有加，欲借水自救，故饮水不止。于此可见，此时此证，脾胃气虚，已成为病机的主要关键。所以钱氏先用使君子丸、益黄散补脾，候其脾气来复，饮食既进，再以泻白散泻其肺家蕴热，而竟全功。

4. 脾虚发热

朱监簿子，五岁，夜发热，晓即如故。众医有作伤寒者，有作热治者，以凉药解之不愈。其候多涎而喜睡，他医以铁粉丸[25]下涎，其病益甚，至五日，大引饮。钱氏曰：不可下之。乃取白术散末一两煎汁三升，使任其意取足服。朱生曰：饮多不作泻否？钱曰：无生水不能作泻，纵泻不足怪也，但不可下耳。朱生曰：先治何病？钱曰：止渴治痰，退热清里，皆此药也。至晚服尽，钱看之曰：更可服三升。又煎白术散三升，服尽得稍愈。第三日，又服白术散三升，其子不渴无涎，又投阿胶散二服而愈。（《小儿药证直诀》案十二）

按：此病夜发热而晓如故，显非外感实热可知，无怪众医作伤寒、作热治之而病不愈。喜睡者脾气困乏，多涎者土不制水，病属脾气虚弱无疑。先投凉药，已足损其脾阳，而复用铁粉丸妄图镇坠下涎，是为重虚，故病情有增无减，大渴引饮，津液欲竭，钱氏取七味白术散，健脾升津，使脾胃得复升降之权，则虚热不治自退。末投阿胶散，滋其水之上源，仅是善后而已。

以上诸案，颇能反映钱乙学术思想的整体观念。上面谈过，五脏五行分证，在钱乙的学术思想体系中占有重要的位置，但他不但不割裂五脏之间的关系，却很重视五脏间的相互影响。例如第二案，病的根本所在是肝，因其影响了肺脾二脏，所以在泻肝之前，先补脾肺。第四案，证候集中在肺，但主要关键已转移到脾，因之先补其脾，后泻其肺。诸如此类的病案，在《小儿药证直诀》中是并不少见的。

【注释】

[1]《颅囟经》二卷，不著撰人姓氏，世无别传本，独载于《永乐大典》内，宋以前不见此书，当为唐末宋初人所著。首骨曰颅，脑盖曰囟，殆因小儿初生，颅囟未合，证治各别，故以名其书。

[2]纯阳：纯，单丝也，细弱之义，小儿阳气细弱，故曰纯阳。

[3]见《小儿药证直诀·变蒸》及阎季忠《原序》。

[4]益黄散（又名补脾散）：治脾胃虚弱，及治脾疳，腹大身瘦。陈皮（去白）一两丁香二钱（一方用木香）　诃子（炮，去核）　青皮（去白）　甘草（炙）各五钱　为末，三岁儿一钱半，水半盏，煎三分，食前服。（见《小儿药证直诀·卷下》）

[5]阿胶散（又名补肺散）：治小儿肺虚，气粗喘促。阿胶（麸炒）一两五钱　鼠粘子（炒香）　甘草（炙）各二钱五分　马兜铃（焙）五钱　杏仁（去皮尖炒）七个　糯米（炒）一两　为末，每服一二钱，水一盏，煎至六分，食前温服。（见《小儿药证直诀》卷下）

[6]导赤散：治小儿心热。生地黄　甘草（生）　木通各等分　同为末，每服三钱，水一盏，入竹叶同煎至五分，食后温服。一本不用甘草，用黄芩。（见《小儿药证直诀》

卷下）

[7] 生犀散：治目淡红，心虚热。生犀（锉末）二钱　地骨皮　赤芍药　柴胡根　干葛（锉）各一两　甘草（炙）五钱　为粗末，每服一二钱，水一盏，煎至七分，温服，食后。（见《小儿药证直诀·卷下》）

[8] 泻青丸：治肝热搐搦，脉洪实。当归　龙脑（焙秤）　川芎　山栀子仁　川大黄（湿纸裹煨）　羌活　防风　等分，为末，炼蜜和丸鸡头大，每服半丸至一丸，煎竹叶汤同砂糖温水化下。（见《小儿药证直诀·卷下》）

[9] 泻黄散（又名泻脾散）：治脾热弄舌。藿香叶七钱　山栀子仁一钱　石膏五钱　甘草三两　防风四两　锉细，同蜜酒炒香为细末，每服一至二钱，水一盏，煎至五分，温服，清汁无时。（见《小儿药证直诀·卷下》）

[10] 泻白散（又名泻肺散）：治小儿肺盛，气急喘嗽。地骨皮　桑白皮（炒）各一两　甘草（炙）一钱　锉散，入粳米一撮，水二小盏，煎七分，食前服。（见《小儿药证直诀·卷下》）

[11] 白术散：治脾胃久虚，呕吐泄泻。人参二钱五分　白茯苓五钱　白术（炒）五钱　藿香叶五钱　木香二钱　甘草一钱　葛根五钱（渴者加至一两）　㕮咀，每服三钱，水煎。热甚发渴，去木香。（见《小儿药证直诀·卷下》）

[12] 泻心汤：治小儿心气实。黄连（去须）一两　为末，每服五分，临卧取温水化下。（见《小儿药证直诀·卷下》）

[13] 安神丸：治面黄颊赤，身壮热，补心。一治心虚肝热，神思恍惚。马牙硝五钱　白茯苓五钱　麦门冬五钱　干山药五钱　龙脑（研）一字　寒水石（研）五钱　朱砂（研）一两　甘草五钱　末之，炼蜜为丸鸡头大，每服半丸，砂糖水化下，无时。（见《小儿药证直诀》卷下）

[14] 《金匮》肾气丸（即八味肾气丸）：干地黄　薯蓣　山茱萸　泽泻　茯苓　丹皮　桂枝　附子　为末，炼蜜和丸。（方见《金匮要略·血痹虚劳》）

[15] 六味地黄丸（即地黄丸）：治肾怯失音，囟开不合，神不足，目中白睛多，面色㿠白。熟地黄八钱　山萸肉　干山药各四钱　泽泻　丹皮　白茯苓（去皮）各三钱　为末，炼蜜为丸如梧子大，空心温水化下三丸。（见《小儿药证直诀》卷下）

[16] 益阴肾气丸：此壮水之主，以镇阳光。泽泻　茯苓以上各二钱五分　生地黄（酒洗干）　牡丹皮　山茱萸　当归梢（酒洗）　五味子　干山药　柴胡以上各五钱　熟地黄二两　为细末，炼蜜为丸，如梧桐子大，朱砂为衣，每服五十丸，淡盐汤下，空心。（见《兰室秘藏·眼耳鼻门》）

[17] 大补阴丸（即大补丸）：降阴火，补肾水。黄柏（炒褐色）　知母（酒浸炒）各四两　熟地黄（酒蒸）　龟板（酥炙）各六两　为末，猪脊髓蜜丸，服七十丸，空心，

盐白汤下。（见《丹溪心法·补损》）

[18] 大黄丸：治诸热。大黄　黄芩各一两　为末，炼蜜丸如绿豆大，每服五至十丸，温蜜水下，量儿加减。（见《小儿药证直诀·卷下》）

[19] 玉露散（又名甘露散）：治伤热吐泻，黄瘦。寒水石　石膏各半两　生甘草一钱　同为细末，每服一字，或半钱、一钱，食后温汤调下。（见《小儿药证直诀·卷下》）

[20] 惺惺丸

大惺惺丸：治惊疳百病及诸坏病，不可具述。辰砂（研）　青礞石　金牙石各一钱半　雄黄一钱　蟾灰二钱　牛黄　龙脑（别研）各一字　麝香（别研）半钱　蛇黄（醋淬五次）三钱　研匀细，水煮，蒸饼为丸，朱砂为衣，如绿豆大。百日儿每服一丸，一岁儿二丸，薄荷温汤化下，食后。（见《小儿药证直诀·卷下》）

小惺惺丸：解毒，治急惊、风痫潮热及诸疾虚烦，药毒上攻，躁渴。腊月取东行母猪粪（烧灰存性）　辰砂（水研飞）　脑麝各二钱　牛黄一钱（各别研）　蛇黄（西山者，烧赤，醋淬三次，水研飞干用）半两　以东流水作面糊丸桐子大，朱砂为衣，每服二丸。钥匙研破，温水化下。小儿才生，便宜服一丸，除胎中百疾。食后。（见《小儿药证直诀·卷下》）

[21] 必胜膏（即牛李膏）：治疮疹倒靥黑陷。牛李子杵汁，石器内密封，每服皂子大，煎杏胶汤化下。（见《小儿药证直诀·卷下》）

[22] 凉惊丸：治惊疳。草龙胆　防风　青黛各三钱　钩藤二钱　黄连五钱　牛黄　麝香　龙脑各一字　面糊丸粟米大，每服三五丸，金银花汤下。（见《小儿药证直诀·卷下》）

[23] 八正散　治大人小儿心经邪热，一切蕴毒，及治小便赤涩，或癃闭不通，及热淋、血淋，并宜服之。瞿麦　萹蓄　车前子　滑石　甘草（炙）　山栀子仁　木通　大黄（面裹煨，去面切焙）各一斤　为散，每服二钱，水一盏，入灯心，煎至七分，去粗，温服，食后临卧。小儿量力少少与之。（见《卫生宝鉴·卷十七》）

[24] 使君子丸：治脏腑虚滑，及疳瘦下利，腹胁胀满，不思乳食，常服安虫补胃，消疳肥肌。厚朴　甘草（炙）　诃子肉（半生半煨）　青黛各半两　陈皮（去白）一分　使君子（去壳，面裹煨熟，去面不用）一两　为末，炼蜜丸如小鸡头大，每服一丸，米饮化下。百日以上，一岁以下服半丸，乳汁化下。（见《小儿药证直诀·卷下》）

[25] 铁粉丸：治涎盛潮搐吐逆。水银砂子二分　朱砂　铁粉各一分　轻粉二分　天南星（炮制，去皮脐取末）一分　同研，水银星尽为度。姜汁面糊丸，粟米大，煎生姜汤下十丸至十五丸，无时。（见《小儿药证直诀·卷下》）

四、许叔微

许叔微，字知可，宋，真州白沙人，生于公元1080年，曾做过集贤院学士，故人称许学士。所著现存有《伤寒百证歌》《伤寒发微论》《伤寒九十论》（以上合称《许氏伤寒论著三种》）和《类证普济本事方》。此外，许氏还著有《仲景三十六种脉法图》，惜已失传。

许氏治医学重视辨证，他说："伤寒治法，先要明表里虚实，能明此四字，则仲景三百九十七法，可坐而定也。"[1] 他之所以这样强调辨证，与当时医学界存在的情况，是有关的。因为当时的医家，受《和剂局方》和晋唐以来医学风尚的影响，很多人在研究工作中，侧重于搜残补缺、荟萃方药、义疏经论等方面；在治疗工作中，喜用辛香刚燥之药而忽于辨证。许氏反对这种理论与实践脱节的倾向，所以他强调辨证施治的重要性。他对仲景《伤寒论》进行了临床研究，《伤寒论著三种》和《本事方》等书，就是根据《伤寒论》的理论，引用各家著述，并参证他自己的临证经验写成的。在这些论著中，自始至终，贯穿着理论结合实践的原则，对仲景辨证施治的理论，做了进一步的阐发、验证和补充。

在许氏学术思想中较为突出的另一个方面，是对于脾肾关系的理解。认为肾是一身之根蒂；脾胃乃人生死之所系。但是，二者的关系，当以肾为主。所以他以为补脾"常须暖补肾气"。他的温脾汤[2]、实脾散[3]等方，喜用附、桂一类温肾之药，就足以反映他治肾重于治脾的思想。他这思想，是有其实践根据的。如《本事方》论二神丸说："有人全不进食，服补脾药皆不验，予授此方，服之，欣然能食。此病不可全作脾虚。盖因肾气怯弱，真元衰劣，自是不能消化饮食，譬如鼎釜之中，置诸米谷，下无火力，虽终日不熟，其何能化。"不过，许氏虽主张暖补肾气，却反对使用刚燥之药，认为硫黄、钟乳、炼丹等刚燥之剂，用于助阳补接真气则可，若用以补肾，正是肾之所恶（肾恶燥），古人制方益肾，都取滋润之药，如金匮肾气丸、增损肾沥汤[4]，皆用地黄为主，这才是补肾的正法。许氏这种见解，于后世进一步对脾肾关系的理论研究和临证运用，是有一定影响的。兹将许氏在医学上的成就，分作两部分介绍如下。

（一）对于辨证的阐发

许氏认为仲景《伤寒论》虽以三阴三阳分证，但足以分析病情、取决治则的关键，还在于阴阳、表里、寒热、虚实。然八者之中，尤以阴阳为纲。因阴阳不辨，就无法进一步分析表里、寒热、虚实。例如三阳为阳，而阳热之证莫盛于阳明；三阴为阴，而阴寒之证莫盛于少阴。所以他说："发热恶寒发于阳，无热恶寒自阴出；阳盛热多内外热，白虎相当并竹叶；阴盛寒湿脉沉弦，四逆理中为最捷；热邪入胃结成毒，大小承气宜疏泄。"[5]这就指出了阳、热、实的典型病，是白虎、承气证；阴、寒、虚的典型病，是四逆、理中证。

至于表里，表证一般都指太阳，比较简单，所谓"身热恶寒脉又浮，偏宜发汗更何求"[6]。但里证即有阴阳之别，在阳专指阳明腑证，在阴则总赅太阴、少阴、厥阴。所以他说："不恶寒兮反恶热，胃中干燥并潮热，手心腋下汗常润，小便如常大便结，腹满而喘或谵语，脉沉而滑里证决；……三阴大约可温之，积证见时方发泄，太阴腹满或时痛，少阴口燥心下渴……"[7]

以上所说，仅是辨证的最基本最一般的法则，而临证所见，往往并不如此简单。例如，同一实证，有表实，有里实；同一虚证，有表虚，有里虚；同一热证，有表热，有里热；同一寒证，有表寒，有里寒；以至表里俱寒、表里俱热、表热里寒、表寒里热等之不同。凡此种种，都是临证必须掌握的。因此许氏又进一步分析说："病人身热欲得衣，寒在骨髓热在肌；病人身寒衣裸退，寒在皮肤热在髓。脉浮而缓表中虚，有汗恶风腠理疏，浮紧而涩表却实，恶寒无汗体焚如；脉沉无力里虚证，四逆理中为对病；沉而有力紧且实，柴胡承气宜相应。"[8]这里清楚地概括了伤寒表里寒热虚实错综复杂证候的辨证施治方法。此外，临证时还有寒极似热、热极似寒、真寒假热、真热假寒之证，尤为难辨，毫厘之失，生死反掌。但许氏认为只要脉证合参，是亦不难辨识。他说："烦躁面赤身微热，脉至沉微阴作孽，阴证似阳医者疑，但以脉凭斯要诀。"[9]又说："小便赤色大便秘，其脉沉滑阳证是，四肢逆冷伏热深，阳证似阴当审谛。"[10]学者若能隅一反三，临证时自能左右逢源。

许氏强调八纲辨证的重要，并不等于忽视六经分证的意义。与此相反，在许氏辨证施治体系中，六经分证与八纲辨证是不可偏废的、相互联系的两个方面。临证之际，必须结合起来，才能辨证正确，施治不误。所以他反对笼统地谈阴证或阳证，如说："盖仲景有三阴三阳，就一证中又有偏胜多寡，须是分明辨质，在何经络，方与证候相应，用药有准。"[11]

以上所举的例子，都是对整个病情的辨证方法。另外，他对每一症状，也无不从辨证的角度进行分析，如发热有阴阳之辨，发厥有寒热之分，烦躁有虚实之别，恶寒有表里之异等等。可见《伤寒论》经过许氏加工以后，不但没有损害原有的内容，而且写成这样简明扼要的歌诀，更突出了仲景辨证施治的特点。

许氏不只善辨伤寒，即对杂病辨证，亦有其独到之处。例如气中与中风，在他以前，很少有人作过这样的鉴别：气中多得于暴喜伤阳、暴怒伤阴、忧愁失意之后；所现症状，虽酷似中风，有痰涎潮涌、神志昏塞、猝然倒仆、不省人事、牙关紧闭等，而中风是正气先虚，后为邪中，气中则正本未伤，亦不中邪，仅因情志妄动，气血一时厥逆所致，故无口眼歪斜、半身不遂等症。认为上逆之气，若能复还于下，也可不治自愈，若误作中风而用攻邪之品，反足以损伤正气，甚至危及生命[12]。这是他反复实践的经验总结，可为学者临床辨证之参考。

（二）治疗上的成就

许氏既极推崇《伤寒论》辨证，因之仲景的施治法则，也很自然地成为他临证取法的主要对象。试观《伤寒九十论》所记载的医案，即可清楚地证明这点。不过这九十个医案，虽足以反映他运用古方的心得，但还不足以说明他在治疗方面的主要成就。许叔微的真正成就，应该说是善于运用前人制方法度，机动灵活地去化裁古方，创制新方。例如他的真珠丸[13]，即由《金匮》酸枣仁汤化裁而来。《金匮》用酸枣仁为君，以补肝阴之虚，略加川芎调血养肝，茯苓、甘草培土生血以荣木，知母降火以除烦，这仅是平调土木之剂。而本方则取真珠母、龙齿二味直入肝经以镇飞扬浮越之神魂，用枣仁、柏子仁补肝肾之阴虚，当归、地黄补血养肝，人参、茯神培土荣本，犀角凉血清火以除烦，沉香微温，行气不伤气，温中不助火，能扶脾达肾，摄火归原。这显然是许氏发展了前人理论并在实际治疗中向前推进了一步。

又如他用破阴丹[14]，主治阴中伏阳，六脉沉伏不见，深按至骨则沉紧有力，头痛身温，烦躁，指末皆冷，中满恶血等证。这个方剂的主证，虽然与

《伤寒论》白通加猪胆汁汤证外貌相似，但实质上有很大不同。白通加猪胆汁汤证是因泄利不止，厥逆无脉，干呕而烦，为虚阳上浮；即使以白通加猪胆汁汤救治，仍无一定把握，所以说："服汤脉暴出者死，微续者生。"[15]此证则既未吐利，又无汗泄，阳气阴液当不致有所亡失，仅是阳伏阴中，水火升降失司而造成的寒热格拒之证，故脉虽沉伏，深按仍然沉紧有力；虽不若前证危急，但用药亦颇感左右为难，正如许氏所说："若用热药以助阳，则为阴邪隔绝，不能导引真阳，反生客热；用冷药则所伏真火愈见消铄。"[16]据此可知，如处理不当，亦足以造成死亡。许氏见当时患此证者甚多，而仲景书中又未提及本病的证治，因而制此一方，既取禀性纯阳大热的硫黄以开阴凝，复以禀性至阴的水银导硫黄直达阴中以制格拒，再加善调气机的青、陈二皮以复中焦升降之权，俾脾胃升降之职一复，则水火互得其济，而阴阳自无偏胜。这一方剂的制成，的确对仲景治法补充了新的内容。

再如，他用黄芪建中加当归汤治伤寒尺中脉迟，小柴胡加地黄汤治妇人热入血室等等，都是通过他的实践，把仲景《伤寒论》的理论做了进一步的发展。所著《伤寒发微论》，选列七十二证候，广泛地引用扁鹊、华佗、孙思邈诸人的说法作为印证，以说明《伤寒论》在历史上所起的承先启后作用。此外，他还论述了桂枝汤用赤白芍药的不同，桂枝、肉桂的不同，伤寒慎用丸药，伤寒当以真气为主，治伤寒当依次第，治虚治劳补法不同[17]等等。他这种探微索奥的研究方法，不仅有助于进一步阐明仲景辨证施治的精神，而且对后世的临证应用，尤多启发。

（三）医　　案

1. 肝经受邪多魇失眠

绍兴癸丑，予待次四明，有董生者，患神气不宁，每卧则魂飞扬，觉身在床而神魂离体，惊悸多魇；通夕无寐。更数医而不效。予为诊视，询之曰：医作何病治？董曰：众皆以为心病。予曰：以脉言之，肝经受邪，非心病也。肝经因虚，邪气袭之，肝藏魂者也，游魂为变，平人肝不受邪，故卧则魂归于肝，神静而得寐。今肝有邪，魂不得归，是以卧则魂飞扬若离体也。肝主怒，故小怒则剧。董欣然曰：前此未之闻，虽未服药，已觉沉疴去体矣，愿求药法。……予处此二方（真珠丸、独活汤[18]）以赠，服一月而病悉除。此方大抵以真珠母为君，龙齿佐之。真珠母入肝经为第一，龙齿与肝同类故也。龙齿、虎睛，今人例作镇心药，殊不知龙齿安魂，虎睛定魄，各言类也。东方苍龙木也，属肝而藏魂，西方白虎金也，属肺而藏魄。龙能变化，故魂游而不定，虎能专静，故魄止而有守。予谓治魄不宁者宜以虎睛，治魂飞扬者宜以龙齿，万物有成理而不说，亦在夫人达之而已。（《本事方·中风肝胆筋骨诸风》）

按：五脏有疾，皆能令人不寐，许氏断本病在肝，其凭证则在游魂多惊，小怒而剧，盖魂不藏和多怒易惊，皆为肝之病变也。然许氏着眼之处，尤在于脉，故曰："以脉言之，肝经受邪，非心病也。"真珠丸为滋水涵木、安魂熄风之方，独活汤乃驱风养血、敛阴扶正之剂，两方配合应用，于阴虚阳亢而肝经有邪之失眠证，最为合拍。

2. 热入血室

辛亥中寓居毗陵，学官王仲礼，其妹病伤寒发寒热，遇夜则如有鬼物所凭，六七日忽昏塞，涎响如引锯，牙关紧急，瞑目不知人，疾势极危。召予视。予曰：得病之初，曾值月经来否？其家云：月经方来，病作而经遂止，得一二日，发寒热，昼虽静，夜则有鬼祟，从昨日来，涎生不省人事。予曰：此热入血室证也。仲景云，妇人中风，发热恶寒，经水适来，昼则明了，暮则谵语，如见鬼状，发作有时，此名热入血室。医者不晓，以刚剂与之，遂致胸膈不利，涎潮上脘，喘急息高，昏冒不知人。当先化其涎，后除其热。予急以一呷散[19]投之，两时顷，涎下得睡，省人事；次授以小柴胡加地黄汤，三服而热除，不汗而自解矣。

又记一妇人，患热入血室证，医者不识，用补血调气药，涵养数日，遂成血结胸。或劝用前药，予曰：小柴胡用已迟，不可行也。无已，则有一焉，刺期门穴斯可矣。予不能针，请善针者治之，如言而愈。或问曰：热入血室，何为而成结胸也？予曰：邪气传入经络，与正气相搏，上下流行，或遇经水适来适断，邪气乘虚而入血室；血为邪迫，上入肝经，肝受邪则谵语而见鬼；复入膻中，则血结于胸也。何以言之？妇人平居，水当养于木，血当养于肝也，方未受孕，则下行之以为月水，既妊娠则中蓄之以养胎，及已产则上壅之以为乳，皆血也。今邪逐血，并归肝经，聚于膻中，结于乳下，故手触之则痛，非汤剂可及，故当刺期门也。（《本事方·伤寒时疫上》）

按：入夜神昏谵语，视觉错乱，固是热入血室常见的现象，但牙关紧急、昏塞、不省人事，殊非本证之所应有。许氏根据喘急息高、涎声如引锯等症，测知昏塞口噤，是由痰涎阻塞胸膈所致，因此用一呷散先化胸中之痰，此乃"急则治标"之法。待至涎下神清，再用小柴胡加地黄汤以治其本。

前一案是热入血室而兼痰，后一案是热入血室而兼血结膻中。热入血室固可用小柴胡加生地，清热凉血、和解枢机而愈；血结胸证是邪气迫血上郁肝经，为肝经血实之证，殊非本方之力所能胜任，故当刺期门。期门为肝之募穴，刺之足以泻其血结也。通过上面同病异治的两个病案，可以看到许氏辨证精细的一斑。

3. 反胃

治一妇人，年四十余，久患翻胃，面目黄黑，历三十余年，医不能效。脾俞诸穴，烧灸交遍，其病愈甚。服此药顿然全愈，服至一月，遂去其根。方名附子散。用附子一枚极大者坐于砖上，四面煮火，渐渐逼热，淬入生姜自然汁中，再用火逼再淬，约尽生姜汁半碗，焙干，入丁香二钱。每服二钱，水一盏，粟米少许同煎七分。不过三服瘥。（《续名医类案·反胃》）

按：反胃一证，或朝食暮吐，或暮食朝吐，或食已即吐，甚至水药点滴难以入口，所以确是一种难治之证，无怪常有经年累月而不能痊愈者。本病初起，间有实热，故仲景设有大黄甘草等汤，但为时较久，大多转成虚寒。该妇反胃已历三十余年，则其病不属实热可知，且面目黄黑又是一派虚寒之象。故许氏处方径用熟附为君，大温命门真火，俾元阳一壮，则胃土自有生化之源。淬以生姜自然汁者，是取其散寒下气，可平胃腑冲逆。复入丁香者，以丁香禀纯阳之气，为暖胃温肾之上品。煎加粟米少许，因粟米最能安胃故也。此案用药丝丝入扣，故获效如此迅速。然本方只宜于虚寒而不宜于实热，不可不辨。

【注释】

[1] 见《伤寒发微论·卷下》。

[2] 温脾汤：厚朴（姜制）　干姜（炮）　甘草　桂心　附子（生）各半两　生大黄四钱（碎切，汤一盏，渍半日，搦去滓，煎汤时下）　细锉，水二升半，煎八合，后下大黄汁，再煎六合，去滓，澄去脚，不要晚食，分三服温服。（见《本事方·卷四》）

[3] 实脾散：大附子（炮去皮脐）一个　草果（去皮）　干姜（炮）各二两　甘草（炙）一两　大腹皮六个　木瓜（去穰切片）一个　用水于砂器内伺煮至水存一半，劈开干姜，心内不白为度，不得全令水干，恐近底焦；取出锉焙为末，每服二钱，空心日午用沸汤点服。（见《本事方·卷四》）

[4] 增损肾沥汤：羊肾一具　人参　石斛　麦门冬　泽泻　干地黄　栝蒌根　地骨皮各四两　远志　生姜　甘草　当归　桂心　五味子　桑白皮　茯苓各二两　大枣三十枚　十七味㕮咀，以水一斗五升，先煮肾取一斗二升，去肾内药，煮取三升，去滓分三服。（见《本事方·卷二》，方出《千金要方·卷十九》）

[5] 见《伤寒百证歌·总类歌》。

[6] 见《伤寒百证歌·表证歌》。

[7] 见《伤寒百证歌·里证歌》。

[8] 见《伤寒百证歌·表里寒热歌、表里虚实歌》。

[9] 见《伤寒百证歌·阴证似阳歌》。

[10] 见《伤寒百证歌·阳证似阴歌》。

[11] 见《伤寒九十论·太阴证》。

[12] 见《本事方》。

[13] 真珠丸：真珠母（研如粉同碾）三分　熟干地黄（酒洒九蒸九曝焙干）　当归各一两半　人参（去芦）　柏子仁（研）　酸枣仁（微炒去皮研）各一两　茯神（去木）犀角（镑为细末）　龙齿　沉香各半两　为细末，炼蜜为丸如梧子大，辰砂为衣，每服四五十丸，金银薄荷汤下，日午夜卧服。（见《本事方·卷一》）

[14] 破阴丹：硫黄　水银各一两　陈皮（去白，末）　青皮（去白，末）各半两　先将硫黄置铫子内熔化，次下水银，用铁杖子打匀令无星，倾入黑茶盏内，研细，入下二味匀研，用厚面糊丸如桐子大，每服三十丸。如烦躁，冷盐汤下。如阴证，冷艾汤下。（见《本事方》卷八）

[15] 见《伤寒论》。

[16] 见《伤寒九十论·阴中伏阳证》及《本事方》。

[17] 见《本事方》及《伤寒发微论》。

[18] 独活汤：独活　防风　细辛　酸枣仁　前胡　半夏曲　五味子　沙参　羌活　炙甘草　白茯苓　人参各一两　为粗末，每服四大钱。水一盏半，生姜三片，乌梅肉半个，同煎至八分，去滓，不拘时服。（见《本事方·卷一》）

[19] 一呷散：待考。

五、朱　肱

朱肱，字翼中，江苏吴县人。宋，元祐三年（1088）进士，授奉议郎、医学博士等职，人称朱奉议，号无求子，晚号大隐翁，为宋代名医之一。著有《南阳活人书》，作于 1089 年（元祐四年己巳），而成于 1108 年（大观二年戊子），以通俗文字设为问答，使人易学易用，推广仲景学说，其功不少。

朱氏潜心研究《伤寒论》达数十年，为当时有名的伤寒学家，故其医学思想一以仲景为宗。仲景是南阳人，所以他把自己的著作称为《南阳活人书》（原称《无求子伤寒百问》，公元 1118 年重刻时改名）。朱奉议既深通仲景之学，故知其所长，亦知其有所不足，认为"仲景证多而药少"[1]，因此，在治疗上采取汉以后方药以补仲景《伤寒论》之所未及。则朱氏既精研仲景，又能补充仲景，与后世那些注不破经的伤寒家大不相同。兹将朱氏伤寒学说的见解，择要介绍如后。

（一）首重经络

历代伤寒学家，对于仲景的六经，各有见解。以张志聪为代表，则主张用气化论述六经，认为伤寒三阴三阳之病，乃六经气化之病，非经络本身之病；以柯琴为代表，则主张分经类证，以方名证；以尤在泾为代表，则主张按法类证；以朱肱为代表，则主张以经络论六经。

朱肱认为："治伤寒先须识经络，不识经络，触途冥行，不知邪气之所在。"[2]所以《活人书》第一卷便首论经络，用经络循行以解释六经病证。如"足太阳膀胱之经，从目内眦上头连于风府，分为四道，下项并正别脉上下六道以行于背与身为经。太阳之经为诸阳主气。或中寒邪，必发热而恶塞。缘头项腰脊，是太阳经所过处，今头项痛、身体疼、腰脊强，其脉尺寸俱浮者，故知太阳经受病也"[2]。这样阐述伤寒病的病理规律是正确的。

朱肱既正确认识六经的病机，便进一步从《伤寒论》各经的条文中，提出了六经为病的六大纲领，以掌握伤寒病的一般变化规律，其他诸证则是变证。朱氏的提纲是：

太阳经，发热恶寒、头项痛、身体疼、腰脊强，脉尺寸俱浮。阳明经，身热、目疼、鼻干、不得卧，脉尺寸俱长。少阳经，胸胁痛而耳聋、口苦咽干、往来寒热而呕，脉尺寸俱弦。太阴经，腹满、嗌干、手足自温，或自利不渴，或腹满时痛，脉尺寸俱沉细。少阴经，或口燥舌干而渴，或口中和而恶寒，脉尺寸俱沉。厥阴经，唇青舌卷、烦满囊缩，脉尺寸俱缓[2]。在六经提纲之后，再设问答六题，以简单明确的文字，分别论辨各经的主治。

朱氏书中虽没有立"六经提纲"之名，却有提纲之实；虽其内容与后世所习用的稍有不同，却为后世提出纲领创造了有利条件。

（二）证脉合参

朱氏在分经辨证的同时，又十分重视脉诊与证候合参的重要性。所以他在《活人书》第二卷一开头就说："治伤寒先须识脉，若不识脉，则表里不分，虚实不辨。"[3]他认为症之与脉不可偏废。如伤寒脉紧，伤风脉缓，热病脉盛，中暑脉虚，人迎紧盛伤于寒，寸口紧盛伤于食，都依靠脉诊来帮助鉴别。更重要的是有些病的辨证主要关键在于脉诊，例如他说："病人心下坚满，按之石鞭而痛者，结胸也。结胸证法当下，虽三尺之童皆知，用大黄甘遂陷胸汤下之。然仲景云：结胸脉浮者，不可下，下之则死。以此推之，若只凭外证便用陷胸汤，则误矣。"[3]又说："况伤寒尤要辨表里，脉浮为在表，脉沉为在里，阳动则有汗，阴动则发热，得汗而脉静者生，汗已而脉躁者死。"[3]他把学习与研究伤寒的关键告诉后之学者，与某些注家但按经文逐字逐句加以注释者，自不可同日而语。

关于诊脉方面，他基本上依仲景的数部诊法，但气口、人迎俱诊寸口，兼诊太溪与冲阳两穴脉。脉象则分七表（浮、芤、滑、实、弦、紧、洪），八里（微、沉、缓、涩、迟、伏、濡、弱），以及促、结、代等共十八脉。像这种把脉象分表里阴阳的方法，又是后世论脉分纲领的先驱。

（三）重视伤寒与温病的鉴别

《难经》说伤寒有五，里面包括伤寒和温病；仲景《伤寒论》中既论伤寒，又有关于风温等病的记载，是伤寒和温病既有其相同的一面，又有其不相同的一面。而朱奉议独强调伤寒与温病不同的一面，以为伤寒病与温病、暑病、温疫等病必须加以鉴别，否则在治疗上便会发生错误，甚至会有性命的危险。他说："天下之事，名定而实辨，言顺则事成。"又说："况伤寒之名，种种不同，若识其名，纵有差失，功有浅深，效有迟速耳。不得其名，妄加治疗，往往中暑乃作热病治之，反用温药；湿温乃作风湿治之，复加发汗，名实混淆，是非纷乱，性命之寄，危于风烛。今于逐问下，详载病状而名之曰某病，庶几因名识病，因病识证，如暗得明，胸中晓然，而处病不差。"[4] 于是他在这书里详列着伤寒、伤风、热病、中暑、温病、温疟、温疫、中湿、湿温、痉病、温毒等病的鉴别及其治法。其中除了伤风、痉病外，其他都是后世温病学派加以探讨发扬的内容。足见朱氏重视伤寒与这些病的鉴别，是早具有卓识的。

至其有关温病的治疗方面，虽然远不及清代温病学者的成就之大，有些论点甚至还未尽恰当，例如，他论热病的治疗，认为"夏月药性须带凉，不可太温，桂枝、麻黄、大青龙须用加减法，夏至前桂枝加黄芩半两，夏至后桂枝、麻黄、大青龙加知母一两、石膏二两或升麻半两"[4]。桂枝、麻黄，均是热药，地暖之处，非西北之比，夏月服之必有发黄斑出之失，这是极不妥当的；可是他在这里却指出了治温病须用凉剂的方向，则是正确的。

朱氏这一论点，还说明病与病相鉴别的重要性，辨病与辨证相辅相成，更能掌握疾病的本质及其变化规律，不致为各种疑似假象所乱惑，而达到诊断无误的境界。

（四）补《伤寒论》之不足

朱氏研究《伤寒论》有比较高深的造诣，他并不像后世某些伤寒学者那样保守，他并不认为《伤寒论》包罗万有，能治一切疾病。相反，他认为："仲景药方缺者甚多，至如阴毒伤寒、时行温疫、温毒、发斑之类，全无方书。"[5] 因此他从《千金》《外台》《圣惠方》等书中选录有关方剂一百余首，以推广伤寒的治法。如治阴毒伤寒所选的回阳丹[6]、返阴丹[7]、霹雳散[8]、火焰散[9]等方剂，对后世论"阴证"治疗的学者有一定的影响。

朱氏还注意到妇女与小儿的特点，补充了妊娠产后伤寒的治法，指出小儿伤寒治法与大人一般，"但小分剂，药性差凉"[10]。例如，他对小儿伤寒无汗、头疼发热恶寒，主张用麻黄黄芩汤；伤风有汗、头疼发热恶寒，主张用升麻黄芩汤。他注意到小儿易虚易实的特点，又指出了小儿寻常不可过服凉药。虽然他所选的药方不一定为后世所习用，但他对于成人、妇女、小儿的伤寒病，应注意体质与生理特点的见解，是值得我们重视的。

《活人书》第二十一卷，专论小儿疮疹，认定痘疮与疹都是时行毒气，治用解肌、化毒等法，而戒用下法。都是仲景书所未备，而对后世治疗天花、麻疹有很大的启发作用。

（五）处方用药的见解

朱氏重视辨证选方，强调处方给药应灵活加减。所以在提了一百个问题以辨论有关伤寒病脉证治法之后，又专从药方以类证，并详论一方加减之法。这是他研究《伤寒论》的又一个创见。如徐洄溪的《伤寒论类方》，柯琴的《伤寒论附翼》，可说都是受到朱氏这一影响的。

朱氏说："所谓药证者，药方之前有证也，如某方治某病是也。伤寒有证异而病同一经，药同而或治两证，类而分之，参而伍之。审知某证者某经之病，某汤者某证之药，然后用之万全矣。又况百问中一证下有数种药方主之者，须是将病对药，将药合病，乃可服之。"[11]这是对于学习《伤寒论》及其他临床各科都应重视的问题。他还以下利而心下痞为例，认为本证的治疗，仲景有十枣汤、大柴胡汤、生姜泻心汤、甘草泻心汤、赤石脂禹余粮汤、桂枝人参汤之别。这些方剂虽然都能治下利而心下痞之证，根据不同证候及上述方药的不同特点，还必须以方药之寒热温凉，与证候的寒热虚实相对，才可投药。同时他还强调运用药方必须知其加减法，否则便有学方三年，无病可医之叹！他说："不知执方疗病，或中或否，不知加减，移咎于方。古人用药，如斗运转，故攻病的而取效速，一服知，二服愈。"[11]他举理中丸肾气动者去白术，小柴胡汤证小便不利的加茯苓为例，因为脾恶湿而肾恶燥，白术治湿，茯苓利水故也。所以他在某些方剂之后，详列加减之法。

综上所述，可见朱肱不但善于学习仲景，而且能够学与用相结合，从实事求是出发，对于《伤寒论》之研究，做出了一定贡献。

【注释】

[1] 见《南阳活人书·卷十六》。

[2] 见《南阳活人书·卷一》。

[3] 见《南阳活人书·卷二》。

[4] 见《南阳活人书·卷六》。

[5] 见《南阳活人书·卷十六》。

[6] ~ [9] 均见《王好古》篇注。

[10] 见《南阳活人书·卷二十》。

[11] 见《南阳活人书·卷十二》。

六、刘完素

刘完素，字守真，约生于宋大观四年（1110），金之河间（今河北省河间县）人，故后人径称刘河间。他非常重视《内经》理论，特别是关于五运六气学说的研究，认为医学的"法之与术，悉出《内经》之玄机"[1]。因而他的学术思想大部分是从《内经》发展的。所著有《素问要旨论》《素问玄机原病式》《素问病机气宜保命集》《伤寒直格》《伤寒标本心法类萃》《宣明论方》《三消论》等。其中以《素问玄机原病式》《宣明论方》为代表作。在这些论著中，提出了不少独创性的学术见解，引起了医学界对理论研究的重视，活跃了学术思想，促进了祖国医学的发展。

（一）五运六气的研究

五运六气，是古代医家用来说明四时气候变化和人体生理、病理的气化活动，以及人与自然相互联系的一种学说。人生活在自然界中，随时随地受着自然环境变化的影响。从对四时气候变化的认识，进而研究疾病发生和发展的机理，这是《内经》五运六气学说的基本内容。刘氏对这一学说的研究，主要有如下两点。

1. 对五运六气的认识

刘氏对运气学说的看法，同他对人与自然关系的认识是一致的。他认为人体的生理、病理与自然环境的变化，两者虽有不同，但自然界的变化，对人体生理活动和病理现象又有极为密切的影响。研究医学不能忽视自然界的变化规律，不论生理、病理、诊断与治疗都不能不和自然条件联系起来进行研究。因而研究医学就必须研究五运六气学说。所以他说："经曰：治不法天之纪，地之理，则灾害至矣。又云：不知年之所加，气之兴衰，虚实之所起，不可以为工矣。由是观之，则不知运气而求医无失者鲜矣。"[1] 同时，刘氏还认为，自然变化固然对人体疾病的发生和发展有着极为密切的影响，但是，"主性命者在乎人""修短寿夭，皆自人为"[2]，人在自然界中，有其独立主宰的能力，生老病死的根本原因，不能从人体以外去找。因此，他反对那种认为人体疾病的发生和发展，完全受自然气候变化支配的片面观点，并批判了当时如刘温舒等人，在那种错误观点指导下进行的，专以某年主某气、发某病等机械的说法。他认为这样的研究，只能得出"矜己惑人而莫能彰验"[1] 的荒谬结论。

刘氏承认，五运六气的变化对于人类疾病的发生有密切关系，所以他指出："一身之气，皆随四时五运六气兴衰，而无相反矣。"[3] 同时，他又认识到人体本身的内在条件与疾病发生的重要关系，因此，他对五运六气的认识是比较正确的。并且能把运气学说与病理紧密结合起来，在病机上有所阐发。

2. 运气学说的运用

刘氏综合《内经》"人与天地相应"的理论，指出在正常情况下：木主春，在六气为风（温），在人体为肝；火主夏，在六气为热，在人体为心；土主长夏，在六气为湿，在人体为脾；金主秋，在六气为燥（清），在人体为肺；水主冬，在六气为寒，在人体为肾。如果发生了变化，则"肺本清，虚则温；心本热，虚则寒；肝本温，虚则清；脾本湿，虚则燥；肾本寒，虚则热"[4] 这样，五运六气与人体脏腑联系起来，并从温清寒热中来观察每一脏气的虚实，才不致片面地认为热属实，寒属虚，热属心，寒属肾。他说："叔世不分五运六气之虚实，而一概言热为实而虚为寒，彼但知心火阳热一气之虚实，而非脏腑六气之虚实也。"又说："凡脏腑诸气，不必肾水独当寒，心火独当热。"[4] 这就是说，疾病的虚实寒热，必须全面地从脏腑六气之间的相互关系中去认识。

脏腑六气之间，都具有相互制约和相互依存的关系，因此，临证时须以五行生克关系来理解病理的变化。如土旺胜水，不能制火，则火化自甚，就会发生胃痛、吞酸、腹胀、疮痒等属热的病证；火旺胜金，不能制木，则木化自甚，就会发生眩晕、痉挛等属风的病证；木旺胜土，不能制水，则水化自甚，就会发生飧泄、逆冷等属寒的病证等等。所以他说："五行之理……递相济养，是谓和平；交互克伐，是谓兴衰，变乱失常，灾害由生。"[5] 因此，脏腑经络之病变，不必皆由"本气兴衰"的直接结果，"六气互相干而病"者，尤为常见[5]。

其次，他还运用了"比物立象"的方法，来解释《素问》"病机"所列诸证，从而分别归纳于五运六气之中，而命名为"原病式"。正如他在该书自序中所说："遂以比物立象，详论天地运气造化之理。……虽未备论诸疾，以此推之，则识病六气阴阳虚实，几于备矣。"认为疾病的变化虽然繁复多样，而其变化机理，都可以用五运六气来概括。因此，他把"病机"中的五脏诸病，归纳为"五运主病"。如诸风掉眩，皆属肝木；诸痛痒疮疡，皆属心火；诸湿肿满，皆属脾土；诸气膹郁病痿，皆属肺金；诸寒收引，皆属肾水。其他诸病，分别归纳为风、热、湿、火、寒，并增列"诸涩枯涸，干劲皲揭，皆属于燥"一条，而成为"六气为病"一类。这样创造性地运用五运六气作为疾病的分类纲领，胜于巢元方的繁琐罗列，不但有较强的系统性，便于临证时掌握，而且从病机的提示中，对诊断治疗也有莫大的启发。当然，这种分类方法，从全面性来讲是不够的，是不能概括一切疾病的。但就分析病机来讲，贯通了五运六气、脏腑经脉之变，分为十一病类，可谓纲举目张了。

（二）病机的阐发

因当时热性疾病的流行，医者用辛燥之法，难于收效，刘氏从中领悟，认为这是由于"五运六气有所更，世态居民有所变"的关系，乃运用"运气造化自然之理"，结合临床经验，对病机理论做了精辟的阐发。其主要内容如下。

1. 主火论

火热为导致多种证候的原因，是刘氏阐发病机的主要内容之一。因此，后人有称他为主火派或寒凉派的。他的主火论，可以从两个方面来说明。

（1）扩大了《内经》病机十九条火热病证的范围，如附表所示，火与热的病变，《内经》原文为十五种，刘氏推衍为五十六种；其他病变，《内经》原文为六种，刘氏推衍为二十五种，而这二十五种中属于风、湿、燥的十五种，在他的论点上又大多属于热。这样，病变的总数中，除十种属寒外，其余百分之八十以上的病变都属于火热。

（2）强调火热同风湿燥诸气的联系。即风、湿、燥、寒诸气在病理变化中，皆能化火生热，而火热也往往是产生风、湿、燥之原因。例如以下。

风与火热的关系，刘氏认为，风属木，木能生火，故"火本不燔，遇风洌乃焰"[5]。反之，病理上的风，又每因热甚而生。所谓"风本生于热，以热为本，以风为标。凡言风者，热也""热则风动"[6]。风与火热在病理变化中有此关系，故风与火热多为兼化。如刘氏解释"诸风掉眩"的病机时说："所谓风气甚而头目眩晕者，由风木旺，必是金衰不能制木，而木复生火，风火皆属阳，阳主乎动，两动相搏，则为之旋转。"[7]所以治疗当用清凉之剂。他说这就是《内经》"风淫于内，治以辛凉"[5]的道理。

六气	《内经》病机	刘氏病例	比较		附注
			《内经》	刘氏	
风	诸暴强直	诸暴强直、支痛、软戾里急、筋缩	1	5	1. 本表仅列六气病机，五运主病未列入内； 2.《内经》属于上的痿病并于五运的肺病内，喘呕并于热病内，属于下的诸厥固泄并于寒病内； 3. 本表比较数字，系按独立症状统计
热	诸胀腹大； 诸病有声，鼓之如鼓； 诸转反戾，水液浑浊； 诸呕吐酸，暴注下迫； 附：喘呕	诸病喘、呕、吐酸、暴注、下迫、转筋、小便浑浊、腹胀大鼓之如鼓、痛、疝、痒、疹、瘤气、结核、吐下霍乱、瞀郁、肿胀、鼻窒、衄衊、血溢、血泄、淋、秘、身热恶寒、战栗、惊、惑、悲、笑、谵、妄、衄衊血汗	8	34	
湿	诸痉项强	诸痉强直、积饮、痞隔、中满、霍乱吐下、体重、肉如泥按之不起	1	8	
火	诸热瞀瘛； 诸禁鼓栗，如丧神守； 诸躁狂越； 诸逆冲上； 诸病胕肿，疼酸惊骇	诸热瞀、瘛、暴瘖、冒昧、躁扰、狂越、骂詈、惊骇、胕肿、疼酸、气逆冲上、禁栗、如丧神守、嚏、呕、疮疡、喉痹、耳鸣、耳聋、目昧不明、暴注、瞤瘛、暴病暴死	7	22	
燥		诸涩枯涸、干劲皴揭		2	
寒	诸病水液，澄彻清冷； 附：诸厥固泄	诸病上下所出水液澄彻清冷、癥、瘕、癫疝、坚痞腹满急痛、下利清白、食已不饥、吐利腥秽、屈伸不便、厥逆禁固	4	10	

湿与火热，在刘氏病机中，也是密切联系着的。这不仅是由于"积湿成热"[6]，而且更重要的是"湿为土气，火热能生土湿"[9]的缘故。所以他解释湿病病机说："湿病本不自生，因于火热怫郁，水液不能宣通，即停滞而生水湿也。"[9]又说："虽病水寒不得宣行，亦能为湿，虽有此异，亦以解矣。"[9]这就是说，凡病湿者多由热生，故湿热多为兼化，而寒湿之病则较少见。这种湿热兼化的理论，以具体病证为例，如说："诸水肿者，湿热之相兼也。""湿热相搏，则怫郁痞隔，小便不利而水肿也。"[3]所以刘氏治水肿腹胀，主张用"辛苦寒药为君"，以利其大小便。他说："以其辛苦寒药，能除湿热怫郁痞隔故也。"[3]

燥病的形成，刘氏认为，或由寒凉收敛，气血不通利所致，故"冬月甚，夏月衰"[10]；或由"中寒吐泻，亡液而成燥"[11]；但更为多见的燥病，乃是"风能胜湿、热能耗液"[11]的结果。如风热耗损水液，"气行壅滞，不得滑泽通利"，则皮肤燥裂，肢体麻木不仁[10]。又如"大便干涩，乃大肠受热，化成燥涩"[11]，亦是常见的例证。此外，刘氏还认为，秋凉成燥，亦每多与火热同化。他说："金燥虽属秋阴，而其性异于寒湿，而反同于风热火也（事实上也确有因燥生风、生热者）。"[11]因此，燥就和风热分不开。在治疗上则"宜开通道路，养阴退阳，凉药调之。慎毋服乌、附之药"。[12]

至于寒气，除阴盛阳衰而为"中寒"（即里寒）者外，其他如感冒寒邪，或内伤生冷，"冷热相并"，均能使"阳气怫郁，不能宣散"而生热，不可便认为寒，"当以成证辨之"。[13]

这样，在他的认识上，风、湿、燥、寒诸气为病，在病理过程中，大多能化热或与火热相兼同化。所以后人把这一论点，称为"六气都从火化"。

刘氏所以强调火热为病的原因，一方面固然是为了要矫正当时的积习流弊，因而他在立言时不免有所偏面，但更重要的一个方面，乃是与当时热性病流行的实际情况分不开的。《四库全书提要》说刘氏"作是书，亦因地因时，各明一义，补前人所未及"。这个评价，还是比较中肯的。

2. 亢害承制论

刘氏阐发病机的第二个重点内容是，运用《内经》运气过亢则害物，相互承制则生物的理论，来认识和说明病理现象的本质和标象的内在联系。

刘氏认为五运六气的相互承制，是保证事物永远在不平衡中求得相对平衡，从而维持其正常运动的必要条件。所以他说："夫五行之理，甚而无以制之，则造化息矣。"[14]如春令"风木旺而多风，风大则反凉，是反兼金化制其木也；大凉之下，天气反温，乃火化承于金也；夏火热极而体反出液，是反兼水化制其火也。"[14]由于这一关系的存在，气候才不致太过或不及，万物才能生化不息。人体脏气之间的关系，亦复如此。如心火过胜时可以影响肺金，而作为肺金之子的肾水，又能制火的偏胜以资助肺金。这样互相依存，互相承制，才能维持五脏之间的协调统一，从而维持正常的生理活动。所以他说："大法，我子能制鬼贼（指克我之气），则己当自实。"[8]如这种关系遭到破坏时，也就是一气偏胜，而他气不能制约时，就要发生病变。如火气过胜而克制肺金，金不能生水，水不能制火，火多水少，就形成热病；相反，就会形成寒病。他说："是以水少火多，为阳实阴虚而病热也；水多火少，为阴实阳虚而病寒也。"[4]

水多则寒，火多则热，这是不难理解的。然而病理变化过程中，也还有本质与现象不一致的情况。因为五运之气偏亢过度，就要出现"胜己之化"的假象，如湿气过甚而见筋脉强直，即"湿极反兼风化制之"的现象；风气过甚而见筋脉拘急，即是"风极反兼金化制之"的现象（他认为筋脉拘急属于燥金劲急之象）。又如，恶寒战栗是寒病的本象，但热气过甚，也会出现寒战振栗等假寒症状，则是"火极反兼水化制之"的现象。凡此"兼化"（它不同于相兼同病的兼化），都是"假象"，万不能认假作真。他说："木极似金，金极似火，火极似水，水极似土，土极似木。故《经》曰：亢则害，承乃制。谓己亢过极，则反似胜己之化也。俗未之知，认似作是，以阳为阴，失其意也。《经》所谓：诛罚无过，命曰大惑。"[15]

刘氏对假象的认识，是值得引起我们重视的。他认为必须透过假象认识本质，治疗才不至错误。所以他说："但当泻其过甚之气以为病本，不可反误治其兼化也。"[14]如果医者不懂这个道理，"不治已极，反攻王气""但随兼化之虚象，妄为其治"，就会危及生命[5]。这个独创性的见解，言之成理，持之有故，是有道理的。

综上所述，刘氏对亢害承制的阐发，不仅对病理变化的论证和对病候疑似真假做了深刻的分析，而且给后世诊断学及治疗学以很大的启发。

（三）热性病的治疗

刘氏对火热病机既有较深刻的研究，因而对治疗火热病，亦有很大的贡献。兹就其分辨表里的治疗方法，略述如下。

1. 表证

他认为表证固应汗解，但外感初起，多是"怫热郁结"，辛热药虽能发散开结，因病本属热，用热药解表，有时表虽解而热不去，如果解表而不中病，更会使热邪转甚，不如用寒药解表为妥。因此，他主张用辛凉或甘寒解表，并结合具体病情，分别施用。如下列。

（1）在季节方面，夏季发病，由于气候炎热，一般不用麻黄、桂枝等辛热解表；若须使用，也要适当地增入寒性药物，否则就会助长热邪而发生其他病变。他指出"以甘草、滑石、葱、豉等寒药发散最妙。"[8]

（2）表证属于阳热郁遏的，有时虽表现有恶寒战栗的症状，多为阳热郁极而产生的一种假象，更不能用辛热药解表以助其热，应以石膏、滑石、甘草、葱、豉等寒性药物以开发其郁结[3]，必须从脉象上细心分辨。

（3）表证而兼有内热的，一般可用表里双解的办法。他所制定的防风通圣散、双解散等[16]，即是双解表里之剂。他有时也用天水一凉膈半、或天水凉膈各半，以"散风壅、开结滞，使气血宣通"，郁热就自然解除了。[17]

（4）表证依法汗之不解，前证别无变异者，"通宜凉膈散[18]调之"，以退其热。若汗后热退不尽，可用天水散[19]、黄连解毒汤[20]、凉膈散等，以"调顺阴阳、洗涤脏腑"余热。若汗后不解而下证未全者，可用白虎汤清之[17]。

2. 里证

里证用下法，也要根据情况灵活运用。如下列。

（1）表证已解而里热郁结，汗出而热不退者，都可用下法。他指出，"不问风、寒、暑、湿……内外诸邪所伤，有汗无汗"，只要有可下之证，就应用下法。可下之证，在表现上多有目睛不了了、腹满实痛、烦躁谵妄等证候，在脉象上多见沉实。因为这是热邪亢甚、郁结在里的确证，必须以大承气汤或三一承气汤[21]下其里热[17]。

（2）热毒极深，以致遍身青冷疼痛，咽干或痛，腹满实痛，闷乱喘息，脉象沉细的，这是蓄热极深、阳厥阴伤的现象。这种病比较严重，并已影响到血分，就不能单纯用承气汤攻下，而必须和黄连解毒汤配合使用。他还指明，这种病在治疗中，有时可下四五次，利下一二十行，其热方退。不要拘泥于古人"三下，热不退，即死矣"的说法而有所犹豫[17]。

（3）在大下之后，热势尚盛，"更下之，恐下脱而立死，不下，亦热极而死"；或下后，湿热内甚而下利不止。在这种情况下，都可以用黄连解毒汤清其余热，必要时可兼以养阴药物。若下后热虽未除，而热势不甚的，则宜用小剂黄连解毒汤，或凉膈散调之，以散其余热[17]。

从上所说可以看出，刘氏对外感热病的治疗，实有其独创的见解。刘氏的这一套治疗经验，是从临证实践总结出来的。所以他说："余自制双解、通圣辛凉之剂，不遵仲景法桂枝、麻黄发表之药，非余自炫，理在其中矣。故此一时彼一时，奈五运六气有所更，世态居民有所变，天以常火，人以常动，动则属阳，静则属阴，内外皆扰，故不可峻用辛温大热之剂。"[22]这就是创立这一套治疗方法的思想基础，说明他主张用寒凉药，是符合当时疾病的客观情况的。事实上他是重视辨证施治的，而他对辨证施治的掌握，更是结合气候环境、病机趋向等全面观察而进行的。他说："明其岁政君臣脉位，而有逆顺反正主疗之方，随证所宜以施用……寒者热之，热者寒之，温者清之，清者温之……"[4]所以他对表证之偏寒者，有时也根据《素问》"发表不远热"的原则而用辛温药；对于里结属寒者，也采用温通法。他在《宣明论方》中不但阐述了补虚温寒的重要意义，而所选用和自制的如双芝丸[23]、内固丸[24]等方剂，也有不少是属于温热的。因此，我们应该认识到，刘氏不是好谈火热、好用寒凉的片面机械的主火论者，而是正确地掌握和发展了祖国医学因时因地因人辨证施治的理论的。

综上所述，刘氏在阐发《内经》理论的基础上，对祖国医学的发展，做出卓越的贡献。特别是把运气学说具体地运用于临证实践，解决了当时医疗上的某些问题。他在医学上的成就，归纳起来，大约有以下几点。

（1）由于赵宋南渡以后，中国北部的广大地区，沦为异族争夺的战场，人民处在动荡不安、水深火热的环境中，热性疾病流行较广，给人们带来深重的痛苦。刘氏在这样的情况下，研究《内经》的理论，再通过实践并提高到理论上来，试图矫正这一风气，不但医人而且医医，这是他在当时的一大贡献。

（2）祖国医学自晋唐以后，有些医生偏重于方剂和药物的搜集，忽视理论的研究和提高。刘氏却以敢于创作的精神，用理论联系实践的方法，发展了《内经》，独创一家之言，不但引导了张、李、朱等各大家的研究风气，而且为明清二代温热学派开辟了研究的途径。

（3）刘氏在理论上阐发了《内经》朴素的医学原理，在治疗上总结了热性病的治疗原则，提出辛凉解表和泻热养阴的治法，不但对后世治疗温热病以很大的启示，同时也突破了魏晋之后墨守仲景成规的保守风气，使以后的学者敢于设想，敢于研究，能理论联系实际，促进祖国医学的理论和治疗不断地发展和提高。

（四）医　　案

按：刘氏本人没有医案记录，今从张子和《儒门事亲》中，选出与刘氏医学有关的医案三则，以说明刘氏医学对临证实践的指导意义。

1. 面肿风

南乡陈君俞，将赴秋试，头项遍肿连一目，状若半壶，其脉洪大。戴人出视。《内经》面肿者风，此风乘阳明经也。阳明气血俱多，风肿宜汗，乃与通圣散入生姜、葱根、豆豉，同煎一大盏。服之微汗，次日以草茎鼻中，大出血，立消。（《儒门事亲》卷六）

按：本案用防风通圣散、姜、葱、豉等药取汗，完全是刘氏的解表主张。从本案，不但可以看出防风通圣散和葱、豉等在临证时的使用范围，并可说明刘氏"热为本，风为标"以及肿属于热这一论点的实际意义。子和虽说此案是"风乘阳明"，但又指出"阳明气血俱多"，实际上正是阐发了刘氏风热兼化的论点。

2. 狂

一叟年六十，值徭役烦扰而暴发狂，口鼻觉如虫行，两手爬搔，数年不已。戴人诊其两手，脉皆洪大如绠绳。断之曰：……口者，胃之上源也，鼻者，足阳明经起于鼻交頞之中……故其病如是。夫徭役烦扰，便属火化，火乘阳明经，故发狂。故《经言》：阳明之病，登高而歌，弃衣而走，骂詈不避亲疏。又况肝主谋，胆主决，徭役迫遽，则财不能支，则肝屡谋而胆屡不能决，屈无所伸，怒无所泄，心火磅礴，遂乘阳明金。然胃本属土，而肝属木，胆属相火，火随木气而入胃，故暴发狂。乃命置煴室中，涌而汗出，如此三次。《内经》曰：木郁则达之，火郁则发之，良谓此也。又以调胃承气汤半斤，用水五升，煎半沸，分作三服，大下二十行，血水与瘀血相杂而下数升，取之乃康。以通圣散调其后矣。(《儒门事亲》卷六)

按：本案是按照刘氏"躁扰狂越"皆属于火的认识而治疗的。刘氏认为"心主旺则肾水衰，乃失志而狂越"。他说："火实制金，不能平木，故肝实则多怒而为狂。"又说："五志所发皆为热，故狂者五志兼发。"子和对本案的认识以"徭役烦扰，便属火化""肝屡谋而胆屡不能决，屈无所伸，怒无所泄，心火磅礴"为主要论点，都与刘氏的认识相同。在治法上，刘氏说："治颠狂病久不已，用三圣散吐之，后大下之。"本案先用涌吐法，后用调胃承气汤大下二十行而愈，与刘氏的治疗主张也是完全相合的。

3. 白带

息城李左衙之妻，病白带如水，窈满中绵绵不绝，臭秽之气不可近，面黄食减，已三年矣。诸医皆云积冷，起石、硫黄、姜、附之药，重重燥补，污水转多。……炼艾烧针，三年之间，不可胜数。戴人断之曰：此带浊水，本热乘太阳经，其寒水不可胜如此也。夫水自高而趋下，宜先绝其上源，乃涌痰水二三升。次日下污水十余行，三遍，汗出周身。至明旦，病人云：污已不下矣。次用寒凉之剂，服及半载，产一子。……治带下同治湿，法泻痢，皆宜逐水利小溲，勿以赤为热、白为寒，今代刘河间书中言之详矣。(《儒门事亲》卷六)

按：刘氏在《素问玄机原病式》中，阐发了白带属热的理论，纠正了当时以白带属寒的认识。他认为"下部任脉湿热甚者，津液涌溢而为带下"，其颜色的赤白，和下痢赤白的道理相同（他认白痢为燥金热化故色白），不得便认为寒。子和对本案的治疗，除以吐法"先绝其上源"（是他的独特见解）外，用寒凉之剂久服而治愈。案后又谆谆告诫医者，"勿以赤为热、白为寒"，是其治法和论点亦完全取法于刘氏。

【注释】

[1] 见《素问玄机原病式·自序》。

[2] 见《素问病机气宜保命集·原道》。

[2] 见《素问玄机原病式·六气为病·热类》。

[4] 见《三消论》。

[5] 见《素问玄机原病式·六气为病·火类》。

[6] 见《素问病机气宜保命集·中风论》。

[7] 见《素问玄机原病式·五运主病》。

[8] 见《素问玄机原病式·六气为病·火类》。

[9] 见《宣明论方·水湿门》。

[10] 见《素问玄机原病式·六气为病·燥类》。

[11] 见《宣明论方·燥门》。

[12] 见《素问病机气宜保命集·病机论》。

[13] 见《宣明论方·伤寒门》。

[14] 见《素问玄机原病式·六气为病·寒类》。

[15] 见《素问病机气宜保命集·自序》。

[16] 双解散：防风　川芎　当归　芍药　薄荷叶　大黄　麻黄　连翘　芒硝（别研）各半两　石膏（别研）　桔梗各一两　滑石（别研）十五两　白术　山栀子　荆芥叶　甘草（锉）四两　黄芩一分　上为粗末，每服五，六钱，水一大盏半，入葱白五寸，盐豉五十粒，生姜三片，煎至一盏，滤过去滓，温服无时，日三四服，以效为度。（见《伤寒直格》卷下）

[17] 见《伤寒标本心法类萃》及《伤寒直格》。

[18] 凉膈散：连翘一两　山栀半两　大黄半两　薄荷叶半两　黄芩半两　甘草一两半　朴硝一分　上为粗末，每服二三钱，水一盏，蜜少许，煎至七分，去滓温服。（见《伤寒直格》卷下）

[19] 天水散（一名益元散，又名太白散）：即今之六一散。

[20] 黄连解毒汤：黄连　黄柏　黄芩　栀子各半两　锉如麻豆大，每服称半两，水一茶盏，煎至四分，绞取汁，温服无时，日三四，以效为度。（以上二方，均见《伤寒直

格》卷下）

[21] 三一承气汤：大黄半两　芒硝半两　厚朴半两　枳实半两　甘草一两　锉如麻豆大，水一盏半，生姜三片，煎至七分，纳硝煎一二沸，去滓热服。（见《伤寒直格》卷下）

[22] 见《素问病机气宜保命集·伤寒论》。

[23] 双芝丸：熟干地黄　石斛　五味子　黄芪　肉苁蓉　牛膝　杜仲　菟丝子　麋鹿角霜半斤　沉香三钱　麝香二钱　人参　白茯苓　覆盆子　干山药　木瓜　天麻　秦艽各一两　薏苡仁二两　为末，炼蜜为丸如桐子大，每服二十丸至三四十丸，温酒下，盐汤米饮亦可。凡年五十岁以上，加入黑附子、鹿角二大对（去顶三指，硫黄半斤，浑用）。（见《宣明论方》卷十二）

[24] 内固丸：肉苁蓉　茴香　破故纸　胡芦巴　巴戟　黑附子　川楝子　胡桃仁各四两　为末，研桃仁为膏，余药末和匀，酒面糊丸如桐子大，每服十丸至三十丸，温酒盐汤下。（见《宣明论方》卷十二）

七、张元素

张元素，字洁古，宋金时易州（今河北省易水县）人。李东垣、王好古，都是他的弟子。张氏医学思想主要渊源于《内经》《难经》《伤寒论》，以及华氏《中藏经》、钱乙《小儿药证直诀》等。他与刘完素同时，而年少于刘，故亦受到刘完素的一定影响。著有《珍珠囊》《脏腑标本药式》《医学启源》《药注难经》等书。以《脏腑标本药式》及《医学启源》为代表作。他的医学成就，主要在药物和处方两个方面，兹扼要介绍于后。

（一）对药物的研究

张氏研究《内经》颇多心得，所以他对药物的气味、归经、补泻诸理的探讨，亦无不以《内经》的理论为指归。如《素问·藏气法时论》说："肝苦急，急食甘以缓之；心苦缓，急食酸以收之；脾苦湿，急食苦以燥之；肺苦气上逆，急食苦以泄之；肾苦燥，急食辛以润之。"他就用甘草缓肝急，五味子收心缓，白术燥脾湿，黄芩泄肺逆，黄柏、知母润肾燥[1]。《素问·藏气法时论》里还有"肝欲散，急食辛以散之，用辛补之，酸泻之；心欲软，急食咸以软之，用咸补之，甘泻之；……"等理论，张氏在临证中便用川芎散肝，细辛补肝，白芍泻肝；芒硝软心，泽泻补心，黄芪、甘草、人参缓心；甘草缓脾，人参补脾，黄连泻脾；白芍敛肺，五味子补肺，桑白皮泻肺；知母坚肾，黄柏补肾，泽泻泻肾[1]。

张氏用药的方法，不仅使《内经》的理论得到有力的验证，同时给后世以灵活遣药莫大启示。药物有五味，五脏有苦欲，各随脏气喜恶的不同，可以产生不同的补泻作用。譬如同一酸味的五味子，既可收心，又能补肺；收心以其能养血，补肺以其能降气。同一酸味的芍药，既能敛肺，又能泻肝；敛肺以其能下气，泄肝以其能活血。又如，同是辛味药，既有细辛的辛散，又有知、柏的辛润；同是苦味药，既有白术的苦燥，又有黄连的苦泻。由此可见，药物的补泻作用，必须结合脏气的喜恶，病变的性质，药物的气味，才能正确地掌握与使用。

关于药物的气味，气为阳，味为阴，阳气主上升，阴气主下降，这固然是药物升降的基本理论；但是仅知道这些，还不足以完全理解药物升降浮沉的作用。所以《素问·阴阳应象大论》有"味厚者为阴，薄为阴之阳；气厚者为阳，薄为阳之阴"的说法。从气味中又分厚薄，阴阳中又分阴阳，说明气薄者未必尽升，味薄者未必尽降。张元素对这一理论的体会，颇为深刻。他说："茯苓，淡，为天之阳，阳也。阳当上升，何谓利水而泄下？《经》云：气之薄者阳中之阴，所以茯苓利水而泄下，亦不离乎阳之体，故入手太阳也。麻黄，苦，为地之阴，阴也。阴当下行，何谓发汗而升上？《经》曰：味之薄者阴中之阳，所以麻黄发汗而升上，亦不离乎阴之体，故入手太阴也。"又说："附子，气之厚者，乃阳中之阳，故《经》云发热；大黄，味之厚者，乃阴中之阴，故《经》曰泄下。竹，淡，为阳中之阴，所以利小便；茶，苦，为阴中之阳，所以清头目也。"[2] 正因为张氏对这方面很有研究，所以他在《珍珠囊》中，叙述药物的功用时，就首先清楚地介绍了每味药的气味厚薄和阴阳升降等属性。

至于药物的归经，张氏在临证运用中也很重视。故《珍珠囊》里，几乎无一味药不载有归于某经的字样。他认为深切了解药物性味而使之各归其经，则力专用宏，疗效更著。如同一泻火药，黄连则泻心火，黄芩则泻肺火，白芍则泻肝火，知母则泻肾火，木通则泻小肠火，黄芩又泻大肠火，石膏则泻胃火；用柴胡泻三焦火，必佐以黄芩；用柴胡泻肝火，必佐以黄连，泻胆火亦同；黄柏则泻膀胱火。如归经不明，无的放矢，即难获得确效。不仅如此，他还认为制方必须引经报使，才能更好地发挥效用。如太阳小肠膀胱经病，在上则用羌活，在下则用黄柏；阳明胃与大肠经病，在上则用升麻、白芷，在下则用石膏；少阳胆与三焦经病，在上则用柴胡，在下则用青皮；太阴脾和肺经病，用白芍药；少阴心和肾经病，用知母；厥阴肝与包络经病，在上则用青皮，在下用柴胡[4]。归经是遣用每味药的专司，引经是响导全方主治的效用。药性有专司，制方有专主，则临证疗效，必将得到更大的提高。

张氏研究药物，固然以《内经》理论为主导思想，但在辨证方面，受华佗《中藏经》的影响也很大。譬如《中藏经》的探讨脏腑经络脉证，无一不从虚实寒热生死顺逆进行分析，而张元素的五脏六腑十一经辨证系统，完全引用了《中藏经》五脏六腑虚实寒热生死逆顺脉证法各篇的内容[6]。辨证既从虚实寒热着手，施治必以温凉补泻为指归，因此张氏制订的《脏腑标本寒热虚实用药式》，对各脏腑的用药都是根据温凉补泻来归纳的。张氏的这个用药式（内容略如附表），不但能执简驭繁地掌握药物效用，并可据此一隅三反，应变无穷，给后世处方用药带来了不少便利，所以很受明李时珍的重视，而采录于《本草纲目》中。兹依原式略去脏腑标本诸病证，制表附后，以供参考。

脏腑标本寒热虚实用药式

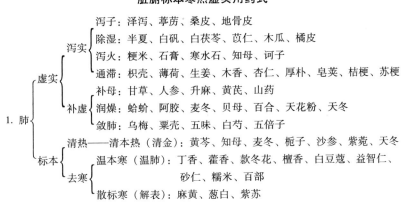

2. 大肠
- 虚实
  - 泻实
    - 泻热：大黄、芒硝、芫花、牵牛、巴豆、郁李仁、石膏
    - 泻气：枳壳、木香、橘皮、槟榔
  - 补虚
    - 补气：皂荚
    - 润燥：桃仁、麻仁、杏仁、地黄、乳香、松子、当归、肉苁蓉
    - 燥湿：白术、苍术、半夏、硫黄
    - 升陷：升麻、葛根
    - 固脱：龙骨、白垩、诃子、粟壳、乌梅、白矾、赤石脂、禹余粮、石榴皮
- 标本
  - 清热
    - 清本热：秦艽、槐角、地黄、黄芩
    - 散标热（解肌）：石膏、白芷、升麻、葛根
  - 去寒——温本寒（温里）：干姜、附子、肉果

3. 胃
- 虚实
  - 泻实
    - 泻湿热：大黄、芒硝
    - 消饮食：巴豆、神曲、楂肉、阿魏、硇砂、郁金、三棱、轻粉
  - 补虚
    - 化湿热：苍术、白术、半夏、茯苓、橘皮、生姜
    - 散寒湿：干姜、附子、草果、官桂、丁香、肉果、人参、黄芪
- 标本
  - 清本热（降火）：石膏、地黄、犀角、黄连
  - 解标热（解肌）：升麻、葛根、豆豉

4. 脾
- 虚实
  - 泻实
    - 泻子：诃子、防风、桑皮、葶苈
    - 涌吐：豆豉、栀子、萝卜子、常山、瓜蒂、郁金、韰汁、藜芦、苦参、赤小豆、盐汤、苦茶
    - 泻下：大黄、芒硝、礞石、大戟、续随子、芫花、甘遂
  - 补土
    - 补母：桂心、茯苓
    - 补气：人参、黄芪、升麻、葛根、甘草、陈皮、藿香、葳蕤、砂仁、木香、扁豆
    - 补血：白术、苍术、白芍、胶饴、大枣、干姜、木瓜、乌梅、蜂蜜
- 标本
  - 除本湿
    - 燥中宫：白术、苍术、橘皮、半夏、吴萸、南星、草豆蔻、白芥子
    - 洁净府：木通、赤茯苓、猪苓、藿香
  - 渗标湿——开鬼门：葛根、苍术、麻黄、独活

5. 小肠
- 虚实
  - 泻实热
    - 气分：木通、猪苓、滑石、瞿麦、泽泻、灯草
    - 血分：地黄、蒲黄、赤苓、栀子、丹皮
  - 补虚寒
    - 气分：白术、楝丸、茴香、砂仁、神曲、扁豆
    - 血分：桂心、胡索
- 标本
  - 本热寒之（降火）：黄柏、黄芩、黄连、连翘、栀子
  - 标热散之（解肌）：藁本、羌活、防风、蔓荆

6. 膀胱
- 虚实
  - 泻实热（泻火）：滑石、猪苓、泽泻、茯苓
  - 补下虚
    - 养阴清热：知母、黄柏
    - 通气散寒：桔梗、升麻、益智仁、乌药、黄肉
- 标本
  - 本热利之（降火）：地黄、栀子、茵陈、黄柏、丹皮、地骨皮
  - 标寒发之（发表）：麻黄、桂枝、羌活、防己、黄芪、木贼草、苍术

7. 肾
- 虚实
  - 水强泻之
    - 泻子：牵牛、大戟
    - 泻腑：泽泻、猪苓、车前子、防己、茯苓
  - 水弱补之
    - 补母：人参、山药
    - 气分：知母、玄参、破故纸、砂仁、苦参
    - 血分：黄柏、枸杞、熟地、锁阳、肉苁蓉、萸肉、阿胶、五味子
  - 火强泻之（泻相火）：黄柏、知母、丹皮、地骨皮、生地、肉苁苓、玄参、寒水石
  - 火弱补之（益阳）：附子、肉桂、益智仁、破故纸、沉香、川乌、硫黄、天雄、乌药、阳起石、茴香、胡桃、巴戟、丹砂、当归、蛤蚧、覆盆子
  - 精脱固之（涩滑）：牡蛎、芡实、金樱子、五味子、远志、萸肉、蛤粉
- 标本
  - 本热攻之（下）：即承气诸法
  - 标热凉之（清热）：玄参、连翘、甘草、猪肤
  - 本寒温之（温里）：附子、干姜、官桂、白术、蜀椒
  - 标寒解之（解表）：麻黄、细辛、独活、桂枝

8. 心
- 虚实
  - 火实泻之
    - 泻子：黄连、大黄
    - 气分：甘草、人参、赤苓、木通、黄柏
    - 血分：丹参、丹皮、生地、玄参
    - 镇惊：朱砂、牛黄、紫石英
  - 神虚补之
    - 补母：细辛、乌梅、枣仁、生姜、陈皮
    - 气分：桂心、泽泻、白茯苓、远志、茯神、石菖蒲
    - 血分：当归、熟地、乳香、没药
- 标本
  - 本热寒之
    - 泻火：黄芩、竹叶、麦冬、芒硝、炒盐
    - 凉血：生地、栀子、天竺黄
  - 标热发之（散火）：甘草、独活、麻黄、柴胡、龙脑

9. 三焦
- 虚实
  - 实火泻之
    - 汗：麻黄、柴胡、葛根、荆芥、升麻、薄荷、羌活、石膏
    - 吐：瓜蒂、食盐、齑汁
    - 下：大黄、芒硝
  - 虚火补之
    - 上焦：人参、天雄、桂心
    - 中焦：人参、黄芪、丁香、木香、草果
    - 下焦：黑附子、肉桂、硫黄、人参、沉香、乌药、破故纸
- 标本
  - 本热寒之
    - 上焦：黄芩、连翘、栀子、知母、玄参、石膏、生地
    - 中焦：黄连、连翘、生地、石膏
    - 下焦：黄柏、知母、生地、石膏、丹皮、地骨皮
  - 标热散之（解表）：柴胡、细辛、荆芥、羌活、葛根、石膏

10. 胆
- 虚实
  - 实火泻之（泻胆）：龙胆草、牛胆、猪胆、生蕤仁、生酸枣仁、黄连、苦茶
  - 虚火补之（温胆）：人参、半夏、细辛、当归、炒蕤仁、炒枣仁、地黄
- 标本
  - 本热平之
    - 除火：黄芩、黄连、芍药、连翘、甘草
    - 镇惊：黑铅、水银
  - 标热和之（解表）：柴胡、芍药、黄芩、半夏、甘草

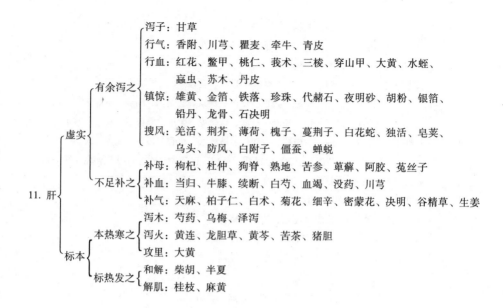

11. 肝
- 虚实
  - 有余泻之
    - 泻子：甘草
    - 行气：香附、川芎、瞿麦、牵牛、青皮
    - 行血：红花、鳖甲、桃仁、莪术、三棱、穿山甲、大黄、水蛭、蟅虫、苏木、丹皮
    - 镇惊：雄黄、金箔、铁落、珍珠、代赭石、夜明砂、胡粉、银箔、铅丹、龙骨、石决明
    - 搜风：羌活、荆芥、薄荷、槐子、蔓荆子、白花蛇、独活、皂荚、乌头、防风、白附子、僵蚕、蝉蜕
  - 不足补之
    - 补母：枸杞、杜仲、狗脊、熟地、苦参、萆薢、阿胶、菟丝子
    - 补血：当归、牛膝、续断、白芍、血竭、没药、川芎
    - 补气：天麻、柏子仁、白术、菊花、细辛、密蒙花、决明、谷精草、生姜
- 标本
  - 本热寒之
    - 泻木：芍药、乌梅、泽泻
    - 泻火：黄连、龙胆草、黄芩、苦茶、猪胆
    - 攻里：大黄
  - 标热发之
    - 和解：柴胡、半夏
    - 解肌：桂枝、麻黄

（二） 方剂学上的成就

　　张氏治学，不主张拘泥古方，他认为墨守成方总有一定的局限性，若单靠搬用古方，来凑合现有的病证，是不可能完全相合的。所以他说："运气不齐，古今异轨，古方新病，不相能也。"在这种思想指导下，就促使他在处方方面开辟了新的途径，并取得一定的成就。善师古方之法而化裁新方的，在张氏以前有钱仲阳，与张氏同时有刘完素，因此钱、刘两家就很自然地成了张氏化裁新方的取法对象，在临证时也很喜用他们所制的方药。例如在五脏补泻方面，钱乙的地黄丸、安神丸、泻青丸、导赤散、益黄散、泻黄散、泻白散、阿胶散等，均为张氏临证所喜用。又如张氏的学术，在某些部分虽与刘氏不同，但对五运六气之理，以及对于热性病的处理，颇有一致的看法。因此刘氏的益元散、防风通圣散、三一承气汤等也为张氏临证所习用。张氏之所以能在处方学上取得较大的成就，实与他善于取长补短地接受前人制方的经验分不开。例如九味羌活汤，是张氏针对桂枝、麻黄二汤的主证所制成的四时发散通剂，因为发散用伤寒方，法度极严，有汗不得用麻黄，无汗不得用桂枝，偶有差迟，便会发生坏证。张氏制此通剂的主要精神，在于使人用之不犯三阳禁忌。王海藏还认为本方不独捷于解利，即治疗杂病亦有神功。在实践中也可证实，凡伤风之在经者及风湿疼痛诸证，此方确有良效。惟对

寒邪束肺、肺气壅闭的喘咳，获效不够迅捷。因此，本方虽有所长，但毕竟还不能全部代替麻、桂的作用。又如枳术丸，是张氏根据仲景枳术汤的用意所制成的丸方。枳术汤治心下鞕、大如盘、边如旋盘，而此方则能治痞、消食、强胃。二方主证，显有虚实之不同。前证属实，系水气所作，故仲景重用枳实破结下气，以行停水；后证属虚，是脾不健运，饮食不化，气滞痰聚而成心下痞闷，故元素重用白术之苦甘，补脾元以去湿痰，佐枳实之苦降，泄痞闷而消积滞，荷叶芬芳醒胃，以之裹烧，又用米饭为丸，与术协力，有滋养胃气之功。二方仅以用量有差，而补泻缓急的作用，便大不相同。这就很清楚地反映了张氏化裁古方的灵敏手法。再如加减白通汤，是由白通、理中二方化裁而来。白通善通少阴之阳，理中善补太阴之虚，临证时少阴寒厥与太阴吐利，往往同时并见，而难以截然分开。张氏窥透这一特点，便复合二方为加减白通汤，以治太少二阴之虚寒；犹恐力不胜任，又取半夏苦辛温胃以燥内湿，生姜辛温走表以除外湿，更用官桂、草豆蔻等气之厚者，佐姜、附以回脾肾之阳。立方本意，实得《内经》"寒淫于内，治以甘热""湿淫于内，治以苦热"，以及"补下治下制以急，急则气味厚"的奥义，确是挽救急剧吐利等肠胃疾患将陷入虚脱的良好方剂。

综上所述，张元素在方、药两方面所获得的新成果，亦是以掌握前人已经达到的成就为基础，结合自己临证实践的经验，经过研究整理，使之成为更有系统性的理论概括。如他论五脏补泻法，即由《素问·藏气法时论》五脏苦欲的理论化裁而成；论药物升降浮沉，由《素问·阴阳应象大论》气味厚薄的理论化裁而成；论药物归经，是依据经络学说，结合具体实践所得出的临证疗效总结，而这些内容又早已见于《神农本草经》，经过张氏的悉心观察、研究，确实使它大大的向前发展了。他的脏腑辨证与脏腑用药式，不但发展了《中藏经》的辨证理论，同时又补充了《中藏经》施治的不足。至于调制新方，则为吸收前人制方经验而成。张氏这种探本穷源与临证实践相结合的治学方法和自成体系的学术思想的形成，对后世起着很大的影响。如李东垣、王好古、罗天益等人，所以对处方用药都有深刻造诣，是与继承张氏研究药物的成就分不开的。

张元素在方、药方面虽做出了巨大的贡献，但并不等于已达到完满无缺，毫无偏差的境地。例如他所强调的黄柏辛润，芒硝软心，熟地味苦，厥阴引经在下用柴胡等等，都不无可商之处。所以学习古人，必须具有选择的能力，批判地吸收，才不致重蹈前人之失。

（三）医　　案

风痰头痛

病头痛旧矣，发则面颊青黄，晕眩，目慵张而口懒言，体沉重，且兀兀欲吐。此厥阴、太阴合病，名曰风痰头痛。以《局方》玉壶丸治之，更灸侠溪穴，寻愈。

生南星　生半夏各一两　天麻五钱　头白面三两　研为细末，滴水为丸如梧桐子大，每服三十丸。清水一大盏，先煎令沸，下药煮五七沸，候药浮即熟，滤出放温。另以生姜汤送下，不计时服。（《名医类案》卷六）

按：六经皆有头痛。色青主肝，色黄主脾。肝开窍于目，脾开窍于口。诸风掉眩，皆属于肝。脾病则体重。胸膈有痰则兀兀欲吐。头为诸阳之会，胸为阳气发源之所，病发"面颊青黄……兀兀欲吐"，病在肝脾两经，故断为厥阴太阴合病。病属风邪上受，痰阻胸膈，故名风痰。主以玉壶丸。星、夏去痰，天麻熄风，佐以白面，以复其脾运。药浮滤出，以易达病所。送用生姜汤，一以去其星、夏之毒，一以宣其神明。更灸侠溪，以振刷其甲胆之阳，俾风痰消而阳复清明。寻愈不发，理有可信。

【注释】

[1] 见《医学启源·五脏补泻法》。

[2] 见《医学启源·升降者天地之气变》。

[3] 参见《医学启源·去脏腑之火》。

[4] 参见《医学启源·各经引用》。

[5] 参见《医学启源·五脏六腑脉证法》。

八、张从正

张从正，字子和，号戴人，宋金时（1156－1228）睢州（河南）考城人。著有《儒门事亲》十五卷。

张氏治学，除着重研究《内经》《难经》《伤寒论》等古医籍外，还私淑刘完素，并有所发展。例如，在疾病分类方面，张氏认为，自巢氏《诸病源候论》起，疾病的门类分得过于详细复杂，反而不易掌握，因而他采用了刘完素的按照病理变化类分疾病的方法，把各种疾病分为风、暑、湿、火、燥、寒六大门类，执简驭繁，并加入内伤、外伤、内积、外积等以概其余，较之刘氏以五运六气分类者更为简要全面。在临证医学方面，于内、外、妇、儿等科，均有丰富的经验和独创性的见解，对祖国医学的发展有一定贡献。兹择要介绍如下。

（一） 善用汗吐下三法

汗、吐、下三法的论述，早见于《内经》，至仲景《伤寒论》有关三法的运用已较为具体。如汗法有麻黄汤、大青龙汤，下法有三承气汤，吐法有瓜蒂散等方。而子和则根据汗、吐、下三法的治病原理，广泛地加以运用，丰富了三法的内容，扩大了三法的治疗范围。

1. 三法的理论根据

子和所以着重三法攻邪治病，是从疾病发生、发展机制的认识出发的。他认为人体疾病的发生，或从外来，或从内生，都是邪气；既是邪气，应该即速采用攻法驱邪，不应当使邪气停留。如欲先固病人元气，而以补剂补之，则真气未能受益，邪已越加蔓延而不可制止。只有那些"脉脱下虚，无邪无积之人"，才可以用补法。一切有积有邪的病人，若用补法，犹如"鲧湮洪水"，那是绝大的错误。所以治病先要攻邪，邪气去则元气自复，而攻邪总不离乎汗、吐、下三法。他在这样的思想指导下，经过多年的医疗实践，对于这些攻邪之法的运用，达到了精确熟练的境地。正如他自己所说："识练日久，至精至熟，有得无失，所以敢为来者言也。"[1]

子和认为：凡是风寒之邪所发的疾病，在皮肤之间和经络之内，可用汗法；凡是风痰宿食，在胸膈或上脘，可用吐法；凡寒湿痼冷，或热客下焦等在下的疾病，可用下法[1]。他用上（外）、中、下三个方面概括病邪所在，根据《内经》"高者越之，汗之下之，随其攸利"的理论，使用汗、吐、下三法。

张氏又认为三法可以兼众法，并举《内经》理论作为根据。如《素问·至真要大论》等论运气所生诸病，分别用酸、苦、甘、辛、淡、咸等作为治疗大法。他认为辛、甘、淡三味为阳，酸、苦、咸三味为阴。辛、甘发散，淡渗泄，酸、苦、咸涌泄。发散是汗法，涌是吐法，泄是下法。因此他说："圣人止有三法，无第四法也。"[1]由于这些理论的指导，所以张氏三法的范围十分广泛，如："引涎、漉涎、嚏气、追泪，凡上行者，皆吐法也；灸、蒸、熏、渫、洗、熨、烙、针刺、砭射、导引、按摩，凡解表者，皆汗法也；催生、下乳、磨积、逐水、破经、泄气，凡下行者，皆下法也。"[1]虽然他也说，未尝以此三法而放弃众法，但他在实践中使用三法常占十之八九，其他方法仅占十之一二。他这样重视三法，能发挥其所长，确有独到之处。但三法毕竟不能总括各法，单纯地强调三法，仍属不够全面的。

2. 三法的运用范围

子和三法的运用，有他自己的一套理、法、方、药。

（1）吐法

①立论根据：他在《凡在上者皆可吐式》一文中，首先指出吐法不可畏，如《内经》有吐法的理论，仲景有瓜蒂散等吐剂，《千金方·风论》中有吐方，《本事方》的稀涎散[2]，《普济方》的吐风散等[3]，这些吐剂的疗效往往很好。可惜这些治法废弃已久，致引起人们的畏惧。其实，凡宿食酒积在上脘的，或病在胸中的，都应当用吐法，一吐为快。

②使用举例：伤寒头痛，瓜蒂散；杂病头痛，葱根白豆豉汤；痰食证，瓜蒂末（独圣散）加茶末少许；两胁肋刺痛濯濯有水声（湿在上），独圣散加全蝎梢。凡吐至昏眩，不必惊疑。如发头眩，饮冰水可解，没有冰水，可用凉水。身体强壮的，可以一次强吐而愈；身体弱的，可以分作三次轻吐。吐后第二天，无论是见轻快或者转甚，只要吐之未尽，可等候数日再吐。吐后觉渴的，可用冰水、凉水、瓜、梨、柿及凉物等解渴，不必服药。吐后禁贪食过饱和难以消化的食物，并禁房事和七情刺激。

③方药：子和催吐方药众多，除了上述瓜蒂散等方剂外，又有常用药物三十六种，其中常山、胆矾、瓜蒂有微毒，藜芦、芫花、轻粉、乌附尖有大

毒。其他二十九味吐药，都无毒性。

凡吐剂宜先小服，未效，渐加。并用钗股、鸡羽探引，不吐，再服药再探吐，中病则止，不必尽剂，过则伤人。如吐不能止，因于藜芦的，可用葱白汤解之；因石药吐不止的，可用甘草贯众汤解之；因瓜蒂吐不止的，用麝香煎汤解之；其他一切草木药吐不止的，都可用麝香汤解之。

④禁忌：下列情况都禁用吐法：性情刚暴；好怒喜淫；信心不坚；病势临危；老弱气衰；自吐不止；亡阳血虚；诸吐血、呕血、咯血、衄血、咳血、崩血、失血。以上都是张氏经验心得之谈，是值得重视的。

张氏还恳切地说："必标本相得，彼此相信，真知此理，不听浮言，审明某经某络，某脏某腑，某气某血，某邪某病，决可吐者，然后吐之。是予之所望于后之君子也，庶几不使此道湮微。"他之所以如此语重心长，惟恐后人之不敢用吐法而已。

从上述情况，可见张子和对吐法，自有一套完整的方法。他大大地丰富了前人应用吐法的内容，使用亦有分寸。可惜张氏以后，吐法即未为后世医家所重视，因此，也未能进一步有所发展。

(2) 汗法

①立论根据：张氏在《凡在表者皆可汗式》一文中，指出风寒湿邪气在于皮肤之间而未至深入者，最迅速有效的治法就是发汗。《内经》有刺热的方法，开玄府而逐邪气，和汗法的道理是一致的，但不如用药发汗收效更速。发汗的方法有多种，不但辛温才是汗药，寒凉亦能发汗，此外还有熏渍、导引等。发汗的方法既多，治疗的范围亦广。

②使用举例：子和认为发汗之法，要辨别阴阳、表里、虚实，然后可用。凡表证如伤寒麻黄汤类为表实而设，桂枝汤类为表虚而设，都是汗法。但子和汗法的运用，远不止此。他认为飧泄不止，日夜无度，完谷不化，若脉见浮大而长，身表微热者，都可用汗法。此外还有与吐法、下法先后连用，或与吐法兼用。如破伤风、惊风、狂、酒病、痹证等，都可因证而于吐下之后继用汗法，或吐、汗并用。

③禁忌：对于汗法的宜忌，子和多依据《伤寒论》法，无甚特殊发明。惟于辛温辛凉之辨，较刘完素的分析更为全面。如他说："南陲之地多热，宜辛凉之剂解之；朔方之地多寒，宜辛温之剂解之。午未之月多暑，宜辛凉

解之；子丑之月多冻，宜辛温解之。少壮气实之人，宜辛凉解之；老耆气衰之人，宜辛温解之。病人因冒寒食冷而得者，宜辛温解之；因役劳冒暑而得者，宜辛凉解之。病人禀性怒急者，可辛凉解之；病人禀性和缓者，可辛温解之。病人两手脉浮大者，可辛凉解之；两手脉迟缓者，可辛温解之。如是之病，不可一概而用。"[4]

④方药：汗剂方药，除辛温剂用仲景方外，他特别提出通圣散、双解散等辛凉发汗剂，并列举汗药达四十种。

此外，他认为五禽戏之类的导引法，烧地、暖室、置火、汤蒸于床下等汗法，在必要时，亦可采用。

(3) 下法

①立论根据：子和在《凡在下者皆可下式》中说："《内经》以气血流通为贵。"凡"积聚陈莝于中，留结寒热在内"，都应逐去，宜用下法。下法能使"陈莝去而肠胃洁，癥瘕尽而营卫昌。不补之中，有真补存焉"。

②使用举例："凡宿食在胃脘，皆可下之。"若下后"心下按之而鞕满者，犹宜再下之"；"腹中满痛不止者，此为内实也"，不论伤寒杂病，皆宜急下之，宜大承气汤，或导水丸[5]，或泄水丸等药。"伤寒大汗之后，发热，脉沉实，及寒热往来，时时有涎嗽者，宜大柴胡汤加当归煎服之，下三五行立愈"。黄疸、食劳，"皆属脾土，可下之，宜茵陈蒿汤，或导水丸、禹功散[6]泻十余行，次以五苓散、桂苓甘露散、白术丸[7]等药"收功。此外因落马、坠井、打仆损伤、烫火伤，肿发焮痛，日夜号泣不止者，可用通经散[8]下导水丸等泻三四十行，如泻水少，可再加汤剂泻之。后服和血消肿散毒之药，使痛止肿消而愈。至如"沉积多年"身体羸劣者，"不可便服陡攻之药，可服缠积丹[9]、三积丸[9]之类"，这就是《内经》重者因而减之之意。

③方药：子和下法，除上述方剂外，有常用泻药三十种，其中以槟榔、犀角、皂角皆温平，可以杀虫透关节，除肠中风火燥结；大黄、芒硝、朴硝等咸寒，可以治伤寒热病、时气温毒、发斑泻血、燥热发狂；泽泻、羊蹄苗根、牛胆、蓝叶汁、苦瓠子亦苦寒，可治水肿遍身胀大如鼓、大小便不利，疸证，疳虫等证。子和认为备急丸应慎用，因其中巴豆性热，下后津液受伤，使留毒不去，反将出现其他变证，被列为下剂的禁用药。实则巴豆亦有其适应证，不可偏废。

④禁忌：有下列情况之一者，禁用下法：洞泄寒中；伤寒脉浮；表里俱虚；厥而唇青、手足冷、内寒（应注意脉诊）；小儿慢惊；小儿两目直视、鱼口出气；十二经败证。

张子和对汗吐下三法的灵活运用，累积了丰富的经验，扩充了《内经》和仲景的范围，对祖国医学有所贡献，值得我们继续加以发扬。特别是其中的吐法，近来医者运用较少，根据子和的经验，往往对顽固性疾患，可一吐而愈，颇值得我们的重视和研究。

（二） 出血疗法

出血，也是子和常用的攻邪疗法之一。

1. 理论根据

子和认为"血之为物，太多则益，太少则枯。人热则血行疾而多，寒则血行迟而少。"[10]血虽有奉养周身之功，但血热壅滞则反为病，当依《内经》"血实宜决之"的原则，放出其血，则邪热清而血行自然流畅。所以他说："出血者，乃所以养血也。"[10]张氏还认为"出血之与发汗，名虽异而实同"[10]，但出血较发汗收效更为迅捷，且能治发汗所不能治的某些疾病。例如，他在《喉舌缓急砭药不同解》一文中说："大抵治喉痹，用针出血，最为上策。《内经》：火郁发之。发谓发汗，然咽喉中岂能发汗，故出血者，乃发汗之一端也。"

2. 适应证及使用举例

子和使用出血疗法，主要是用于上部血行壅滞而属热的疾病，如目暴赤肿，咽肿喉痹，重舌木舌，头风，头痛腰脊强，年少发早白落或白屑等证。此外，阴囊燥痒之由于肝经血热壅滞者，亦可使用出血疗法。他认为急性目疾多因火热太盛，"人之有目，如天之有日月也；人目之有翳，如日月之有云雾也。凡云之兴，未有不因蒸腾而起者"，所以"目不因火则不病"[10]。因此，凡两目暴赤肿痛，皆宜用镵针刺神庭、上星、囟会、前顶、百会、攒竹、眉间等穴出血而已。亦可以草茎鼻孔内出血。咽喉痹肿，当急用针刺肿处出血，或刺少商穴出血即愈。此外，雷头风，面肿风，肾风，背疽，小儿赤瘤丹肿等证，张氏亦常单用出血疗法，或与发汗、敷药等法并用，而收到良好的效果。他说："《灵枢经》云：夺血者无汗，夺汗者无血。血汗俱荡，岂不妙哉！"[4]

3. 禁忌

（1）凡血少气衰者禁出血。例如，"雀目不能夜视及内障，暴怒大忧之所致也，皆肝主目、血少，禁出血，止宜补肝养肾。"[10]

（2）"后顶、强间、脑户、风府四穴，不可轻用针灸，以避忌多故也。""小儿不可刺囟会，为肉分浅薄，恐伤其骨。"[10]

（3）出血当识经络气血多少，凡血少之经不宜出血。例如，太阳经血多气少，少阳经血少气多，阳明经气血皆多，故出血者宜太阳、阳明，而少阳一经不宜出血。如目疾，"刺太阳阳明出血则目愈明，刺少阳出血则目愈昏"[10]。

（4）出血后，忌"兔、鸡、猪、狗、酒、醋、湿面，动风生冷等物，及忧忿劳力之事"[10]。

出血疗法，在临床上对某些疾病，确能收到满意的疗效。如喉痹刺少商出血，中风卒倒之闭证刺十宣出血等，皆是明显的例证。惟出血疗法，一般说来，只是急则治标之法，对于顽固重证，只能取快一时，并不能根本解除病因。因此，不宜反复多次使用，尤其须大量出血时，更宜审慎，张氏使用出血疗法，是有丰富经验的，但对于上述问题认识，似乎还不够深刻。

（三）慎用补法

"虚者补之，实者泻之"，这是治疗一切疾病必须遵守的大法。惟子和治病，专重泻法。他认为，凡病皆由邪，攻去其邪，病人能食，才是真正的补。所以他说："善用药者，使病者而进五谷者，真得补之道也。"[11] "《内经》曰：精不足者，补之以味。五味调和，则可补精气。" "若用金石草木补之者，必久而增气，气增而久，夭之由也。"[12]在张氏看来，补法只宜于养生，若论治病，唯有攻邪。所以他在《推原补法利害非轻说》一文中，着重阐明

"养生当论食补，治病当论药攻"的论点，指出平补、峻补、温补、寒补、筋力之补、肾虚之补等六种补法，若施之治病，"非徒功效疏阔，至其害有不可胜言者"。力戒世人，不可轻用补剂。

但是，子和也并不否认有虚证，他承认疾病是有虚有实的。不过他认为，绝大多数疾病是有虚必有实，所以补虚之法，可以从"气之偏胜者"着眼，制其偏胜则"其不胜者自平"。他引用《难经》"东方实，西方虚，泻南方，补北方"的说法，认为对于肝木实而肺金虚的病人，也可以泻心火补肾水。但此法与上述六种补法并不相干。所谓损其有余，即是补其不足，故"吐中自有汗，下中自有补"[13]。

子和在临证中，也并非完全不用补法，但往往先攻后补，或攻补兼施。他说："予虽用补，未尝不以攻药居其先。何也？盖邪未去而不可言补，补之适足以资寇。"[13]他强调指出，平素应注意保养，不可恃强，摧残身体；凡药不可久服，但可攻邪，邪去即止。他在《五虚五实攻补悬绝法》一文中亦指出，虚者应补。并且辩解说："岂有虚者不可补，实者不可泻之理哉！""俗工往往聚讪，以予好用寒凉，然予岂不用温补，但不遇可用之证也。"

子和强调补法不可轻用，是与当时医生和病人中流行着一种好补的不良风气有关的。他为了纠正这种偏向，一方面阐明汗、吐、下三法攻邪治病的理法方药，另一方面极力反对无原则的施用补法。他说："良工之治病者，先治其实，后治其虚，亦有不治其虚时。粗工治病，或治其虚，或治其实，有时而幸中，有时而不中。谬工之治病，实实虚虚，其误人之迹常著，故可得而罪也。惟庸工之治病，纯补其虚，不敢治其实，举世皆曰平稳，误人不见其迹，渠亦自不省其过，虽终老而不悔，且曰：吾用补药也，何罪焉？病人亦曰：彼以补药补我，彼何罪焉？虽死而亦不知觉。夫粗工之与谬工，非不误人，惟庸工误人最深！"[1]他这一番话，至今仍然值得人们警惕。

但是，纠正好补的偏向，还不是慎用补法的主要思想基础。子和慎用补法的思想，是建筑在"君子贵流不贵滞，贵平不贵强"[13]这样一种认识基础上的。他说："卢氏云：强中生百病。其知言哉！人惟恃强，房劳之病作矣，何贵于补哉！"[13]所谓"贵流不贵滞"，就是要使气血经常通畅，运行无碍，这是却病延年的重要条件。"贵平不贵强"，如果其原意在于说各脏各腑没有偏盛，因而没有偏衰，这也是对的。恃强不注意摄生，更加应该警惕；但强壮体质，寿命延长，是医学的任务，若因"强中生百病"，而认为不必增强体质，则未免陷于消极，是不对的。更不能因此而产生偏忌补法的观点。

综上所述，子和对于"扶正足以驱邪"，这一治疗原则的体会是不够深刻的，在补泻问题上是有偏见的。例如，他所反对的六种补法，即不能一笔抹杀，饮食之补并不能代替药物之补。又如子和论中风证，只谈闭证而无脱证[14]；论虚损病，只有三句二十字[15]，都不够全面。

从张氏的整个理论来看，主要有几个论点：①实则应攻，虚则应补；②有邪应先攻邪，邪去则正复；③攻邪应就其近而驱之；④养生当用食朴，治病当用药攻；⑤药不宜久服，中病则止。这些论点，基本上是正确的。但我们必须注意：汗（包括出血）、吐、下只是八法中的三法，虽然张氏把三法的应用范围扩大了，但仍不足以包括其他五法，治病应运用八法，甚至多种多样的办法，临证时才能备用无失，才能提高疗效治好更多的疾病。

总之，子和在医学上的主要成就，是提高了汗、吐、下三法的理论，丰富了汗、吐、下三法的内容。从《儒门事亲》这本书来看，长于攻邪而绌于补虚。我们学习子和长处的同时，应该知道其所不足之处。

（四）医　　案

1. 因惊风搐

新寨马叟，年五十九，因秋欠税，官杖六十，得惊气，成风搐，已三年矣。病大发，则手足颤掉，不能持物，食则令人代哺，口目张眹，唇舌嚼烂，抖擞之状，如线引傀儡，每发市人皆聚观，夜卧发热，衣被尽去，遍身燥痒，中热而反外寒。久欲自尽，手不能绳。倾产求医，至破其家，而病益坚。叟之子，邑中旧小吏也，以父母病讯戴人。戴人曰：此病甚易治，若隆暑时，不过一涌，再涌夺则愈矣；今已秋寒，可三之，如未，更刺腧穴必愈。先以通圣散汗之，继服涌剂，得痰一二升，至晚又下五七行，其疾小愈。待五日，再一涌，出痰三四升，如鸡黄成块，状如汤热。叟以手颤不能自探，妻与代探，咽嗌肿伤，昏愦如醉，约一二时许稍稍省，又下数行，立觉足轻，颤减，热亦不作，足亦能步，手能巾栉，自持匙箸。未至三涌，病去如濯，病后但觉极寒。戴人曰：当以食补之，久则自退。盖大疾之去，卫气未复，故宜以散风导气之药，切不可以热剂温之，恐反成他病也。（《儒门事亲·风形》）

按：这是因精神刺激而起的风痫证，先用汗法，继用涌吐，又下五七行，隔五日又再用吐法至昏愦如醉，又下数行，未至三吐而病已愈。此案可惜只载证与因，未载其他诊候。从治疗上来看，先汗后吐，则除了夜卧发热、衣被尽去、遍身燥痒等中热证候之外，必还有痰食脉证。此病木郁痰生而成风痫，取"木郁达之"之义，放胆使用吐法，使痰有去路，木郁得解而愈。如果以为久病必虚，手足颤掉而作虚治，则其后果将不堪设想了。

2. 妇人二阳病

一妇月事不行，寒热往来，口干颊赤喜饮，旦暮闻咳一二声。诸医皆云，经血不行，宜䗪虫、水蛭、干漆、硇砂、芫青、红娘子、没药、血竭之类。惟戴人不然，曰：古方中虽有此法，奈病人服之，必脐腹发痛，饮食不进。乃命止药，饮食稍进。《内经》曰：二阳之病发心脾。心受之则血不流，故女子不月。既心受积热，宜抑火升水，流湿润燥，开胃进食。乃涌出痰一二升，下泄水五六行。湿水上下皆去，血气自行沸流，月事不为水湿所隔，自依期而至矣。亦不用䗪虫、水蛭之类有毒之药，如用之，则月经纵来，小溲反闭，他证生矣。凡精血不足，当补之以食，大忌有毒之药，偏胜而成夭阏。（《儒门事亲·热形》）

3. 月闭寒热

一妇年三十四岁，经水不行，寒热往来，面色痿黄，唇焦颊赤，时咳三两声。向者所服之药，黑神散、乌金丸[16]、四物汤、烧肝散、鳖甲散、建中汤、宁肺散[17]，针艾百千，病转剧。家人意倦，不欲求治。戴人悯之，先涌痰五六升，午前涌毕，午后食进，余证悉除。后三日，复轻涌之，又去痰一二升，食益进。不数日，又下通经散，泻讫一二升后，数日去死皮数重，小者如麸片，大者如苇膜，不一月，经水行，神气大康矣。（《儒门事亲·热形》）

按：以上两病案，按一般治法，多从血分治疗，而子和均以涌痰行水法，使气血流通而愈。这正是他所说的"贵流不贵滞"的实践证明。另一方面，亦说明了痰水和气血有相互影响的关系。前一案精血不足，张氏停服破血药物，令先进饮食，以养心脾之气，然后涌吐；第二案痰热内结，已成痼疾，张氏竟用溃坚之法，一吐再吐，吐后再泻，可见子和用攻是很有分寸的。

4. 大便燥结

戴人过曹南省亲，有姨表兄，病大便燥涩，无他证，常不敢饱食，饱则大便极难，结实如针石；或三五日一如圊，目前星飞，鼻中出血，肛门连广肠痛，痛极则发昏。服药则病转剧烈，巴豆、芫花、甘遂之类皆用之，过多则困，泻止则复燥。如此数年，遂畏药性暴急不服，但卧病待尽。戴人过诊，其两手脉息，俱滑实有力，以大承气汤下之，继服神功丸[18]、麻仁丸等药，使食菠薐葵菜，及猪羊血作羹，百余日充肥，亲知见骇之。呜呼！粗工不知燥分四种：燥于外，则皮肤皴揭；燥于中，则精血枯涸；燥于上，则咽鼻焦干；燥于下，则便溺结闭。夫燥之为病，是阳明化也，水寒液少，故如此。然可下之，当择之药之。巴豆可以下寒，甘遂、芫花可以下湿，大黄、朴硝可以下燥。《内经》曰："辛以润之，咸以软之。"《周礼》曰："以滑养窍。"（《儒门事亲·燥形》）

按：此案任何人都知当用下法。但这是津枯液竭的便秘，泻后必更枯燥。子和却于泻后，继用神功、麻仁丸行气润燥，更用食物润肠，因而获得成功。如果只用下法，病必不除。足见子和三法运用的灵活性，也可见子和亦不一定硬攻到底，这是他识见精到之处。

5. 小儿风水

郾之营兵秋家小儿，病风水，诸医用银粉、粉霜之药，小溲反涩，饮食不进，头肿如腹，四肢皆满，状若水晶。家人以为勉强，求治于戴人。戴人曰：此证不与壮年同，壮年病水者，或因留饮及房室，此小儿才七岁，乃风水证也，宜出汗。乃置燠室，以屏帐遍遮之，不令见火。若内火见外火，必昏愦也。使大服胃风汤而浴之。浴讫，以布单重复之，凡三五重，其汗如水，肿乃减五分。隔一二日，乃依前治之，汗出，肿减七分。乃二汗而全减，尚未能食，以槟榔丸[19]调之，儿已喜笑如常日矣。（《儒门事亲·风形》）

按：以汗法治头肿如腹的水肿，符合于"水气在上，汗之则愈"的治疗原则，其法实从《金匮要略》风水治法变化而来。

6. 惊

卫德新之妻，旅中宿于楼上，夜值盗劫人烧舍，惊堕床下，自后每闻有响，则惊倒不知人，家人辈蹑足而行，莫敢冒触有声，岁余不瘥。诸医作心病治之，人参、珍珠及定志丸，皆无效。戴人见而断之曰：惊者为阳，从外入也；恐者为阴，从内出。惊者，悉自不知故也；恐者，自知也。足少阳胆经属肝木，胆者敢也，惊怕则胆伤矣。乃命二侍女执其两手按高椅之上，当面前，下置一小几。戴人曰：娘子当视此。一木猛击之，其妇大惊。戴人曰：我以木击几，何以惊乎？伺少定击之，惊也缓。又斯须，连击三五次。又以杖击门，又暗遣人画背后之窗。徐徐惊定而笑曰：是何治法？戴人曰：《内经》曰："惊者平之。"平者常也，平常见之必无惊。（《儒门事亲·内伤形》）

按：张氏《内伤形》数案，都用精神治疗法，不药而愈。此案更为巧妙，突然刺激所造成之深刻影响，使之化为平常的刺激而消除。子和在宋元时代，对精神病能有这样的认识，并能运用这样的处治方法，确是值得推崇的。

【注释】

[1] 见《儒门事亲·汗下吐三法该尽治病诠》。

[2] 稀涎散：猪牙皂角（不蛀者，去皮弦，炙）一两　绿矾　藜芦各半两　为细末，每服一二钱，量虚实加减，以薑汁调下，空心服之。（见《儒门事亲·三法六门·吐剂》）

[3] 《儒门事亲·凡在上者皆可吐式》云："近代《普济方》，以吐风散、追风散，吐口噤不开，不省人事。"按吐风散今已不传。

[4] 见《儒门事亲·立诸时气解利禁忌式》。

[5] 导水丸：大黄二两　黄芩二两　滑石四两　黑牵牛（另取头末）四两　加甘遂一两，去湿热腰痛，泄水湿肿满；久病则加白芥子一两，去遍身走注疼痛；加朴硝一两，退热、散肿毒、止痛；久毒宜加郁李仁一两，散结滞、通关节、润肠胃、行滞气、通血脉；或加樟柳根一两，去腰腿沉重。为细末，滴水丸梧桐子大，每服五十丸，或加至百丸，临卧温水下。（见《儒门事亲·三法六门·下剂》）

[6] 禹功散：黑牵牛（头末）四两　茴香（炒）一两　或加木香一两。为细末，以生姜自然汁调一二钱，临卧服。（见《儒门事亲·三法六门·下剂》）

[7] 白术丸：待考。

　　[8] 通经散：陈皮（去白）　当归各一两　甘遂（以面包不令透水，煮百余沸，取出用冷水浸过，去面焙干）　为细末，每服三钱，温汤调下，临卧服。（见《儒门事亲·三法六门·下剂》）

　　[9] 缠积丹、三积丸：待考。

　　[10] 见《儒门事亲·目疾头风出血最急说》。

　　[11] 见《儒门事亲·七方十剂绳墨订》。

　　[12] 见《儒门事亲·指风痹痿厥近世差互说》。

　　[13] 见《儒门事亲·推原补法利害非轻说》。

　　[14] 见《儒门事亲·风》。

　　[15] 见《儒门事亲·虚损》。

　　[16] 乌金丸：待考。

　　[17] 宁肺散：御米（蜜炒，去穰）　甘草　干姜　当归　白矾　陈皮各一两　为末，煎蘘汁调三钱。（见《儒门事亲·三法六门·湿门》）

　　[18] 神功丸：大黄（面裹蒸）　诃子皮　麻子仁（另捣）　人参（去芦）各一两为细末，入麻子仁捣研匀，炼蜜丸如梧桐子大，每服二十丸，温水下，或米酒饮下，食后临卧。如大便不通，加服。（见《儒门事亲·三法六门·燥门》）

　　[19] 槟榔丸：槟榔一钱半　陈皮一两　木香二钱半　牵牛半两　为末，醋糊丸桐子大，每服三十丸，生姜汤下。（见《儒门事亲·三法六门·独治于外者》）

九、李　杲

　　李杲，字明之，晚号东垣老人，宋金时真定（今河北保定市）人，生于公元1180－1251年。他从易州张元素学医，于处方用药有较深的造诣，同时，对《内经》《难经》等古典医籍的钻研也较深刻。通过临证实践，积累了丰富的经验，从而提出了"内伤脾胃，百病由生"的论点，并形成一种具有独创性的系统理论，为充实和发展祖国医学，做出了卓越的贡献。所著有《脾胃论》《内外伤辨惑论》和《兰室秘藏》等。在这些著述中，着重阐明了脾胃的生理功能，内伤病的致病原因、发病机理、鉴别诊断、治疗方药等一系列的问题。兹将其学说的主要内容分别说明如下。

（一）对脾胃生理功能的阐发

1. 脾胃与元气的关系

"气"是人体生命活动的动力和源泉，它既是脏腑功能的反映，又是脏腑活动的产物。因此，气与人体病理变化，有着非常密切的关系。李氏认为内伤病的形成，就是人体内部"气"不足的结果；而气之所以不足，又是脾胃受到损伤的结果。因此，在他的论著中，曾多次提到脾胃与气的密切关系。他确认：气是决定人体健康与否的关键，而脾胃又是决定元气虚实的关键。所以他的整个学术思想，非常重视元气，也非常重视脾胃。他在《脾胃论》中说："真气又名元气，乃先身生之精气也，非胃气不能滋之。"[1] 又说："夫元气、谷气、荣气、卫气、生发诸阳之气，此数者，皆饮食入胃上行胃气之异名，其实一也。"[2] "脾胃之气既伤，而元气亦不能充，而诸病之所由生也。"[3] 脾胃是元气之本，元气是健康之本，脾胃伤则元气衰，元气衰则疾病所由生，这是李东垣内伤学说中的一个基本论点。

2. 脾胃在精气升降运动中的枢纽作用

李氏认为，自然界一切事物都是时刻运动变化着的。其运动形式，主要表现为升降浮沉的变化，而这种变化即是"天地阴阳生杀之理"。例如，一年四季，以春为首，春夏之时，地气升浮，阳生阴长，万物由萌芽而枝叶盛茂；时至秋冬，天气沉降，阳杀阴藏，万物枝叶凋落而生气潜藏。所以"经言：岁半已前天气主之，在乎升浮……岁半已后地气主之，在乎沉降也……升已而降，降已而升，如环无端，运化万物，其实一气也"。他认为脾胃在精气的升降运动过程中，具有枢纽的作用。所以他说："盖胃为水谷之海，饮食入胃，而精气先输脾归肺，上行春夏之令，以滋养周身，乃清气为天者也；升已而下输膀胱，行秋冬之令，为传化糟粕，转味而出，乃浊阴为地者也。"[4] 若使脾胃损伤，可出现二种不同的病理情况，即"或下泄而久不能升，是有秋冬而无春夏，乃生长之用陷于殒杀之气，而百病皆起；或久升而不降，亦病焉。"[4] 不过，李氏在升降问题上，特别强调生长和升发的一面，他认为只有谷气上升，脾气升发，元气才能充沛，生机才能洋溢活跃，阴火才能戢敛潜降。与此相反，若谷气不升，脾气下流，元气就要亏乏和消沉，生机也会受到影响，不能活跃如常，阴火亦可能随之上冲而发生病变。因此，他在理论上就非常重视升发脾胃之阳，在治疗时就喜用升、柴，以遂其升生之性。正因为他有这样的想法，所以在发病论上他就极力主张"胃虚脏腑经络皆无所受气而俱病""脾胃虚则九窍不通""胃虚元气不足，诸病所生"等论点，并把这些论点做了专题阐发，强调升发脾胃之气的重要性，并进一步把胃气引申为元气、真气和一切诸阳升发之气。这样，"土为万物之母"的概念，就更明显了。

必须说明，李氏在主张升发脾胃之气的同时，也注意到潜降阴火的一方面，并认为"升胃气"和"降阴火"是相反相成的。因胃气的升发，即有利于阴火的潜降；而阴火的潜降，又有助于胃气升发。不过在掌握上，升发是主要的、基本的，潜降是次要的、权宜的。从李氏的议论以及运用方药上，都可以清楚地看出这一点。

（二）内伤病的病机

1. 致病原因

李氏认为内伤病的致病原因，主要有下列几个方面：

（1）**饮食不节**："饮食不节则胃病，胃病则气短精神少，而生大热，有时而显火上行，独燎其面。《黄帝针经》云：面热者足阳明病，胃既病则脾无所禀受……故亦从而病焉。"[5]

（2）**劳役过度**："形体劳役则脾病，脾病则怠惰嗜卧，四肢不收，大便泄泻。脾既病则其胃不能独行其津液，故亦从而病焉。"[5]

（3）**精神刺激**：李氏认为精神刺激能资助"心火"，壮火食气，所以长期的精神刺激也是内伤病的一个重要因素。他说："此因喜怒忧恐，损耗元气，资助心火……火胜则乘其土位，此所以病也。"[6]

李氏又认为内伤病的形成，常常是这三方面因素综合作用的结果，单纯由某一种因素引起的比较少见。他说："皆先由喜怒悲忧恐，为五贼所伤，而后胃气不行，劳役饮食不节继之，则元气乃伤。"[7]这不仅说明了上述三方面是引起内伤病的原因，同时还说明了精神因素在内伤病发病过程中往往起着先导的作用。

此外，身体素亏，更易发病。例如，他在《兰室秘藏》中说，"或素有心气不足，因饮食劳倦，致令心火乘脾"[8]，也会产生内伤病。

这里还须指出，造成内伤病的因素，实际上还不止此，不过，李氏内伤学说的提出，正当中原战乱时期，人民生活极度困难，精神上的恐惧，无休止地劳役，以及饥饿失调等恶劣的条件，就成为形成内伤病的主要因素。所以李氏学说中，对于内伤病致病原因，没有提到房室不节等其他因素，是可以理解的。

2. 病理变化

李东垣的内伤学说，对于内伤病病理变化机制的阐述，主要有如下两个方面。

（1）**元气与阴火的关系失调**：李氏认为元气与阴火具有相互制约的关系。内伤病病理变化的主要机制，就在于气火关系的失调。元气不足时，阴火就亢盛枭张，反之，元气充沛，阴火自然戢敛下降。他说："火与气，势不两立，故《内经》曰：壮火食气，气食少火，少火生气，壮火散气。"[9]阴火越炽盛，元气也就越受耗伤。因此，他把这种阴火，叫作"元气之贼"。他说："元气不足而心火独盛，心火者阴火也，起于下焦，其系系于心。心不主令，相火代之。相火，下焦包络之火，元气之贼也。火与元气不两立，一胜则一负。"[10]可见李氏所说的"阴火"，实际上是指相火。相火与元气，既是相对的，元气充沛则相火戢敛而发挥正常的生理作用（这就是气食少火，少火生气），元气不足则相火妄动（壮火）而发生病变。李氏主要是阐发了它在病变这一方面，认为这种阴火的产生，就是由于饮食不节等原因，损伤脾胃元气引起的。他说："脾胃气虚，则下流于肾，阴火得以乘其土位。"[10]另方面，劳役过度和情志不宁，也会直接引起阴火上冲。例如，"或因劳役动作，肾间阴火沸腾；事闲之际，或于阴凉处解脱衣裳，更有新沐浴，于背阴处坐卧，其阴火下行，还归肾间。"[11]又如："夫阴火之炽盛，由心生凝滞，七情不安故也。心君不宁，化而为火。"[6]说明不论饮食不节，劳役所伤，或者忿怒悲思恐惧等情志变化，皆能使元气亏损，使阴火炽盛。由于阴火上冲，就会出现"气高而喘，身热而烦，脉洪大而头痛，或渴不止"[10]等内伤热中的病变。

李氏的这些论述，都是临证实践的经验总结，是具有实用价值的。我们在临证时常看到某些患者，由于元气衰弱，易于发病。如饮食不调，或稍稍劳倦，或精神受刺激，就出现发热、头痛，甚至心烦、口渴等症状，正如李氏所说的"元气不足，心火独炽"的病变。这样的患者，在发热之后，又很容易出现疲乏倦怠，食欲不振或消化不良等衰弱症状，这也正是"火与元气不两立，一胜则一负"的结果。

（2）**升降失常**：脾胃居于中焦，是升降运动的枢纽，升则上输于心肺，降则下归于肝肾。因而脾胃健运，才能维持"清阳出上窍，浊阴出下窍；清阳发腠理，浊阴走五脏；清阳实四肢，浊阴归六腑"[12]的正常升降运动。若是脾胃气虚，升降失常，则内而五脏六腑，外而四肢九窍，都会发生种种病证，内伤病既都有脾胃气虚，所以升降失常也就成为内伤病病理机制的主要关键。

例如，李氏论内障眼病说："元气不行，胃气下流，胸中三焦之火及心火乘于肺，上入脑，灼髓。火主散溢，瞳孔开大。"[9]说明内伤目病的病机也不离乎升降失常。不仅如此，凡九窍之疾，李氏认为均可因升降失常而发生。他说："脾胃既为阴火所乘，谷气闭塞而下流，即清气不升，九窍为之不利。"[1]事实上，九窍是受五脏所支配的，五脏接受了水谷的营养而发挥它的正常作用，九窍才能通利；若脾胃气衰，则胃不能分化水谷，脾不能为胃行其津液，"故六腑之气已绝，致阳道不行，阴火上行"，上下升降转输的枢机失常；五脏无所禀受，九窍就不通利。他说，这就是《素问·生气通天论》所谓"阳不胜其阴，则五脏气争，九窍不通"的道理[1]。

又如，内伤所以会出现恶寒发热之证，也是与升降失常分不开的。他说：内伤病之恶寒，是由于"脾胃不足，荣气下流，而乘肾肝"所致；若在平时，"饮食入胃，其荣气上行，以输于心肺，以滋养上焦之皮肤腠理之元气"；今荣气不升而反下流，"其心肺无所禀受，皮肤间无阳，失其荣卫之外护，故阳分皮毛之间虚弱，但见风见寒，或居处阴寒无日处便恶之也"。[13]内伤病的发热，与外感伤寒之发热不同，"乃肾间受脾胃下流之湿气，闭塞其下，致阴火上冲”所致，所以其热蒸蒸，上彻头顶，旁彻皮毛，浑身躁热[13]。

如上所述，脾胃气虚而升降失常，可以发生许多病证。所以李氏对此颇为重视。他在《脾胃论》等论著中，还特意提出了“肺之脾胃虚”及“肾之脾胃虚”两个问题来加以阐发。

“肺之脾胃虚”，是脾胃虚损，不能滋养肺气的一种病变，在习惯上叫作“土不生金”。《内经》以为“脾气散精，上归于肺”“脾生肉，肉生肺”，说明脾与肺在生理作用上有着密切联系。当脾胃虚损时，肺气也就不足，而肺又主皮毛，所以李氏在《肺之脾胃虚》一文中，除指出“怠惰嗜卧、四肢不收”等脾虚症状外，又指出“洒淅恶寒、惨惨不乐、面色恶而不和”等有关肺脏病变的症状。李氏把这些症状，概括为“阳气不伸”，在治疗上就创造了升阳益胃汤，以补脾胃而升清阳。

“肾之脾胃虚”，则又是脾胃虚损，寒邪上侮的一种病变。他认为这种病的原因，是脾病调治失宜，或误用下法所造成的变证。因为内伤元气不足，阴火上炽，多有烦热口渴的“热中”症状，医者若误作实火而治用下法，就更损其元气而致阴寒之邪乘机上侵。他把这种病机叫作“寒水来复火土之仇”。所以往往出现“上热如火、下寒如冰、目中流火、视物䀮䀮、耳聋耳鸣”“膝下筋急、肩胛大痛”等症状。这正是后人所说的“肾邪上凌，虚阳外越”的一种病变。对这种病变的处理，必须温肾回阳。他制定的沉香温胃丸[14]等，就是治疗这种病变的方剂。

（三）内伤外感的鉴别

内伤热中病所表现的症状，如头痛、发热、烦渴等，和外感六淫之邪的头痛、发热、烦渴等症状，在表面上有些相似，而实质上是不相同的，若不加以鉴别，治疗时就容易犯“虚虚实实”的原则错误。因此，李氏写成《内外伤辨惑论》，历举辨脉、辨寒热、辨头痛等鉴别方法，以便后学临证掌握。这些鉴别方法，都是李氏临证所总结的经验，具有一定的实用意义。兹将其分别介绍如下。

1. 辨脉

（1）**外感**：人迎脉大于气口，多表现于左手。外感寒邪则左寸人迎脉浮紧，按之洪大紧急。外感风邪则人迎脉缓而大于气口一倍或二三倍。

（2）**内伤**：气口脉大于人迎，多表现于右手。内伤饮食则右寸气口脉大于人迎一倍。若饮食不节，劳役过度，则心脉变见于气口，气口脉急大而涩数，时一代。

2. 辨寒热

（1）**外感**：发热恶寒，寒热并作，面色赤，鼻息壅塞，呼吸不畅，心中烦闷，其恶寒得温不止，必至表解或传里其寒始罢，语声重浊，高厉有力。

（2）**内伤**：见风见寒或居阴寒处，便感到恶寒，而得温则止；其热是蒸蒸躁热，得凉则止；鼻中气短，少气不足以息，言语声音怯弱。

3. 辨手心手背

（1）**外感**：手背热，手心不热。
（2）**内伤**：手心热，手背不热。

4. 辨口鼻

（1）**外感**：口中和，不恶食，鼻塞流清涕。
（2）**内伤**：口不知谷味，恶食，清涕虽或有或无，而无鼻塞症状。

5. 辨头痛

（1）**外感**：头痛不止，必待表解或传里，头痛方罢。
（2）**内伤**：头痛时作时止。

6. 辨筋骨四肢

（1）**外感**：筋骨疼痛，不能动摇，甚则非扶不起。
（2）**内伤**：怠惰嗜卧，四肢沉重不收。

7. 辨渴

(1) **外感**：感受风寒三日以后，谷消水去，邪气传里，始有渴证。

(2) **内伤**：劳役所伤或饮食失节，伤之重者必有渴证，但久病则不渴。

（四）治疗特点与用药法度

李氏在治疗用药方面，也有独到之处。他所处的方剂，品类多而用量轻。由于他接受了张元素有关药物气味升降浮沉的学说，加上自己对医学理论的钻研，因此用药虽多并不等于无原则的杂凑，其中气味升降浮沉的配合，仍然法度森严。所以王纶说：东垣用药，"如韩信将兵，多多益善"[15]。这是李氏在治疗用药上的特点之一。

由于他在学术上重视脾胃的作用，并强调胃气升发的一面，因而在治疗上的另一特点，就是偏重于升阳补气的药物。虽然有时也用苦降的方法，但只是一时的权宜。他所创制的补中益气汤，就是这一指导思想的代表方剂。他认为内伤是不足，应用补益法。肺为气之本，故君黄芪以补肺气益皮毛而闭腠理，不令自汗损其元气；脾为肺之本，"脾胃一虚则肺气先绝"，故臣以人参、甘草"泻火热而补脾胃中元气"；脾气下流则生湿热，而补气升阳须防阳亢，故以白术、当归除湿和阴；胃中清气在下，故用升麻、柴胡为使以升清阳之气，并引黄芪、甘草等甘温之气味上升，以补卫气而实肌表。综观立方本意，不外乎补气升阳。阳气升发则阴火下降而虚热自退，元气充足又能固密肌表，充实腠理，故恶寒发热自除。这都是李氏独特的见解，称为甘温除热法。但必须认清确属内伤才可使用，所以他在《内外伤辨惑论》里，详尽地分析了外感和内伤的不同特征，使人易于鉴别和掌握。

李氏在各科治疗中，也都贯串着这一主导思想。如升阳汤[16]治"膈咽不利，逆气里急，大便不行"的病变。方中以黄芪、升麻为君，重在升发阳气，因为逆气里急诸证，是由于清阳不升，以致浊阴不降的结果。这对气虚便秘的治疗，指出了新的途径。他在外科、眼科方面的治疗，也同样使用着这一原则。如在外科方面，用圣愈汤[17]治疗出血多而心烦不安；用黄芪肉桂柴胡酒煎汤[18]治疗坚硬漫肿不变肉色的疮疡。在眼科方面，用圆明内障升麻汤[19]治内障；用当归龙胆汤[20]治眼中白翳。如此等等，都是以升发阳气为主，而佐以潜降之法。以上说明李氏治疗各科疾病，都是着重在恢复本身元气，使气血升降通畅，以达到愈病的目的，而不拘守于局部的治疗。这是他把"扶正祛邪"的思想，运用到实践中的具体表现。

对苦寒泻火和解表散火的治法，李氏在某种情况下也并不放弃。他认为苦寒泻火或解表散火的目的，也是为了照顾元气，同升阳降火有相反相成的作用。一般情况，升胃气就可以降火，而有时则必须泻火或散火，才能升发胃气，所以无论泻火、散火，都是为胃气升发提供有利条件。故李氏的朱砂安神丸[21]（苦寒泻火）、升阳散火汤[22]等，虽重在泻火或散火，而都辅以补益和中的药物。可以看出，李氏的用药是以增强人体本身的机能为主，足以补刘河间、张子和之不足，使祖国医学的治疗法则更加全面了。

综上所述，李氏对《内经》有比较深刻的研究，又能将其理论与临证实际密切结合起来。《内经》中有关脾胃的论述，无论在生理或病理上，都有重要的意义。如在病理方面，主张以胃气为本，提出"胃气少则病，无胃气则死"的诊脉原则。在生理方面，认定胃为五脏六腑之海，五脏六腑皆禀气于胃，而脾则为胃行其津液；通过脾胃的共同活动，然后才能使水谷的精华起到营养四肢百骸的作用。因此，除在《玉机真藏论》《经脉别论》《五藏别论》《平人气象论》《阴阳应象大论》等篇中论述脾胃的功能外，又特别提出《太阴阳明论》，对脾胃作了专门的论述。《内经》的这些理论思想，就成了李氏《脾胃论》的主要渊源。

李氏在内伤病的发病机制上，认识到"气"的重要作用。《内经》也非常重视"气"，认为气充实的人就健康，气衰惫的人就容易发病，所以《评热病论》里说："邪之所凑，其气必虚。"《内经》根据气所表现的不同功能，进而分析了它在物质上和部位上的区别，从而给以不同的名称，如荣气、卫气、真气等。把卫护肌表、温暖肌肉的，叫卫气，是水谷的悍气；泽润肢体、营养全身的，叫营气，是水谷的精气；而支持全身生理活动的，就叫作真气，"是所受于天与谷气并而充身"的。这些气的来源与滋生，都和胃有密切关系。胃气虚时，营气、卫气失去滋养，全身机能也就随之而衰惫。李氏根据以上这些论点，体会到内伤病的形成，是脾胃受伤耗损元气的结果，所以他说："既脾胃有伤，则中气不足，中气不足，则六腑阳气皆绝于外……故营卫失守，诸病生焉。"[2]

可见李氏的学术思想，是在《内经》的理论基础上进一步发展起来的。并且通过实践经验的总结，对内伤病的致病因素、发病机理等做了深入细致的阐发，给后人治疗脾胃病指出了新的途径。他突出的成就，归纳起来，约有以下几点。

（1）阐发了脾胃在生理、病理中的重要作用，对后世医家在调治疾病、维护健康方面，起着指导作用。如张璐、李中梓等人，无论在理论研究或治疗实践中，都受李氏学说的影响很大。

（2）根据脾胃的理论，结合他丰富的临床经验，对于内伤病的病因、病理、诊断、治疗，无论理、法、方、药都有很大的阐发。后世医家对他这一贡献，给予很高的评价。

（3）深入地观察了邪正相争的关系，在处理上虽然以升阳补气为主，而在某种条件下，也采用苦寒降火法。这说明他经过细致临床观察和全面理论分析后，能掌握邪正斗争情况的"标本先后"进行正确的辨证施治，给后世"扶正驱邪"的理论发展以深刻的影响。

但是，李氏的学说也不是完美无缺的，它在理论上还有一定的局限性。如李氏虽提出了脾胃在人体的主要作用，但偏重了脾胃之阳而忽视了脾胃之阴，因而在治疗上也就惯用辛燥升发的药品。直到后来叶天士提出"养胃阴"的方法，对内伤脾胃病的处理才比较全面了。其次，李氏在脏器之间的互相影响方面，在认识上也不够全面。因为人是完整的统一体，各个脏器之间，都存在着相互制约的关系。李氏对此，虽有体会，但只是着重阐明了脾胃和肺、肾的相互影响，而对脾胃与心和肝的相互影响，则叙述得不十分清晰，并把阴火说成就是心火，容易同"心主火"的概念相混淆。所有这些，在学习李氏学说的同时，也是应当注意的。

（五）医　案

1. 麻木

李正臣夫人病，诊得六脉俱中得弦洪缓相合、按之无力。弦在上，是风热下陷入阴中，阳道不行。其证闭目则浑身麻木，昼减而夜甚，觉而开目则麻木渐退，久则绝止。常开其目，此证不作。惧其麻木，不敢合眼，致不得眠。身体皆重，时有痰嗽，觉胸中常似有痰而不利，时烦躁，气短促而喘。肌肤充盛，饮食不减，大小便如常……麻木为风，三尺之童，皆以为然，细校之则有区别耳。久坐而起，亦有麻木；如绳缚之久，释之觉麻作而不敢动，良久则自已。以此验之，非有风邪，乃气不行。主治之当补其肺中之气，则麻木自去矣。如经脉中阴火乘其阳分，火动于中为麻木也，当兼去其阴火则愈矣。时痰嗽者，秋凉在外在上而作也，当以温剂实其皮毛。身重脉缓者，湿气伏匿而作也。时见躁作，当升阳助气益血，微泻阴火与湿，通行经脉，调其阴阳则已矣。

补气升阳和中汤：生甘草（去肾热）　酒黄柏（泻火除湿）　茯苓（除湿导火）　泽泻（除湿导火）　升麻（行阳助经）　柴胡以上各一钱　苍术（除湿补中）　草豆蔻仁（益阳退外寒）以上各一钱五分　橘皮　当归身　白术以上各二钱　白芍药　人参以上各三钱　佛耳草　炙甘草以上各四钱　黄芪五钱　上㕮咀，每服五钱，水二盏，煎至一盏，去楂，食远服之。（《兰室秘藏·卷中·妇人门》）

按：本案以补气升阳为治疗重点，而佐以祛湿调经。李氏以为"麻木乃气不行"，气之所以不行，是由于阳气不能升发，湿邪停滞的缘故。阳气升发，则湿邪自能运。这和"阳气升发，阴火自降"的道理是一致的。至于方中泻火的药物，则在"火与元气不两立"的理论指导下，是用来除去贼火，以助阳气的升发。

2. 目疾

白文举，年六十二，素有脾胃虚损病。目疾时作，身面目睛俱黄，小便或黄或白，大便不调，饮食减少，气短上气，怠惰嗜卧，四肢不收。至六月中，目疾复作，医以泻肝散下数行，而前疾增剧。予谓：大黄、牵牛虽除湿热，而不能走经络，下咽不入肝经，先入胃中。大黄苦寒，重虚其胃，牵牛其味至辛，能泻气，重虚肺本，嗽大作。盖标实不去，本虚愈甚；加之适当暑雨之际，素有黄证之人，所以增剧也。此当补脾胃肺之本脏，泻外经中之湿热，制清神益气汤主之而愈。

清神益气汤：茯苓　升麻以上各二分　泽泻　苍术　防风以上各三分
生姜五分　青皮一分　橘皮　生甘草　白芍药　白术以上各二分　人参五分
黄柏一分　麦冬　人参以上各二分　五味子三分　上件，剉如麻豆大，都作
一服，水二盏，煎至一盏，去相，稍热空心服。(《脾胃论》卷下)

按：本方人参前用五分后用二分，共为七分。后之二分系生脉散原方，
故重出。

本案重点在于补益脾胃，脾胃气足，清阳上升，目疾面黄等症自退。从
以上两案，可以看出李氏对内伤脾胃病的处理，总以升补中气为主。其祛湿
泻火，则可根据情况适当增减。故两则的处方，都以升补中气的药物为君，
而以泻火祛湿药为佐使。

3. 大头瘟

泰和二年四月，民多疫病，初觉憎寒壮热体重，次传头面肿甚，目不能
开，上喘，咽喉不利，舌干口燥，俗云大头伤寒，染之多不救。张县丞患此，
医以承气汤加蓝根下之，稍缓，翌日其病如故，下之又缓，终莫能愈，渐至
危笃，请东垣视之。乃曰：身半以上，天之气也，邪热客于心肺之间，上攻
头面而为肿，以承气泻胃，是诛伐无过，殊不知适其病所为故。遂用芩、连
各五钱，苦寒泻心肺之火；元参二钱，连翘、板蓝根、马勃、鼠粘子各一钱，
苦辛平清火散肿消毒；僵蚕七分，清痰利膈；甘草二钱以缓之，桔梗三分以
载之，则诸药浮而不沉；升麻七分，升气于右，柴胡五分，升气于左。清阳
升于高巅，则浊邪不得复居其位。经曰："邪之所凑，其气必虚。"用人参二
钱以补虚，再佐陈皮二钱以利其壅滞之气，名普济消毒饮子。若大便秘者，
加大黄。共为细末，半用汤调，时时服之，半用蜜丸噙化。且施其方，全活
甚众。(《古今医案按》)

按：从本案可以看出，李氏用药在必要情况下，也采用以泻火为主的方
剂。但他的泻火，正是为了升阳，所以在大队苦寒泻火药中，仍加入人参一
味，以照顾元气。统观三案，可以窥见李氏理论与实践的一贯主张。

附案：阴挺

患者傅，女，三十五岁，工人。主诉下腹部胀痛如坠，又似临产感。

患者于一月前，先感全身不适，劳倦无力，月经愆期。继以外感，而致形寒，咳嗽较剧，但尚坚持工作。越数日，觉少腹胀滞，疼痛日增。现感下腹胀痛如坠，终日如欲临盆，白带有腥味，小溲短少不爽，左少腹自觉有硬块，全身乏力，微有形寒感，口淡无味，饮食少思。

检查：精神萎靡，面容微苍而黄。步履呈蹒跚下俯，舌质淡，苔白微厚。两脉软弱无力。

诊断：中气不足，气虚下陷，导致阴挺，用补中益气汤加减治之。

炒党参三钱　炙黄芪三钱　炒冬术三钱　炙升麻八分　炙柴胡七分　炙甘草一钱　炒当归三钱　新会红二钱　云茯苓三钱　净瞿麦三钱　白芍三钱

患者连服四剂后，完全痊愈。休息一星期，即恢复工作[23]。

按：此案即根据"劳者温之，虚者补之，陷者举之"的基本原理，运用李东垣升补元气的方法治疗的。于此可见，补中益气汤的适应范围是很广泛的，凡属于中气下陷的病变均可施用。

【注释】

[1] 见《脾胃论·脾胃虚则九窍不通论》。

[2] 见《内外伤辨惑论·辨阴证阳证》。

[3] 见《脾胃论·脾胃虚实传变论》。

[4] 见《脾胃论·天地阴阳生杀之理在升降浮沉之间论》。

[5] 见《脾胃论·脾胃盛衰论》。

[6] 见《脾胃论·安养心神调治脾胃论》。

[7] 见《脾胃论·阴病治阳阳病治阴》。

[8] 见《兰室秘藏·卷中·妇人门·经漏不止有三论》。

[9] 见《兰室秘藏·卷上·眼耳鼻门·内障眼病论》。

[10] 见《脾胃论·饮食劳倦所伤始为热中论》。

[11] 见《内外伤辨惑论·辨劳役受病表虚不作表实治之》。

[12] 原文见《素问·阴阳应象大论》，李东垣于《脾胃论·阴阳升降论》中曾加以阐发。

[13] 见《内外伤辨惑论·辨寒热》。

[14] 沉香温胃丸：附子（炮，去皮脐）　巴戟（酒浸，去心）　干姜（炮）　茴香（炮）各一两　官桂七钱　沉香　炙甘草　当归　吴茱萸（洗，炒，去苦）　人参　白术　白芍　白茯苓（去皮）　良姜　木香各五钱　丁香三钱　上为细末，用好醋打面糊为丸，如梧桐子大，每服五七十丸，热米饮送下，空心食前，日进三服，忌一切冷物。（见《内

外伤辨惑论·卷中·肾之脾胃虚方》）

[15] 见王纶著《明医杂著·医论》。

[16] 升阳汤（又名升阳泻湿汤）：青皮 槐子各二分 生地黄 熟地黄 黄柏各三分 当归身 甘草梢各四分 苍术五分 升麻七分 黄芪一钱 桃仁（另研）十个 上㕮咀如麻豆大，都作一服，入桃仁泥，水二大盏煎至一盏，去租，稍热，食前服。（见《兰室秘藏·大便结燥门》）

[17] 圣愈汤：生地黄 熟地黄 川芎 人参各三分 当归身 黄芪各五分 上㕮咀如麻豆大，都作一服，水二大盏，煎至一盏，去租，稍热无时服。（见《兰室秘藏·卷下·疮疡门》）

[18] 黄芪肉桂柴胡酒煎汤：黄芪 当归梢各二钱 柴胡一钱五分 鼠粘子（炒）连翘 肉桂各一钱 升麻七分 炙甘草 黄柏各五分 上㕮咀，好糯酒一大盏半，水一大盏半，同煎至一大盏，去租，空心温服。少时，便以早饭压之，不致大热上攻中上二焦也。（见《兰室秘藏·卷下·疮疡门》）

[19] 圆明内障升麻汤：干姜一钱 五味子二钱 白茯苓三钱 防风五钱 白芍六钱 柴胡七钱 人参 炙甘草 当归身（酒洗） 白术 升麻 葛根各一两 黄芪 羌活各一两五钱 上㕮咀，每服五七钱，水三大盏煎至二大盏，入黄芩、黄连各二钱，同煎数沸，去租，煎至一盏，热服食远。（见《兰室秘藏·卷上·眼耳鼻门》）

[20] 当归龙胆汤：防风 石膏各钱半 柴胡 羌活 五味子 升麻各二钱 甘草 酒黄连 黄芪各三钱 酒黄芩 酒黄柏 当归身（酒洗） 草龙胆（酒洗） 芍药各五钱 上㕮咀，每服五钱，水二盏煎至一盏，去租，入酒少许，临卧热服，忌言语。（见《兰室秘藏·卷上·眼耳鼻门》）

[21] 朱砂安神丸：朱砂五钱（另研，水飞为衣） 甘草五钱五分 黄连（去须净，酒洗）六钱 当归（去芦）二钱五分 生地黄二钱五分 除朱砂外，四味共为细末，汤浸蒸饼为丸如黍米大，以朱砂为衣，每服十五丸或二十丸，津唾咽下，食后或温水凉水少许送下亦得。此近而奇偶制之缓。（见《内外伤辨惑论·饮食劳倦论》）

[22] 升阳散火汤：升麻 葛根 独活 羌活 白芍 人参各五钱 炙甘草 柴胡各三钱 防风二钱五分 生甘草二钱 上㕮咀如麻豆大，每服秤五钱，水二盏煎至一盏，去租，大温服无时，忌寒凉之物。（见《内外伤辨惑论·暑伤胃气论》）

[23] 见《江苏中医》1958 年第 8 期 23 页。

一〇、陈自明

陈自明，字良甫，宋临川人，约生于公元 1190－1270 年。家中三世业医。他在医学上的成就，远胜过他的父祖辈，于妇产科和外科的研究，尤为精深。著有《妇人大全良方》《外科精要》等书，为丰富和提高这两门学科的理论和技术，做出了一定的贡献。

（一）学术渊源与治学方法

陈氏认为治病固需要方药，而掌握方药的却是医生，医生运用方药又必须在理论指导下进行。因此，治医学不能局限于一方一药。最重要的是医生必须"深求遍览"，全面掌握理法方药等一整套理论，并不断提高运用这些理论的技巧。作为一个医生，如只限于一方一药的知识，随时随地都会遇到困难。例如，当一方不效，需要另换他方；无成方可据，或当药物不备，需要找代用品的时候，缺乏基本理论和实际技能修养的医生，在这种情况下，往往会束手无策。假使医者有学术修养，则平脉辨证，据证立法，依法制方，随证加减，而不为一方一药所限，就可在任何情况下，皆能做出正确的处理。所以他说："世无难治之病，有不善治之医；药无难代之品，有不善代之人。"[1] 这不但揭示了医生、疾病、方药三者间的辩证关系，而且把主要关键放在医生的学术素养方面，这是有极为重要的现实意义的。

正因为这样，他不以祖传验方为满足。他遍走东南各地，尽索方书，撷取古今诸家之长，以丰富自己的知识，尤其对于《内经》的理论更为重视。如他在《妇人大全良方·调经门》阐述月经生理时，即以《素问·上古天真论》所载"女子七岁肾气盛，齿更发长，二七而天癸至，任脉通，太冲脉盛，月事以时下"之说为依据，畅发天癸与冲任二脉对月经的重大关系。又如论妇人风痹手足不随证说："盖诸阳之经，皆起于手足而循行肢体，风寒之气客于肌肤，始为痹。"论妇人风邪脚气说："乃肝脾肾三经，或胞络气虚，为风毒所搏而患。"论室女经闭成劳说："盖忧愁思虑则伤心，而血逆竭，神色先散，月水先闭。且心病则不能养脾，故不嗜食。脾虚则金亏，故发嗽。肾水绝则木气不荣，而四肢干痿，故多怒，鬓发焦，筋骨痿。"他如论喘满之病机，则悉以《经脉别论》"出肾病肺""出肝害脾""出肺伤心"之说为依据。凡此种种，都足以说明陈氏的学说是在继承和阐发《内经》脏腑经络等理论的基础上发展起来的。

其次，对陈氏学说影响比较大的，要算巢元方的《诸病源候论》了。如对月经不利，认为都是由于劳伤气血，体虚而风寒客于胞内，伤及冲任之脉；论带下，认为因经行产后，风邪入胞门，传于脏腑所致；论妊娠恶阻，认为由胃气怯弱，中脘停痰；论妊娠心痛，认为由风邪痰饮交结所致等等，这些有关病因的理论，大都出于《诸病源候论》。由此可知，陈氏的治学方法，虽然是以《内经》的理论为基础，而《诸病源候论》对他的影响也是很大的。

（二）成就和贡献

陈自明在医学上的成就与贡献，主要有如下两个方面。

1. 妇产科

祖国医学的妇产科，在陈氏以前，虽有仲景《金匮要略》的妇人篇，孙思邈《千金要方》的妇人方，以及昝殷的《产宝》，李师圣、郭稽中的《妇人产育宝庆集》，陆子正的《胎产经验方》等，但内容都比较简略，且"纲领散漫而无统"。陈氏因感不足，遂搜集了历代有关医书三十多种，结合他的家传经验方，经过整理，著成《妇人大全良方》，对妇产科做了系统全面的总结，正确反映了宋代医学界在妇产科方面的水平，并为进一步发展奠定了基础。

陈氏编著此书，对妇产科各个疾病，重在提其纲领，以为立法治疗的依据。例如，论月经不通证，提出肝脾伤损为该病病机的主要环节。他说："妇人月水不通，或因醉饱入房，或因劳役过度，或因吐血失血，伤损肝脾，但滋其化源，其经自通。"的确，肝脾两脏是月经的化源。脾为气血生生之本，肝为藏血之脏，若肝脾受伤，脾不生，肝无藏，化源断绝，月经自然不通利了。临证所见，月经不通之证，往往有因脾虚而不能生血的，有因郁结伤脾而血不行的，有因积怒伤肝而血闭的，有因肾水不养肝木而血少的。陈氏对病因病理的叙述，虽尚欠详尽，但以肝脾为纲，确已抓住了这个病的主要环节。纲领既得，治法从之而确立。如因脾虚而不行的，补而行之；脾郁而不行的，解而行之；怒伤肝而血闭的，当行气活血；水不涵木而经闭的，宜滋肾养肝。所有这些，都可归于"滋其化源"的范围。当时"散漫无统"的知识，经过分析综合，就成为粲然可观的系统理论，这是陈氏对妇科学贡献的主要方面。

其次，陈氏对于妇科的研究，既能全面掌握，又能重点突出。如他把妇产两方面合而为一，分为调经、众疾、求嗣、胎教、候胎、妊娠、产难、产后八大门，每门有论，论后列方。既对妇产科的理论做出了系统而全面的安排，又突出了这一学科的各个重点组成部分。在陈氏以前所有论妇产的书籍，都不及他。因此，历来医家对他这一较全面的总结，都给予很高的评价。

此外，陈氏对某些个别的重要问题，也做了一些重要的经验总结。例如，论妇人伤寒、伤风病说："伤寒之证，若气口脉紧盛，即下之；人迎紧盛，即汗之；左关浮紧，亦当发其汗……不分男女。但妊娠用药，宜清凉，不可轻用桂枝、半夏、桃仁、朴硝等类，凡用药，病稍退则止，不可尽剂，此为大法。"男女患伤寒固然都是一样的，但妊娠患伤寒，便须照顾到妊娠的特点，而不能照一般的立方遣药办法。这是他对一般疾病在妇科中的突出说明。又如叙述胎动不安证说："妊娠胎动，或饮食起居，或冲任风寒，或跌仆击触，或怒伤肝火，或脾气虚弱，当各推其因而治之。若因母病胎动，但治其母；若因胎动而母病，唯当安其胎。"这不仅说明了辨证求因的重要意义，同时还突出了标本主次、治母治子的原则。诸如此类的问题，在陈氏书中都有较为确当的论述，为后学处理这些病证指出了明确的方向。

以上，陈氏在妇产科方面所做出的成绩，对后世的启发很大，如王肯堂的《女科准绳》、武叔卿的《济阴纲目》等，都是受到《妇人大全良方》的影响的。

2. 外科

陈自明对外科学的研究，也取得了相当的成就。他认为自古虽有疡医一科，并有《刘涓子鬼遗方》等专门论著，但由于后人不加深究，即有专业外科之人，亦甚少探微索隐，精通方论，致使外科迟滞不前，发展较慢。陈氏有鉴于此，于是广集群言，自立要领，总结为《外科精要》三卷。该书对痈疽的病因、病机、诊断、治疗等各个方面做了全面而又精要的说明，尤其于痈疽的浅深、寒热、虚实、缓急、吉凶生死等，辨析甚详，且多有独到之处。

后来朱丹溪的《外科精要发挥》就是在陈氏的基础上做出的；汪机的《外科理例》中，也有许多地方采用了陈氏的学说。因而他在外科方面起到承先启后、继往开来的作用。

陈氏外科的又一特点，就是非常重视整体治疗。因为他在临证中，体会到痈疽虽多生于体表某一局部，但与内脏并不是无关的，它往往是整体性病变在局部的反映。即使是局部病变，若发于要害之处而不加早治，亦可迅速内传脏腑而发生生命危险。因而在治疗上，外施针灸"以泄毒气"，固极重要，在必要时内服丸散汤液"把定脏腑"，亦不可缺。薛立斋注《外科精要》说："（陈自明）虽以疡科名其书，而其治法，固多合外内之道。如作汗、泄泻、灸法等论，诚有以发《内经》之微旨，殆亘古今所未尝道及者，可传之万世而无弊也。"[2]说明陈氏重视整体疗法，是符合《内经》理论原则的，而且也是行之有效的。事实证明，这种富有整体观念的外内合治之法，对于脑疽、发背、腰疽、肾俞发等一类大证，的确常常可以起到转危为安的作用，是值得发扬的。

总之，陈氏热爱劳动人民所创造的科学成就，对妇产科、外科进行了一次较全面而又系统地总结，使这两门学科更加完整和丰富，并促进了祖国医学的发展。

但是，由于历史条件的限制，陈氏的学术也不免有片面的地方，即以月经不通来说，他仅仅提到"心伤血竭"和"肝脾损伤"（而且是在两处提出的），而没有谈到胃火烁血、肺虚气不行血等原因，治疗亦当博采众方而寻求之，不能拘守而一成不变。

（三）医　　案

1. 脏躁

乡先生郑虎卿内人黄氏，妊娠四五个月，遇昼则惨戚悲伤，泪下数次，如有所凭，医与巫者兼治皆无益。良甫时年十四，正在儒中习业，见说此证，而虎卿惶惶无计。良甫遂告之管先生伯同，说：先人曾说此证，名曰脏躁悲伤，非大枣汤不愈。虎卿借方看之甚喜，对证治药，一投而愈。（《续名医类按：妊娠五月，胎儿渐长，须母血供养。心主血，肝藏血，如心血不足，则火浮刑金，肺金受克而喜悲。肝藏血少，肝气不调而躁扰不安也。《金匮》甘麦大枣汤，小麦和肝阴而养心液，甘、枣调胃而补土，益营而安躁，故能一服而愈。可见陈自明家学渊源，且早年对仲景方已有较深的认识了。

2. 胞衣不下

有人亲戚妇人，产后胞衣不下，血胀迷闷，不记人事。告之曰：死矣。仆曰：某收得赵大观文局中真化蕊石散在笥中。漫以一帖赠之，以童便灌之，药下即苏，胞衣与恶物旋即随下，遂无恙。（《续名医类案》卷二十五）

按：胞衣不下，每由产妇初时用力过度，而产后体惫气乏，不能更用气努出；或因产时失血过多，津伤液涸，胞衣难下。胞衣久留，诸证由生，甚或有心胸胀痛、喘息上冲危证。花蕊石散用禀纯阳之气的硫黄壮下焦阳气而疏利之，花蕊石止血化瘀，童便益阴下走，阳气阴津既得助益，故胞衣恶血得下矣。

【注释】

[1] 见《妇人大全良方·自序》。
[2] 见《医籍考》引薛己《校注外科精要序》。

一一、王好古

王好古，字进之，号海藏，元，赵州人（即今河北省赵县），约生于公元1200－1264年。他曾同李杲学医于张元素，后又从李杲学习，因而他的学术思想是受着张、李二氏影响的。著有《医垒元戎》《汤液本草》《此事难知》《阴证略例》《癍论萃英》等书。

他的医学主张，非常重视内因的作用。他认为无论内伤或外感发病，都是由于人体本虚。若人体不虚，腠理固密，就是受到六淫的侵袭，也能抵抗而不易发病。所以他在《伤寒之源》一文中说："盖因房室劳伤与辛苦之人，腠理开泄，少阴不藏，肾水涸竭而得之。"[1] 显然，他这种看法，既和《内经》中"邪之所凑，其气必虚"的理论一致，也和李东垣"饮食失节，劳倦所伤"的主张有共同之点。不过，李氏是重点在阐发内伤脾胃病，而王氏则兼论外感病，且重在肾，这又是同中之所异了。

王氏认为内伤或外感病都可以按六经辨证施治。这样，他就扩大了张仲景六经分证的应用范围，把许多杂病也包括在六经中而加以论证治疗。如将虚劳里急、营卫不和的黄芪建中汤证和大补十全汤证都归纳于太阳经，把痰饮内溢或津液内伤的五饮汤[2]证和增损理中丸[3]证都归纳于阳明经，其他各经也是如此。他这一思想，给后人的影响很大。如柯琴说："仲景约法，能合百病，兼该于六经，而不能逃于六经之外。"[4]就是明显的例子。

他在学术上，虽然受到李杲的影响，但他认为李杲只阐发了"饮食失节，劳倦伤脾"所造成的"阴火炽盛"的热中病变，而对内伤冷物，遂成"阴证"的病变，论述还不够全面。同时，他又认为"伤寒，人之大疾也，其候最急，而阴证毒为尤惨，阳则易辨而易治，阴则难辨而难治"[5]。所以写成《阴证略例》一书，对阴证的发病原因、诊断、治疗等，都做了详细的分析，并搜集前人有关阴证的记载加以论证，其中有许多方法，对于传染病后期以及慢性病的处置，都是可贵的。他认为阴证的发病机理是"有单衣而感于外者，有空腹而感于内者，有单衣空腹而内外俱感者，所禀轻重不一，在人本气虚实之所得耳"。又说："发于阴则少阴也。"从他这两个论点。可以看出他所说的阴证，似指三阴伤寒而言。"本气虚"是发病的主要原因，而本气虚又多与少阴肾或太阴脾有关，所以他又引用《活人书》说"大抵阴毒本因肾气虚寒，或因冷物伤脾，外感风寒；内既伏阴，外又感寒，内外皆阴，则阳气不守"来说明这一论点。这就是说，"阴气虚寒"是形成阴证的主要根源，而"冷物伤脾"或"外感风寒"是形成阴证的条件。肾阳充盛的人，即使有冷物伤脾，或风寒外伤，也能使阴寒之邪，逐渐消失而不致发病。只有肾阳素虚的人，一感受外寒或冷物，则内阴与外寒相合，便形成阴寒过盛的阴证。由此可知，阳气不守，是遭致阴证的原因；而阳气之所以不守，主要又是原于肾气的虚寒。

王氏对阴证的鉴别，是极精审的。从他所搜集前人有关阴证的记载中，不仅全面介绍了阴证的具体症状，还分析了阴证在某种情况下所表现的变证或假象，并阐明其原因，使人在临证时便于理解和掌握。如他引《活人书》说："假令身体微热，烦躁，面赤，其脉沉而微者，皆阴证也。身微热者，里寒故也；烦躁者，阴盛故也；面戴阳者，下虚故也（外热内寒烦躁，不可用寒凉药）。"指明要从阴证所出现的"身热而赤"等假象中，认识"脉沉而微"的本质，并分析了微热烦躁等假象的原因。他还介绍了在治疗过程中服药后所出现的反应，以及病理的转变趋向，使人不要被假象所惑。他说："阴证阳从内消，服温热药，烦躁极甚，发渴欲饮，是将汗也，人不识此，反以为热，误矣。"说明阴证本属阳气虚惫，服温热药后，阳气初复，与邪交争，往往出现烦躁口渴的假热症状，这是阳气外达，将要出汗的现象，不要误认为热。《伤寒论》说"蒸蒸而振，却发热汗出而解"，就是这种机制的说明。这些辨证方法，在临证上很有实用价值。

在治疗方面，从王氏所搜集的方剂来看，他是主张温养脾肾的。如返阴丹[6]、回阳丹[7]、火焰散[8]、霹雳散[9]、正阳散[10]等，都是以附子为主药的温肾方剂，有些还是同硫黄并用的峻剂。此外，也有不少脾肾双温的方剂，如附子散[11]、肉桂散[12]、白术散[13]等。他对药物的运用，受到张元素的影响较深，因此也非常重视药物归经。如他在《医垒元戎》中分别指出五脏六腑的主治药物，就是受到张氏《脏腑标本药式》的影响而来。王氏《瘕论萃英》，于痘疹的治疗与护理，有其个人的见解，可补前人之不及，值得参考。

由于王氏认为阴证的病源在肾，而肾阳虚的患者，不宜升发，所以他和李杲治疗内伤脾胃主张升发元气有所不同，也可以说，王氏既继承又发扬了李东垣的学说。

统观王氏的学说，是偏重于温补这一方面的。

医　　案

1. 外阳内阴证

牌印将军完颜公子之小将军，病伤寒六七日，寒热间作，腕后有瘕三五点，鼻中微血出，医以白虎汤、柴胡等药治之不愈。及余诊之，两手脉沉涩，胸膈间及四肢按执之殊无大热，此内寒也。问其故，因暑热卧殿角之侧。先伤寒，次大渴，饮冰酪水一大碗。外感者轻，内伤者重，外从内病，俱为阴也，故先瘕衄，后显内阴，寒热间作，脾亦有之，非往来少阳之寒热也。与调中汤，数服而愈。(《阴证略例·治验》)

按：这是饮食冷物，内伤脾胃，外现假热的典型病案，和李杲所说脾胃内伤的热中病，大致略同。所不同者，本案是脾阳伤，而不是脾阳下流，故不用升、柴，以调中汤（理中汤加茯苓）温养脾胃即可。其鉴别为内寒的关键，在于脉沉涩和胸膈四肢无大热，否则脉必不沉涩，而胸膈四肢扪之也要烙手，应细心体会其意。

2. 阴血证

潞州义井街北浴堂秦二母病太阴证，三日不解。后呕逆恶心，而脉不浮，文之（即宋廷圭，当时名医）与半硫丸二三服不止，复与黄芪建中等药。脉中得之极紧，无表里，胸中大热，发渴引饮。众皆疑为阳证，欲饮之水。余与文之争不与。又一日，与姜、附等药。紧脉反沉细，阳犹未生，以桂、附、姜、乌之类酒丸，每百丸接之，二日中凡十余服。渴止，脉尚沉细，以其病人身热，躁烦不宁，欲作汗，不禁其热，去其衣被盖复，体之真阳营运未全，而又见风寒，汗不能出，神愦不醒。家人衣之，装束甚厚，以待其毙，但能咽物。又以前丸接之，阳脉方出而作大汗。盖其人久好三生茶，积寒之所致也。愈后，大小二便始得通利。翌日，再下瘀血一盆，如豚肝然。文之疑不能判，余教以用胃风汤加桂、附，三服血止。其寒甚如此，亦世之所未尝见也，治宜详之。大抵前后证变之不同，以脉别之，最为有准，不必求诸外证也。（《阴证略例·治验》）

按：此案虽指为太阴证，而治以桂、附、姜、乌，都是温肾的药物，可知本案的治疗，重点在温肾阳，则此案应属于肾阳不足的阴证。服后下瘀血，是肾阳温通后，素日因寒积所凝聚的瘀血，得到温运而下行的缘故，正是《内经》所说"温则消而去之"的意思。

从以上两案，可以看出王氏对阴证的治疗以及真寒假热的鉴别方法。

【注释】

[1] 见《此事难知》。

[2] 五饮汤：旋覆花　人参　陈皮　枳实　茯苓　厚朴　半夏　泽泻　猪苓　前胡　桂心　芍药　甘草　上等分锉，每两分四服，水二盏，生姜十片，同煎至七分，取清，温饮无时。忌食肉、生冷、滋味等物。因酒有饮，加葛根花、缩砂仁。（见《医垒元戎·阴阳证》）

[3] 增损理中丸：人参　白术　栝蒌　牡蛎各二两　甘草（炒）三两　干姜（炮）

一两半　枳实（炮）二十四个　黄芩（去枯）一两　上为细末，炼蜜为丸如弹子大，汤盏煎服。不歇，复与之。不过五六，胸中豁然矣。渴者，加栝蒌根；汗者，加牡蛎。（见《医垒元戎·阳明证》）

[4] 见《伤寒论翼》。

[5] 见《阴证略例·序》。

[6] 返阴丹：硫黄三两　太阴元精石　硝石各二两　附子半两　干姜半两　桂心半两　用生铁铫铺玄精石末一半，次铺硝石一半，中间下硫黄末，著硝石、硫黄，都以玄精石盖上讫，用小盏合著。以三斤炭末，烧令得所，勿令烟出。直俟冷取出，细研如面。后三味捣为末，与前药同研令匀，软饭和丸桐子大，每服十五丸，艾汤下，频服，汗出为度，重则加三十丸。喘促吐逆者，入口便止。（见《阴证略例·举仲景先温后下不可轻》）

[7] 回阳丹：硫黄（研）半两　木香半两　荜澄茄半两　附子（制）半两　干姜一分　干蝎（炒）半两　吴茱萸（汤洗，炒）半两　上细末，酒煮糊为丸桐子大，每服三十丸，生姜汤下，频服。复以煮酒一盏投之，以衣盖取汗。（见《阴证略例·举仲景先温后下不可轻》）

[8] 火焰散：舶上硫黄　附子（去皮，生用）　新腊茶各一两　为细末。先将好酒一升，调药，分大新碗口中，于火上摊荡，令干，合于瓦上，每一碗下烧艾熟一拳大，以瓦撑起，无令火著，直至烟尽，冷即刮取，却细研入瓷合盛，每服二钱，酒一盏，共煎七分，有火焰起，毋讶。（见《阴证略例·活人阴证例》）

[9] 霹雳散：附子一枚（半两者，炮热取出，用冷灰焙之，细研，入真腊茶一大钱和匀），分作二服。水一盏，煎至六分，临熟入蜜半匙，放温或冷服之。须臾，躁止得睡，汗出即差。（见《阴证略例·活人阴证例》）

[10] 正阳散：附子一枚（炮裂，去皮脐）　皂荚一挺（醋炙，去皮弦子）　干姜一分　炙甘草一分　麝香一钱（另研）　上细末，每服一钱，水一中盏，煎至五分，不计时候，和滓热服。（见《阴证略例·活人阴证例》）

[11] 附子散：附子三分（炮裂，去皮脐）　桂心半两　当归半两（炒）　半夏一分（姜制）　炮姜一分　白术半两　为细末，每服二三钱，水一中盏，生姜半钱，煎至六分，去滓，不计时候热服。衣覆取汗，未汗再服。（见《阴证略例·活人阴证例》）

[12] 肉桂散：肉桂三分　赤芍药一两　陈皮一两　前胡一两　附子一两（炮）　当归一两　白术三分　吴茱萸半两（洗，炒）　木香三分　制厚朴三分　良姜三分　人参一两　上为粗末，每服五钱，水一中盏，枣三枚，煎至六分，去滓，不拘时候，稍热服。（见《阴证略例·举仲景先温后下不可轻》）

[13] 白术散：川乌头一两（炮，去皮脐）　桔梗一两　附子（炮）一两　白术一两　细辛一两（去苗）　炮干姜半两　细末，每服一钱，水一中盏，煎至六分，稍热服，和

滓，无时。（见《阴证略例·举仲景先温后下不可轻》）

一二、朱震亨

朱震亨，字彦修，生于公元 1281 － 1358 年，元，金华人（浙江义乌县）。世居丹溪，学者尊之为丹溪翁。

据朱氏《格致余论·序》自述学医经过：三十岁时才开始读《素问》，学习了五年，已能临证。到四十岁，又将《素问》反复研究，历四年。从学于罗知悌，得读河间、戴人、东垣、海藏诸人的著作，有"医之为书，至是始备，医之为道，至是始明"之论。可见丹溪之学，师承有自，除曾深研《内经》外，河间、东垣诸人对他都有影响。

江南地土卑弱，湿热相火为病最多，丹溪生于其地，看到了当时盛行用辛燥药较多的《局方》与湿热相火凿枘，因此，他反对机械地使用《局方》，提倡"阳常有余，阴常不足"之说，谆谆示人勿妄动相火，应注重保存阴精，因而一般人认为他是养阴派的倡导者。丹溪固重视阴精，但他究非唯阴精论者；相反，他在临证时，亦往往使用补阳益气的方法。其论证气、血、痰、郁在人体的病变，为后世取法者殊多。

（一）阳有余阴不足论

丹溪倡"阳有余阴不足"之说。他所称的"阴阳"，首先是指气血而言，所以论中曾说："天之阳气为气，地之阴气为血，故气常有余，血常不足。"[1]他以天为阳，而天比地大；日为阳，而日圆不缺；人自有生以后，即需要哺乳水谷以养，始能增长阴气，而与阳气相配，这种种现象，都说明是阳气之常有余。何况阳主动，阴主静，人体常居于"阳动"的状态之中，精血阴气，最易耗损，故此示人七情五志不宜妄动，以保持阴精。所以他说："主闭藏者肾也，司疏泄者肝也，二脏皆有相火，而其系上属于心。心，君火也，为物所感则易动，心动则相火亦动，动则精自走，相火翕然而起，虽不交会，亦暗流而疏泄矣。所以圣贤只是教人收心养心，其旨深矣。"[1]心火和相火均为阳，易为物欲所感而妄动，这种被物欲感动的相火翕然而起，必致阴精疏泄而诸病丛生，所以接着他又说："古人谓不见所欲，使心不乱。

夫以温柔之盛于体，声音之盛于耳，颜色之盛于目，馨香之盛于鼻，谁是铁汉，心不为之动也。善摄生者，宜暂远帷幕，各自珍重，保全天和。"[1]凡此温柔、声音、颜色、馨香诸物欲，均为使邪火易动的外在因素，因而丹溪在论阳有余阴不足之前，提出饮食色欲两箴，要人节饮食、戒色欲，不使邪火妄动，保持阴平阳秘。可见，丹溪之谓阳常有余，尤着重在指出情欲容易妄动，导致相火炽盛而发生病变，非指人体真阳而言。至于他在《养老论》里说的："人生至六十、七十以后，精血俱耗，百不如意，怒火易炽。"在《慈幼论》里说的："人生十六以前，血气俱盛，食物易消，故食无时。"以及在《张子和攻击注论》里说的"于是定为阴易乏，阳易亢，攻击宜详审，正气须保护"。都足以证明丹溪阳有余的提出，主要是在保护阴精，非指人身真阳之气有余，而可以肆行攻伐者。因此，他在这一主张之下，不仅很注意对阴精的滋养，而且对于脾胃的培补，亦非常重视。他认为"胃气是人之所以赖为生者也"[2]，病邪虽实，而胃气伤者，亦勿使攻击，而于临证时亦习用黄芪、人参、白术等温补中土诸品。若张景岳所谓的"阳非有余"，那便是真阳了。

（二）相火论

丹溪对相火的阐述，其主要内容，约有下列两点。

1. 相火为人身动气

火为五行之一，古人五论言生理、言病变，每每提到火的问题，丹溪仍从阳动阴静的理论中，悟出了动气即是火的道理。他说："火内阴而外阳，主乎动者也，故凡动皆属火。以名而言，形气相生，配于五行，故谓之君；以位而言，生于虚无，守位禀命，因其动而可见，故谓之相。"[3]所谓"生于虚无"，即言人体内本无可供燃烧的火，但在生理变化，或病理变化时，随时都有火的象征，这正是"因其动而可见"的征验。所谓动，即指脏腑的生活机能。这与后世薛立斋、张景岳、赵养葵等所谈的命门之火同一意义。如他说："天主生物，故恒于动，人有此生，亦恒于动，其所以恒于动，皆相火之为也。"[3]意思就是人之所以富有生命力，无不根源于相火一气的运动。

可见丹溪心目中的相火，并不神秘，不过是人体生生不息的机能活动而已。这种活动机能，虽然各脏腑都具备着，但他主要发源于肝肾，所以他说："其于人者，寄于肝、肾二部，肝属木而肾属水也。胆者肝之腑，膀胱者肾之腑，心包络者肾之配，三焦以焦言，而下焦司肝、肾之分，皆阴而下者也。天非此火，不能生物，人非此火，不能有生……肝肾之阴，悉具相火，人而同乎天也。"[3] 相火既为肝、肾二脏专司，复分属于心包络、膀胱、三焦、胆诸腑，这是丹溪综合了刘河间、张子和、李东垣诸说而提出的。后世言相火，大都以朱氏此说为理论根据。

2. 相火妄动为贼邪

相火既为生命活动机能之所系，因而它和心火一上一下，一君一相，皆为生理之常。故丹溪说："彼五火之动皆中节，相火惟有裨补造化，以为生生不息之运用耳。"[3] "动皆中节"，就是人体生理机能的运动正常，人体也就有了健全的生活力。如果反常妄动，则病变丛生，就为危害生机的贼邪了。丹溪说："相火易起，五性厥阳之火相扇，则妄动矣。火起于妄，变化莫测，无时不有，煎熬真阴，阴虚则病，阴绝则死。君火之气，经以暑与湿言之，相火之气，经以火言之，盖表其暴悍酷烈，有甚于君火者也，故曰相火元气之贼。"[3] "相火，下焦包络之火，元气之贼也。火与元气不两立，一胜则一负。"[4] 是说出于东垣，丹溪又从而述之。朱氏既言"人非此火，不能有生"，又说"相火元气之贼"，便引起了张景岳的反对。实际上他说的"人非此火，不能有生"，乃言其常；"相火元气之贼"，乃言其变。相火虽一，常变迥异。相火有常有变这一见解，景岳与丹溪是相同的，不过丹溪言变言常，都叫作相火；景岳则称其常为相火，言其变则称邪火。故《传忠录》说："凡火之贼伤人者，非君相之真火，无论在内在外，皆邪火耳。邪火可言贼，相火不可言贼。"[5] 又说："人之情欲，多有妄动，动则俱能起火，火盛致伤元气，即谓元气之贼。"[5] 可见景岳和丹溪，对于相火的学术见解，并无任何原则上的分歧，只是在名称上有所争执而已。

（三）辨证施治心法

丹溪在临证上，总结出许多独创的见解，给后世的启发很大。如他以气、血、痰、郁为纲，以六气致病为目，从而分辨标本先后、地土方宜来审病求因，这种有系统的辨证施治，突出在《金匮钩元》一书里。例如他论中风，认为东南之人，多是湿土生痰，痰生热，热生风。治疗方面主张分气虚、血虚、挟水与湿，有痰治痰为先，次宜养血行气等原则。论痛风，认为主要是由于血热而又感受风寒与湿邪，血凝气滞，经络不通所致。治宜疏散寒湿，开发腠理，其血得行，与气相和，其病自安。论疝气，认为是湿热内郁，寒气外束所致，与前代医家总以疝气为寒证者不同。论吞酸吐酸，认为由湿热郁遏，致肺胃气失降所造成。论六郁，认为诸病多生于郁，有气郁、湿郁、痰郁、热郁、血郁与食郁之不同，且制越鞠丸，通治诸郁，并为后人所广泛应用。

丹溪对邪火亢盛而阴精不足之证，惯用降火之剂，反对浪用辛燥。例如他在《丹溪心法》中说："阴虚火动难治。火郁当发，看在何经，轻者可降，重者则从其性而升之。实火可泻，黄连解毒之类。虚火可补，小便降火极速。凡气有余便是火，不足者是气虚。火急甚重者，必缓之以生甘草，兼泻兼缓，参、术亦可。人壮气实，火盛癫狂者，可用正治，或硝、黄、冰水之类。人虚火盛狂者，以生姜汤与之，若投冰水正治，立死。有补阴火即自降，炒黄柏、生地黄之类。凡火盛者，不可骤用凉药，必兼温散……阴虚证本难治，用四物汤加炒黄柏，降火补阴。龟板补阴，乃阴中之至阴也……黄连、黄芩、栀子、大黄、黄柏降火，非阴中之火不可用。生甘草缓火邪，木通下行泻小肠火。人中白泻肝火，须风露中二三年者。人中黄大凉，治疫病须多年者佳。山栀子仁，大能降火，从小便泄去，其性能屈曲下降，人所不知，亦治痞块中火邪。"可见丹溪治火的经验是十分丰富的，足补前人之所未及。从其所谓"阴虚火动难治"和"阴虚证本难治"用四物汤加炒黄柏、龟板降火补阴来看，对于阴虚的治疗，尚不及后世完备。但后世的养阴、救津、填精等法，正是受到他的影响而发展起来的。自然，滋阴降火只是丹溪论治的一个方面，其实他也善于用温补药，例如他在《格致余论·治病先观形色然后察脉问证论》篇里治义门郑兄一案，以黄芪附子汤、黄芪白术汤而愈；《痛风论》篇中治东阳傅文一案，用补血温血法治愈；《难产胞损淋沥论》篇里治徐姓妇难产胞损淋沥一证，谓"诊其脉虚甚，曰难产之由，多是气虚，难产之后，血气尤虚"，便用峻补而安。凡此都足以说明丹溪辨证的精细和施治的灵巧，实有不同于墨守一隅之见者。

综上所述，丹溪之学，在深入钻研《内经》的基础上，继承了河间、东垣等学说，又据其所处时代地方疾病的特点，提出了新的学说，丰富了祖国医学的内容。其学说的特点如下。

（1）阐明相火的生理与病理，探讨了相火对人体的重要性，并说明相火妄动之害。后世论相火者，多根据朱氏而加以发挥。

（2）在相火论的基础之上，创立了阳有余阴不足的理论，强调"养阴"在养生与治疗上的重要性，后世温病学派受他的影响甚深。

（3）丹溪临床经验丰富，在杂病方面，阐明了气、血、痰、郁等病机理，丰富了临床医学的内容，并经过他弟子们的发挥，使朱氏之学对后世内科学有深远的影响。

（四）医　　案

1. 伤寒

治一老人，饥寒作劳，患头痛恶寒发热，骨节疼，无汗，妄语时作时止。自服参苏饮取汗，汗大出而热不退。至第四日，诊其脉洪数而左甚。朱曰：此内伤证，因饥而胃虚，加以作劳，阳明虽受寒气，不可攻击，当大补其虚，俟胃气充实，必自汗而解。遂以参、芪、归、术、陈皮、甘草，加附子二片，一昼夜尽五帖。至三日，口稍干，言有次序。诸证虽解，热尚未退，乃去附，加芍药。又两日，渐思食，颇清爽，间与肉羹。又三日，汗自出，热退，脉虽不散，洪数尚存。朱谓此脉洪，当作大论，年高而误汗，以后必有虚证见，又与前药。至次日，自言病以来不更衣十三日矣，今谷道虚坐努责，进痛如痢状不堪，自欲用大黄等物。朱曰：大便非实闭，乃气因误汗而虚，不得充腹，无力可努。仍用前药，间以肉汁粥及苁蓉粥与之。翌日，浓煎椒葱汤浸下体，方大便。诊其脉仍未敛，此气血仍未复，又与前药。两日小便不通，小腹满闷，但仰卧则点滴而出。朱曰：补药未至，与前方倍加参、芪，两日小便方利。又服补药半月而安。（《古今医案按》卷一）

按：本病系内伤伤寒证。年老阴阳已不足，后感伤寒，复因大汗不解，益致阳虚，形成正虚邪盛之证。丹溪以扶正祛邪立法，并以补阳为主，乃宗东垣补中益气汤加减，补中寓以解表，并本《内经》"精不足者，补之以味"之旨，以助其阴。病程中虽症状杂见，而立法不乱，其学养功夫，于此概见。且通案未用伐阳之药，始终以补阳为主。由此可见，丹溪虽创"阳有余"之说，如逢阳虚之证，未尝不运用温补，有人认为丹溪只知养阴而不知扶阳，实属偏见。

2. 咳嗽

一男子，三十五岁，因连夜劳倦不得睡，感嗽疾，痰如黄白脓，嗽声不出。时初春大寒，医与小青龙汤四帖，觉咽喉有血腥气上逆，遂吐血线，自口中左边出一条，顷遂止。如此每一昼夜十余次，诊其脉弦大散弱，左大为甚，人倦而苦于嗽。丹溪云：此劳倦感寒，因服燥热之剂以动其血，不急治，恐成肺痿。遂与参、芪、术、归、芍、陈皮、炙甘草、生甘草、不去节麻黄，煎成，入藕汁。服两日而病减嗽止，却于前药去麻黄，又与四帖，而血证除。脉之散大未收敛，人亦倦甚，食少，遂于前药去藕汁，加黄芩、砂仁、半夏，至半月而安。(《古今医案按》卷五)

按：本病因劳倦后感寒而发，误于迭进燥热药而动血，因而内则脾阳伤而肝火亢，虚火上炎，濒于木火刑金之势；外则寒犹未解。丹溪以治内伤为主，用甘温扶脾、甘寒降火以凉血，佐以祛邪为法，病得以除。

丹溪固为"阴不足"论者，但以患者尚属壮年，虽见木火刑金之象，知阴虚非为当前之急，故亦不拘泥于滋阴之法。

3. 痢疾

陈宅仁年近七十，厚味人也，有久喘病而作止不常。新秋患痢，食大减，五七日，呕逆发呃，丹溪视脉皆大豁，众以为难。朱曰：形瘦者尚可为。以黄柏炒燥研末，陈米饭丸，小豌豆大，每服三十丸，人参、白术、茯苓三味煎浓汤下。连服三剂即愈。切不可下丁香等热药。(《古今医案按》卷三)

按：高年久喘，脉皆大豁，其为气虚可知，四君子汤为气虚而设，呕家不喜甘，故去甘草。新痢兼呃逆，而平素厚味，其有里热又可知。黄柏为热实而设，体虚病实，故补泻同用，为标本兼顾之法。参、术、苓浓煎，取其温养脏气。黄柏为丸送服，取其缓清胃肠积热，又为法中之法。体虚形瘦，为形气相得，故曰"尚可为"。

4. 阴挺

一妇人产后，有物不上如衣裙，医不能喻。翁曰：此子宫也，气血虚，故随子而下。即与黄芪、当归之剂，而加升麻举之；仍用皮工之法，以五倍子作汤洗濯，皱其皮。少选，子宫上，翁慰之曰：三年后可再生儿，无忧也，如之。（戴九灵撰《丹溪翁传》）

按：此案治法，从东垣补中益气汤悟出，五倍子禀金水清凉之性，性极收敛，用之洗濯，能使子宫收缩内敛，见效甚捷。

5. 疟疾

浦江洪宅一妇，病疟三日一发，食甚少，经不行已三月。丹溪诊之，两手脉俱无。时当腊月，议作虚寒治：以四物加附子、吴萸、神曲为丸。心疑误，次早再诊，见其梳妆无异平时，言语行步，并无怠倦，知果误矣。乃曰：经不行者，非无血也，为痰所碍而不行也。无脉者，非气血衰而脉绝，乃积痰生热，结伏其脉而不见尔。以三花神祐丸与之。旬日后，食稍进，脉渐出，但带微弦，证尚未愈。因谓胃气既全，春深经血自旺，便自可愈，不必服药。教以淡滋味、节饮食之法，半月而疟愈，经亦行。（《古今医案按》卷三）

按：观此案可知丹溪治病，殚精熟虑，辨证入微之处。腊月食少无脉，断为虚寒，人所易知；从言语举止中，断其非为虚寒而为痰积，则人所难识。虚尚未愈，而断其胃气既全，不服药可自愈，此不治之治，非胸中有真知灼见，不能语此，故辨证不可以不细。

【注释】

[1] 见《格致余论·阳有余阴不足论》。

[2] 见《格致余论·大病不守禁忌论》。

[3] 见《格致余论·相火论》。

[4] 见《内外伤辨惑论·饮食劳倦论》。

[5] 见《君火相火论》。

附一：戴思恭

戴思恭，字元礼，明，浦江人，生于公元 1324－1405 年，少时，随父垚从学于朱丹溪，最得其传。父早卒，思恭则以医鸣于浙。洪武间，征为御医，官至太医院使。著有《证治要诀》《证治要诀类方》及《推求师意》等书。

思恭在朱丹溪学术思想指导下，往往能透过师承而加以发明。丹溪对杂病的辨证施治，全在气、血、痰、郁，其中尤以痰、郁为重点。故戴氏除对丹溪《阳有余阴不足论》有所阐述以外，在痰、郁方面，亦作了进一步的发挥，兹将其主要论点分述于下。

（一）阳气易亢阴血易乏论

戴氏认为气血的泉源，虽同出于中焦脾胃，但由于二者的属性不同，功能各异，故气血盛衰的情况，也不一样。

气属阳，阳主动，动而中节，方能周流全身，循环无已，外则护卫体表，内则温养脏腑百节。而气之所以能周流不息，无微不至，实有赖于肺气之不断敷布，故曰肺主气而主治节。然气动太过，可以导致乖戾失常，使清者变浊，行者留止，甚或一反顺降之势而变生冲逆之象，证如喘躁、惊骇、狂越、痈疽、疮疹之类无不随之以起。戴氏以为凡此种种，虽曰病起气行失节，实当归咎于气机的火化，所以他说："悍卫冲和不息之谓气，扰乱妄动变常之谓火。"[1]说明火与气，原属一家，因其常变之不同而分化为二。常则为气，足以化生万物，变则为火，足以败乱生机。因此，戴氏在医学上非常加意于火之一字，他说："火之为病，其害甚大，其变甚速，其势甚彰，其死甚暴。"[2]他并认为火除君相而外，无脏不有，即五志遽发、七情交攻，均足以引起脏气的火化，如："大怒则火起于肝，醉饱则火起于胃，房劳则火起于肾，悲哀动中则火起于肺，心为君主，自焚则死。"[2]正因五脏五志都有火化之候，所以在治疗上也就不能不区别所属，进行处理。然其中复有虚实之分，如黄连泻心火，黄芩泻肺火，芍药泻脾火，柴胡泻肝火，知母泻肾火，都是苦寒直折有余之火的治疗方法。若遇虚火，则不能直折，不能水灭，又当各顺脏气特性而施治之：如饮食劳倦，内伤脾胃元气而火动者，宜甘温之剂以除之；如阴微阳强而相火炽盛者，宜甘寒之剂以降之；若心火亢极郁热内实者，仍可用咸冷之剂以折之；若肾水受伤而火失其守者，宜壮水之剂以制之；若右肾命门火衰而阳越于外者，宜温热之剂以济之；若胃虚过食冷物而火郁于土中者，宜假升散之剂以发之[2]。戴氏认为治火而能做到审证求因，按因施治，方可避免实实虚虚之祸。

血属阴，阴主静，静而有守，方能和调于五脏，洒陈于六腑，约束于血脉之中。而营血之所以能营遍内外，亦必有赖于心为之主，肝为之藏，脾为之裹，肺为之布，以及肾为之施泄。故目得之而能视，耳得之而能听，手得之而能摄，掌得之而能握，足得之而能步，脏得之而能液，腑得之而能气。[3]总之，不论言、视、动、听，都需营血的支助，才能维持其正常的活动。戴氏认为人在气交之中，常多动而少静，故阳气最易滋长，阴血最易被耗。所谓"阳道常饶，阴道常乏，阳常有余，阴常不足"的道理，即在于此。况人生"年十四而经行，至四十九而经断，可见阴血之难成易亏如此"[3]。若阴血既亏，复受阳扰，此实百病变生之由，如"妄行于上则吐衄，衰竭于外则虚劳，妄返于下则便红，积热则膀胱癃闭溺血，渗透肠间则为肠风，阴虚阳搏则为崩中，湿蒸热瘀则为滞下，热极腐化则为脓血，火极似水，血色紫黑，热盛于阴，发为疮疡，湿滞于血则为痛痒瘾疹，皮肤则为冷痹，蓄之在上则人喜忘，蓄之在下则为喜狂"[3]。戴氏认为治血必用血属之药，宜以四物汤为主，而随证加减，亦可应变无穷。

据此可知，戴氏在继承丹溪《阳有余阴不足》和《相火论》的基础上，对气血盛衰的阐述，颇有其独到的见解。这对后来汪机治病独重气血的思想，也有一定的影响。

（二）对郁证痰证的发挥

1. 郁病

丹溪说："气血冲和，万病不生，一有怫郁，诸病生焉。故人身诸病，多生于郁。"戴氏在这一理论基础上，结合临证经验，做了更深刻的叙述。他说："郁者，结聚而不得发越也。当升者不得升，当降者不得降，当变化者不得变化也。此为传化失常，六郁之病见矣。气郁者，胸胁痛，脉沉涩。湿郁者，周身走痛，或关节痛，遇阴寒则发，脉沉细；痰郁者，动则喘，寸口脉沉滑，热郁者，瞀闷，小便赤，脉沉数。血郁者，四肢无力，能食，便红，脉沉。食郁者，嗳酸，腹饱不能食，人迎脉平和，气口脉紧盛者是也。"[4]他就这样把六郁的主证和脉象，分辨得了如指掌。至于致郁的病机和治疗，他发挥得更为深透。他认为六郁发病，多在中焦，中焦为脾胃所属，心肺在上，肾肝在下。胃是水谷之海，五脏六腑都禀承胃气以资其生。凡六淫七情，劳役妄动，上下所属脏气出现了虚实克胜的变化，通过中部，中气必受影响，于是四脏一有不平，中气必为之先郁；但亦有饮食失节，停痰积饮，寒湿不通，由于脾胃自受的。因为郁在中焦的居多，用药大法，就宜升降兼施。苍术，是阳明药，气味雄壮辛烈，强胃健脾，开发水谷气，其功最大。香附，是阴血中快气药，下气最速，两者配合，一升一降，即足以散其郁。抚芎，手足厥阴药，直达三焦，使生发之气上至头目下抵血海，疏通阴阳，调和气血，不独开发中焦，并能使胃行气于三阳，脾行气于三阴，脾胃有了水谷之气灌输，那末，三阴三阳各脏腑受到燥金郁阻的，可因胃气之资而得通；天真之气不达的，也可因之而得伸。苍术尤能径入诸经，疏泄阳明之湿。凡此种种，皆为临床之所因循者。他还说："郁乃燥之别名，属肺金之化，治郁之法，有中外四气之异。在表者汗之。在内者下之。兼风者散之。微热者寒以和之，热甚者泻阳救水，养液润燥，补其已衰之阴。兼湿者审其湿之太过不及，犹土之旱涝也。寒湿之胜，则以苦燥之，以辛温之；不及而燥热者，则以辛温之，以寒调之。大抵须得仲景治法之要，各守其经气而勿违。"[5]对郁病的辨证施治，能够像他这样地进行详细推求，在历代医家中还是不多的。

2. 痰饮

丹溪说："凡治痰，用利药过多，致脾气下虚，则痰易生而多。"其意即谓治痰过用渗利之药，影响脾的运化，反易生痰。思恭则说："窃谓痰饮之先有生于脾胃，有生于六经，所起不同，若谓感邪与为病之形证则一也。至于治之，必先从其邪之所起，而后及于病之所止。"[5]这把痰饮的病机、病因以及证治，做出了极精当的概括。他还分析说："饮凡有六：悬、溢、支、痰、伏、留，痰饮特六饮之一耳。人病此而止曰痰饮者，盖停既久，未有不为痰，多因气道闭塞，津液不通。故善治痰者，不治痰而治气，气顺则一身之津液亦随气而顺矣。病痰饮而变生诸证，不当为诸证所牵掣，妄言作名，宜以治饮为先，饮消则诸证自愈。"[6]这对于痰饮的病理变化及其治疗，既能穷其本源，挈其纲领，亦能分析入微，是值得学习的。

总之，思恭传丹溪之学，都是在继承的基础上加以发扬，虽曰述而不作，却亦探微得要。故其《证治要诀》一书，十二门，一百余证，提纲挈领，条理井然；《证治类方》四卷，能够起到相辅相成的作用。胡滢说："味其论断，出新意于法度之中，推测病源，著奇见于理趣之极，观其随病加减之妙，不独药之咸精，抑亦治疗之有据，诚医门之准绳也。"[7]这个评价，并不过誉。

（三）医　　案

1. 郁证

姑苏朱子明之妇，病长号数十声，暂止复如前，人以为厉所凭，莫能疗。戴曰："此郁病也。痰闭于上，火郁于下，故长号则气少舒。经曰火郁发之是也。"遂用重剂涌之，吐痰如胶者数升，乃愈。（《续名医类案卷二十一·哭笑》）

按：《素问·至真要大论》云："燥淫所胜，则病善太息。"《阴阳应象大论》称肝之病，于声为呼。盖金旺克木，木郁不达使然。今用涌痰之剂，痰去则肺清而不制肝；肝无所制，则遂其生发之性，而无所郁闭，则火发木达，病自愈矣。

2. 恶寒（痰、火郁）

松江诸仲文，盛夏畏寒，常御重纩，饮食必令极热始下咽，微温即吐。他医投以胡椒煮伏雌之法，日啖鸡者三，病更剧。戴曰："脉数而大且不弱。刘守真云火极似水，此之谓也。椒发三阴之火，鸡能助痰，只益其病耳。"

乃以大承气汤下之，昼夜二十余度，顿减纩之半。后以黄连导痰汤[8]加竹沥饮之，竟瘳。（《续名医类案·卷六·恶寒》）

按：本证初为盛夏畏寒，重棉不温，饮食稍冷即吐，一似沉寒痼冷之证，迨服胡椒煮伏雌，病更加剧，且脉数大而不弱，则内实有热可知。戴氏以大承气汤下之，竟减重纩之半，火极似水之象已明，颇与"热深厥深"之义同。痰火过郁，阳热不能宣于外也，故复用黄连导痰汤加竹沥，以去痰火之郁而得愈。

【注释】

[1] 见《金匮钩玄·气属阳动作火论》。

[2] 见《金匮钩玄·火岂君相五志俱有论》。

[3] 参《金匮钩玄·血属阴难成易亏论》。

[4] 见《金匮钩玄·六郁》。

[5] 见《推求师意》卷下。

[6] 见《证治要诀》卷六。

[7] 见《证治要诀类方·序》。

[8] 黄连导痰汤即《济生方》导痰汤（半夏、天南星、广橘红、枳实、赤茯苓、炙甘草、生姜）加黄连。

附二：王　履

王履，字安道，元末江苏昆山县人，约生于公元 1332－1391 年。他是朱震亨的弟子，著有《医经溯洄集》。对《内经》《难经》《伤寒论》中的某些问题，都有新的见解，兹分述于下。

（一）对《内经》"亢害承制"和"四气发病"的阐述

《素问·六微旨大论》阐发五运六气的生化关系，着重在"亢则害、承乃制"。这种一常一变的运动变化，从王太仆到刘河间，已经做了一定的发挥，迨王履则解说得更切实，他说："亢则害、承乃制二句……言有制之常与无制之变也。承，犹随也……有防之之义存焉。亢者过极也，害者害物也，制者克胜之也。然所承也，其不亢，则随之而已，故虽承而不见；既亢，则克胜以平之，承斯见矣……盖造化之常，不能以无亢，亦不能以无制焉耳。"
亢为气之甚，承所以防其甚，如木甚则为风，火甚则为热，不甚便无风无热，
而失去了木、火的作用。当其甚而未至于过极，则制木之金和制火之水，仅
随之而已。至其甚而过极，金气便起而制木，水气便起而制火，以维持其平，
这些都是正常的生化现象。相反，或木火之气不能甚，或甚而过极，金水之
气不能制，是为生化反常的现象。所谓"不能以无亢，亦不能以无制"，这
实为精深的体会，难怪张景岳在这问题上亦很佩服他。

　　《素问·生气通天论》和《阴阳应象大论》阐发四气所伤，一再提出春
伤风则夏病泄，夏伤暑则秋病疟，秋伤湿则冬病咳，冬伤寒则春病温。历代
注家都是以四气之因，从而说明所以致病之理。惟王履认为这是不符合临床
事实的，应该是从现有的病以逆料其病原。所以他说："夫洞泄也，痎疟也，
咳与痿厥也，温病也，皆是因其发动之时，形诊昭著，乃逆推之，而知其昔
日致病之原，为伤风、伤暑、伤湿、伤寒耳，非是初受伤之时，能预定其今
日必为此病也。且夫伤于四气，有当时发病者，有过时发病者，有久而后发
病者，有过时久自消散而不成病者，何哉？盖由邪气之传变聚散不常，及正
气之虚实不等故也。且以伤风言之，其当时而发，则为恶风、发热、头痛、
自汗、咳嗽喘促等病。其过时与久而发，则为疠风、热中、寒中、偏枯、五
脏之风等病。是则洞泄、飧泄者，乃过时而发之中之一病耳。因洞泄、飧泄
之病生，以形诊推之，则知其为春伤风，藏蓄不散而致此也。苟洞泄、飧泄
之病未生，孰能知其已伤风于前，将发病于后耶？假如过时之久自消散而不
成病者，人亦能知乎？夏伤暑为痎疟，冬伤寒为温病，意亦类此。但秋伤湿，
上逆为咳嗽、为痿厥，其因病知原则与三者同，其令行于时则与三者异。"
据形诊以求病因，这是临证必然之事，亦即所谓"治病必求于本"。从现在
的形证，推测既往的病原，考虑将来的演变，便须从病邪的聚散，正气的虚
实，体质的强弱，时令太过不及等方面，结合起来研究，可以断其然，而不
能断定其必然。临证如此，读医书更应如此。《内经》四气所伤之说，虽有
其很大的可能性，但究非必然之事，王氏根据临床实践，做此平易解说，经
旨自明而毫无穿凿之弊，给后人研究古代医经的启发不小，洵有卓识。

（二）对《难经》阴阳虚实补泻的发挥

　　《难经·五十八难》说："伤寒阳虚阴盛，汗出而愈，下之即死；阳盛阴虚，汗出而死，下之而愈。"后人多不得其解，如《外台秘要》以阴阳指表里言，《伤寒微旨》以阴阳指尺寸脉言，丁德用注以阴阳指六气病六经言，都不能令人满意。惟王氏认为寒邪外客，是为阴盛阳虚；热邪内炽，是为阳盛阴虚。表阳虚于外而遭受寒邪，便助卫阳以解表，一汗而愈，下之适足以引邪入里，所以表邪攻里为大忌。阳热盛于内，势必伤及阴津，下其阳热，适足以保存阴津，故热盛于里，下不可缓，汗之将反助热益炽，所以里热无表证的，汗法大忌。他以阴阳之盛者指病邪言，阴阳之虚者指表里精气言，平正通达，临证可验，不费辞而理益彰。

　　《难经·七十五难》说："东方实，西方虚；泻南方，补北方。东方肝也，则知肝实；西方肺也，则知肺虚。南方火，火者木之子也；北方水，水者木之母也。水胜火，子能令母实，母能令子虚，故泻火补水，欲令金不得平木也。"后世解《难经》的，都没有很好地把这虚实补泻精义畅发出来。独王氏认为火乃木之子，子火既助母本而致肝气亢实，只有补水泻火，使水能胜火，则火势退而木气衰，这就是母能虚子之义。所谓虚，即抑其太过而使之衰也。这在临证时，多属于阴虚火旺一类疾病。补水泻火之法，表面虽没有益金，实则火退则金不受克而制木，土又不受克而生金，因此虽不补金而金自受益。所谓"不治之治"的效验，往往如此。王氏临证经验的成熟，有一定的理论指导，亦于此可征。

（三）对《伤寒论》立法的见解

　　王氏谓：张仲景所著《伤寒论》，全书大法，都是为伤寒病而设。惟仲景治伤寒之法，既可借以治暑温，亦可借以治其他杂病。但是借伤寒之法以治他病，不等于说《伤寒论》里暑温诸病无所不包。所谓法，即指其辨识阴阳表里寒热虚实而言，非限于麻黄、桂枝诸汤方也。王氏指出这一点很关紧要，是值得思考的。不然，便很难灵活地运用伤寒大法。

研究《伤寒论》的，自宋以降，一般都说《伤寒论》中有"三百九十七法，一百一十三方"，但从未有人核究三百九十七法的论据。惟王氏遍查"林本""成本""坊本"，以及"钤法"诸种《伤寒论》，发现这个数字不多便少，全不可靠；遂指出这种计数的说法，于理不通。因仲景书至叔和时已多散落，虽经叔和搜集撰次，终不能恢复其原有面目，那末，至宋代又根据什么来说仲景的全法是三百九十七呢？于是他便从现存条文中，将有方法而又不重复的，选得二百三十八条，名曰二百三十八治；并说："若以法言，则仲景一书无非法也，岂独有方者然后为法哉？"这种不泥古、不盲从，实事求是的态度，是非常可贵的。

成无己注《伤寒论》中的"厥逆"证说："四逆者，四肢不温也。厥者，手足冷也。"不温与冷，无所区分，证于临床，尤无深义。王氏则谓厥逆二字，在论中往往互言，未尝分做逆为不温，厥为冷。惟四肢与手足却有所分，其以四字加于逆字之上的，是通指手足臂胫以上言；其以手足二字加于厥逆、厥冷之上，及无手足二字的，是独指手足言。厥逆虽为寒冷，但却有阴证阳证的不同。热极而厥逆的，为阳极似阴；寒极而成厥逆的，为独阴无阳。四肢通冷，其病为重；手足独冷，其病为轻。如此解释，对于辨证则大有裨益，较之成氏更为细致。

以上虽为举例而言，但已足以看出王氏治学既不好高骛远，又能以临证实践为准则，不尚空谈，却能把前人的精义从平易中阐发出来。《四库全书提要》称王氏"实能贯彻源流，非漫为大言以夸世者"。确为持平之论。

附三：汪　　机

汪机，字省之，明，安徽祁门人，世居祁门之石山，人亦称之为汪石山，生于公元 1463－1539 年。其医学继承于朱丹溪，主要著作有《石山医案》《痘治理辨》《外科理例》《针灸问对》《运气易览》等书。《石山医案》是代表作。

汪氏的医学思想，是以调补气血为主导的。他认为人体各经分受气血，有多少的不同，有的气多血少，有的血少气多；倘或更伤于邪，气血便不免各有损益，而不能维持脏腑的平衡。《内经》说的"阴不足者，补之以味，阳不足者，温之以气"[1]，阴不足即是血不足，阳不足即是气不足。补阴以益血，温阳以养气，使其气血调和，无所偏倚，则邪不为害。如果不权衡其阴虚阳虚的轻重而兼治之，必将陷于一偏，而招致无穷之患。

汪氏于调补气血这一思想主导下，却又偏重于气的调理。他认为阳气卫于外，阴气守于中；阳主动，阴主静。如果阳气动于外而发泄过甚，势必导致外虚，邪便因之而入。所以人体的安危，往往系于阳气的虚实。《内经》说"阴精所奉其人寿，阳精所降其人夭"，亦即是说阳气发泄而不藏则夭，阴气收敛而固密则寿，是人的寿夭，亦关系乎阳气的存亡。兼之人在日常生活中，劳则气耗，悲则气消，恐则气下，怒则气上，思则气结，喜则气缓，凡此种种，均足以损耗人的阳气，如不着意调养它，便不能维持人体日常活动的需要。

但汪氏对气的概念，与一般所说的略有不同，他主要是指营中之气而言。他认为人体有卫气和营气的区别，分而言之，卫气为阳，营气为阴；合而言之，如果营阴不能禀承卫气之阳，便不能营昼夜，利关节。古人在营字下加一气字，可见卫固为阳，营亦属阳。阳固然是此气，阴亦何尝不是此气。阴中有阳，阳中有阴，是阴阳本同一气，若固执地以营为卫之配，营属于纯阴，则孤阴不长，便不能营养于脏腑了。所以，营实兼血气而言。《灵枢》说气之"清者为营，浊者为卫"，可见无论为营为卫，皆为一气之所化。

汪氏本是传丹溪之学的，他却避开了丹溪的《相火论》，认为丹溪的阳有余，是言气有余，气既有余，自无补的必要。但是他又是一个倡言补气的人，因而他便强调丹溪说的阳有余是指卫气而言，阴不足是指营气言。而他所倡言的补气，系补营气而非补卫气。所以他说："卫气固无待于补，而营之气亦谓之阳，此气或虚或盈，虚而不补，则气愈虚怯矣。"[1]这样便可避免和阳有余之说发生矛盾了。他的学生程廷彝更把这一论点做了进一步的阐述，说："补营之气，即补营也，营者阴血也。丹溪曰人身之虚皆阴虚者，此也。"[2]这样一说，不仅和丹溪的《阳有余阴不足论》没有矛盾，相反的，不论在理论上和治疗上都取得合拍了。

汪氏补气之法，习用人参、黄芪。他说："经曰，阴不足者，补之以味。参、芪味甘，甘能生血，非补阴而何？又曰：阳不足者，温之以气，参、芪气温，又能补阳。可见参、芪不惟补阳，而亦补阴。"[1]并认为营气卫气，皆借脾胃水谷而生，脾胃喜温而恶寒，脾胃有伤，非借甘温之气不能补。参、芪味甘性温，为补脾胃圣药，脾胃无伤，营卫便有所资，元气有所助，邪就可以不治自除了。从他学生程廷彝的记载，并结合其医案来看，汪氏使用参、芪的效果是不坏的。程说："余幸受业于石山汪先生，见其所治之病，多用参、芪。盖以其病已尝遍试诸医，历尝诸药，非发散之过，则降泄之多；非伤于刚燥，则损于柔润；胃气之存也，几希矣。而先生最后至，不得不用参、芪以救其胃气，实出于不得已也，非性偏也。其调元固本之几，节宣监佐之妙，又非庸辈可以测识。是以往往得收奇效全功，而人获更生者，率多以此。或者乃谓其不问何病，而专以参、芪为剂，是不知先生也。"[2]可见汪氏的用参、芪，并不是完全出于偏好，实有适应之证可凭，所以疗效卓著。

总之，汪氏继承了丹溪之学而不囿于丹溪，在临床上又善用补气之法，他的遣用参、芪，极为纯熟，这也是他在学术上的重要成就。

医　　案

1. 痞满

一人年逾三十，形瘦苍白，病食则胸膈痞闷，汗多，手肘汗出尤多，四肢倦怠或麻，晚食若迟，来早必泄。初取其脉，浮软近快，两关脉乃略大。余曰：此脾虚不足也。彼曰：已服参术膏，胸膈亦觉痞闷，恐病不宜于参、芪耶？余曰：膏则稠黏，难以行散故也。改用汤剂，痞或愈乎。今用参、芪各二钱，白术钱半，归身八分，枳实、厚朴、甘草各五分，麦门冬一钱，煎服一帖。上觉胸痞，下觉矢气，彼疑参、芪使然。余曰：非也。若参、芪使然，只当胸痞，不当矢气，恐由脾胃过虚，莫当枳、朴之耗耶。宜除枳、朴，加陈皮六分，再服一帖。顿觉胸痞宽，矢气除，精神爽恺，脉皆软缓不大，亦不快矣。可见脾胃虚者，枳、朴俱散，用为佐使，即有参、芪、归、术为之君，尚不能制，然则医之用药，可不慎哉。(《石山医案》卷中)

按：此证确属脾虚不能运化，故食则胸膈痞闷，自宜参、芪、白术之类补脾。然前医已用过参芪膏而痞闷不除，在一般人的见解，势必怀疑参、术补脾之不当，应改予宽胸理气之剂。而汪氏辨证认定参、术不误，只是膏滋稠黏，难以行散之故。遂改服汤剂加枳、朴行气之品。迨服后，上觉胸痞，下觉矢气，而汪氏非但不疑参、芪之不当，反咎枳、朴之泄气，以为脾胃过虚所致；又改用陈皮以健脾和中，痞满乃除。汪氏运用参、芪的经验，竟纯熟如此。

2. 血热腹痛

一妇瘦小，年二十余，经水紫色，或前或后，临行腹痛，恶寒喜热，或时感寒，腹亦作痛。脉皆细濡近滑，两尺重按略洪而滑。余曰：血热也。或谓恶寒如此，何得谓热？曰：此热极似寒也。遂用黄连（酒煮）四两，香附、归身尾各二两，五灵脂一两，为末粥丸，空腹吞之，病退。（《石山医案》卷中）

按：经水紫色或前或后，而经行腹痛，似属于实，兼恶寒喜热，或感寒则腹亦痛，象是血分有寒的病，但寒实病脉必沉实而迟，而此案之脉则细濡而滑，特别是两尺重按反见洪滑，是寒证所没有的脉象。这和《伤寒论》所说的"脉滑而厥者里有热也"的病机大致相同，所以汪氏断为热极似寒的病变。并根据《素问》"血实宜决之"的治法，用黄连泄热为君，香附、当归调其气血，又用五灵脂引药直达病所，以达到清热祛邪的目的。本案的诊断和治疗都较精审，足以启示后学。

3. 阳虚腹痛

一孺人年近五十，病腹痛，初从右手指冷起，渐上至头，则头如冷水浇灌，而腹痛大作，痛则遍身大热，热退则痛亦止，或过食或不食皆痛，每常或一岁一发，近来二三日一发，远不过六七日。医用四物加柴胡、香附，不应；更医用四君、木香、槟榔，亦不效。余诊脉皆微弱，似有似无，或一二至一止，或三五至一止，乃阳气大虚也。以独参五钱，陈皮七分，煎服十余帖而愈。夫四肢者诸阳之末，头者诸阳之会。经曰："阳虚则恶寒。"又曰："一胜则一负。"阳虚阴往乘之则发寒，阴虚阳往乘之则发热。今指梢逆冷，上至于头，则阳负阴胜可知矣。阳负则不能健运而痛大作，痛作而复热者，物极则反也。及其阴阳气衰，两不相争则热歇，而痛亦息矣。况脾胃多气多血经也，气能生血，气不足则血亦不足，故用独参汤服，而数年之痛遂愈矣。

（《石山医案》卷下）

按：此案的关键在于脉微弱和过食、不食均痛。《伤寒论》说："脾胃气弱，不能消谷，脉微弱者，此无阳也。"过食则痛，是脾虚不能消谷以营运气血所致；不食亦痛，是脾虚无谷以营运气血所致。本案之妙，全在用药，用独参汤稍佐陈皮，于大补气之中兼以行气；药仅两味，正如《素问》所谓"远而奇偶，制大其服，大则数少，少则二之"是也。

【注释】

[1] 见《石山医案·营卫论》，语出《素问·阴阳应象大论》，本作"形不足者，温之以气；精不足者，补之以味"。

[2] 见《石山医案·病用参芪论》。

一三、滑　　寿

滑寿，字伯仁，晚号樱宁生，许昌人，生于元大德明洪武间（1304 — 1386[1]），客居仪真，从京口王居中习医，后又学针法于东平高洞阳。因此，滑寿不仅长于审证治药，且对针灸亦有很高的修养。生平著作甚多，惜已散佚过半，目前尚可得见的，有《读素问钞》三卷、《难经本义》二卷、《诊家枢要》一卷、《十四经发挥》三卷。

（一）学术渊源和治学方法

滑氏以为"天下之事，循其故则其道立，浚其源则其流长"[2]，而医学之源，则出于岐黄，故历代医学家，凡在学术上有所成就的，没有不循故岐黄而溯源于《素问》《灵枢》的。至于《难经》八十一篇，是越人"本《素问》《灵枢》之旨，设为问答，以释疑义。其间营卫度数、尺寸部位、阴阳王相、脏腑内外、脉法病能，与夫经络流注、针刺俞穴，莫不该尽"，足以"扩前圣而启后贤"[2]，因而它又是学者升阶岐黄堂奥的必读著作。惟诸书辞简义赜，兼之年久月深，其间脱简衍文，在所难免，对于读者探微索奥，自是不无障碍。所以他的主张是：凡读古人之书，必须首先掌握其纲领性和系统性，然后进行钻研，才能取得事半功倍的捷效。例如，他的《读素问钞》，就是将《素问》的主要内容，分成脏象、经度、脉候、病能、摄生、论治、色脉、针刺、阴阳、标本、运气、汇萃等十二大类而进行研究的；他的《难经本义》，是从《难经》源本《内经》的角度出发，将篇首备列"经言"二字的各条，一一考之于《素问》《灵枢》以探其源，其有无可考者，他认为若非越人时别有古《医经》的存在，便是《内经》在流传过程中的脱简；又如他的《诊家枢要》，虽有浮、沉、迟、数、虚、实、洪、微、弦、缓、滑、涩、长、短、大、小、紧、弱、动、伏、促、结、芤、革、濡、牢、疾、细、代、散三十脉的区分，然要而言之，诊家宗法终不离浮沉、迟数、虚实、洪微、弦紧、滑涩、长短、大小十六种阴阳对待的脉象。滑氏这种溯本穷源与提纲挈领相结合的治学方法，不仅是他本身取得学术成就的有力保证，而且这些著作，至今仍被人们看作是研究祖国医学的重要参考文献。

（二）对经络和经穴的发挥

滑氏认为人乃血气之属，饮食起居，苟有不慎，必难免于病。疾病感人，或从外入，或从内出，或大或小，或为是动，或为所生，皆不离于五脏六腑、手足阴阳，故医者才能借以审证求因，据因施治，视病之于是而入者，必使之于是而出。然古人治病，采用汤液醪醴者甚少，而大部依靠灸刺经隧孔穴，以驱去其所苦。试观《内经》所载药饵疗法，仅占十之一二，其论针灸法者，常占十之八九，可以窥其针灸疗效之一斑。但自方药盛行之后，非但针灸之道，渐次不被一般医家所重视，即经络经穴，亦随针灸一科的颓废而为人所不齿。滑氏则以为经络不明，便不知邪之所在，孔穴不分，更何以求针法之动中机会。黄帝岐伯之所以"斤斤问答，明经络之始末，相孔穴之分寸，探幽摘邃，布在方册，亦欲使天下之为治者，视天下之疾，有以究其七情六淫之所自，及有以察夫某为某经之陷下也。某为某经之虚若实，可补泻也。某为某经之表里，可汗可下也。针之，灸之，药之，饵之，无施不可，俾免夫顑颔呻吟，抑已备矣"[3]。滑氏有鉴于此，乃采集《灵枢》之《经脉篇》《本轮篇》，以及《素问·骨空论》等篇有关资料，汇成《十四经发挥》一书。其于十二经之所列次第，阴阳之往来，经脉之终始，气血之流注，经络之交会，身形之名物，分部之尺寸，既用绘图以示意，又有注释以析义。余如经穴之分布，缀有韵语，分列于每篇之首；孔穴分寸，以及难字音义，均有详明注释，附录于各条之末。其纲目之张举，足为学者出入之向导。正如盛应阳氏说："为之图，为之注，为之歌以发挥之，周悉详尽，曲畅旁通，后之医者，可披卷而得焉。"[4]

此外，滑氏认为，人之气血常行十二经脉，诸经满溢，则流入奇经，故人之有奇经，譬犹设置沟渠，以备旱潦，方无干涸滥溢之患；则奇经八脉，亦为医者所不可不明。因而他又杂取《素问》《难经》《甲乙经》《圣济总录》诸书的资料，合为一卷，置于本书之末；其于诸脉循行径路，生理功能，病理变化，都做了专门的论述。滑氏这一整理工作，也给后世探讨奇经八脉，带来不少方便。不过必须说明，滑氏之重视八脉，尤其着重在任督二脉。他以为"人身之有任督，犹天地之有子午也。人身之任督以腹背言，天地之子午以南北言，可以分，可以合者也。分之于以见阴阳之不杂，合之于以见浑沦之无间，一而二，二而一者也。"[5]说明任脉为阴脉之海，人之脉络，周流于诸阴之分，而任为之总任；督脉为阳脉之海，人之脉络，周流于诸阳之分，而督为之都纲，故分而言之，有腹背阴阳之异。然任督同起于会阴，上会于龈交，阴阳相贯，如环无端，这样就能够保持人身阴阳的无所偏胜，故合而言之，仍然浑沦于太极一体之内。不仅如此，他还认为"任督二脉之直行者，为腹背中行诸穴所系""其余如冲、带、维、跷所经之穴，实则寄于诸经之间尔，诚难与督任二脉之灼然行腹背者比"[5]。所以他独取任督二脉，附于十二经后以成十四之数。

滑氏发挥十四经的主要特点，尤在论经脉而不舍腧穴，论腧穴而仍不离经脉。这种经与穴密切结合的论述方法，对于发展针灸学科来说，是有着很大帮助的。其所著《十四经发挥》一书，影响所及，实不止局限于国内，即远在日本，亦都视作"习医之根本"，而为"举世所传诵"的读物。[6]其中所考正的经穴图，更是近世有些针灸书籍上所广泛采用的蓝本。所以承淡安说："滑伯仁先生论而发挥其旨，针灸得盛行于元代，此滑氏之功也。厥后此书中国散佚，故针灸之学，几随之而湮没不彰；流传于日本，彼邦之针灸又盛兴。此非书之瑰宝，有以致之欤？"[7]不过，由于滑氏之书，多为述而不作，亦是其美中不足处。

（三）医　　案

1. 亡阳多汗

一人，七月内病发热，或令其服小柴胡汤必二十六剂乃安，如其言服之，未尽二剂，已升发太过，而多汗亡阳矣。遂致恶寒甚热，肉瞤筋惕，乃请伯仁诊视。候其脉细欲绝，曰："此升发太过，多汗亡阳也。恶寒甚者，表虚极也；肉瞤筋惕者，里虚极也。"以真武汤，进七八服而愈。（《十四经发挥·滑氏传后叙》）

2. 伤暑多汗

临安沈君彰，自汗如雨不止，面赤身热，口燥心烦，居楼中，当盛暑，帷幕周密，自云："至虚亡阳，服术、附药已数剂。"伯仁诊其脉虚而洪数，视其舌上苔黄，曰："前药误矣，轻病重视，医者死之！《素问》曰：先岁气，毋伐天和。术、附之热，其可轻用以犯时令耶？又曰：脉虚身热，得之伤暑。暑家本多汗，加以刚剂，脉洪数则病益甚。"悉令撤幔开窗。初亦难之，少顷渐觉清爽。为制黄连、人参白虎等汤，三进而汗止大半。诸证稍解，又兼以既济汤[8]。渴，用冰水调天水散。服七日而病悉去。后遍发疡疹，更服防风通圣散，乃已。（《十四经发挥·滑氏传后叙》）

按：上列二案，虽同属夏月外感多汗之证，但由于感邪不同，药误有异，致呈两个完全不同的病理机变。前者是寒伤表阳，复因升发太过而导致真阳外越；后者是暑伤元气，复因妄投温药而造成暑热内伏。前者是外热内寒的真寒假热证，后者是外寒内热的真热假寒证。真寒假热，当挽回将脱之孤阳为急务，故不避岁气而犹进真武；真热假寒，当以清解内伏之郁热为要着，故可从天和而合用白虎。最后遍发疡疹者，乃炉烟未熄，将有复燃之象，滑氏不拘病后正虚，更假防风通圣散双解表里未尽之邪，竟获全功。观其机动灵活，不执成见的审证用药方法，若无丰富临证经验，很难达到如此境地。

3. 寒疝

一妇病寒疝，自脐下上至心皆胀满攻痛，而胁痛尤甚，呕吐烦满，不进饮食。伯仁诊之，其脉两手沉结不调，乃曰："此寒在下焦，宜亟攻其下，无攻其上。"为灸章门、气海、中脘，内服延胡、桂、椒，佐以茴、木诸香，茯苓、青皮等，十日一服温利丸药，果得桴鼓效。此岂非所谓聚而散之者耶？（《十四经发挥·滑氏传后叙》）

按：寒疝之证，有少阴、厥阴之分。寒客足少阴肾经，痛多发在脐腹，即《金匮》所谓绕脐腹痛者是。寒客足厥阴肝经，痛多发在少腹两旁，或冲或坠，殊无定型。本案"自脐下上至心皆胀满攻痛"，是邪聚少阴而有上迫胃脘之势。少腹两侧虽不作痛，但从胁痛尤甚、冲逆呕吐等症看来，厥阴肝经亦不免遭受其累。故滑氏不论内治外治，都未放弃肝肾并治的原则。在外治上，既灸章门，又灸气海。前者除肝经之寒，后者壮命门之火（肾阳），更灸中脘以散胃脘之阴凝。在内治上，既用延胡、青皮、木香，又用桂、椒、茴香、茯苓。前者疏调肝经之气郁，后者温运肾经之沉寒，间服温利丸药，以宣行中下焦之停滞。此证之所以能取得卓效，实与滑氏重视经穴和针灸的诊治方法，不能分开。

【注释】

［1］据《滑寿对祖国医学的贡献》一文中所载（1962 年 9 月出版的《浙江中医杂志》第六卷第二号）。

［2］见《难经本义·自序》。

［3］见《十四经发挥·自序》。

［4］见《新刊十四经络发挥·盛序》。

［5］见《十四经发挥·十四经脉气所发篇·任脉》。

［6］见《重刊古本十四经发挥·张序》。

［7］见《校注十四经发挥·自序》。

［8］既济汤：即竹叶石膏汤加附子。

一四、薛　己

薛己，字新甫，号立斋，明，吴县人，生于公元 1488 — 1558 年[1]。父铠，官太医院医士，以儿科见长。己幼承家学，初为疡医，后以内科驰名。正德时选为御医，擢太医院判，嘉靖时迁太医院使，中年告归，肆力于著述。所著有《内科摘要》《外科枢要》《女科撮要》《保婴粹要》《正体类要》《疠疡机要》《口齿类要》等。校注有陈自明的《妇人良方》及《外科精要》，钱乙的《小儿药证直诀》，王纶的《明医杂著》，陈文中的《小儿痘疹方论》，倪维德的《原机启微》，朱震亨的《平治会萃》，以及父铠所著的《保婴撮要》诸书。

薛氏以岐黄世业，旁通诸家，于内、外、儿、妇、疡痔诸科无所不攻，于微词要旨，都能寻根究底。他认为不精研外科的，就不可能贯通经络的原委；不精研《内经》的，就必不会深究阴阳的变合。内、外虽不同科，它的道理是一贯的。所以他在临证时，无问大小男女，必定以治本为第一要义。沈启原说他治病"无急效，无近期，纡徐从容，不劳而病自愈"[2]，这是很确切的。

薛氏治学的中心思想，是以脾胃、肾命为主。他说："真精合而人生，是人亦借脾土以生。"所以他的医案治验中，大多数是脾胃肾亏损的治案，尤其在《内科摘要》一书中，表现得更为突出。一般说来，他重视脾胃，实不亚于东垣；其重视肾阴，却有异于丹溪，因为他比较偏于温补而慎用寒凉故也。

薛己重视脾胃，是渊源于东垣的。他认为人以脾胃为根本，容纳五谷，化为精液，清者入营，浊者入卫，阴脏阳腑得到脾胃的灌输，好比冶铸之有橐籥，所以能令阳气作用于四肢，阴血滋润于五脏。因为土是旺于四时，能够载运万物，人的脾胃健运如常，就能营养百骸；失常，就会使四肢枯痿。故东垣以饮食自伤，医复妄下，清气下陷，浊气不降，随之而生，也就是由于胃脘之阳不能升举，陷入中焦之故，应当用补中益气升其清阳，使其浊气得降，不治自安。又如饱食致崩的血证，往往是因为伤了脾气，下陷于肾，与相火相合，湿热下迫所引起，当用甘温之剂调补脾气，使血归经而自止。如果误用寒凉，再损伤胃气，血失所摄，而欲止住血崩，是很困难的。所以脾胃虚弱而不能统摄诸血者，就必须以调补脾气为先[3]。如果营血亏损了，要补营血，亦必须重视脾胃的调补。盖脾胃为气血之本，阳气虚弱而不能生阴血者，宜用六君子汤；阳气虚寒而不能生阴血者，尤须用六君子加炮姜。若胃土燥热而不能生阴血者，则宜四物汤。脾胃虚寒而不能生阴血者，当用八味丸[3]。其善用甘温益中，补土培元之法，已足以窥其梗概。

薛氏之注重肾与命门，必视其阴阳虚实之偏颇而论治，不固执丹溪"阳常有余阴常不足"之说。他认为火证固多，但虚实有所不同，治法亦因之而异。正如王太仆所谓大寒而甚，热之不热，是无火也；大热而甚，寒之不寒，是无水也；倏忽往来，时发时止，是无水也；昼见夜伏，夜见昼止，不时而动，是无火也[4]。大抵病热作渴，饮冷便秘，这是属实的热证。或恶寒发热，引衣踡卧；或四肢逆冷，大便清利，此属真寒。或躁扰狂越，欲入水中，不欲近衣，此证属虚，皆为外假热而内真寒之候。所以治虚劳发热之证而不知此，辄治以寒药而不愈者，即此故也。故临证治发热，如察其无火，便当用八味丸，即"益火之源，以消阴翳"之法；如察其无水，便当用六味丸，是为"壮水之主，以镇阳光"。所以然者，往往都是由于血气方长而劳心亏损，或精血未满而纵情恣欲，根本不固，火不归经所致。这种病变，虽宜常补其阴以制其火，然肾命各具阴阳，水火互相生化，当于二脏中辨其阴阳虚实，求其所属而平之。如果左尺脉虚弱而细数者，是肾水之真阴不足，宜用六味丸；右尺脉迟软，或沉细而数欲绝者，是命门真火之常亏，宜用八味丸；至于两尺微弱，是阴水阳火俱虚，当用十补丸[5]，此皆滋其化源之法。设使概服黄柏、知母滋阴泻火之药，势必反戕脾胃，多致不起[6]。又如肾经阴精不足，阳无所化，虚火妄动，以致劳瘵、咳嗽、咯血、吐血等证，固宜用六味地黄丸以补之，使阴旺而阳化；假使是由肾经阳气燥热，阴无以生，虚火内动而致的，则宜用八味肾气丸补之，使阳旺而阴生。若使脾肺两虚，不能生肾，阴阳俱不足的，则宜用补中益气汤合六味地黄丸，培补元气以滋肾水。若因阳格伤，血随气而泛行者，尤宜用四君子加当归，纯补脾气以摄血归经[4]。则薛氏养阴之法，亦以温化为主，而不泥于寒凝之剂，可以见矣。

总之，一方面调理脾胃，一方面滋补肾命，重视甘温，不尚苦寒，最是薛氏临证施治处方用药的特点。他临证时往往在一日之内，既服理脾胃之剂，以培后天；又服补肾命之剂，以滋化源。从虚损的辨治来看，这种治疗方法，实有成效，未可忽视。黄凯钧对《薛氏医案》的评价说："考其大旨，以命门为真阳真阴，而气血阴阳所化，常用者不过十余方，而随机加减，变化无穷。后赵献可作《医贯》，述己之说，而主持太过，遂致胶柱鼓瑟，非己之本意也。"[7]的确，六味、八味、补中益气诸方，都是薛氏所习用的，但无一方不是经过他的匠心独运，斟酌化裁而后用，实非刻舟求剑者所可比拟的。

医 案

1. 阴虚咳嗽

司厅陈国华，素阴虚，患咳嗽。以自知医，用发表化痰之剂，不应；用清热化痰等药，其证愈甚。余曰：此脾肺虚也。不信。用牛黄清心丸，更加胸腹作胀，饮食少思，足三阴虚证悉见。朝用六君、桔梗、升麻、麦冬、五味，补脾土以生肺金；夕用八味丸，补命门火以生脾土，诸症渐愈。经云："不能治其虚，安问其余。"此脾土虚不能生肺金而金病，复用前药而反泻其火，吾不得而知也。（《内科摘要上卷·脾肺亏损咳嗽痰喘等证》）

按：阴素虚而遽用发表，则益伤其阴；阴虚之热，亦非苦寒所能清解，宜其脾肺益虚而不思食。薛氏独具手眼，双管齐下，朝用六君加味，培土以生金；夕用八味丸，补火以生土，则阴精之化源得滋，阳有所养而热自退，脾能健运而痰自绝，肺能肃降而咳嗽宁矣。

2. 肝肾亏损（虚火）

阁老李序庵，有门生馈坎离丸，喜而服之。余曰："前丸乃黄柏、知母，恐非所宜者。《内经》有云：壮火食气，少火生气。今公之肝肾二脉，数而无力，宜滋其化源，不宜泻火伤气也。"不信。服将两月，脾气渐弱，发热愈甚，小便涩滞，两拗肿痛。公以为疮毒。余曰："此肝肾二经亏损，虚火所致耳，当滋补为善。"遂朝用补中益气汤，夕用六味地黄丸，诸症悉愈。余见脾胃素弱，肝肾阴虚而发热者，悉服十味固本丸[8]。与黄柏、知母之类反泄真阳，令人无子，可不慎哉！（薛注《明医杂著·医论》按）

按：肝肾两虚之火，即龙雷之火而不潜者也。龙雷之火为阴火，非苦寒之品所能折，惟补中益气汤能升举清阳，消阴翳，则阴火自除；复以六味丸养其肝肾，则龙雷不再升腾矣。此即先其所主，伏其所因之旨。

【注释】

[1] 据李涛《明代医学的成就》（见《医学史与保健组织》1957 年第一号）。

[2] 见《疬疡机要·沈序》。

[3] 参薛注《明医杂著·医论》按。

［4］见薛注《明医杂著·补阴丸论》按。

［5］十补丸：附子（炮）　五味子各二两　山茱萸　山药　牡丹皮　鹿茸（制）　桂心　茯苓　泽泻各一两　上为末，炼蜜丸，桐子大，每服六七十丸，盐汤下。（见《薛氏医按·明医杂著》卷六）

［6］参薛注《明医杂著·或问东垣丹溪治病之法》按。

［7］见《友渔斋医话》。

［8］十味固本丸：待考。

一五、赵献可

赵献可，字养葵，明，鄞县人，著有《医贯》六卷。赵氏医学继承于薛立斋，而突出地发挥了"命门"的学说。

（一）对命门说的发挥

命门之说早见于《内经》，如《灵枢·根结》篇云："太阳根于至阴，结于命门。命门者，目也。"《素问·阴阳离合论》《解精微论》都有命门的记载，督脉经亦有命门一穴。但与后世所称之命门，意义悬殊。自《难经·三十六难》倡左肾为肾、右肾为命门之说，"命门"始有新的涵义，给后世医家的影响不小。如薛立斋、张景岳、孙一奎辈，都很强调命门在人身的重要性。惟赵献可更把命门位于心脏之上，称为性命之门，而为人身之"真主"；其说甚辩，兹分三方面介绍如下。

1. 人身之主非心，而为命门

他认为《素问·灵兰秘典论》虽曾说"心者君主之官"，但下文又明言"主不明，则十二官危"。心既已包括在十二官之内，则"主不明"之主，不是心主，而是另有一主，如系心主，则当云"十一官"。作为十二官之主的既不是心，便当为命门了。《内经》不称为命门，而名之曰"小心"。《素问·刺禁论》说"七节之傍，中有小心"者是也。七节之傍，即两肾所在的部位。所以赵氏说："两肾俱属水，但一边属阴，一边属阳。越人谓左为肾，右为命门，非也。命门即在两肾各一寸五分之间，当一身之中……是为真君真主。"[1]赵氏援引"小心"之说，作为阐发命门的理论根据，经后人传播，于是两肾之间为命门与左肾右命门之说，遂不断争鸣于医界中了。

2. 命门之火，乃人身之至宝

赵氏认为，人之所以有生，生命之所以能持续，实源于火。火为阳之体，造化以阳为生之根，故人身亦以火为生命之门。命门所以称为性命之本，即因其中有火的存在。这火即为全身生活机能之所系。火强则生机可由之而壮，火衰则生机可由之而弱，火灭则生机竟由之而止。因为命门君主之火，涵于肾水之中，是相依而永不相离的。如果病了，火之有余，实缘于真水之不足，在治疗上，毫不可泻火，只能补水以配火，即"壮水之主以镇阳光"之意。火之不足，因见水之有余，亦不必泻水，就宜于水中补火，即"益火之源以消阴翳"之意。如此，可知具有生机之火，非六淫之邪火可比，故为人身至宝，可补而不可泻。他的结论是："余所以谆谆必欲明此论者，欲世之养身者、治病者，得以命门为君主，而加意于火之一字。"[1]

3. 无形之火为生机之所系

古人将火大别为先天、后天两种，后天之火，属离火，是乃有形之火，为水之所克；先天之火，属乾火，为无形之火，乃水之所生。命门以一阳陷于二阴之中，一阳为火，二阴为水，因而命门为水中之火，即阴水中暗藏的阳火，属于先天无形之火的范畴。故赵氏说："命门无形之火，在两肾有形之中，为'黄庭'，故曰五脏之真，惟肾为根。"[1]其意是说五脏的生机，都根源于两肾间命门的无形之火，所以称为无形，实概括其生理机能而言，非真如势若燎原之火。他接着指出："可见命门为十二经之主，肾无此则无以作强，而伎巧不出矣；膀胱无此则三焦之气不化，而水道不行矣；脾胃无此则不能蒸腐水谷，而五味不出矣；肝胆无此则将军无决断，而谋虑不出矣；大小肠无此则变化不行，而二便闭矣；心无此则神明昏，而万事不能应矣。正所谓主不明则十二官危也。"[1]是肾之能作强与否，膀胱三焦之能气化与否，脾胃之能腐熟水谷与否，肝胆之能谋虑决断与否，大小肠之能变化与否，心之能接应万事与否，无一不决定于这无形之火的盛衰；则赵氏所谓的无形之火，实系指生活机能，殆无疑义。

（二）对八味丸、六味丸的阐扬

赵氏于命门说的着意发挥，其目的是在阐扬人身水火阴阳二气的重要。因而他在临证时对许多疾病的分析和判断，亦往往从水火阴阳二气的盛衰着眼。认为古代流传的八味丸、六味丸两方，一为养火之剂，一为补水之剂，因而对两方的应用，他做了广泛的推荐。如《水火论》："以无形之水（肾）沃无形之火（命门），当而可久者也，是为真水真火，升降既宜，而成既济矣。医家不悟先天太极之真体，不穷无形水火之妙用，而不能用六味、八味之神剂者，其于医理，尚欠太半。"他认为六味丸是"壮水之主，以镇阳光"的主剂，凡肾水虚而不足以制火者，非此方便无以济水；八味丸是"益火之源，以消阴翳"的主剂，凡命门火衰，不足以化水者，非此方便无以济火。两方运用得宜，均能达到益脾胃而培万物之母的目的。所以目为神剂而阐发不遗余力，其意正在于此。兹举其临证运用数例如下，以见一斑。

1. 辨血证

赵氏认为，一般医家仅知血之为血，而不知血之为水。惟血中之水，随火而行，故其色独红。若肾中的真水干涸，则真火势必上炎，血亦随火而沸腾；若肾中的真火衰竭，则真水反盛，血亦失所依附而上泛。这是血证主要的两种病变。因为阴虚火动，是由于肾中寒冷，龙宫无可安之宅穴，不得已而游行于上，所以血随火而妄行的，用桂、附二味纯阳之火，加入六味纯阴水中，使肾中温暖，有如冬月一阳来复于水土之中，龙雷之火自然归就于原宅，不用寒凉而火自降，不必止血而血亦自止了。若因肾中水涸而火炎的，就去桂、附而用六味以补水配火，不必去火，而血亦自安。故治血总宜以保火为主，火得保，则生气无匮乏之虞矣。

2. 辨痰证

赵氏认为，痰本非人身所有，揆其成因，不是由于水泛为痰，就是由于水沸为痰。因此鉴别痰的前提，就当分辨有火无火。火衰不能制水，则水不归源，如洪水逆行泛滥而为痰，其痰必纯是清水，这种无火之痰，只宜用八味丸以补肾火，火壮则水化而痰自消。若阴虚火动，水液沸腾，动于肾者，犹龙火之本于海，龙兴水附，泛涌于上而为痰；动于肝者，犹雷火之本于地，疾风暴雨，水随波涌而为痰，其痰中必有重浊白沫，这种有火之痰，便宜用六味丸以滋水配火，则火静而痰自消。凡此都是不治痰之标，而治痰之本。所以善治痰的，若能于肾虚之体，先以六味、八味以壮水之主或益火之源，复以四君子或六君子补脾以制水；于脾虚之体，既必须补中、理中，又当以六味、八味制水以益母，使子母生克相互为用，这样对于治痰的大法，基本上是具备了。

3. 论喘证

喘证一般看作为气盛，为有余。独赵氏认为，火之有余，皆水之不足也；阳之有余，皆阴之不足也。凡诸逆冲上之火，都是下焦冲任相火而出于肝肾者，故曰冲逆。肾水虚衰，相火偏胜，壮火食气，销铄肺金，所以便发喘了。凡由阴虚而喘者，皆为肾中的真阴虚损，须用六味地黄加门冬、五味大剂煎饮以壮水之主，则水升火降，而喘自定。若阳浮而喘，气不归元，便当助元接真，使其返本归原，且先以八味丸、安肾丸[2]、养正丹[3]之类，煎人参生脉散送下，觉气稍定，以大剂参、芪补剂加破故纸、阿胶、牛膝等以镇于下，又以八味丸加紫河车为丸，方可保全。又有一种火郁的喘证，拂拂气促而喘，却似有余而脉不紧数，欲作阴虚而按尺鼓指，这时既不可以寒药下之，又不可投以热药，惟宜先用逍遥散加茱、连之类宣散蓄热，然后仍以六味地黄养阴和阳，斯为正治。最后他还说："若阳虚致喘，东垣已详尽矣；外感发喘，仲景已详尽矣，兹为补天立论，故加意于六味、八味云。"

赵氏的辨证施治，过分地强调了水火阴阳之辨，并悉以六味丸、八味丸为主要方剂，而随证加减进退，往往忽略其他方面的问题。徐大椿说他著《医贯》，只是为八味、六味而作，虽不是恰如其分的批评，却道出了他的缺憾所在。应该承认，赵氏对水火阴阳之辨，是发挥得比较细致的。在临证上，许多疾病都可能有水火阴阳偏盛偏衰的情况，可是，不能以水火阴阳之辨来概括一切疾病。像他这样过于强调，容易被人误会成一切疾病的病理变化，在治疗上，除了八味、六味，便没有其他立法处方了。可见赵氏的学说，有一定长处，可是从整体来看是不够全面的。

【注释】

[1] 见《医贯·内经十二官论》。

[2][3] 两方俱见《太平惠民和剂局方》。

一六、孙一奎

孙一奎，字文垣，号东宿，别号生生子，休宁人，生于明嘉靖万历（1522－1619?）间。尝游括苍，有士人授以秘方，用之多验，便专志于医。但是，他认为拘局而不能心融机变，便会方泥难用。于是自新都游彭蠡，历卢、浮、沅、湘而至三吴，凡有所长，即往请益，偶遇明达，尤为折服。这样经过三十年的博学勤访，医学猛进，为人治病决死生多验，由是医名大振，著述日富。先后著《赤水玄珠》三十卷、《医旨绪余》二卷、《医案》五卷。

孙氏治学，总是以《素问》《难经》《甲乙》《诸病源候论》《病机气宜保命集》诸书为基础，反复地俯诵仰思，务期融会贯通而后止。至读各大家之书，他是采取"因古人之法，审其用法之时，得其立法之心"的方法，并不是窥其一斑，徒议其偏的。所以他说："仲景不徒以伤寒擅长，守真不独以治火要誉，戴人不当以攻击蒙讥，东垣不专以内伤树绩，阳有余阴不足之谈，不可以疵丹溪，而撄宁生之长技，亦与诸公并称不朽。"[1] 可见他是择善而从，学无常师的。所以他既盛称马玄台的精究经旨，而于马氏"三焦有二"之说，则表示不同意。既赞赏朱丹溪"认病最真，投剂最确"，而于朱氏的《相火论》，则大有异议。兹将孙氏之学于后人较有启发的，略述数则如次。

（一）论命门

孙氏认为阴精阳气，妙合而凝，男女未判，先生两肾，两肾之间，是为命门，内含一点真气，而为生生不息之机，这真气既称动气，又叫原气，惟其动而不已，才能生化无穷，为性命之根源。两肾虽属"静物"，其间却为原气之所系，造化之枢纽，阴阳之根蒂，性命之门户；他这一说法，基本上是根据《难经》"命门者，诸神精之所舍，原气之所系"[2] 一语悟出的，不同的是，《难经》仅说"左者为肾，右者为命门"，未尝指为两肾之间。孙氏则以人身"左血右气"为说，认为言右肾，则原气即在其中，并引《黄帝阴符经》"右肾内有真精，主五行之正气"为佐证。其实这亦仅能证明右肾系原气，而不能说明命门在两肾之间的部位。后人曾引《太素·知针石》篇"七节之傍，中有志心"句下杨上善的注，称"脊有三七二十一节，肾在下七节之旁，肾神曰志"，则此"志心"，当是命门。孙氏仍一反《太素》之说，认为这"七节"，还是该由上而下数，不能从下逆数，志心即心包络，而非命门。《素问·阴阳类论》篇有"伏鼓不浮，上空志心"，王冰释为"心气不足"，可作证明。何况经穴的命门，乃在十四椎间，即逆数之，亦当在第八节呢？至于有谓命门属火，或右肾属火，孙氏则以为皆不可通，因《难经》仅言"藏精系胞，舍精神，系原气"，并未言属火。假使谓一阳居二阴之间，这一阳便是火，那末"离"以一阴居二阳之间，这一阴又当如何理解？坎中之阳，即两肾中间的动气，五脏六腑之本，十二经脉之根，谓之阳则可，谓之火则不可。坎中之阳，尚不能称为火，右肾又何能属火呢[3]？总之，孙氏以"两肾即两腰子，皆裹于脂膜之中"[4]，命门只是两肾之间的原气而已，并没有形质可指，《铜人图》绘命门穴于两肾俞中间，这是合理的，两肾皆所以藏精，不得有左右水火之分。

（二）论三焦

三焦本是合上、中、下三个部位而言。上焦主纳而不出，治在膻中；中焦主腐熟水谷，治在脐旁；下焦分别清浊，主出而不纳，治在脐下。它虽有经脉行于体表，在体内实无独立的形体，所以才有"外腑"[5]之称。三焦之气充沛于膈膜脂膏之内，五脏五腑诸隙，表里四旁，无处不到，从而发挥着熏蒸隔膜、发达皮肤分肉的作用，以为决渎之官，膀胱之用原气之使。它虽无独立形体，却能借脏腑和经脉的形体而有位有名，这是孙氏认识三焦的一贯主张。因此，他既反对马元台《难经正义》所谓"上中下三焦为无形之气，手少阳三焦乃是有形之体"的说法，更反对陈无择《三因方》引《龙川志》徐遁检视脏腑，见右肾下有脂膜如手掌大，正与膀胱对，有二白脉自其中出，夹脊而上，即为三焦之形的论点。至于《灵枢·本藏》篇说："密理厚皮者，三焦膀胱厚；粗理薄皮者，三焦膀胱薄；疏腠理者，三焦膀胱缓，皮急而无毫毛者，三焦膀胱急；毫毛美而粗者，三焦膀胱直；稀毫毛者，三焦膀胱结。"孙氏认为厚、薄、缓、急、直、结等虽以三焦膀胱并论，实际都是指膀胱而言，以三焦原非五行正腑，本无所应，故称"孤腑"[6]，不过因《本藏》篇上文以"六腑之应"为问，三焦又为"膀胱之用""原气之使"，下文才以膀胱三焦合而应之，以答"六腑之应"罢了；亦即上文"肾合三焦膀胱，三焦膀胱者，腠理毫毛其应"之义。简言之，即因言膀胱而附带提及三焦，并不是说三焦有形而外应皮毛腠理。故三焦只有一个，没有两个；即是膀胱之用，原气之使，作用虽能普及上中下三部脏腑膏膜之间，实无具体形质存在于五脏五腑之外。所谓"手少阳三焦"，无非是指其经脉言，不能认为是三焦本腑[7]。总之，在这个问题上，孙氏是最同意《难经》"有名而无形"的说法的。

（三）论　　火

火者，化也。它具有化生万物的作用。六气中，君火为二之气，其化为热；相火为三之气，其化为暑[8]。暑和热，同属火令，都是在天的元气。君火所化的热，主于春末夏初，行暄淑之令，故未成炎暑；相火所化的暑，主于夏季，才是酷烈的炎暑。假使感受暑热致病，都是属于四时节令的火，不同于《内经》病机[9]所指的五脏厥阳之火。时令的火，自外而至；病机所指的火，自内而生，有根本的区分。火为五行之二，主乎动，具有生化之机，无论在天在人，都不可一日或缺。天有六气，二之气君火，三之气相火，都是在天之火。人有十二经，心属君火，包络三焦属相火，都是在人之火。君火无论在天在人，总是永恒不断地运动着，以促进万物的发生和发展，所谓"天非此火不能生物，人非此火不能有生"[10]，就是这个道理。因此，火虽有天人之分，但不能以君相来分属天人。而朱丹溪竟说："火有二，曰君火，人火也；曰相火，天火也。见于天者，出于龙雷，则木之气；出于海，则水之气也。具于人者，寄于肝肾二部，肝属木而肾属水也。"[10]孙氏既不同意丹溪君火属人，相火属天的说法，也不同意他龙雷之火属天，肝肾之火属人的主张。孙氏认为若以龙雷为动物，则火皆主乎动，亦无法从动与不动来分君相；肝肾虽皆有火，这是五志的淫火，并不同于五行的正火，肝肾火动则病，而为原气之贼，这是不可一日而有的，不能与"不可一日而无"的正火混为一谈[11]。于此可知，孙氏认为火只有内外之分，邪正之别，无论在天在人，凡属正火，都是主乎生化的元气；凡属邪火，无论外来内生，都是有害于元气的贼邪，这是合乎临证实际的，若以天人分君相，不过是徒托空谈罢了。

（四）论　气

人的生命与自然界的变化，所以能生生不息，总原于一气流行，无时或止。人身之气，有宗气、营气、卫气、原气的区分。宗气又叫作大气，是为诸气的宗主，会聚于胸中，昼夜营运，无稍间歇，尽管它混混沌沌，很难得见其端倪，但是肺脏必因之始能呼，肾脏必因之始能吸，营气赖之始能营于中，卫气赖之始能卫于外。《灵枢·邪客》篇说："宗气积于胸中，出于喉咙，以贯心脉，而行呼吸。"又《五味》篇说："其大气之搏而不行者，积于胸中，命曰气海。"凡此均足以说明宗气之所以出于上焦的道理。营气为阴精之气，其主要作用，在使水谷精气入于经隧，运行于脏腑之间，营周不休，行于昼二十五度，行于夜二十五度，始于手太阴，五十度而复会于手太阴，所谓"营出中焦""太阴主乎内"，就是这个道理。卫气为卫外之气，因为它善于温分肉，肥腠理，保卫人体，不致遭受外邪的侵袭，所以称为"卫"。它昼日行于阳二十五度，夜行于阴二十五度，始于足太阳，五十度而复会于足太阳。《灵枢·岁露》篇说：卫气一日一夜常大会于风府，因为风府是足太阳、督脉、阳维诸经经气之所聚会，所谓"卫出下焦""太阳主乎外"也。原气者，即肾间动气，当有生之初，原气便默运于中，流动不已，然后脏腑才能有所司化，如肺之所以能出气，肾之所以能纳气，无不有赖于原气的推动作用。

尽管营气、卫气、原气的功能有所不同，但都必须依靠宗气的统摄，才能正常地发挥它们的作用。因宗气不但能引导营卫的运行，而且亦能促进原气的生长发展。若既生之后，原气得不到宗气的不断供养，必将日益萧索而不能持续，生命也很难想象得以延续下去。孙氏所论诸气，除阐发《内经》《难经》之义以外，并极力推重马玄台《难经正义》的考证，谓其善于融会经旨，实为诸家之冠。

综观孙一奎在医学理论中的发挥，以命门为动气之所系，三焦为原气之别使，火为生生不息之机，气有宗、营、卫、原之别，统关乎人身阴阳两气的问题。所以在他所著《赤水玄珠》三十卷的辨治杂证中，颇注意正气的补养，是有其一定的思想根源的。

（五）医　　案

1. 气虚中满

舜田臧公，年将六旬，为人多怒多欲，胸膈否胀，饮食少，时医治以平胃散、枳术丸、香砂丸，不效。复以槟榔、三棱、莪术之类日消之，而大便溏泻，两足跟踝皆浮肿，渐及两手背。医又以其手足浮肿，而认为黄胖者，以针砂丸与之，肿益加，面色黄且黑。自二月医至八月，身重不能动，又有以水肿治者。予诊之，脉沉而濡弱，曰：此气虚中满病也，法当温补兼升提，庶清阳升则大便可实，浊阴降则胸膈自宽。以人参、白术各三钱，炮姜、陈皮各一钱，茯苓、黄芪各二钱，泽泻、升麻、肉桂、苍术、防风各七分，三十帖而安。客有疑而诘予曰：此证，诸家非消导则淡渗，而先生独以温补收功，腹中积而为满为肿者，从何道而去也？予曰：胀满非肿满比也，故治不同。肿满由脾虚不能摄水，水渗皮肤，遍身先肿。今胀满者，先因中虚，以致皮胀，外坚中空，腹皮胀紧象鼓，故俗名鼓胀，盖由气虚以成中满。若气不虚，何中满之有？气虚为本，中满为标，是以治先温补，使脾气健运，则清浊始分，而胀斯愈矣。（《三吴医案》第十七案）

按：《灵枢·经脉》篇云："胃中寒，则胀满；足太阴虚，则鼓胀。"本病的胀满，则近于是。脾胃皆主健运，升清降浊悉由之，使其气虚不运，升降失调，势必因之而为胀。患者多怒则肝强，多欲则脾弱，以强木而制弱土，此胀之所由也。时医不察此病因，是为一误。大便溏泻，阳土之衰也，而不及省，是为再误。手足皆肿，阴土之虚也，犹未能察，是为三误，宜其中土败坏，阳不化阴，脉濡弱而面色黄且黑矣。孙氏"气虚中满"的辨证，中其肯綮，故以理中汤合补中益气汤复方加减，续进三十帖而愈。以其审证的，故投之而不疑，亦"塞因塞用"之理欤！

2. 血痢

族侄良诠患血痢，腹痛，里急后重，时师治以香连丸、黄芩芍药汤。不愈，腹反增痛，面赤唇红，有似涂朱，喊叫之声，四舍惊骇。比有太学宁宇者，仁心为质人也，怜其家贫莫依，拉予为诊。六脉洪大，伏于床间，两眼泪而不能言。太学会其意，语予曰：证诚急，彼以后事无措，而难于言。予曰：诺。吾能起之。以生熟白芍药六钱，生熟甘草二钱，干姜、肉桂各一钱，木香五分，枣二枚，水煎饮之。饮竟，嗒焉而卧。太学心疑，归嘱家人曰：倘有急扣门，可即报我。及明，见无动静，乃令人觇病者何若。复曰：夜来痢减十之五，痛减十之七，早问已啜粥半盏矣。太学喜而叩予曰：渠面赤唇红，脉大，所下皆血，证皆属热，叔乃复投热剂，吾甚恐，一夜不能寐，乃今疾已减半，生有望焉，不卜今日用何剂？予曰：此昨剂差小耳，方仍昨也。太学曰：吾惑矣，何视热为寒耶？予曰：君知脉大为热，不知大而无力，乃虚寒也。面赤唇红，由中寒而火不能下，阴盛格阳之证。设是真热腹痛，其人体仰而舒；寒则引而伏，所下血色带晦，均是假热，寒证明矣。前剂果再进而全瘳。太学复书报予曰：昨闻虚实真假之论，非饮上池水者，不能道也，幸注之，以诏后世。（《新都医案》第一百一案）

按：假热，为水极似火之证，多由里寒格阳，或阳虚不敛而来。此案服芩、连而腹痛益增，其非真热，一也。面赤唇红，有似涂朱，而无干渴喜冷诸证，其非真热，二也。脉大而无力，其非真热，三也。引伏而卧，与少阴之"身蜷而利"同，其非真热，四也。孙氏所用方，盖所以通其营、散其寒、敛其阳也，营通则血痢止、疼痛除，寒散则阴霾消、格阳降，此为澄本清源之法。仲景治少阴病面赤者以四逆汤加葱白，治少阴病下利便脓血者以桃花汤，如于其中无体会，辨证投方，不能如此之审。合两证观之，孙氏用甘温扶阳之剂，确具学力。

【注释】

[1] 见《医旨绪余·张刘李朱滑六名师小传》。

[2] 见《难经·三十六难》。

[3] 见《医旨绪余·右肾水火辨》。

[4] 见《医旨绪余·难经正义三焦评》。

[5] 《难经·三十八难》云："三焦主持诸气，有名而无形，其经属手少阳，此外

腑也。"

[6]《灵枢·本输》云："三焦者中渎之腑，水道出焉，属膀胱，是孤之腑也。"

[7] 以上诸说，均见《医旨绪余·难经正义三焦评》。

[8]《素问·至真要大论》云："少阴司天，其化以热。"《六元正纪大论》云："三之气，天布政，炎暑至，少阳临上。"盖少阴君火为二阴，少阳相火为三阳。《六微旨大论》说："君火之右，退行一步，相火治之。"二阴在前，三阳在后，故君火为二之气，少阳为三之气。

[9] 指《素问·至真要大论》病机十九条而言。

[10] 见《格致余论·相火论》。

[11] 以上见《医旨绪余·明火论》《丹溪相火篇议》两篇。

一七、杨继洲

杨继洲，字济时，明，三衢人，约生于公元 1522 － 1620 年。他父祖几世都业医，家藏医书和抄籍很多，杨氏耳濡目染，亦有志于医，尤致力于针灸学的研究。及学有所成，便据其家传的《卫生针灸玄机秘要》一书，以《素问》《难经》为宗，更博采《神应经》《古今医统》《乾坤生意》《医学入门》《医经小学》《针灸节要》《针灸聚英》《针灸捷要》《小儿按摩》等书有关针灸部分，重行编订，并仿铜人像绘图立说，著成《针灸大成》（原名《针灸大全》）十卷。为明以前最完备的一部针灸专著，也为后世学习针灸和针灸治疗的一部重要参考书。

杨氏治学力求渊博而又要精深，勤读古医书，不分寒暑，向未中断。他虽然有这样好的基础，但是他仍认为针灸是不易学的，应当追本求源。因此对《素》《难》《灵枢》《铜人》《千金》《外台》，以及其他有关针灸杂著无不反复钻研。他说："不遡其原，则无以得古人立法之意；不穷其流，则何以知后世变法之弊。"[1] 由于这一思想的指导，他便从《素》《难》溯源，穷流诸家，详究脏腑经络、营卫气血，并考正穴位，研讨手法，按经审证，谨严处方。所以他的著作，既全面，又系统；既渊博精湛，又执简驭繁。他以为人身"三百六十五络，所以言其烦也，而非要也；十二经穴，所以言其法也，而非会也，总而会之，则人身之气有阴阳，而阴阳之运有经络，循其经而按之，则气有连属，而穴无不正、疾无不除……不得其要，虽取穴之多，亦无以济人；苟得其要，则虽会通之简，亦足以成功"[2]。因此他在家传经验《胜玉歌》里，仅仅用六十多个孔穴，便能治疗五十种病证[3]，真是做到了由博返约，得到了针灸学术的要领。再从他所注释的几篇著名歌赋的内容来看，他对古典医经的阐述，也能做到说理精透，文字简要。

他认为运用针法，贵在通权达变。他说："时可以针而针，时可以灸而灸，时可以补而补，时可以泻而泻，或针灸而并举则并举之，或补泻可并行则并行之，治法因乎人不因乎数，变通随乎证不随乎法，定穴主乎心不主乎奇正之陈迹。譬如老将用兵，运筹攻守，坐作进退，皆运一心之神以为之。"[2] 又如他在《标幽赋》注释中说："宁失其穴，勿失其经；宁失其时，勿失其气。"都是说明不论取穴和刺针，在理法的指导下必须灵活运用而不胶执，才能取得桴鼓之效。

杨氏的治学态度也非常谨严。如《通玄指要赋》里提到的"髋骨"穴的位置，有两种说法：一说在委中上三寸，一说在膝髌上一寸。他对此加按语说："按此两解，俱与经外奇穴不同，并存以俟知者。"这种"知之为知之"的美德，值得学习。

他对于一些不容易掌握而又容易发生事故的医疗技术，多在按语中特别慎重地予以指出。如《玉龙歌》中有针肩井防止晕针的按语，他说"倘或体弱针晕，补足三里"，又按鸠尾穴说"非高手毋轻下针"等等，他这样治学的精神，给后学的启发与影响是很大的。

其次，他对奇穴也非常重视。他说："奇穴者，则又旁通于正穴之外，以随时疗证者也。"因考《图经》，知奇穴七十九个，在书中记载常用的奇穴就有三十四个[4]，这说明他更重视针灸学术的发展。

杨氏补泻十二诀表

名称	手法
爪切	用左手大指爪甲重切其针穴
持针	以右手持针于穴上，着力旋插，直至腠理，徐徐而用
口温	下针前须将针放口中温热，方可与刺
进针	病人神气定、息数匀，医亦如之。在阳部必取筋骨之间陷中，在阴分以爪甲重切经脉，少待方可进针
指循	下针如气不至，以指循其所属经络之路，使气血往来上下均匀，则针下气至而沉紧

名称	手法
爪摄	下针如感邪气滞涩不行，即随经络上下，用大指爪甲切之
退针	欲退之际，一部一部以针缓缓而退
搓针	转针勿太紧，随气而行之，太紧则令肌肉缠针，有大痛之患。如气滞涩，则以摄法切之，方可施行
拈针	治上大指向外拈（泻），治下大指向内拈（补）。外拈令气上而治病，内拈令气下而治病
留针	出针时至于天部之际，须在皮肤之间留一豆许，少时方出针
摇针	凡出针三部，欲泻之际？每一部摇一次，计摇六次，使针孔开大
拔针	持针欲出时，待针下气缓不沉紧，用指拈针如拔虎尾之状

　　杨氏在临床中，极为重视针刺手法。他综合了《内经》《难经》以及陈宏纲、李梴、高武等有关补泻的手法，包括爪切、持针、口温、进针、指循、爪摄、退针、搓针、拈针、留针、摇针、拔针等法，其中除口温一法需改进外，其余十一法迄今仍然在临床中相沿应用。

　　从上表看来，杨氏手法似乎简略，实际是一套针灸操作常规，于此更可见杨氏虽重视手法，但却不以此神秘示人。他并写出一首歌诀说："针法玄机口诀多，手法虽多亦不过。切穴持针温口内，进针循摄退针搓，指拈泻气针留豆，摇令穴大拔如梭。医师穴法叮咛说，记此便为十二歌。"[5] 通过这首歌的传诵，令人感到极其概括而实用。

　　杨氏的临证经验，也是极其丰富的。他列举了一百五十一个治证，包括内、外、妇、儿、五官等各种常见疾病，用穴一般在三五个，而疗效很高。现在临床各家处方，仍多师其法，未能脱离他的规矩准绳。例如，治偏正头风，用风池、合谷、丝竹空；眼赤暴痛，用合谷、太阳、光明；口眼㖞斜，用颊车、合谷、地仓、人中等。尤其他在这些病证的论述中，首重分析疗效及失效原因。例如，论中风谈到针后失效的原因，就有好多种，如因针力不到，补泻不明，或因去针太快，或因不分虚实，或因不禁房劳、不节饮食等等，使临床时注意避免，以提高疗效。同时他又在很多处方后面，再列举一二方，以备前穴不效时应用，这也是前人各种针灸书籍中少见的，例如，中风不省人事，用人中、中冲、合谷后，不效再取哑门、大敦等。凡此均给后世学者提供了许多宝贵的经验和方法。[6]

杨氏对用药、养生、导引、小儿按摩等治疗经验，也非常丰富。

综上所述，杨氏学有渊源，造诣亦深，可以说是一位有理论和临床经验的针灸学家，足资我们取法之处是很多的。但在他的著作里，还是有些冗杂的东西，学习时不可不注意及之。

医　案

1. 痰核

戊午春，鸿胪吕小山，患结核在臂，大如柿，不红不痛，医云是肿毒。予曰：此是痰核结于皮里膜外，非药可愈。先针手曲池行六阴数，更灸二七壮，以通其经气。不数日，即平安矣。若作肿毒，用以托里之剂，岂不伤脾胃清纯之气耶？（《针灸大成·医案》）

按：外证中阴证阳证，必须分辨清楚。从这一个病例中，可以体会到杨氏治病，首重辨证施治。曲池为手阳明大肠经合穴，善能调理气血，通经活络，搜风化痰。先施之以泻法，温之以艾灸，使经气通畅而痰核自消。可见杨氏治病，或针或灸，有补有泻，深有法度。

2. 气块

甲戌夏，员外熊可山公患痢，兼吐血不止，身热咳嗽，绕脐一块痛至死，脉气将危绝而胸尚暖，脐中一块高起如拳大。是日急针气海，更灸至五十壮而苏，其块即散，痛即止。复治痢，痢愈治嗽血，以次调理而痊。次年升职，方公问其故。予曰：病有标本，治有缓急，若不针气海，则块何由而散。块既消散，则气得以疏通而痛止脉复矣，正所谓急则治标之意也。公体虽安，饮食后不可多怒气，以保和其本，否则正气乖而肝气盛，致脾土受克，可计日而复矣。（《针灸大成·医案》）

按：绕脐一块疼痛发作，有似奔豚证。他运用急则治标法，急取任脉气海穴，针后加以重灸，固气之本，安气之原，故立即气消块散，使危证平复于顷刻，这是他既重针法更重灸法的缘故。

3. 两腿风

庚辰夏，工部郎许鸿宇公，患两腿风，日夜痛不能止，卧床月余。宝源局王公，乃其属官，力荐予治之。时名医诸公，坚执不从。许公疑而言曰：两腿及足，无处不痛，岂一二针所能愈。予曰：治病必求其本，得其本穴会归之处，痛可立而止，痛止即步履，旬日之内，必能进部。此公明爽，独听予言。针环跳、绝骨，随针而愈。不过旬日，果进部，人皆骇异。假使当时不信王公之言，而听旁人之语，则药力岂能及哉，是惟在乎信之笃而已，信之笃，是以获其效也。(《针灸大成·医案》)

按：环跳、绝骨二穴，皆属足少阳胆经的要穴，性能舒通宣散而驱风邪，且绝骨为髓之所会，有坚肾之功。从这一病例说明了杨氏用穴少而效宏，可谓执简御繁。没有丰富的理论和临床经验，是不能达到的。

【注释】

[1] 见《针灸大成·策·诸家得失策》。

[2] 见《针灸大成·策·穴有奇正策》。

[3] 见《针灸大成·胜玉歌》。

[4] 见《针灸大成·奇穴》。

[5] 见《针灸大成·补泻》。

[6] 见《针灸大成·治证总要》。

一八、李中梓

李中梓，字士材，号念莪，明，华亭（江苏松江）人，生于公元 1588－1655 年。著作甚多，如《内经知要》《伤寒括要》《颐生微论》《士材三书》《医宗必读》等，大都是后世一般医师带徒所习用的读物。李氏之学，一传于沈朗仲、马元仪，再传于尤在泾。沈氏著有《病机汇论》，马氏著有《印机草》，尤在泾为马元仪弟子，学识出其师之上，著有《伤寒贯珠集》《金匮要略心典》《医学读书记》《静香楼医案》等。

李氏治学，主张淹通众家之长，不偏不倚。他认为古代医家著书立说，所以能各持不同理论而自成一家之言，并非见解有偏，立论独异，而是各有阐发，补充前人之未备而已。例如仲景著《伤寒论》，以六气皆能伤人，惟寒邪最为杀厉，伤人更甚，故特立法制方，以补《内经》之未备。至刘守真出，始畅谈春温夏热，并谓六经传变，自浅至深，都是热证，这又补充了仲景之未备。李东垣以内伤与外感证或有相类而治法悬殊，故著《内外伤辨惑论》，从多方面做了详细的辨别，并将内伤又分成饮食、劳倦两种类型来进行治疗，饮食伤用枳术丸，劳倦伤用补中益气汤，这是李东垣又补充了张、刘的不足。至丹溪出，认为阴虚发热亦为内伤，而治法则有别于饮食劳倦，这又补充了东垣之未备。经过这样不断地补充，外感内伤之说，才比较全面。据此可知，诸家在学术上的成就，都在继承前人的基础上，结合个人的实践经验，提出自己的学术主张，并有所补充和发挥。可是，后世不善于学习的人们，学习仲景则往往偏于辛温，学习守真则往往偏于苦寒，学习东垣则往往偏于升补，学习丹溪则往往偏于清降。凡此都是由于没有深入体会诸家著述所致。实则仲景而治温热，决不胶于辛热；守真而治伤寒，必不滞于苦寒；东垣而治火逆，断不执于升提；丹溪而治脾虚，当不泥于凉润。因此，他认为所谓偏者，并不是偏在诸大家的学说，而是偏在个别不善于学习的人。[1]的确，李氏在这种思想指导下，颇能吸取各家之长，成为历代医家中持论比较平正的一个。但是，他的学术中心，还是侧重在先天后天以及阳重于阴两方面。兹将他在学术上此较突出的几个论点介绍如下。

（一） 先天后天根本论

李氏认为人身之有本，如同木之有根、水之有源一样，治病若能抓住根本，则诸证不难迎刃而解。人身根本有两处：一是先天之本，一是后天之本。先天之本在肾，后天之本在脾。因此他很重视脾、肾的生理病理变化。为了证实这一论点，他还强调说："肾何以为先天之本？盖婴形未成……未有此身，先有两肾，故肾为脏腑之本，十二脉之根，呼吸之本，三焦之源，而人资之以为始者也，故曰先天之本在肾。脾何以为后天之本？盖婴儿既生，一日不食则饥，七日不食则肠胃涸绝而死。经云：安谷则昌，绝谷则亡……胃气一败，百药难施。一有此身，必资谷气。谷入于胃，洒陈于六腑而气至，和调于五脏而血生。而人资之以为生者也，故曰后天之本在脾。"[2]脾肾在人身体，既然具有这样重要的意义，所以自古医家在临证时无不以脾肾为重。

例如治伤寒，当危急之时，必诊太溪以候肾气之盛衰，或诊趺阳以察胃气之有无。二脉若能应手，则尚有回生之望；若二脉不应，那就不易挽救了。又人之有尺，亦犹树之有根，枝叶虽枯槁，根本还能再生，故人有胃气则生，无胃气则死。这些都是前人重视脾、肾的具体例证。至于治疗方面，他主张治先天根本当分水火，治后天根本当分饮食劳倦。先天分水火是：水不足而引起火旺的，用六味丸，即"壮水之主以制阳光"；火不足而导致水盛的，用八味丸，即"益火之源以消阴翳"。后天分饮食劳倦是：饮食伤者是虚中有实，用枳术丸消而补之；劳倦伤者属纯虚，用补中益气汤升而补之。由此不难看出，李氏治肾，基本上是接受了薛立斋、赵献可一派的方法；治脾则又渊源于张元素、李东垣一派的主张。

（二）水火阴阳论

李氏认为天地造化万物的根本问题，主要在于水火阴阳的相互升降。由于水升火降，阴阳相交，推动了万物的生长和发展。然水性本就下，火性本炎上，怎么会使之反其性而升降呢？实则水之所以能上升，实有赖于火气的蒸腾；火之所以能下降，亦有赖于水湿的润泽。故水火二气在人体的作用，分之虽为二，合之实为一。火下水上，是为相交，交则古人谓之既济，既济则能生物。火上水下，是为不变，不交古人谓之未济，未济则能死物。例如，大旱而万物不生，正是由于火热的偏盛不能下降；大涝而万物不生，正是由于水湿的偏盛而不能上升，凡此都是属于水火未济，阴阳不交的现象。故水火宜平而不宜偏，阴阳宜交而不宜分，自然界如此，人身也未尝不是如此。因此李氏说："人身之水火，即阴阳也，即气血也。无阳则阴无以生，无阴则阳无以化。"[1]这就说明了阴血的生成必须有赖于阳气的温煦，阳气的化生亦须有赖于阴血的供给。但这阴阳互为生化之中，又以阳为最主要，所以他接着说："譬如春夏生而秋冬杀，向日之草木易荣，潜阴之花卉善萎也。故气血俱要，而补气在补血之先；阴阳并需，而养阳在滋阴之上。是非昂火而抑水，不如是不得其平也。"[3]说明李氏对阴阳的看法，尤着重于阳的一面，所以有"补气在补血之先，养阳在滋阴之上"一类的治疗主张。当然，李氏这些主张，是就一般而论的，假使真是血虚阳盛，或者阴虚火旺等疾患，便不能这样强调了。正由手李氏的重视阳气，他在《药性合四时论》中也说："药性之温者，于时为春，所以生万物者也……药性之热者，于时为夏，所以长万物者也；药性之凉者，于时为秋，所以肃万物者也；药性之寒者，于时为冬，所以杀万物者也。故凡温热之剂，均为补虚；凉寒之剂，均为泻实。"所谓温热之剂均为补虚，显然是指补阳而言，而并没有提到补阴的药物；所谓凉寒之剂均为泻实，显然是指泻阳而言，而并没有提到存阴的一面。正由于李氏这种重阳的思想颇同于张介宾，因此，张介宾对刘河间、朱丹溪的批评，他是完全同意的。

（三）辨疑似证

李氏在理论上，虽偏重于阳，但在临证时又颇为持平。如他在《疑似之证须辨论》中首先提出：虚证用补，实证用泻，寒证用温，热证用清的大法，这是任何医生都不会反对的。至于大实有羸状，至虚有盛候，阴证似乎阳，阳证似乎阴等诸类似证候，如果认识不清，便容易造成生命危险。因此他特别强调必须辨明虚实、寒热之间的疑似。他说："积聚在中，实也；甚则嘿嘿不欲语，肢体不欲动，或眩运昏花，或泄泻不实，皆大实有羸状也……脾胃损伤，虚也；甚则胀满而食不得入，气不得舒，便不得利，皆至虚有盛候也。"这种真假虚实疑似之证的辨别，临证确很紧要。他又说："脾肾虚寒，真阴证也；阴盛之极，往往格阳，面目红赤，口舌破裂，手扬足掷，语言错妄，有似乎阳也……邪热未解，真阳证也；阳盛之极，往往发厥，厥则口鼻无气，手足逆冷，有似乎阴也。"这都说明疑似证在临床上一定要通过深思熟虑才能辨识的。他还特别指出，一当假象出现，表面症状大都不足以作为辨证的可靠根据，在这种情况下，唯有求之于脉；但脉象有时也会出现难作凭证的假象，必须通过沉取，才能探得内在的真实情况。理由是："彼假证之发现，皆在表也，故浮取脉而脉亦假焉；真证之隐伏，皆在里也，故沉候脉而脉可辨耳。"李氏这一虚实、寒热疑似证的分辨，确有其实用价值。

学古而不泥于古，师众而能各取其长，是李氏优良的治学方法。他虽宗薛立斋、张景岳而重视先天，然补肾却不专主乎地黄；宗李东垣而重视后天，但治脾并不胶着于升、柴。此外，他亦谈肝肾龙雷之火，而知、柏等苦寒沉降之品，又极慎用；论证治疗伤寒六法，力辟后世无补之谬。所有这些，都足以说明李氏既能兼收并蓄，又能取长补短，所谓"淹有众家之长"，的确可以当之无愧。然李氏对药性寒热温凉的认识，仍不免有偏见，如他譬喻寒凉之剂犹如阴柔小人，温热之剂犹如阳明君子，像这样的重视温热药而轻视寒凉药，便有失于持平之论了。

（四）医　　案

1. 吐痰泄泻

姚岱芝，吐痰泄泻，见食则恶，面色萎黄，精神困倦，自秋及春，无剂不投，经久不愈。比余诊之，口不能言。亟以补中益气，去当归，加肉果二钱，熟附一钱，炮姜一钱，半夏二钱，人参四钱；日进二剂。四日而泻止，但痰不减耳。余曰：肾虚水泛为痰，非八味丸不可，应与补中汤并进。凡四十日，饮食大进，痰亦不吐。又半月而酬对如常矣。（《医宗必读》卷七）

按：久泻恶食，非伤食恶食可比。伤食属实，宜消宜攻；久泻属虚，宜温宜补。该病自秋至春，泄仍不止，反增口不能言，是脾胃之气衰竭无疑。吐痰者，是土不制水，水势上泛所作。但肾水之所以会上泛，不能单纯归咎于脾土之虚，另一方而亦当责之肾阳的不足。因此李氏先用补中益气，去当归之滑，加肉果之涩，仍以治脾胃之气陷为主；又取姜、附补火以生土。最后用八味丸，益火之源以消阴翳，待至阴霾一消，则痰涎之来源自绝，这是李氏宗薛己之学，而并重先天后天的验案。

2. 郁怒成痞

亲家，工部王汉梁，郁怒成痞，形坚而痛甚，攻下太多，遂泄泻不止，一昼夜计下一百余次，一月之间，肌体骨立，神气昏乱，舌不能言，已治终事，待毙而已。余诊之曰：在证虽无活理，在脉犹有生机，以真脏脉不见也。举家喜曰：诸医皆曰必死，何法之治，而可再起耶？余曰：大虚之候，法当大温大补。一面用枯矾、龙骨、粟壳、樗根之类以固其肠，一面用人参二两、熟附五钱以救其气。三日之间，泻遂减半，舌转能言。更以补中益气，加生附子、干姜，并五帖为一剂，一日饮尽，如是者一百日，精旺食进，泻减十九。然每日夜犹下四五行，两足痿废，用仙茅、巴戟、丁、附等为丸，参附汤并进。计一百四十日，而步履如常，痞泻悉愈。向使委信不专，有一人参以他说，有片语畏多参、附，安得有再生之日哉！详书之，以为信医不专者之药石。(《医宗必读》卷七)

按：郁怒成痞，其癥结在于肝家可知，治当采用"木郁达之"之法。今不用达之之法而屡用下夺，是谓攻伐无辜。数以百计的泻利经月不止，脾气虚乏可知。继又出现神气昏乱、舌不能言、两足痿废等症，则知此证不仅脾胃虚极，即肾中元阳之气亦已大受损伤。所幸真脏脉未现，是知脾胃之气虽衰，而犹未至于竭绝。李氏用枯矾、龙骨、粟壳、樗根等药涩其肠滑，意在先堵元气下脱之路，这是"急则治标"之法；又用大剂参、附补气固脱以治本，待元气稍固，再用补中益气加姜、附，以救治误下之逆。其所以精旺食进而仍然泄泻不止、足痿不用者，知其过不在脾，而在于肾，故李氏又以仙茅、巴戟、丁、附制丸，大补命门之火而获愈。本案补肾而所以不用八味丸者，主要是由于病情重在火衰，故非八味丸平补阴阳之力所能胜任。

3. 大实如羸状

社友韩茂远伤寒，九日以来口不能言，目不能视，体不能动，四肢俱冷，众皆曰阴证。比余诊之，六脉皆无；以手按腹，两手护之，眉皱作楚；按其跌阳，大而有力。乃知腹有燥屎也，欲与大承气汤。家属惶惧不敢进。余曰：吾郡能辨是证者，惟施笠泽耳。延至诊之，与余言若合符节。遂下之，得燥屎六七枚，口能言，体能动矣。故按手不及足者，何以救此垂绝之证耶？(《医宗必读》卷五)

按：这是阳明大实大满之证，阳明腑实，当现潮热谵语、烦躁直视，甚则登高而歌、弃衣而走等症；今反口不能言、目不能视、体不能动、四肢俱冷，显然是反映在表面的假象。脉伏不出，则脉亦不足为凭。惟跌阳胃脉大而有力，腹满两手拒按，都是燥屎内结于肠的有力证据。故李氏一诊便知证属实热而并非虚寒，与大承气汤下之竟愈。

4. 阴证似阳

休宁吴文哉伤寒，烦躁面赤，昏乱闷绝，时索冷水。其弟日休乞余决死期。手扬足掷，难以候脉，五六人制之，方得就诊。洪大无伦，按之如丝。余曰：浮大沉小，阴证似阳也，与附子理中汤，当有生理。日休骇曰：医者十辈至，不曰柴胡、承气，则曰竹叶石膏，今反用热剂，乌敢乎？余曰：温剂犹生，凉剂立毙矣。遂用理中汤加人参四钱，附子二钱，煎成入井冰冷与饮。甫及一时，狂躁定矣。再剂而神爽。(《医宗必读》卷五)

按：烦躁面赤，昏乱闷绝，时索冷水，手扬足掷等一系列的症状，都属于有余之象，原非虚寒证之所应有；但从脉象洪大而重按如丝的情况，可以测知这是由于阴盛于里格阳于外的缘故，当然无服柴胡、承气、竹叶石膏之理。此证本属危候，李氏所以处附子理中汤而重用人参者，是固其欲脱之阳。所以先入井冰冷而后与服者，是在防制阴寒格拒，药不得入，即《内经》"热因寒用"之法也。

5. 痿证

(1) 大学朱修之，八年痿废，更医累百，毫末无功，一日读余《颐生微论》，千里相招。余诊之，六脉有力，饮食若常。此实热内蒸，心阳独亢，证名脉痿。用承气汤下六七行，左足便能伸缩。再用大承气，又下十余行，手中可以持物。更用黄连、黄芩各一斤，酒蒸大黄八两，蜜丸，日服四钱，以人参汤送。一月之内，去积滞不可胜数，四肢皆能舒展。余曰，今积滞尽矣，煎三才膏[4]十斤与之，服毕而应酬如故。(《医宗必读》卷十)

按：本证由于实热内蒸，心阳亢盛，致成脉痿，连用承气汤，继用参汤送苦寒下降之药，是皆《内经》治痿独取阳明之义。实热去，再用三才膏养肺胃之阴，使肺气能降，水谷精气得以输布四末，故痿躄得复。

(2) 崇明文学倪君俦，四年不能起床，延余航海治之。检其平日所服，寒凉者十六，补肝肾者十三。诊其脉大而无力，此营卫交虚，以十全大补加秦艽、熟附各一钱，朝服之；夕用八味丸加牛膝、杜仲、远志、草薢、虎骨、龟板、黄柏，温酒送七钱。凡三月而机关利。(《医宗必读》卷十)

按：此系气血俱虚，脾肾两亏之痿证。脾为生血之本，肾为化气之源，故用十全大补汤加味以治后天之脾，又用八味丸加味以治先天之肾，阳壮阴布，故关节得利。

（3）兵尊高悬圃，患两足酸软，神气不足。向服安神壮骨之药不效，改服滋肾合二妙，加牛膝、苡仁之属又不效，纯用血药，脾胃不实。李诊之，脉皆冲和，按之亦不甚虚，惟脾部重取之，则涩而无力。此土虚下陷，不能制水，则湿气坠于下焦，故膝胫为患耳。进补中益气，倍用升、柴，数日即愈。夫脾虚下陷一证，若用牛膝下行之剂，则陷而病愈甚矣。（《宋元明清名医类案》）

按：此证由于脾虚下陷、湿气坠于下焦所致，原非肾家湿热之为病，故用壮骨、滋肾、二妙散等剂不能收效，而用补中益气重加升、柴，升提下陷之阳，使湿气得化，病自愈矣。

【注释】

[1] 参看《医宗必读·四大家论》。

[2] 见《医宗必读·肾为先天本脾为后天本论》。

[3] 见《医宗必读·水火阴阳论》。

[4] 三才膏：即将《六科准绳》三才丸方（天门冬、人参、熟地黄各等分，研细末），炼蜜收为膏，治气血俱虚，精神不固诸证。

一九、陈实功

陈实功，字毓仁，又字若虚，明，崇川人（今江苏南通市），约生于公元 1555－1636 年。陈氏"少遇异人，授以刀圭之术，既后，乃肆力于医"[1]，是我国明代有名的外科医家。所著《外科正宗》四卷，是他搜集明以前的外科有效方药，结合自己四十余年的临证经验编写而成的。此书细载病名，各附治法，后列治验和方药，条理清晰，十分完备，自唐到明的外科治法，在此书中，大概已具。后人曾对它有"列证最详，论治最精"的评价，是一部代表我国明代以前外科学伟大成就的重要文献。

（一）治学方法和服务态度

陈氏的治学方法，主张外科医生首先要有文化素养，再经过孜孜不倦地学习专业，吸取前代医家的良好经验，以提高自己的知识和技术水平，在临证时才不致出差错。他说："一要先知儒理，然后方知医业，或内或外，勤读先古明医确论之书，须旦夕手不释卷，一一参明融化，机变印之在心，慧之于目，凡临证时自无差谬矣。"[2]对待同道，他以为应该抱"谦和谨慎"的态度，"年尊者恭敬之，有学者师事之，骄傲者逊让之，不及者荐拔之"。对待病家，认为应该一视同仁，对贫苦的除给其治病送药外，甚至还要量力微赠，以解决其生活困难。因此，他提出医家"五戒""十要"，作为外科医生端正学习和服务态度的守则。范凤翼说："吾里若虚陈君，慷慨重然诺，仁爱不矜，不张言灾祸以伤人之心，不虚高气岸以难人之请，不多言夸严以钩人之贿，不厚求拜谢以殖己之私。"[1]这都足以说明陈氏不愧是个品德高尚的民间医生。

（二）重视脾胃和饮食营养

陈氏在外科治疗中，颇重视脾胃和饮食营养。因为患者气血的盛衰与疮疡预后的善恶有着紧密的关系。如肿疡时若无正气冲托，则疮顶不能高肿焮痛；溃脓时若无阴血滋润，则疮包不能红活，疮口亦难收敛，其预后概多不良。而脾胃是人体气血资生之源，故脾胃强者气血壮，脾胃弱的气血亦衰。陈氏说："所以脾胃盛者则多食而易饥，其人多肥，气血亦壮；脾胃弱者则少食而难化，其人多瘦，气血亦衰。"这就指出脾胃的强弱可以通过患者饮食多少的食欲状况来表现。因此，陈氏在"诸疮全赖脾土，调理必须端详"的前提下，非常重视外科患者的食欲和营养情况。为了不影响食欲和营养，他特别提出"饮食何须戒口"这个意见。并说："饮食者人之所赖以生，必要适其时而食之。如人之病中肿痛时，自然痛伤胃气，诸味不喜，直待脓毒一出，胃气便回，方欲思食，彼时但所喜者便可与之，以接补脾胃。如所思之物不与，此为逆其胃气，而反致不能食。"[3]这就说明了不适当的戒口，可影响食欲，逆害胃气，从而阻碍气血的恢复。陈氏这里所说的"何须戒口"，当然不是让患者乱吃。根据他的意见，只要不是"生冷伤脾，硬物难化，肥腻滑肠"等食物，其他都可随病人的喜爱而不必禁止。外科患者在发病早期，往往因疼痛而影响食欲，此时如戒口过严，可影响患者的营养而使气血衰退。又在疮疡病人的恢复阶段，食欲开始好转，此时如不适当的戒口禁食，也可影响其食欲而使气血不易恢复，疮疡痊愈缓慢。所以，陈氏这种强调营养，反对无原则禁忌饮食的主张，无疑是非常正确的，可纠正某些人不适当地禁止饮食的倾向。

此外，陈氏还反对无原则的使用寒凉攻伐药品以损害脏气。他说："凡疮初起，时即高起者，此属阳证，毒发于表，内脏原无深毒，便宜托里以速其脓，忌用内消攻伐之药以伤脾气，致脓反难成，不能溃敛。"[3] 又说："疮发于阳，为痈为热，为疼为实，本属易治。因患者不早求治，反又外受风寒，内伤生冷，或再被医者失于补托，而又以凉药敷围，图其内消，以合病家之意，多致气血冰凝，脾胃伤败，使疮毒不得外发，必致内攻之候。"[3] 可见外科治疗不当，不论内治外治，均可损害脾胃而导致疾病的恶化。所以，他在治疗上非常强调脾胃的重要性。如云："盖脾胃盛者则多食而易饥，其人多肥，气血亦壮；脾胃弱者则少食而难化，其人多瘦，气血亦衰。故外科尤以调理脾胃为要。"[3] 因此，他对脓溃后气血虚弱者，非常强调治当大补，故他又说："盖托里则气血壮而脾胃盛，使脓秽自排，毒气自解，死肉自溃，新肉自生，饮食自进，疮口自敛。"[3]。从这些观点，我们可以看出，重视脾胃是陈氏对外科病治疗的主导思想。

（三）外科治疗上的贡献

陈氏在李沧溟先生的"治外较难于治内，内之证或不及其外，外之证则必根于其内也"[4] 的思想指导下，认识到外科所以较难于内科，因内科可以通过内治解决问题，外科仅靠内治而无外治，仍不能达到治疗的目的。由于以往外科著作多偏重于内治，往往忽视了外治法在外科中的重要作用，所以他很重视外治法，常用腐蚀药品，或刀针清除坏死顽肉，放通脓管，强调扩创引流"使毒外出为第一"之类，从而在这方面取得了一定的成就。兹择要介绍如下。

1. 针法

《素问·病能论》说："夫痈气之息者，宜以针开除去之。"可见，外科切开放脓手术，古代一般使用铍针，名为"针法"。凡痈疽已经化脓，如脓熟而不予针法排除，势必腐溃益深，疮口难敛，甚至脓毒内攻而导致不良的后果。所以针法是外科重要的手术疗法之一。陈氏的针法，有其独特之处。今将其主要者，分述于下。

（1）**开窍发泄**：有些阴阳相半之证，疮肿在十日以上，已到化脓之期而仍不化脓外溃，疮形坚硬消托无效者，陈氏认为这因"疮根深固，毒气无从出"之故。主张用针法早期切开，即用铍针当头点入寸许，开窍发泄，使毒气向外，倘内有脓时，亦可使其便于排出，比喻为"开户逐贼"，否则毒将内攻，后果不良。

（2）**畅通脓管**：痈疽内有脓而出滞不畅者，此因脓管被阻之故，陈氏主张用扩创手术以畅通脓管，就是以"针钩向正面钩起顽肉，用刀剪于原顶剪开寸余，使脓管得通流，庶疮头无闭塞"[5]。如此，则疡自易愈。

陈氏说："凡欲消疮，先断根本，次泄毒气，使毒自衰，无得内攻为妙。"这是外科治疗的基本要求，所以他常用针法以开窍泄毒，拔除毒根，畅通脓管，认为较内服药物治疗的效果快，而不致贻误病人。

2. 吸引法

《史记·孙子吴起列传》说："卒有病疽者，起为吮之。"此因脓在深部，排出不易，古代无吸引工具，故吴起以口吮吸。后世嫌其不洁，多以重手用力挤压，使患者痛苦不堪。我国至明代，始有竹筒拔吸的方法。陈氏则有"煮拔筒方"[6]，创用药物煎煮竹筒，使吸引法有了新的改进。

3. 摘除法

陈氏治疗鼻痔，除药物外，还主张用手术摘除，创制摘除鼻痔的工具；系用细铜箸二根，箸端各钻一小孔，用丝线穿入，二箸相离五分许。使用时以箸头直入鼻痔根上，将箸线绞紧，向下一拔，其痔自落。这与现代使用的鼻瘜肉绞断器的摘除法基本相同。

此外，在外治方面还有：截肢[7]、气管缝合[8]、鼻痔摘除[9]、咽喉和食道内铁针摘除[10]、下颊骨脱臼复位等大小外科手术，以及用痔赘挂线、枯痔散治疗痔疮，用火针法、枯瘤法治疗瘰疬瘤肿，用绷缚背疮和棉垫法治疗痈疽内肉不合等外治方法，对后世都有深远的影响。清代各种外科著作如《外科大成》《医宗金鉴·外科心法》等书，采录陈氏有效方药者很多。数百年来《外科正宗》这部书，一直被认为是外科医生必须学习的重要文献之一，其学术上的地位也就可以想见了。

综上所述，陈氏在外科上的成就，主要在外治和手术方面比较突出。由于陈氏常用刀针处理疾病，故曾受到徐灵胎、王洪绪等医家的批判。平心而论，陈氏也不是无原则地滥施刀针的。他在《痈疽治法总论》中说："若脓生而用针，气血反泄，脓反难成；若脓深而针浅，内脓不出，外血反泄；脓浅而针深，内脓虽出，良肉受伤。又有气瘿、血瘿、顽毒、结核四证，俱不可轻用针刀掘破，若妄用之，定然出血不止者立危。"可见陈氏用针，有其一定的法度，后人讥之，未免过当。至于他在肿疡内治方面，只重补托，忽视了内消，这是其不足之处。又神授卫生汤本自仙方活命饮化裁而出，仅少陈皮、贝母、没药，而多羌活、沉香、红花、连翘、石决明（便秘者加大黄），是其药味性能较仙方活命饮为更猛。而陈氏一方面在神授卫生汤条下说它药性平和、功效甚速；同时又在《仙方活命饮今古不同论》中痛驳仙方活命饮，说它攻散太过，伤脾损胃，不适今用，则又未免偏激。这是我们在学习陈氏时，应加注意的地方。

（四）医　　案

背疽

一乡官年逾七旬余，发疮右背，已经八日外。疮虽微肿，色淡不红，势若龟形，根漫不耸，乃老年气血衰弱之故。诊其脉带微数而有力，此根本尚有蒂也，虽老可治。随用"排脓内托散"[11]，加皂刺以溃脓托里。服至十三日后，疮渐高肿，色亦渐赤，但不能溃脓，此食少脾弱，未能培养之故也。又用"十全大补汤"数服，脓始渐出。不快利，乃内膜中隔不通故也，不可畏其老而致误事，随用铍针当头取开寸许，捺通脓管，脓果随出。以"猪蹄汤"[12]洗净，膏盖，后用照药。每日一次，外肉亦腐为脓。患者形色枯槁，更用"人参养荣汤"，倍加参、芪托里。腐肉将脱者取之，新肉欲生者培之，但老年气血衰，不能速效，又加服"参术膏"[13]早晚二次。新肉方生，饮食顿倍，调理七十余日而安。(《外科正宗·痈疽治验》)

按：此证初因年老气血衰微，虽经八天，不能腐溃化脓外达，所以肿形散漫不举，色淡不红。经用补托，虽已化脓溃破，但脓出不畅，必待针法开通脓管，然后脓毒才得排泄。可见，针法手术在外科治疗中具有重要意义。又患者食少脾弱，形色枯槁，脾胃虚弱不能滋生气血，故以调补脾胃收功。

【注释】

[1] 见《外科正宗》范凤翼序。

[2] 见《外科正宗·医家十要》。

[3] 见《外科正宗·痈疽治法总论》注。

[4] 见《外科正宗·自序》。

[5] 见《外科正宗·痈疽治法总论》。

[6] 见《外科正宗·痈疽治法总论》。

[7] 见《外科正宗·脱疽论》。

[8] 见《外科正宗·救自刎断喉法》。

[9] 见《外科正宗·鼻痔》。

[10] 见《外科正宗·误吞针铁骨哽》。

[11] 排脓内托散：当归　白术　人参各二钱　川芎　白芍　黄芪　陈皮　茯苓各一钱　香附　肉桂各八分　甘草五分　白芷（项之上加三分）　桔梗（胸之上加五分）。牛膝（下部加五分）。(见《外科正宗·肿疡主治方》)

[12] 见《外科正宗·肿疡主治方》。

[13] 参术膏：人参半斤　白术六两　熟地六两　各熬膏。(见《外科正宗·溃疡主治方》)

二〇、张介宾

张介宾，字会卿，号景岳，明，山阴（会稽县）人，约生于公元1563—1640年，学医于金英。张氏钻研《内经》数十年，著成《类经》《类经图翼》和《类经附翼》《质疑录》，并结合一生临证经验，复辑成《景岳全书》等。

自宋、元，刘河间、朱丹溪等学说盛行以来，后世学者，有的不善于吸取其精华，反而拘守其成方，以致滥用寒凉，流弊滋多。景岳初年，对丹溪

"阳常有余，阴常不足"的理论，亦颇信服，后来学验俱进，在临床实践中便逐渐发生怀疑。四十岁后，大加反对。因此，他在《类经附翼》及《景岳全书》里，一再批评刘、朱二家学说；尤其反对朱丹溪的"阳常有余，阴常不足"的说法。景岳对于阴阳的概念，是以《内经》"阴平阳秘，精神乃治；阴阳离决，精气乃绝"[1]为根据的。认为：阴不能够没有阳，无气便不能生形，阳不能够没有阴，无形便不能载气，所以物生于阳而成于阴[2]。又认为：阴阳二气又不能有所偏，不偏就气和而生，偏则气乖而死[3]。他这一观点，充分反映在下列几个方面。

（一）阳非有余论

张氏为了反对"阳常有余"之说，写出《大宝论》和《阳不足再辨》等以说明阳非有余。他在《大宝论》中首先指出阳的重要性约有三端如下。

1. 形气之辨

阳化气，阴成形，是形本属阴。但人之所以通体能温，由于阳气；一生之所以有活力，由于阳气；五官五脏气化之所以变化无穷，亦无不由于阳气[3]。相反，当人一死，便身冷如冰，这就是因为阴形在而阳气业已消亡的原故。此阳气之重要者一。

2. 寒热之辨

热为阳，寒为阴；春夏为阳故多暖，秋冬为阴故多寒。春生夏长，显示着阳热的生化万物；秋收冬藏，象征着阴气的缺乏生意，此阳气之重要者二。

3. 水火之辨

水为阴，火为阳，天地造化之权，固然全在水火，但"天一生水"，是水亦由天一之阳而生，故水之所以生物，惟赖其含有阳气；水之所以能化气，亦惟阳气是赖。此阳气之重要者三。

除上述三点之外，张氏更引用《内经》"凡阴阳之要，阳密乃固"[1]和"阳气者若天与日，失其所则折寿而不彰，故天运当以日光明"[1]等说，以证实阴阳两者阳居主位，因而他肯定地说："可见天之大宝，只此一丸红日；人之大宝，只此一息真阳。"[3] "凡阳气不充，则生意不广。故阳惟畏其衰，阴惟畏其盛。非阴能自盛也，阳衰则阴盛矣。凡万物之生由乎阳，万物之死亦由乎阳；非阳能死物也，阳来则生，阳去则死矣。"[3] 他这样反复申述阳在人体的重要性，以阐明其"阳非有余"的论点。

　　持"阳常有余，阴常不足"之说者，常以天癸来迟去早作为重要的论据。但张氏认为这是"但见阴阳之一窍，而未见阴阳之全体"[4]。他说："夫阴阳之道，以纲言之，则位育天地，以目言之，则缕析秋毫，至大至小，无往而非其化也。若以清浊对待言，则气为阳，精为阴，此亦阴阳之一目也。若以生死聚散言，则凡精血之生皆为阳气，得阳则生，失阳则死，此实性命之化源，阴阳之大纲也。"[4] 说明阴阳是相互依存，而不能偏废的。如精属阴，气为阳，阳气阴精互为生化，而不可截然分离。所以张氏进一步说明精、气、神三者的关系。他认为：先天之气，由神以化气化精；后天之气，由精以化气化神；三者的生化，互以为根，本同一气。所以善治精者，能使精中生气；善治气的，能使气中生精。精与气的一阴一阳，互相转化不已。因此不能认为男子精竭于八八，女子经尽于七七，只是阴的不足，而不是阳的不足，更不能说是阳的有余了。究竟阳气为阴精生化的动力，与其怕阳之有余，宁可虑阳之不足。所以他的结论是："然则欲有生者，可不以此阳气为宝，即日虑其亏，亦非过也。而余谓阳常不足者，盖亦惜春之杞人耳。"[4]

（二）真阴不足论

　　景岳认为阳非有余，而阴则常不足，他在《真阴论》中反复地阐发了这一论点。他认为"阴精"正是阳气的根本。阳化气，阴成形，如无阴精之形，便不足以载阳气。所以物之生，生于阳；物之成，成于阴。这种阴，亦叫作"元阴""真精"。真精与阳气互根而不可分，所以阳非有余，阴亦仍然不足。景岳为了使人都能了解真阴的内容，做了如下的申述：

　　（1）真阴之象：阴为精，阴成形，此精此形，即是阴之象。《内经》说："五脏主藏精者也，不可伤，伤则失守而阴虚，阴虚则无气，无气则死矣。"阴虚即精虚，精虚则气无所附，生化之机息矣，故主死。《内经》又说："形肉已脱，九候虽调犹死。"这外在的形肉，即内在的阴精之形，精藏于内，肉形于外，所以观其形质之坏与不坏，即可以察其真阴之伤与未伤。

（2）**真阴之脏**：五脏虽各有阴精，但又统归于肾，所以《内经》说："肾者主水，受五脏六腑之精而藏之。"肾的藏精之所，叫作命门。精藏于此，是为阴中之水；气化于此，是为阴中之火。命门居两肾之间而兼具水火，为性命之本，故欲治真阴，当治命门。

（3）**真阴之用**："命门之火，谓之元气；命门之水，谓之元精。五液充则形体赖而强壮，五气治则营卫赖以和调，此命门之水火，即十二脏之化源。故心赖之，则君主以明；肺赖之，则治节以行；脾胃赖之，济仓廪之富；肝胆赖之，资谋虑之本；膀胱赖之，则三焦气化；大小肠赖之，则传导自分；此虽云肾脏之伎巧，而实皆真阴之用。"

（4）**真阴之病**：真阴之气本无余，所以真阴之病都是不足。阴胜于下者，原非阴盛，而是命门之火衰；阳胜于标者，原非阳盛，而是命门之水亏。水亏其源，阴虚之病迭出。火衰其本，则阳虚之证丛生，正如王太仆所说："寒之不寒，责其无水；热之不热，责其无火。"无水无火，皆在命门，统称为阴虚之病。

（5）**真阴之治**：五脏为人身之本，肾为五脏之本，命门为肾之本，阴精为命门之本。凡阴阳诸病变，当责之于并具水火的命门。所以王太仆说："壮水之主，以制阳光；益火之源，以消阴翳。"严用和亦认为补脾不如补肾。薛立斋常用八味丸和钱氏六味丸分治水火，多收奇效。这些都是求责于阴精的治本方法。

以上几点是张氏真阴不足的理论根据，也是他好用熟地及创制左归、右归等方药的指导思想。

从上面引述景岳的学术论点来看，他是从人体生理机能的根本上来判别阴阳的。因此他着重讨论了"元阴"与"元阳"，或称"真阴"与"真阳"这两个方面，并进一步把真阴与真阳归根于肾之命门的水与火，从而把阳非有余与真阴不足两个方面统一起来。

从治疗上讲，阳既非有余，则应注意慎用寒凉；阴既常不足，则应注意慎用攻伐。所以张氏在治疗阴阳虚损时，主要观察命门水火的虚损所在，从而左右化裁温补的方剂，这样，张氏就被后世目为温补派的中心人物了。

但是，我们不能因此便认为张景岳是全盘温补论者。试看《景岳全书》第一卷《传忠录》，首先讨论了《阴阳》《六变》，把《内经》和仲景辨证的理论，做出较系统的分析。今天我们所谈的辨证施治，多数是以他这两篇《阴阳》《六变》为蓝本的。其于阴阳寒热表里虚实的阐述，并无偏倚。他如《十问》《脉神》[5]诸篇，在诊断方面，亦颇能示人以规矩。

景岳对具体疾病的辨证施治，尤能兼采各家所长而折中运用。他本与河间、丹溪学说颇多出入，而于中风证却很赞同河间、丹溪所论中风病因并不是外来风邪的说法。其于治疗方面，也很注意痰与气血，这显然是受了丹溪的影响。施用方药，并不局限于温补，也有白虎汤、人参竹叶石膏汤、抽薪饮、绿豆饮[7]等寒凉之剂。又如论三消病，推崇丹溪之说，而不尊薛己；论喘促，亦援引东垣和丹溪两家的学说为多。其余各病引用丹溪的也不少，甚至间有采用张子和的主张的。由此可知，景岳的阳非有余，阴常不足的论点，并非一概无原则地搬用于临床，而认为任何疾病都是属于不足，绝对没有有余之证。

但张氏对于虚实之治，无可讳言，确有重虚而轻实的倾向。他在《传忠录·论治篇》里说："虚实之治，大抵实能受寒，虚能受热，所以补必兼温，泻必兼凉。……即有火盛气虚，宜补以凉者，亦不过因火暂用，火去即止，终非治虚之法也。……而虚弱者，理宜温之补之，补乃可用于常。……凡临证治病，不必论其有虚证、无虚证，但无实证可据而为病者，便当兼补，以调营卫精血之气。亦不必论其有火证、无火证，但无热证可据而为病者，便当兼温以培命门脾胃之气。……第今人之虚者多，实者少，故真寒假热之病为极多，而真热假寒之病则仅见耳。"由于景岳临床所遇，多为适用温补之证，因而多用温补方药，以至立论时，亦多持温补之说，乃为势所必然。

自薛立斋、张景岳提倡温补之说以后，给当时和后世医家的影响很大，如高鼓峰著《己任篇》，张石顽著《张氏医通》等，均以薛立斋、张景岳之说为根据，而形成了主温补的一派。

温补学派，治疗虚损诸证，实有其独到之处，但不善学者，往往不能掌握原则，动辄以温补误人；这样，便引起了一些医家对温补学派的反对。如主张寒凉的章虚谷便批判景岳"不识六气之变"，尊经崇古的陈修园不同意景岳自创新方，而著《景岳新方砭》。其实，持温补论者，并非不识六气之变，他们之所以强调一面，主要是在为阴阳虚损诸证的治疗充实理论根据。所以，对景岳的批评，谓其略有偏颇则可，若竟如章、陈二氏以其温补的论点全盘皆非，则未免失之过激。

（三）医　　案

1. 便闭

（1）朱翰林太夫人，年近七旬，于五月时，偶因一跌即致寒热，群医为之滋阴清火，用生地、芍药、丹皮、黄芩、知母之属，其势日甚。及余诊之，见其六脉无力，虽头面上身有热，而口则不渴，且足冷至股。余曰：此阴虚受邪，非跌之为病，实阴证也，遂以理阴煎[8]加人参、柴胡。二剂而热退，日进粥食二三碗，而大便以半月不通，腹且渐胀，咸以为虑，群议燥结为火，复欲用清凉等剂，余坚执不从，谓其如此之脉，如此之年，如此之足冷，若再一清火，其原必败，不可为矣。经曰：肾恶燥，急食辛以润之，正此谓也。乃以前药更加姜、附，倍用人参、当归，数剂而便即通，胀即退，日渐复原矣。病起之后，众始服其定见。（《景岳全书·杂证谟·秘结》）

按：高龄之人，真阴本亏，兼之病久，元阳亦虚，津润气馁，不能传送，致成阴凝秘结之证。张氏据《内经》"肾恶燥，急食辛以润之"之义，用理阴煎加姜、附，倍参、归，既育阴以滋干润，复温化以消凝结，而便闭自通。

（2）余尝治一壮年，素好火酒，适于夏月，醉则露卧，不畏风寒，此其食性脏气皆有大过人者，因致热结三焦，二便俱闭。余先以大承气汤用大黄五七钱，如石投水，又用神佑丸及导法，俱不能通，且前后俱闭，危剧益甚，遂仍以大承气汤加生大黄二两、芒硝三钱，加牙皂二钱煎服。黄昏进药，四鼓始通，大便通而后小便渐利，此所谓盘根错节，有非斧斤不可者，即此之类，若优柔不断，鲜不害矣。（《景岳全书·杂证谟·秘结》）

按：患者年壮气实，素嗜辛热，虽未叙脉舌，但必有火热积结致闭之征候。张氏迭用峻剂，始获斩关夺隘之功，诚非诊无定见，优柔寡断者所能及，则知张氏不但娴于温补，亦且善于凉攻。

以上二案，同为便闭，前者阴结，温润而安；后者阳结，峻攻获愈，于

2994

此益足以说明辨证施治于临床上所占的重要地位。

2. 下消不寐

省中周公者，山左人也，年逾四旬，因案牍积劳，致成羸疾，神困食减，时多恐惧，自冬春达夏，通宵不寐者凡半年有余，而上焦无渴，不嗜汤水，或有少饮则沃而不行，然每夜必去溺二三升，莫知其所从来，且半皆如膏浊液，尪羸至极，自分必死。及予诊之，脉犹带缓，肉亦未脱，知其胃气尚存，慰以无虑。乃用归脾汤去木香，及大补元煎[9]之属，一以养阳，一以养阴，出入间用至三百余剂，计服人参二十斤，乃得全愈。此神消于上，精消于下之证也。可见消有阴阳，不得尽言为火。姑纪此一案，以为治消不寐者之鉴。（《景岳全书·杂证谟·三消干渴》）

按：此证不渴而夜溺二三升，当属下消，通夕不寐，景岳断为神消于上者，因其案牍积劳，心衰脾困使然，以心藏神，脾主思也。归脾汤的参、苓、芪、术、炙草甘温以养脾，龙眼、枣仁、当归、远志濡润以养心，心得养则神能藏，脾得养则虑能定，神藏虑定，便可成寐了。小便浊如膏液，用大补元煎而愈，必因气不摄精而然，大补元煎固为温肾润燥、壮水养气之剂，肾在下为至阴之脏，此即其所谓"一以养阴"之意。

3. 吐血下血

倪孝廉者，年逾四旬，素以灯窗思虑之劳，伤及脾气，时有呕吐之证，过劳即发，予常以理阴煎、温胃饮[10]之属，随饮即愈。一日于暑末时，因连日交际，致劳心脾，遂上为吐血，下为泄血，俱大如手片，或紫或红，其多可畏。急以延余，而余适他往，复延一时名者，云："此因劳而火起心脾，兼之暑令正旺，而二火相济，所以致此。"乃与以犀角、地黄、童便、知母之属。药及两剂，其吐愈甚，脉益紧数，困惫垂危。彼医云："此其脉证俱逆，原无生理，不可为也。"其子惶惧，复至恳余，因往视之，则形势俱剧，第以素契不可辞，乃用人参、熟地、干姜、甘草四味大剂与之。初服毫不为动，次服觉呕恶稍止，而脉中微有生意。乃复加附子、炮姜各二钱，人参、熟地各一两，白术四钱，炙甘草一钱，茯苓二钱。黄昏与服，竟得大睡，直至四鼓。复进之而呕止，血亦止。遂大加温补调理，旬日而复健如故。余初用此药，适一同道者在，见之惊骇，莫测其谓，及其既愈，乃始心服曰："向使不有公在，必为童便、犀角、黄连、知母之所毙，而人仍归誉于前医曰，彼原说脉证俱逆，本不可治，终是识高见到，人莫及也。嗟嗟！夫童便最能动呕，犀角、知、连最能败脾，时当二火，而证非二火，此人此证，以劳倦伤脾，而脾胃阳虚，气有不摄，所以动血，再用寒凉，脾必败而死矣。倘以此杀人，而反以此得誉，天下不明之事，类多如此，亦何从而辨白哉。"此后有史姓等数人，皆同此证，予悉用六味回阳饮[11]活之。此实至理，而人以为异，故并纪焉。(《景岳全书·杂证谟·血证》)

按：犀角地黄汤为治热伤阴阳络而吐下血的方剂，所以君犀角、地黄以两清阴阳络之热，若脾虚统摄失职所引起的失血，便不属于犀角地黄汤主治的范围了。这个病案的患者，脾气素虚，呕吐时发，复因一再劳损心脾而上下失血，其为中焦虚损之不能统摄也可知。虽时当盛暑，景岳仍屡以理中汤加味，并进退于附子、地黄之间，既培脾土之气，复养脾土之血，气血两益，则中焦健运自如，统摄有权，血自不吐不泻了。景岳治本病不仅深得血化中焦之旨，尤具有"热无远热"的胆识，足资借镜。

【注释】

[1] 见《素问·生气通天论》。

[2] 见《类经附翼·真阴论》。

[3] 见《类经附翼·大宝论》。

[4] 见《景岳全书·传忠录·阳不足再辨》。

[5] 见《景岳全书·传忠录》。

[6] 抽薪饮：黄芩　石斛　木通　栀子（炒）　黄柏各一二钱　枳壳钱半　泽泻钱半　细甘草三分　水一钟半，煎七分，食远温服。内热甚者，冷服更佳。（见《景岳全书·新方八阵·寒阵》）

[7] 绿豆饮：绿豆不拘多寡，宽汤煮糜烂，入盐少许，或蜜亦可，待冰冷，或厚、或稀、或汤，任意饮食之，日或三、四次不拘。（见《景岳全书·新方八阵·寒阵》）

[8] 理阴煎：熟地三五七钱或一二两　炙甘草一二三钱　当归二三钱或五七钱　干姜（炒黄色）一二三钱　或加桂肉一二钱　水二钟，煎七八分，热服。（见《景岳全书·新方八阵·热阵》）

[9] 大补元煎：熟地（补精补阴以此为主，少则用二三钱，多则用二三两）　人参（补气补阳，以此为主，少则用一二钱，多则用一二两）　山药（炒）二钱　杜仲二钱　当归二三钱（若泄泻者去之）　枸杞二三钱　山茱萸肉一钱（如畏酸吐酸者去之）　炙

甘草一二钱　水二钟，煎七分，食远温服。（见《景岳全书·新方八阵·补阵》）

[10] 温胃饮：人参一二三钱或一两　白术（炒）一二钱或一两　扁豆（炒）二钱　陈皮一钱（或不用）　干姜（炒焦）一二三钱　炙甘草一钱　当归一二钱（滑泄者勿用）　水二钟，煎七分，食远温服。（见《景岳全书·新方八阵·热阵》）

[11] 六味回阳饮：人参一二两或数钱　制附子二三钱　炮干姜二三钱　炙甘草一钱　熟地五钱或一两　当归身三钱（如泄泻或血动者，以冬术易之）　水二钟，武火煎七八分，温服。（见《景岳全书·新方八阵·热阵》）

二一、绮　　石

绮石，传为明末人，姓名居里，均无从考，但称之曰绮石先生。以善治虚劳名于时，著有《理虚元鉴》二卷。元葛可久的《十药神书》，一向为治虚劳者所取法，但此书仅列方药十首，不备理法；绮石所著《理虚元鉴》则理法方药俱备，清陆九芝且重为厘订，次第体例，较原书尤为完备。

绮石虽独阐于治虚劳一门，而其学术思想、治学方法，一以《素》《灵》为宗，兼采诸家之长，正如他的学生赵宗田所说："先生悯世人之病虚劳者委命于庸医，乃伏读《素》《灵》，而启悟门，得其要领。"[1] 至于后世诸家，他斟酌于李东垣、朱丹溪、薛立斋之间。东垣重脾胃，是有益于治虚损的，惟不用其升、柴辛燥之品，以免妨乎肺金；丹溪重滋阴，亦是有益于治虚损的，但力避其苦寒降火之法，以免碍于中土；立斋尚温补，第不能肆用鹿茸、桂、附之类，以免助其郁热。他认为这样用丹溪之说而不泥于丹溪，用东垣之说而不泥于东垣，不用立斋之说而实以济立斋之穷[2]，才能执两端以用中，而不偏倚。这种学古而不墨守成规，并自成家法的治学方法，是值得发扬的。

（一）虚劳病机

1. 病因探讨

他认为引起虚劳的病因有六：有先天之因，后天之因，痘疹及病后之因，外感之因，境遇之因，医药之因等。先天之因，由于父母精血不旺，生后体质怯弱，如幼多惊风，骨软行迟，或动作手振，或头摇目瞬等，皆为先天不足，易患劳怯之征；后天之因，如酒色劳倦，七情饮食所伤，以致精气虚损，日久便成虚劳；痘疹病后之因，如痘疹治疗失当，正虚邪恋，或病后调养失宜，元气耗伤，致使气弱阳衰，或阴亏血枯，亦为虚劳的原因之一；外感之因，感冒缠绵，咳久不已，肺经伏热不解，渐渐致成劳嗽；境遇之因，如处境艰苦，情志抑郁，以致五志耗伤，气血亏损，因而成劳，所谓"七情不损，五劳不成"也；医药之因，本非劳证，反以药误而成，或病非感冒而重用发散，或稍有停滞而妄用削伐，或并无里热而概用苦寒，或体弱受邪，未经宣发，而漫用固表滋里，遂致邪热胶固，永不得解[3]。上述病因，虽不能概括无遗，但其主要精神，足以说明内伤虚损的虚劳证，必由上述因素或条件，致令体质亏损，继而成劳，这种论点，是符合客观实际的。

2. 病理分析

绮石认为虚劳的病理变化，主要是精血不足，水不济火，以致阴虚火亢，相火上炎，伤其肺金所致。肺秉清肃而司治节，如肺为火薄，则治节无权，清肃失令，精微不布于上下，留连胸膈，化而为痰，便发生劳嗽。阴虚火动，火甚生风，风火交煽，厥逆上冲，伤于阳经，血菀乱涌，便发生吐血。火气炎上，燔灼真阴，清肃之肺金被灼而燥涩，气逆不已，便发生干咳。假使郁怒伤肝，不能发泄，则火郁于肝，金不生水，水火不相济，而阴火复炎，遂致痰血凝结而发生痰中带血。凡七情内伤，久则精亏而燥，内而五心烦热，外而营卫不和，便发生骨蒸。心血空虚，则邪火上壅，淯其灵舍，由是神昏志荡，天精摇摇，淫梦恍惚，便发生遗精梦泄。凡此劳嗽、吐血、干咳、痰中带血、骨蒸、遗精梦泄，皆为虚劳常见之症，皆为阴虚火亢之所致，火最能灼金，故要以保肺为重要原则。亦有阳虚之变者，有夺精、夺火、夺气不同的类型：色欲过度必夺精，精夺至竭，势必火与气相次俱衰；劳役太过必夺气，气为火之属，精之用，气夺而甚，则火与精，连类相失；火者阳之属，故夺火多从夺精而来，然亦有过服寒凉，以致命火衰微的。凡此三夺，悉归于脾，因精与火虽主于肾，而中气之不守实为其中关键。因此，"阴虚之证统于肺，阳虚之证统于脾"[4]一说，竟成绮石言虚劳病变的核心了。

（二）治虚大法

虚劳的病理变化，既为"伏火乘金"，则治肺之伏火，理固其然，但人之一身，五脏互为影响，密切相关，虚劳之证，虽以肺脏证候为多，但不能机械地以肺病而专主于肺。绮石认为必须从五脏间相互关系进行探讨，其中尤以肺脾肾为"治劳之三本，宜先切究"[6]，他说："治虚有三本，肺脾肾是也。肺为五脏之天，脾为百骸之母，肾为性命之根，知斯三者，治虚之道毕矣。"[5]但在治脾治肾的具体方法上，他又强调治脾不可过燥，以免影响肺之清肃；治肾不可过用苦寒，以免障碍中州脾土的运化。所以治肺要清金保肺，无犯中州之土；治脾要培土调中，不损至高之气；治肾要金行清化，不觉水自长流，金水才能归于一致。于肺脾肾三脏之中，又以肺脾二脏更为重要，因为补肾水者，不如补肺以滋其源，补命火者，不如补脾以建其中。如上所述，虚劳病变虽复杂，要不外阴虚阳虚两类，阴虚者统之于肺，阳虚者统之于脾，故能善治脾肺，便已掌握治虚劳的关键了。治脾即所以益气，他说："大凡有形之精血，不能速生，无形之真气，所宜亟固，此益气之所以切于填精也；助衰甚之火者，有相激之危，续清纯之气者，有冲和之美，此益气之所以妙于补火也。夫气之重于精与火也如是，而脾气又为诸火之原，安得不以脾为统哉。"[6]这一段原文总的意义是治脾固气，惟宜甘温，不宜大热。故其选药，重在茯苓、人参、黄芪、白术，选方重在归养心脾[7]、归养心肾[8]、养心固本[9]、固本肾气[10]诸方，要皆以甘温益气之用而见长者。至于心肾不交，伏火射肺系而为劳嗽者，治宜清金保肺，"以宣清肃之令；平肝缓火，以安君相之位；培土调中，以奠生金之母；滋阴补肾，以制阳光之焰；一以中和为治。补其虚，定其乱，载其陷，镇其浮，清其热，润其燥，疏其郁滞，收其耗散，庶有济也"[11]。选药则为丹皮、地骨皮、桑白皮、苏子、白前、桔梗、泽泻、麦冬、五味子之类；选方则有清金百部[12]、清金甘桔[13]、加减清金甘桔[14]、胶菀清金[15]、清金养荣[16]、百部清金[17]等方，或清或润，或疏或降，要皆尽其清金保肺之事而已。

（三）虚劳的预防

虚劳一证，绮石认为：除了应该给以适当的药物治疗外，更应该当心早期的调养预防。在这方面，他在《理虚元鉴》中提出了不少要点，大致如下。

（1）**六节**："其在荡而不收者，宜节嗜欲以养精；在滞而不化者，宜节烦恼以养神；在激而不平者，宜节忿怒以养肝；在躁而不静者，宜节辛勤以养力；在琐屑而不坦夷者，宜节思虑以养心；在慈悲而不解脱者，宜节悲哀以养肺。此六种，皆五志七情之病，非药石之所能疗。"[18]

（2）**八防**："春防风，又防寒；夏防暑热，又防因暑取凉；长夏防湿；秋防燥；冬防寒，又防风。"[19]

（3）**二护**："寒从足起，风从肩俞眉际而入，病者常护此二处。"[20]

（4）**三候**："一为春初木盛火升；一为仲夏湿热令行；一为夏秋之交伏火烁金。"[21]

（5）**二守**："一服药，二摄养"。[22]

（6）**三禁**："治劳三禁，一禁燥烈，二禁伐气，三禁苦寒是也。"[23]

以上内容，说明绮石对虚劳证的调养防护措施，是比较全面而且具有指导实践意义的。

【注释】

[1] 见《理虚元鉴》原序。

[2] 参《理虚元鉴·理虚三本》。

[3] 参《理虚元鉴·虚证有六因》。

[4] 参《理虚元鉴·理虚二统》。

[5] 见《理虚元鉴·理虚三本》。

[6] 见《理虚元鉴·阳虚三夺统于脾》。

[7] 归养心脾汤：治梦遗滑精。人参　黄芪　白术　芡实　北五味　甘草　熟地　枣仁　茯神　山药　当归身　遗甚，加黄肉、莲须；思虑过度，加莲肉；不禁，加石莲、金樱膏；足痿，加牛膝、杜仲、龟板胶。（见《理虚元鉴·虚劳本治方》）

[8] 归养心肾丸：生地　熟地　黄芪　白术　山药　芡实　茯神　枣仁　归身　黄肉　五味　甘草　炼蜜丸，空心白汤送下三钱。气虚，加人参；久遗，加杞子、金樱；漏滑，加莲须、芡实；心火盛，加石莲；寒精自出，加苁蓉、鹿茸、沙苑、菟丝；泄泻，加泽泻、莲肉；腰膝软弱、艰于步履，加牛膝、杜仲、龟鹿胶。（见《理虚元鉴·虚劳本治方》）

[9] 养心固本丸：玄武胶（红曲炒珠）　鹿角胶（红曲炒珠）　黄肉　杞子　人参　黄芪　石莲肉　白术　甘草　枣仁　地黄　淮牛膝　石莲肉（同肉桂一钱同煮一日，去肉

桂）　用炼蜜丸。收功固本药也。（见《理虚元鉴·虚劳本治方》）

　　[10]固本肾气丸：治阳虚。人参　黄芪　白术　茯苓　当归　生地　炙草　枣仁　煨姜　鹿角胶。（见《理虚元鉴·虚劳本治方》）

　　[11]见《理虚元鉴·心肾不交与劳嗽总论》。

　　[12]清金百部汤：治虚劳久嗽。桔梗　玄参　川贝　百部　生地　麦冬　丹皮　白芍　生甘草　地骨皮　灯芯　喘急，加白前、海粉、竹茹；如痰吐稠黏、脾肺火盛，加清金散、竹茹、花粉。（见《理虚元鉴·虚劳本治方》）

　　[13]清金甘桔汤：治干咳。桔梗　川贝　麦冬肉　花粉　生地　玄参　白芍　丹皮　粉甘草　灯芯　河水煎。（见《理虚元鉴·虚劳本治方》）

　　[14]加减清金甘桔汤：治咳嗽痰中带血丝血珠。桔梗　生地　白芍　丹皮　麦冬　玄参　川贝　茯苓　阿胶　甘草　为丸。

　　[15]胶菀清金汤：即加减清金甘桔汤加紫菀、犀角，治咳嗽痰中带血。去生地、桔梗，加地骨皮、百部，名胶菀犀角汤，治劳咳吐血。（见《理虚元鉴·虚劳本治方》）

　　[16]清金养荣丸：生地　麦冬肉　花粉　川贝　玄参　白芍　茯苓　地骨皮　丹皮　甘草　内生地将薄荷汤煮烂捣胶，同蜜为丸。（见《理虚元鉴·虚劳本治方》）

　　[17]百部清金汤　治传尸劳。百部　骨皮　人参　麦冬　桔梗　生地　丹皮　芍药　茯苓　甘草。（见《理虚元鉴·虚劳本治方》）

　　[18]见《理虚元鉴·知节》。

　　[19]见《理虚元鉴·知防》。

　　[20]见《理虚元鉴·二护》。

　　[21]见《理虚元鉴·三候》。

　　[22]见《理虚元鉴·二守》。

　　[23]见《理虚元鉴·三禁》。

二二、喻　　昌

　　喻昌，字嘉言，明末江西南昌人，著有《尚论篇》《医门法律》《寓意草》等书。在明代末年，我国学术论坛上理学之风逐渐衰落，实用之学，渐次兴起，这种风气也影响到医学方面。如张凤逵的《伤暑全书》，吴有性的《温疫论》等，都是这一时期在医学方面的新作品。喻氏的学术思想，也是在这种风气的影响下形成的。

（一）医学上的主要论点

喻氏治学注重实际，喜创新说，有一定的革新精神。其医学理论中比较突出的有《大气论》和《秋燥论》两篇，分别介绍如下。

1. 大气论[1]

"气"在人体的主要作用，从《内经》以至历代医家，已有不少论述，但特别提出胸中大气来阐发的，除孙一奎与喻氏而外，实不多见。

喻氏首先肯定了人体的形成，以及一切生理活动，都是依靠气来支持的。他说："惟气以成形，气聚则形存，气散则形亡。"[2]说明气对人的生命的重要性。同时又指出身形之中，称为气的虽多，而主持整体活动的，则是胸中大气。他说："其所以统摄营卫脏腑经络，而令充周无间，环流不息，通体节节皆灵者，全赖胸中大气为之主持。"[2]这就是说，荣气、卫气、宗气、脏腑之气、经络之气等，都必须在胸中的大气统摄下，才能各自发挥功能，而形成全身统一的活动。他这一认识，是从《素问·五运行大论》"地为人之下，太虚之中，大气举之"这一说法而悟出来的。他认为在自然界中，地的四周都有"磅礴"的大气升举着它。由于大气的运动不息，才有风、寒、暑、湿、燥、火诸气的变化，才有生、长、化、收、藏的发展过程。人和自然界的现象是相适应的，因而人体的一切活动，以及生、长、壮、老的过程，仍是原于胸中大气的斡旋不息；若大气一衰，便"出入废，神机化灭，升降息，气立孤危"[3]了。大气究竟是什么呢？他认为大气是搏聚于胸中，包举于肺之周围的阳气。肺所以能主一身之气，能主一身之治节，都是大气的作用。但它不同于膻中之气，因膻中是臣使之官，既有职位，则其功能就有一定的局限性。又不同于宗气，因宗气有一定的隧道[4]，既有隧之可言，就不是洪蒙无际的大气了。由此不难看出，他所说的大气，即是胸中的阳气，为支持全身活动的基本动力。这种阳气充沛，布达周身，就能使疾病不生，否则，阴邪就凝聚而为病。他引用《金匮要略》"大气一转，其结乃散"，来说明这一问题。并举出"心下坚大如盘，边如旋杯，水饮所作"的病例来加以分析，说"水饮久结胸中不散，伤其绌缊之气，乃至心下坚大如盘，遮蔽大气，不得透过。用桂枝去芍药加麻黄、附子以通胸中阳气"。他这一论述，明确了大气的重要作用，也给后人以一定的影响。如近人张锡纯对大气陷下病的认识和治疗，其方虽法乎东垣，其理实源于喻氏。张锡纯说："大气者充满胸中，以司肺呼吸之气。"又说："此气且能撑持全身，振作精神，以及心思脑力骨骸动作，莫不赖乎此气。"这都是与喻嘉言的说法一致的。

2. 秋燥论[5]

《素问·生气通天论》"秋伤于湿，上逆而咳"，和《阴阳应象大论》"秋伤于湿，冬生咳嗽"之文，历代医家，大都认为是伤于长夏湿土之气所致，因长夏之终，即秋气之始。独喻氏认为这是"秋伤于燥"的错简。他的理由是：春、夏、冬三时，都是伤于主时之气，秋主燥而伤于湿，这是不合逻辑的。他说："《内经》病机十九条，独遗燥气；他凡秋伤于燥，皆谓秋伤于湿。历代诸贤，随文作解，弗察其讹，昌特正之。大意谓春伤于风，夏伤于暑，长夏伤于湿，秋伤于燥，冬伤于寒。觉六气配四时之旨，与五运不相背戾。"[6]的确，从四时六气各有所主来讲，喻氏的主张还是此较正确的。

喻氏还结合病理来证实他这一论点，认为燥气过胜，则耗伤肺津；肺主治节，肺津耗伤，则清肃之令不能下行，就会发生膹郁咳喘等病证。《内经》说："燥胜则干。"干的病变，不仅指皮肤皱揭而言，凡津液耗竭所引起的病变，也都属于干的范围。因此，《素问·至真要大论》病机中所说的"诸气膹郁，皆属于肺；诸痿喘呕，皆属于上"，都是指燥气伤肺而言。他说："诸气膹郁之属于肺者，属于肺之燥，非属于肺之湿也；苟肺气不燥，则诸气禀清肃之令，而周身四达，亦胡致膹郁耶？诸痿喘呕之属于上者……上亦指肺。惟肺燥甚，则肺叶痿而不用，肺气逆而喘鸣，食难过膈而呕出，三者皆燥证之极也。经文原有'逆秋气则太阴不收，肺气焦满'之文，其可称为湿病乎？"[6]这是他从病理方面来说明秋伤于燥，燥则伤肺，以及因肺燥而引起上部病变的理由。他既认为痿和喘呕等病，均为肺气燥伤所致，所以治疗上就不能用辛香行气药物以助燥伤肺，必须用甘柔滋润的药物以清燥救肺；如果肺气得润，则清肃气行，治节有权，气不膹郁，不仅痿和喘鸣自愈，就是受到影响的胃气，也能通降下行而不致作呕。他所制定的清燥救肺汤[7]，临证运用，效果良好，证明喻氏之说是有论据的。

必须说明，喻氏的秋燥，本是概括凉燥和温燥而言的。但他又指明燥气终属于热，所以重点还是叙述温燥之气。他认为秋燥的形成是"大热之后，继以凉生，凉生而热解，渐至大凉而燥令乃行"。燥为金气，"金位之下，火气承之"。燥成则从火化而为热。这论点给后世的温热学派以很大的影响。如叶天士说："燥自上伤……均是肺气受病。"又说："秋令感伤，恰值夏月发泄之后……初起，治肺为急，当以辛凉甘润之方。"叶氏这些论点，都是在喻氏这一思想影响下提出来的。

（二）对《伤寒论》之研究

自宋以后，医家对《伤寒论》的研究逐渐重视，方法也更加广泛。喻氏在研究《伤寒论》时，认为此书经晋代王叔和编纂后，已不是仲景著作的本来面目，很同意方有执《伤寒论条辨》中所称叔和编经，遂致颠倒错乱的看法，因而他著《尚论篇》的时候，把《伤寒论》条文次序做了很大的改变。并认为方氏虽得尊经之旨，但未对叔和《序例》加以驳正，所以他在《尚论篇》中，首先就驳正了叔和的《序例》，使后之研究《伤寒论》的，都知道叔和编次的得失，而不受他的局限。

其次，他以太阳一经为六经的大纲，而风伤卫、寒伤营、风寒两伤营卫三种病变，又是太阳经的大纲，这就是他所主张的太阳病三纲鼎立之说。他认为只有先明确了大纲，再根据大纲探求其病理变化和治疗规律，才容易掌握辨证施治的原则性和灵活性。他说："今大纲既定，然后详求其节目，始知仲景书中矩则森森，毋论法之中更有法，即方之中亦更有法。"[8]因而他把原条文分类编纂，如属于风伤卫的为一类，寒伤营的为一类；风寒两伤营卫的为一类。每一类中又分作若干部分，如有关太阳经病的初期脉证为一部分，有关太阳中风的典型脉证为一部分，桂枝汤的主治范围为一部分等。其他寒伤营和风寒两伤营卫的各类，无不如此类分。将合病、并病、坏病、痹病四类附于三阳经末。以过经不解、瘥后劳复、阴阳易病三类附于三阴经末。在每一部分的前面，都冠以全篇大义。这种革新精神，对理解《伤寒论》是有一定程度的帮助和启发的。

此外，他还认为：仲景的《伤寒论》虽是详寒略温，但治温病之法，实已包括在内。试观《伤寒论》很多方剂，同样能治温热病，即是明显例证。所以他说："仲景书详于治伤寒，略于治温，以法度俱错出于治伤寒中耳。

后人未解义例，故春温一证，漫无成法可师。"[9]因此，他把温病也分为三种类型：以冬伤于寒，春必病温者为一个类型；以冬不藏精，春必病温者为一个类型；以既冬伤于寒，又冬不藏精，至春月同时发病者为一个类型。并分析了三种温病的发病机理和不同症状。他认为冬伤于寒的温病，是寒邪郁于肌肤，自阳明化热而外达太阳的病变；冬不藏精是肾阴本虚，寒邪内侵骨髓，又复化热灼精的病变；既冬伤于寒，又兼冬不藏精，春月同时病发者，名为"两感温病"，是太阳少阴互为标本的病变。他并指出：冬伤于寒的温病，其特征是略恶寒而即发热，或有大热而全不恶寒；冬不藏精的温病，其特征是热在骨髓，即仲景所谓"发汗已，身灼热"的风温[10]；两感温病的特征，是太阳和少阴的症状同时俱见，就是既有"头痛"的表症，又有"口干烦满"等里症。不过伤寒证是自外入内，温病则是自内达外，表里只在太阳、少阴二经。以上所述，是他将温病分为三纲的认识方法。很显然，他是把温病的三纲和伤寒的三纲相提并论，而形成一个辨证纲领。但是，他这种分类的理论，由于和临床实际之间，存在着一定出入，所以没有被后世温病学家所采用。

综上所述，喻氏在医学上取得不少成就，特别是对"大气"和"秋燥"的阐发，丰富了祖国医学的内容，给后人以很大的影响。他的学术思想，贯串在治疗上，有他特殊的用药方法。如《大气论》阐明了胸中阳气的主要作用，《秋燥论》阐明了燥气伤肺的病理变化。因而他用药就长于辛温通阳和甘寒润燥两个方面。辛温通阳，是离照当空，消阴除翳，这是《大气论》在治疗上的具体体现；甘寒润燥，是滋津润涸，回焦转急，这是《秋燥论》在治疗上的具体体现。凡此种种，都足以说明他的理论和实践是互相结合的。

他对《伤寒论》分类归纳的研究方法，给后人的启发也很大，如张璐、吴仪洛等，都是受到他的影响而在医学上有进一步发展的人。在温热病方面，他提出以保阴为主，认为"温病之人，邪退而阴气犹存一线者，方可得生"[9]，这对后来的温热派，也有一定的影响。不过喻氏持论，往往失之偏激，如强调叔和的错失，而忽视叔和的贡献；崇信三纲鼎立之说，认为"风必伤卫，寒必伤营"，便把风寒及营卫的病理关系，比较机械地进行联系。所有这些，不能不说他是有着一定的偏见的。

（三）医　　案

1. 论吴吉长乃室误药之治验

吉长乃室，新秋病洒淅恶寒，寒已发热，渐生咳嗽，然病未甚，服表散药不愈，体日瘦羸，延至初冬，饮以参、术补剂，转觉厌厌欲绝，食饮不思，有咳无声，泻利不止，危在旦暮。医者议以人参五钱、附子三钱，加入姜、桂、白术之属，作一剂服，以止泻补虚，而收背水之捷。吉长彷徨无措，延仆诊毕。谓曰：是病总由误药所致。始先皮毛间洒淅恶寒发热，肺金为时令之燥所伤也，用表散已为非法，至用参、术补之，则肺气闭锢，而咳嗽之声不扬，胸腹饱胀，不思食饮。肺中之热无处可宣，急奔大肠，食入则不待运化而直出，食不入则肠中之垢污亦随气奔而出，是以泻利无休也。今以润肺之药兼润其肠，则源流俱清，寒热咳嗽泄泻，一齐俱止矣。但取药四剂，服之必安，不足虑也。方用黄芩、地骨皮、甘草、杏仁、阿胶。初进一剂，泻即少止；四剂毕，而寒热俱除；再数剂，而咳嗽俱全愈矣。（《寓意草》）

按：本案即秋燥病经误治后的坏证。从时令来说，患者得病时为新秋季节，外有洒淅恶寒、寒已复热的症状，即使咳嗽，也是逐渐发生的，故与风寒感冒有所不同。外感风寒，必有感冒之因，也一定有寒热、身疼、脉浮等全身症状可凭。秋燥为病，以燥伤手太阴肺为其特征，它与温病中的风温初起的症状颇相类似，而在治疗上，则必须以凉润为主。本案初起即经发汗误治。肺为娇脏，而主全身治节，肺已为燥热所伤，复经误汗，肺津被劫，肃降无权，干咳无痰，是其明证。医者不与凉润润肺之燥以救肺之津，反以参、术补剂壅塞肺气，肺热无从宣泄，直迫大肠而为泻利。肺、胃、大肠一气相连，肺与大肠又相表里，故肺热遂直奔大肠，以求出路。喻氏于此时投以凉肺润肺之剂，而并兼润大肠，所以四剂毕而咳利俱减。这就是喻氏把他所提出的《秋燥论》的理论运用于临证治疗的实际例子。

2. 袁聚东痞块危证治验

袁聚东年二十岁，生痞块。卧床数月，无医不投。日进化坚削痞之药，渐至枯瘁肉脱，面黧发卷，殆无生理。买舟载往郡中就医，因虑不能生还而止。姑请一诊，以决生死远近耳，无他望也。余诊时，先视其块，自少腹至脐旁，分为三歧，皆坚硬如石，以手扪之，痛不可忍；其脉止两尺洪盛，余微细。谓曰：是病由见块医块，不究其源而误治也。初起时，块必不坚，以峻猛药攻之，至真气内乱，转护邪气为害，如人厮打，扭结一团，旁无解散，故进紧不放，其实全是空气聚成，非如女子冲任血海之地，其月经凝而不行即成血块之比。观两尺脉洪盛，明明是少阴肾经之气传于膀胱，膀胱之气本可传于前后二便而出，误以破血之药兼破其气，其气遂不能转运，而结为石块；以手摩触则愈痛，情况大露，若是血块，得手则何痛之有？此病本一剂可瘳，但数月误治，从上至下，无病之地，亦先受伤。姑用补中药一剂，以通中下之气，然后用大剂药内收肾气，外散膀胱之气，以解其相厮相结。约计三剂，可全愈也。于是先以理中汤，少加附子五分。服一剂，块已减十之三。再用桂、附药一大剂，腹中气响甚喧，顷之，三块一时顿没，咸友共骇为神。再服一剂，果然全愈。调摄月余，肌肉复生，面转明润。堆云之发，才剩数茎而已；每遇天气阴寒，必用重裀厚被盖复，不敢起身。余谓病根尚在。盖以肾气之收藏未固，膀胱之气化未旺，兼之年少新婚，倘犯房室，其块复作，仍为后日之累。更用补肾药，加入桂、附，而多用河车为丸，取其以胞补胞而助膀胱之化源也。服之竟不畏寒，腰围亦大，而体加充盛。（《寓意草》）

按：本案是喻氏把《大气论》的理论运用于腹内疾患的一个例子。喻氏《医门法律》说："凡治病，伤其胸中正气，致令痞塞痹痛者，此为医咎。"本案虽为腹中疾患，在人身部位，有上下之殊，但就病机传变来说，则有密切关系。因为脾肾之气必须运化不息，才能发挥正常机能的作用。喻氏说："五脏六腑，大经小络，昼夜循环不息，必赖胸中大气斡旋其间，大气一衰，则出入废，升降息，神机化灭，气立孤危矣。"[11]本案患者的痞块，自脐旁以至少腹，分为三歧，而又坚硬如石，但究为无形气体凝聚而成，它与女子所患有形血块本自不同。案中所说初起其块不坚，医以猛药峻攻，以至真气内乱，所以两尺洪盛，其为脾肾之气因误治而更趋下陷可知。大凡用峻猛之药以攻积破结，亦必得正气运转，才能结散瘀通；如本无瘀停，必伤脾胃冲和之气，而胸中大气也必然要受到极度损害，脾肾之气失其统摄，因而下迫膀胱，气聚成形，宛如痞块。《金匮》说："营卫相得，其气乃行，大气一转，其结乃散。"本案气聚无形，自当从浊阴主治。喻氏以理中大剂运转脾阳，胸中大气亦因之而得升举，更加桂、附以温固肾阳，破无形之结，所以营卫畅通，阳复其位，病遂愈。

3. 伤寒坏证两腰偻废治验

张令施乃弟，伤寒坏证，两腰偻废，卧床彻夜痛叫，百治不效，求诊于余。其脉亦平顺无患，其痛则比前大减。余曰：病非死证，但恐成废人矣。此证之可以转移处，全在痛如刀刺，尚有邪正互争之象；若全然不痛，则邪正混为一家，相安于无事矣。今痛觉大减，实有可虑，宜速治之。病者曰：此身既废，命安从活，不如速死。余蹙额欲为救全，而无治法，谛思良久，谓热邪深入两腰，血脉久闭，不能复出，只有攻散一法。而邪入既久，正气全虚，攻之必不应，乃以桃仁承气汤多加肉桂、附子二大剂与服。服后即能强起，再仿前意为丸，服至旬余全安。……仲景于结胸证，有附子泻心汤一法，原是附子与大黄同用。但在上之证气多，故以此法泻心。然则在下之证血多，独不可仿其意，而合桃仁、肉桂以散腰间之血结乎？（《寓意草》）

按：从本案所述，不但可以看出喻氏对病人的负责精神，并可看出他对《伤寒论》的深刻研究，所以才能根据《伤寒论》的理法化裁其方药而获奇效，可谓深得《伤寒论》之旨者矣。

本案两腰偻废，彻夜痛叫不休，喻氏首先断为伤寒坏证，其病乃由太阳误治失治可知。太阳病汗不如法或应汗不汗，瘀热都可随经入腑而为膀胱蓄血，但必有如妄如狂及少腹硬满、小便自利等外症可验。本案叙症痛处只在两腰，脉亦平顺，是伤寒太阳在经之邪，已入内而闭阻两腰部位，深入血络，不能复出，所以两腰偻废而作剧痛。既为伤寒坏证，则与肾虚作痛或寒湿作痛自不相同。肾虚作痛；得按则减。寒湿作痛，必逐渐形成，兼有钝痛沉重的感觉，与此发痛骤急而痛如锥刺者大异。因此，喻氏仿附子泻心汤之法而用桃仁承气汤加附子、肉桂，以温运肾阳而攻散腰部的血结，仍是本着"通则不痛"的理论入手。这正是喻氏的深思善悟处。

【注释】

[1] 见《医门法律》卷一。

[2] 见《医门法律·大气论》。

　　[3] 此系《素问·六微旨大论》原文，与喻氏《医门法律·大气论》中所提微有不同。

　　[4]《灵枢·邪客》篇云："五谷入于胃也，其糟粕、津液、宗气，分为三隧。"故喻氏云然。

　　[5] 见《医门法律》卷四。

　　[6] 见《医门法律·秋燥论》。

　　[7] 清燥救肺汤：桑叶（经霜者，去枝梗）三钱　石膏（煅）二钱五分　甘草一钱　人参七分　胡麻仁（炒）一钱　真阿胶八分　麦门冬（去心）一钱二分　杏仁（去皮尖，炒黄）七分　枇杷叶一片（去毛，蜜涂炙）　水一碗，煎六分，频频二三次滚热服。（见《医门法律·秋燥门》）

　　[8] 见《尚论篇·尚论张仲景伤寒论大意》。

　　[9] 见《尚论后篇·尚论春三月温证大意》。

　　[10] 见《尚论后篇·谨将冬不藏精春必病温分为一大例》。

　　[11] 见《医门法律·大气论》。

二三、吴有性

　　吴有性，字又可，明末江苏震泽人。崇祯辛巳（1641）年，山东、河南、河北、浙江等省瘟疫流行，诸医以伤寒法治之，不效。吴氏推究病情，悟出病因非风、非寒、非暑、非湿，而是天地间别一种异气为患。其病延门阖户，传染猖獗，死亡者不计其数，明明是一种瘟疫，可是自古以来，又缺乏专书，即使有论述伤寒而兼及瘟疫的，也比较简略，致后人治疫很少有所凭依，吴氏有鉴于此，乃将从实践中所获得的丰富经验，著成《温疫论》二卷。他认为瘟疫本属温热范畴，古无"瘟"字，后世以"温"去"氵"，加"疒"为之；温病所以又名疫者，以其如徭役之"役"，今省去"彳"，加"疒"为之[1]。自此以后，不但瘟疫证治，渐有绳墨可循，同时温热与瘟疫，也有逐步合为一家的趋向，而温热学说的内容，亦不断随之有所变异和充实。吴氏《温疫论》的主要论点，约有下列数端。

（一）温疫不同于一般外感

　　吴氏既认为温疫病因，非风非寒，非暑非湿，而是天地间别一种异气，所以他不同意王叔和所谓"非时之气"可以导致温疫的论点。王氏《伤寒例》中说："凡时行者，春时应暖而反大寒，夏时应大热而反大凉，秋时应凉而反大热，冬时应寒而反大温，此非其时而有其气，是以一岁之中，长幼之病多相似者，此则时行之气也。"吴氏则以为四时气候，即使在一定程度上有些变化，仍是属于正常变化的范围，纵能引起多种疾病，也是一般外感而已，不足以造成疫病流行；惟天地间另有一种厉气，亦名戾气，它的传染力很大，只要通过口鼻，侵入人体以后，即可使人发病，才是引起温疫流行的真正原因。所以他说："疫者感天地之厉气，在岁运有多少，在方隅有轻重，在四时有盛衰，此气之来，无老少强弱，触之者即病，邪自口鼻而入，则其所客，内不在脏腑，外不在经络，舍于伏脊之内，去表不远，附近于胃，乃表里之分界，是为半表半里，即《内经·疟论》所谓横连募原者也。"[2]正因为疫邪先客于半表半里，所以感受之初，往往不与营卫相涉而不现任何症状，待至邪气溃散，或外传于经，或内传于胃，始与营卫相干，而出现表里诸证，在治疗上也才有明确目标可寻。吴氏说："温疫之邪，伏于募原，如鸟栖巢，如兽藏穴，营卫所不关，药石所不及，至其发也，邪毒渐张，内侵于腑，外淫于经，营卫受伤，诸证渐显，然后可得而治之。方其浸淫之际，邪毒尚在募原，此时但可疏利使伏邪易出，邪毒既离募原，乃观其变，或出表，或入里，然后可导邪而出，邪尽方愈。"[3]

据此，可以看出温疫与一般外感，确有很大的区别，在病因上有厉气与六淫的不同；在感受途径上，有口鼻与皮毛的各异；在传变病机方面，有分传表里与自表及里的迥别。二者之间，既存在着这么多的不同特点，就不能不使吴氏产生一种"守古法不合今病"的思想，从而给温疫病另创了如"达原""三消"等新的治疗方法。

（二）伤寒与温疫的鉴别

吴氏认为，伤寒、温疫固有霄壤之别，但当疫邪内溃以后，或浮越于三阳，或内结于胃腑时，所现症状往往与伤寒类似。如头项痛、腰脊强、目痛、鼻干、不眠、胁痛、耳聋、寒热、呕吐、口苦、发黄、发斑、便闭、腹满、腹痛等等，都是伤寒、温疫所共有的症状，若不详加辨别，不但不能提高疗效，而且每易致误。因此，他又根据当时疫病流行的具体情况，从发病过程，传变机制，病势缓急，治疗效果等各方面，做了细致的鉴别。他说："夫伤寒必有感冒之因，或衣单风露，或冒雨入水，或临风脱衣，或当檐洗浴，随觉肌肤寒栗，既而四肢拘急、恶风恶寒，然后头痛、身痛、发热、恶寒，脉浮而数，脉紧无汗为伤寒，脉缓有汗为伤风。时疫初起，原无感冒之因，忽觉凛凛以后，但热而不恶寒。然亦有因所触而发者，或饥饱劳碌，或焦思气郁，皆能触动其邪，是促其发也，不因所触而发者居多，促而发者十中之一二耳。伤寒投剂，可一汗而解；时疫发散，虽汗不解。伤寒不传染于人；时疫能传染于人。伤寒之邪，自毫窍而入；时疫之邪，自口鼻而入。伤寒感而即发；时疫感久而后发。伤寒汗解在前，时疫汗解在后。伤寒投剂，可使立汗；时疫汗解，俟其内溃汗出，自然不可以期。伤寒解以发汗；时疫解以战汗。伤寒发斑则病笃；时疫发斑为外解。伤寒邪感在经，以经传经；时疫之邪在内，内溢于经，经不自传。伤寒感发甚暴；时疫多有淹缠二三日，或渐加重，或淹缠五六日，忽然加重。伤寒初起，以发表为先；时疫初起，以疏利为主。"[4] 不过应该说明，尽管二者有着多大不同，还不等于说其间毫无一点相同之处。《伤寒论·阳明篇》云："阳明居中，土也，万物所归，无所复传。"故诸经之邪，均有传之胃腑，形成阳明腑实证的可能，何况疫邪多客于胃。因此，不论伤寒、温疫，只要邪气一入于胃，都有可攻可下之证。故吴氏说："其所同者，伤寒时疫，皆能传胃，至是同归于一，故用承气汤辈导邪而出。要知伤寒时疫，始异而终同也。"[4] 但其同中亦有异，他说："夫伤寒之邪，自肌表一径传里，如浮云之过太虚，原无根蒂，惟其传法，始终有进而无退，故下后皆能脱然而愈；时疫之邪，始则匿于募原，根深蒂固，发时与营卫交并，客邪经出之处，营卫未有不被其所伤者。因其伤，故名曰溃，然不溃则不能传，不传则邪不能出，邪不出则病不瘳。然时疫下后，多有未能顿解者何耶？盖疫邪每有表里分传者，因有一半向外传，则邪留于肌肉；一半向内传，则邪留于胃腑。邪留于胃，故里气结滞，里气结，表气因而不通，于是肌肉之邪不能即达于肌表，下后里气一通，表气亦顺，向郁于肌肉之邪，方能达于肌表，或斑或汗，然后脱然而愈。伤寒下后，无有此法。"[4] 说明伤寒温疫由于藏邪处所不同，传变特点不同，而决定了伤寒有先表后里、先汗后下，温疫有先里后表、里通表和的治疗原则。后世所谓温病下不嫌早、伤寒下不嫌迟之说，实际就是这一治疗原则的理论概括。

（三）温疫的传变特点

疫邪从半表里内溃之后，毒即开始发作，病亦随之而传变。但由于感邪有轻重，伏匿有浅深，体质有强弱的不同，其传变形式亦颇不一致。吴氏通过长期实践和细心体验，终于归纳成为九种类型，并强调指出，此"九传"[5]是"治疫紧要关节"。不过从其所叙内容来看，尽管疫邪传变如何复杂，要而言之，总不离乎表里二字的范围，且于一传之后，很少再有传变的机会。其九传之次，略如下述。

（1）**但表不里**：其证头疼身痛，发热而复凛凛恶寒，内无胸满腹胀等证，谷食不绝，不烦不渴。此邪外传，由肌表而出，或自斑消，或从汗解。斑则有斑疹、桃花斑、紫云斑，汗则有自汗、盗汗、狂汗、战汗之异，此病气使然，不必较论，但求得汗得斑为愈。凡自外传者为顺，勿药亦能自愈。间有汗出不彻而热不退者，宜白虎汤；斑出不透而热不退者，宜举斑汤[6]；有斑汗并行而愈者，若斑出不透，汗不彻而热不除者，宜白虎合举斑汤。

（2）**表而再表**：如所发未尽，在里仍有残留之邪，或二三日后、四五日后，又依然如前发热，脉洪而数。及其解也，斑者仍起斑解，汗者仍从汗愈，未愈者仍如前法治之，然亦稀有，至于三表者，更稀有也。

（3）**但里不表**：外无头疼身痛，继而亦无三斑四汗，惟胸膈痞闷、欲吐不吐，或虽得少吐而吐亦不快。此邪传里之上，宜瓜蒂散吐之，邪从吐减，邪尽病已。若邪传里之中下者，心腹胀满，不呕不吐，或大便秘，或热结旁流，或协热下利，或大肠胶闭，并宜承气辈导去其邪，邪去病减，邪尽病已。上中下皆病者，不可吐，吐之为逆，但宜承气导之，则在上之邪顺流而下，呕吐可止，胀满可除。

（4）**里而再里**：愈后二三日，或四五日，前证复发，在上者，仍吐之，在下者，仍下之。再里者乃常事，甚有三里者，亦或有之。虽有上中下之分，皆为里证。

（5）**表里分传**：此以邪气表里分传，半入于里，则现里证，半出于表，则现表证，亦疫病中所常见的现象。这种表里俱病、内外壅闭的病证，不能采用伤寒先汗后下的办法。因为瘟疫不可汗而强求其汗，必不得汗，宜承气汤先通其里，里邪先去，邪去则里气通，中气方能达表，向郁于肌肉之邪，乘势尽发于肌表，或斑或吐，随其性而升泄之也。诸证悉去，既无表里证，而热不退者，在里尚有已发之邪未尽也，宜三消饮[7]调之。

（6）**表里分传再分传**：有表里分传表里俱病之证，服三消饮解而复发者亦属常事，宜如前法与以三消饮可愈，至于三发者，亦偶有之。

（7）**表胜于里，里胜于表**：若表胜于里者，发时传表之邪多，传里之邪少，何以治之？表证多而里证少，当治其表，里证兼之。若里证多而表证少者，但治其里，表证自愈。

（8）**先表后里**：病有一开始但有表证，而无里证者，宜达原饮[8]。有经证者，当用三阳加法；经证不显，但发热者，不用加法。继而脉洪大兼数，自汗而渴，邪在于里，未能出表耳，宜白虎汤辛凉解散，邪从汗解，脉静身凉而愈。愈后二三日或四五日，依然发热者，宜达原饮，至后反加胸满腹胀、不思谷食、烦渴、舌上苔刺等证，加大黄微利之；久而不去，在上者宜瓜蒂散吐之，如在下者宜承气汤导之。

（9）**先里而后表**：始则发热，渐加里证。下之，里证除。二三日内复发热，反加头痛身疼，脉浮者，宜白虎汤。若下后热减不甚，三四日后精神不慧，脉浮者，宜白虎汤汗之。服汤后，不得汗者，因津液枯竭也，加人参，复卧，则汗解，此近表里分传之证，不在此列[9]。

于此可见，吴氏经过长期观察和深刻分析，不但对温疫的发病机制和传变趋势，找出了一定的规律性，而且在治疗上，也掌握了一套比较成熟的方法和步骤。如温疫初起，邪毒既不在经，又未入胃，汗下两难，即以达原饮疏利半表里之邪；及其分传表里，使用三消饮，因势利导，促使邪毒早日分离；邪热散漫在外，则以白虎汤清肃肌表，使之经由汗孔而解；邪结胸膈者，用瓜蒂散因而越之；邪结膈下者，用承气汤引而竭之等等。都不外乎起到分消疫毒的作用。

吴氏根据当时疫证流行的实际情况，援用《内经》经络、三焦等理论，创立温疫学说，给温疫病建立了一个比较系统的辨证施治纲领，不仅对当时的人民起了解除疾苦的作用，而且对于祖国医学内容，也有一定的充实，这不能不说是他的贡献。惟吴氏提出温疫即是温热病之成疫者的说法，渐开后世温热瘟疫合为一家之门。如戴北山的《广瘟疫论》，虽以论证瘟疫为名，实际上却极广泛地论述了其他温病。

吴氏倡言"邪由口鼻而入"的论点，未始不给叶天士创立"温邪上受，首先犯肺，逆传心包"学说以一定的启发。所有这些，都足以说明吴氏学术对于后世的影响是不小的。

（四）医　　案

温疫

朱海畴，年四十五岁，患疫得下证，四肢不举，身卧如塑，目闭口张，舌上胎刺。问其所苦，不能答，因问其子，两三日所服何药。云进承气汤三剂，每剂投大黄两许不效，更无他策，惟待日而已，但不忍坐视，更祈一诊。余诊得脉尚有神，下证悉具，药轻病重也。先投大黄一两五钱，目有时而转动；再投，舌刺无芒，口渐开能言；三剂，舌胎少去，神思稍清。四日，服柴胡清燥汤[10]。五日，复生芒刺，烦热有加，再下之。七日，又投承气养荣汤[11]，热少退。八日，仍用大承气汤，肢体力能少动。计半月，共服大黄十二两而愈。数日后，始进糜粥，调理两月，方平复。曾治多人，所遇此证，百中仅有者，姑存案以备参酌耳。（《温疫论上卷·叠下医案》）

按：此乃吴氏所谓"但里不表"之证，案中虽无具体脉证记载，但从"脉尚有神"一句来看，最低限度，沉中犹有带弦带滑之象，再以"下证悉具"一句推断，其人必有大便不通，心腹胀满，按之疼痛，或前后癃闭等，故知四肢不举、身卧如塑、口不能答，是由里气不通，表气壅闭，而形成的肢体强直、舌本强硬现象。目闭口开，原是虚脱特征，然本案既无呕吐泄利，又无泄汗亡血，则元气当不致有外越之机，故在此证应作实极似虚论，因之，吴氏才敢放胆使用大承气汤。连服半月下药，邪结程度之深浅，已可不言而喻。

【注释】

[1] 参《温疫论·正名》。

[2] 见《温疫论·原病》。

[3] 见《温疫论·行邪伏邪之别》。

[4] 见《温疫论·辨明伤寒时疫》。

[5] 见《温疫论·统论疫有九传治法》。

[6] 举斑汤（原名托里举斑汤）：治温疫中气不振，斑毒内陷。赤芍药　当归各一钱　升麻五分　白芷　柴胡各七分　穿山甲（炙黄）二钱　水姜煎服。（见《温疫论·发斑》）

[7] 三消饮：治温疫毒邪表里分传，尚有余结诸证。槟榔　厚朴　芍药　甘草　知母　黄芩　大黄　葛根　羌活　柴胡　姜、枣引。（见《温疫论·表里分传》）

[8] 达原饮（又名达原散）：治温疫初起，热浮越于经诸证。槟榔二钱　厚朴一钱　草果仁五分　知母一钱　芍药一钱　黄芩一钱　甘草五分。（见《温疫论·温疫初起》）

[9] 见《温疫论·统论疫有九传治法》。

[10] 柴胡清燥汤：柴胡　黄芩　陈皮　甘草　花粉　知母　姜、枣引，水煎服。（见《温疫论·战汗》）

[11] 承气养营汤：知母　当归　芍药　生地黄　大黄　枳实　厚朴　水姜煎服。（见《温疫论·数下亡阴》）

附：戴天章

戴天章，字麟郊，清顺治康熙间江苏上元人，好学强记，自天文、地理、算数之类，无不探微极要，尤精医理，博览深思，活人无算，晚号北山，学者称北山先生。著有《咳论注》与《疟论注》，惜未见其传本。行于世者，有《广瘟疫论》五卷，是其代表著作。

他认为瘟疫一证，历代医家虽然创立很多治疗法则和成方，可是没有瘟疫专书。即刘河间、张元素、李东垣等，也是备方而无专论。至吴又可始有《温疫论》的专著，理论才比较完善。但当时很多医生"见其书而不能信"，或知而不用，实由于未得其辨证之法所致。因而他就着意在"辨瘟疫之体异于伤寒，而尤慎辨于见证之始"上痛下工夫，据其经验，加以发挥；其中最主要的，是以气、色、舌、神、脉五者为辨证的要点，兹分述如下。

（一）辨　气

风寒邪气从外收敛入内，病无臭气触人。间有作臭气者，必待数日转阳明腑证之时，亦只作腐气，不作尸气。瘟疫气从中蒸达于外，病即有臭气触人，轻则盈于床帐，重则蒸然一室，且专作尸气，不作腐气。人身脏腑、气血、津液，得生气则香，得败气则臭。瘟疫败气也，人受之，自脏腑蒸出于肌表，气血津液逢蒸而败，因败而溢，溢出有盛衰，充塞有远近。五行原各有臭气，木臊、金腥、心焦、脾香、肾腐，臭得其正，皆可指而名之。若瘟疫乃天地间的杂气，非臊、非腥、非焦、非腐，其触人不可名状，惟鼻观敏者，即能分辨，试察厕间粪气，与凶地尸气，自是截然不同。辨之既明，便知为瘟疫而非伤寒，则凡于头痛发热诸表证，不得误用辛温发散，于诸里证，当清当下者，亦不得有迟回瞻顾的必要了。

（二）辨　　色

风寒主收敛，敛则急，面色多绷急而光洁。瘟疫主蒸散，散则缓，面色多松缓。面垢晦；人受蒸气则津液上溢于面，头目之间多垢滞，或如油腻，或如烟熏，望之可憎，皆为瘟疫的病色。一见此色，虽头痛发热，不宜用辛热发散。一见舌黄、烦渴诸里证，即宜攻下，不可拘于"下不厌迟"之说。

（三）辨　　舌

风寒在表，舌多无苔，即有白苔，亦薄而滑，渐传入里，方由白而黄，由黄而燥，由燥而黑。瘟疫一见头痛发热，舌上即有白苦，且厚而不滑，或色兼淡黄，或粗如积粉；若传经入胃，则兼二三色，又有白苔即燥，与至黑不燥者。大抵疫邪入胃，舌苔颇类风寒，以其兼有湿浊，故不化燥；在表，则舌苔白厚，大异于伤寒。能辨于在表时，才不致误用辛温发散，入里时，才合用清凉攻下的方法。

（四）辨　　神

风寒邪气伤人，心知所苦而神自清，如头痛作寒热之类，无不自知。至传里入胃，始神昏谵语。因风寒为天地正气，人气与之乖忤而后成邪，故不令人神昏。若瘟疫初起，便使人神情异常而不知所苦。大概烦躁者居多，或如痴如醉，扰乱惊悸，及问其何所苦，则不自知；即间有神清，能自主者，亦多梦寐不安，闭目即有所见，有所见即谵妄之根。缘瘟疫为天地邪气，中即令人神昏故也。

（五）辨　　脉

瘟疫病的脉象，传变后与风寒颇同，惟初起时，则与风寒迥别。因风寒从皮毛而入，一二日脉多浮，兼紧、兼缓、兼洪，多在浮部出现；迨传入里，始不见浮脉，其至数亦清楚而不模糊。瘟疫为病，自里出表，一二日脉多沉；迨自里透表，脉始不沉，乃不浮不沉而数，或兼弦、兼大，而皆不浮，其至数则模糊而不清楚，是其大较。因此，初起脉虽沉迟，不能作阴寒断。沉者，邪在于里，迟者，邪在阴分，尽管脉象同于阴寒，但其气色、舌苔、神情，依前诸法辨之，自不同于阴寒。时或见数而无力，亦不可作虚看，因热蒸气散，脉不能鼓指之故，但当解热，不宜补气。凡此受病之因有所不同，故脉虽同，却应作不同的判断。

凡此五辨，确为瘟疫辨证的关键所在，借此可知戴氏治疗瘟疫，在临证方面确实下过很大工夫，如上述嗅尸气、觇垢晦，察舌苔积粉、判神情昏昧、别脉数模糊等，无一不是实践的经验，大有助于对瘟疫的诊断。

至于治疗瘟疫的大法，戴氏认为虽然也具有汗、下、清、和、补五个方面，但应该注意其特殊的意义。如邪在肌表时，固当用汗法，但必用辛凉辛寒以补阴，甚或兼通其里，此与治风寒之用辛温，初不能犯里者有所不同。时疫下不厌早，但有里热即当下，与治伤寒之表罢里有燥结而后可下者，亦自迥异。治瘟疫运用清法之要，惟在辨热邪的浅深而行之，浅者在营卫，深者在胸膈或肠胃，总宜以寒凉之品直折之。和法有寒热并用、补泻合剂、表里双解、平其亢厉四种。疫热而夹有寒邪者，则寒热并用以和之；邪气虽实，而病人之正气虚者，则用补泻合剂以和之；既有表证，复有里证者，则用表里双解以和之；若疫势已去，只是余邪未解，则用平其亢厉之法以和之。瘟疫热邪，本不当补，但有屡经汗下清解不退者，必须补其正气而后能愈，宜消息其所伤在阴在阳，而给以补阴补阳之法。由此可见，戴氏之于瘟疫，无论在辨证、在施治，都是极其精审的。

戴氏之论瘟疫，原出于吴又可，故于讨论瘟热时疫之中，实概括了一般的温热病。所以元和陆懋修（九芝）把戴氏书中所称时行疫疠之处，悉改作"温邪"，并删去论中尸气、腐气等语，及大青龙汤方，更易书名为《广温热论》，固未免以己见强加于人，而其推广戴氏治瘟疫之法以治温热，这一点是可以同意的。

二四、张　　璐

张璐，字路玉，晚号石顽老人，清，江南长洲人，生于公元 1617－1699 年。著有《伤寒缵论》《伤寒绪论》《张氏医通》等书。

张氏治学，伤寒则宗方有执、喻嘉言，但并不囿于一家之学而忽视对温热的研究；杂病则取法朱丹溪、薛立斋、张景岳、王肯堂诸家，惟并不偏倚而独守一家的藩篱。譬如，他研究伤寒，既宗方、喻矣，但他并不满足于《伤寒论条辨》及《尚论篇》两家风伤卫、寒伤营、风寒两伤营卫三纲鼎立之说；而是在三纲的基础上把太阳病分成八个类型，并进一步做了发挥。八个类型是：①风伤卫；②寒伤营；③营卫俱伤；④风伤卫犯本；⑤寒伤营犯本；⑥寒伤营坏证；⑦风伤卫坏证；⑧营卫俱伤坏证。这种分类方法，虽未必全面，但比三纲鼎立之说，较为详细。

张氏研究杂病，亦一如其研究伤寒之法，务求于散缦纷繁之中，寻出条理，使之贯通而不致杂乱。所以他将研究杂病的著作，名为《医通》，仿效王肯堂《证治准绳》、张景岳《杂证谟》体裁，每一病门里，首先胪列各家论点，上起《灵》《素》，下及明清诸家。此虽与王、张两书颇有类似之处，但内容贯通着张氏自己的医疗主张，这些主张，亦即是他辨证理论和实践经验的具体结合。兹举数例以说明之。

（一）论血证

张氏论血证，首先援引《内经》有关讨论营、卫、血、气的本源问题，其次则据《金匮》论各种血证的辨证方法，再其次则旁搜后世医家之说，以发挥其未尽之义，最后发表自己的见解以为总结。他根据《内经》理论，认为血之与气都是水谷精微所化，从本源来说，是有阴阳清浊之分的。经言：

"气主煦之，血主濡之。"是气具阳和之性，而为血的引导；血系阴凝之质，又为气所依归。二者的关系是阴中有阳，阳中有阴，不能截然分割的。血在人体正常情况下，因其清浊不同而发生不同作用，源虽为一，析则为三：一者和调于五脏，而为守脏之血；一者洒陈于六腑，而为灌注之血；一者流行于百脉，而为经营之血。由于血在人体内运行不息，各有专司，互不相失，因而"阴平阳秘"，就不致发生上溢下脱的出血病。故出血的原因虽有多端，而其根本所在，则由人体阴阳偏胜偏衰和脏腑之气乖逆所致，因此，在治疗上不能笼统地以血从上溢为火盛，血从下脱为阳衰，而必须以辨证为主。他说："缘人之禀赋不无偏胜，劳役不无偏伤，其血则从偏衰偏伤之处而渗漏焉。夫人禀赋既偏，则水谷多从偏胜之气化，而胜者愈胜，弱者愈弱。阳胜则阴衰，阴衰则火旺，火旺则血随之而上溢；阴胜则阳微，阳微则火衰，火衰则血失其统而下脱。其上溢之血，非一于火盛也；下脱之血，非一于阳衰也。但以色之鲜紫浓厚，则为火盛；色之晦淡无光，即为阳衰。究其所脱之源，或缘脏气之逆，或缘腑气之乖，皆能致病。从上溢者，势必假道肺胃；从下脱者，势必由于二肠及从膀胱下达耳。盖出于肺者，或缘龙雷亢逆，或缘咳逆上奔，血必从之上溢，多带痰沫及粉红色者。其出于心包，亦必上溢，色必正赤如朱漆光泽。若吐出便凝，摸之不粘指者，为守脏之血，见之必死。出于脾者，或从胃脘上溢，或从小肠下脱，亦必鲜紫浓厚，但不若心包血之光泽也。出于肝者，或从上呕，或从下脱，血必青紫稠浓，或带血缕，或有结块。出于肾者，或从咳逆，或从咯吐，或稀痰中杂出如珠，血虽无几，色虽不鲜，其患最剧；间有从精窍而出者，若气化受伤，则从膀胱溺孔而出，总皆关乎脏气也。其出于胃者，多兼水液痰涎，吐则成盘成盏，汪洋满地，以其多气多血，虽药力易到，不若脏血之笃，然为五脏之本，亦不可忽。"[1]

这段议论甚是精辟，在辨识血证中颇关紧要。第一，他提出了辨识血证，必须首先辨清人体的盛衰；第二，由于阴阳偏盛偏衰，便有寒热虚实之辨；第三，无论上下出血，血的色泽，关系于证候的虚实很大；第四，各脏腑功能失常所引起的出血，各有不同的特征。若能分辨清楚这四点，辨识血证的基本精神，几乎已全被掌握了。至于治疗，他主张从人体偏阴偏阳的气禀着手，以寒治热，以热治寒，自然是最为紧要的法则；但在具体掌握运用上，既不能偏执一端，尤不能以不寒不热之剂，贻误病机。话虽如此，不过，张氏的治疗特点，究竟还是偏于温补的一面，如他说"大抵血气喜温而恶寒"，这和《内经》治疗血证"寒则泣不能流，温则消而去之"的要诀是一致的。因此，他以为医者不能一见出血，便以寒凉滋阴为务；其始虽可取效于一时，终则阳衰致变。在血从上溢的阴不济阳之证，猛进寒凉，尚有问题发生；如系阳不统阴的亡脱之证，那就更是不堪设想了。所以他治疗血证，虽然不拘一格，着重辨证，但多以温健脾阳与滋养肺肾之阴着眼者，不能不归功于张氏的经验积累。他对血证的前后调理，主张要从心、肝、脾三经用药，但重点则在脾经，所以他喜欢用保元、四君、归脾等方剂。因为心主血、脾裹血、肝藏血，归脾汤一方为统御三经之药。如远志、枣仁能补肝以养心营，茯神能补心以生脾土，参、芪、甘草能补脾以固肺气，木香之香能先入脾使血统于脾，凡是因于郁怒伤肝、思虑伤脾的血证，尤为适合。火旺者，加山栀、丹皮；火衰者，加肉桂、丹皮，同时配合八味丸以培先天的根本。这样简明扼要地提出了治疗和调理血证的基本大法，足资后人借鉴。

（二）论痢疾

痢疾一证，古名肠澼，其所下之物，或赤或白，或如脓血，一般都有发热、腹痛、里急后重等症出现。它的发病情况，与仲景所论伤寒下利之证，本自不同。《内经》原有下白沫、下血和下脓血的叙述，如脉不应病，往往为死候，尤以"身热则死，寒则生"一语最为关键所在。张氏论述本病，除引证《内经》与仲景所论的下利做了区别以外，对兼挟外邪的身热与《内经》所谓血温身热主死的阴虚证，也做了细致的分析。他更博引刘、李、朱等医家对白沫属虚寒和脓血属湿热的论点，进行了分析，因而力辟后世认为凡痢尽皆属热和恣用苦寒疏利等法的偏向。最后把他自己的看法归结于寒热虚实的辨证。而在辨证中，强调了治痢尚有温理气化一法。他说："然下痢岂无身热得生者，凡挟邪之痢，与时行疫痢，皆有身热，但当先撤表邪，自然身凉痢止。当知《内经》所言血温身热，乃阴虚之本证，此则兼并客邪耳。及观先辈论痢，并以白沫隶之虚寒，脓血隶之湿热，至守真乃有赤白相兼者，岂寒热俱甚于肠胃而同为痢之说？丹溪从而和之，遂有赤痢从小肠来，白痢从大肠来，皆湿热为患。此论一出，后世咸谓痢皆属热，恣用苦寒攻之，蒙害至今未已。即东垣之圣于脾胃者，犹言湿热之物，伤于中而下脓血，宜苦寒以疏利之。脓血稠黏，数至圊而不能便，脉洪大有力者下之，亦认定脓血为热。曷知血色鲜紫浓厚者，信乎属热；若瘀晦稀淡，或如玛瑙色者，为阳虚不能制阴而下，非温理其气，则血不清。理气如炉冶分金，最为捷法。设不知此，概行疏利之法，使五液尽随寒降而下，安望其有宁止之日哉!"[2] 张氏论痢所提出的几点，都值得注意。如下列。

（1）兼有外邪之痢，身热则剧，身凉转愈。若痢中出现血温身热，多系痢久伤阴的本证，与痢兼外邪的身热不同。

（2）阳虚阴证下痢而身转热者，是厥退阳回的好转征象，不能与挟有表邪的身热相提并论。

（3）挟有外邪而表里俱病的痢疾，应该是先撤其表，再治其里，表邪撤则身热自退，不能一概作死证论。

（4）痢疾下白沫，不能纯以为寒；痢疾有血者，不能纯以为热，总当以辨证为主。有血者，应从其血色鲜暗浓淡而分辨其为寒为热，因为热盛固可见血，而阳虚不制阴，亦能便血。

（5）治阳虚不能制阴的血痢，应以温理其气为主，气化行则血可摄。理气如炉冶分金，最为捷法。如一概疏利，则血亦不能得止。

张氏这些议论，都是辨治痢疾的关键。他把《内经》论痢与《伤寒论》所说的下利身热做了比较，又将金元诸家之说加以分析归纳，从而指出温理气化的治法，实有益于后世不鲜。

综上所述，由于张氏治学的严谨，又能由博反约，无论治疗外感和杂病，都能溯源到流，从纷纭的头绪中寻出条理来，并结合自己的经验与体会，得出总结性的论断，这是他治学成功的一个主要方面。由于张氏善于辨证，对于方剂，亦能比较系统地掌握。他每以"祖方"为纲，而以相互出入之方从属之，如二陈之从属于温胆，六君子之从属于四君子之类。这样，既能观其同，亦能知其异，足以启人了解药进退之理，从而更好地立法处方。

此外，他还喜好旁征博引，但又不为诸家之说所拘束。例如，他常出入于李东垣、张景岳、薛立斋、李士材诸家之间，既不专意温补而忽视辨证，也从不强调命门真阴真阳的任何一面。他治虚损性疾病，每以甘温平补之法调理脾胃，同时在不碍中气转输的情况下，又能配以滋阴生液的治法。可以看出，他在善于用温补的同时，对丹溪滋阴一派的理论也是有所吸取的。他所著《张氏医通》一书，体例上虽以王肯堂《证治准绳》为蓝本，但在深度上则较王著有过之而无不及。后世医家对治疗杂病的法则，一般采自《张氏医通》者较多，这是不无原因的。不过，他也有一定的缺点，如汇集医经诸篇，由于张氏在理论上，有其一定的局限性，往往不能畅发其义，虽亦采用后世各家之说加以印证，但有的病证，仍是胪列各家论述，而缺乏己见。因此，我们研究张氏的学说，应该从其平正之处，尽量吸取他的精华。

医　案

1. 寒中少阴

　　文学范铉甫孙振麟，于大暑中，患厥冷自利，六脉弦细芤迟，而按之欲绝，舌色淡白，中心黑润无胎，口鼻气息微冷，阳缩入腹，而精滑如冰。问其所起之由，因卧地昼寝受寒，是夜连走精二度，忽觉颅胀如山，坐起晕倒，便四肢厥逆，腹痛自利，胸中兀兀欲吐，口中喃喃妄言，与湿温之证不殊。医者误为停食感冒，而与发散消导药一剂。服后胸前头项汗出如瀺，背上愈加畏寒，而下体如冰，一日昏愦数次。此阴寒挟暑，入中手足少阴之候，缘肾中真阳虚极，所以不能发热。遂拟四逆加人参汤，方用人参一两、熟附三钱、炮姜二钱、炙甘草二钱。昼夜兼进，三日中进六剂，决定第四日寅刻回阳。是日悉屏姜、附，改用保元，方用人参五钱、黄芪三钱、炙甘草二钱，·加麦门冬二钱、五味子一钱，清肃膈上之虚阳。四剂，食进。改用生料六味，加麦冬、五味。每服用熟地八钱，以救下焦将竭之水，使阴平阳秘，精神乃治。（《张氏医通》卷二）

　　按：寒邪直中，多伤少阴之阳，阳伤则病从寒化。此证得之卧地受寒，入夜走精两度，少阴精气一虚，寒邪方得长驱直入。元阳之气被伤，虚于里则腹痛自利，口鼻息微，阳缩精滑，脉迟细欲绝；虚于外则肢体厥逆，头胀而重，坐起晕倒。因误加发汗，故恶寒愈甚，下肢冰冷。这是阳随汗亡的现象。方用四逆加参，三日连服六剂，足见寒气深重已极，若不坚守温补，势难挽回垂绝之阳。发病之初与既病之后，已数经滑泄，则知此证不仅元阳有亏，即肾中阴精，亦不无亏损，故于阳回之后，除用保元汤培补脾胃之外，又用六味丸加味，以填补肾阴为治。

2. 类中风

（1）赵明远，平时六脉微弱，己酉九月患类中风，经岁不瘥，邀石顽诊之。其左手三部弦大而坚，知为肾脏阴伤，壮火食气之候。且人迎斜内向寸，又为三阳经满，溢入阳维之脉，是不能无颠仆不仁之虞。右手三部浮缓，而气口以上微滑，乃顽痰涌塞于膈之象。以清阳之位，而为痰气占据，未免侵渍心主，是以神识不清，语言错乱也。或者以其神识不清，语言错乱，口角常有微涎，目睛恒不易转，以为邪滞经络，而用祛风导痰之药；殊不知此本肾气不能上通于心，心脏虚热生风之证，良非风燥药所宜。或者以其小便清利倍常，以为肾虚，而用八味壮火之剂；殊不知此证虽虚，而虚阳伏于肝脏，所以阳事易举，饮食易饥，又非益火消阴药所宜。或者以其向患休息久痢，大便后常有淡红渍沫，而用补中益气；殊不知脾气陷于下焦者，可用升举之法，此阴虚久痢之余疾，有何清气在下可升发乎？若用升、柴升动肝肾虚阳，鼓激膈上痰饮，能保其不为喘胀逆满之患乎？是升举药不宜轻服也。今举河间地黄饮子，助其肾，通其心，一举而两得之。但不得薄滋味，远房室，则药虽应病，终无益于治疗也，惟智者善为调摄，为第一义。（《张氏医通》卷一）

按：张氏所谓类中风，是指元气疏豁，为虚风所扰而卒倒昏迷者。本病的注意点有三：阴虚而阳亢一也，痰盛上焦蒙蔽清窍二也，精伤不摄于下三也。三者的关键，则在肾虚不能上通于心，以致虚热生风。他借用刘河间的地黄饮子，既能益阴以制亢阳，交通心肾，复能宁心窍之浊痰，以息虚风。益肾阴，柔肝木，宁清窍，祛浊痰，制虚阳，通心肾，诸作用备于一方，宜其见效甚捷。

（2）金汉光夫人，中风四肢不能举动，喘鸣肩息，声如拽锯，不能着枕，寝食俱废者半月余，方邀治于石顽。诊其脉，右手寸关数大，按之无力，尺内愈虚；左手关尺弦数，按之渐小，惟寸口数洪。或时昏眩，或时烦乱。询其先前所用诸药，皆二陈、导痰，杂以秦艽、天麻之类。不应，又与牛黄丸，痰涎愈逆，危殆益甚。因疏六君子，或加胆星、竹沥，或加黄连、当归。

甫四剂而喘息顿除，再三剂而饮食渐进、稍堪就枕，再四剂而手足运动，十余剂后屏帏之内自可徐行矣。因思从前所用之药，未尝不合于治，但以痰涎壅盛，不能担当，峻用参、术开提胃气，徒与豁痰，中气转伤，是以不能奏绩耳。（《张氏医通》卷一）

按：本案亦属虚风类型，与前案相较，前者口角常有微涎，目不易转，后者喘息不能着枕；前者饮食易饥，后者寝食俱废；前者神识不清，语言错乱，后者或时昏眩，或时烦乱；前者便常淡红渍沫，尿清倍常，阳事易举，后者仅四肢不能举动；前者脉左弦坚，右部浮缓，后者寸关弦数，尺按虚小。是前者为下虚上实，而后者为中虚失运。前者惟下虚，所以肾失蛰藏，虚阳冲激，而阳事易举，饮食易饥，尿清而倍常；惟其上炎，所以上阻不宣，神糊呓语，是则火不下济，水不上承，甚属显然。上属阳，左为阳位，下属阴，右亦属阴，是以脉左弦大，而右较浮缓。后者惟中焦失运，不能行气于外内上下，所以上则喘鸣肩息，昏眩，下则脉按虚小，外则四肢不能举动，内则寝食俱废。所以前用地黄饮子以助肾通心，后用六君加味，以调理中州，其理亦甚明显。

【注释】

[1] 见《张氏医通》卷五。
[2] 见《张氏医通》卷七。

二五、张志聪

张志聪，字隐庵，浙江钱塘人，生于清顺治康熙（1644－1722）间。师事张卿子，继集同学高士宗等讲学于侣山堂，颇极一时之盛。著有《素问集注》九卷、《灵枢集注》九卷、《侣山堂类辨》二卷、《本草崇原》三卷、《伤寒论宗印》八卷、《伤寒论集注》六卷。

张氏治学的主张是"先难其所难，而后易其所易"，因此，他对《素问》《灵枢》两古典医籍钻研较深，而领悟亦不少。

（一）对《伤寒论》的研究

张氏认为《伤寒论》虽是论述外感之书，但若能懂得它的理法，掌握它的辨证精神，则一切疾病的症结，都不难迎刃而解。他说："夫伤寒，外因也。而《伤寒》经旨，风寒暑湿之六气，咸所具载矣。其间分析表里、阴阳、寒热、气血、邪正、虚实，靡不备悉。明乎伤寒之道，千般病难，不出于范围焉。"[1]他对《伤寒论》研究的心得，比较突出的，有下列两点。

1.《伤寒论》本于运气说

仲景《伤寒论》自序中说的"撰用《素问》《九卷》《八十一难》《阴阳大论》"，张氏以为王冰所补《素问》论述五运六气的七篇大论，即是《阴阳大论》之文。《伤寒论》之所以撰用《阴阳大论》，是因"天有六气，地有五行，人秉天地之气而生，兼有此五行六气"[2]"人之阳气，应天气之在外，五脏五行，应五运之在中，升降出入，环转无端，若为风所伤，始见外内浅深之病"[3]，所以他主张研习《伤寒论》从五运六气着手，方能得其大义。

张氏认为人体三阴三阳之气，与天之六气是相应的。在正常情况下，是上下相因、内外相贯、周流不息的，一旦为邪所伤，势必气先受病，很少初病即入经络脏腑。所以然者，因经气卫护于经络之外也。他说："太阳、阳明、少阳，三阳也；太阴、少阴、厥阴，三阴也。三阳三阴，谓之六气。天有此六气，人亦有此六气。无病则六气运行，上合于天；外感风寒则以邪伤正，始则气与气相感，继则从气而入于经。世医不明经气，言太阳便曰膀胱，言阳明便曰胃，言少阳便曰胆，迹其有形，亡乎无形，从其小者，失其大者。"[4]又说："所谓六经伤寒者，病在六气而见于脉，不入于经俞，有从气分而入于经者，什止二三。"[5]故张氏所谓三阴三阳病者，多半是六经气化为病（即人体六气为病），而不是经络本身病变。他说："仲祖撰《伤寒》，止论太阳之为病。曰脉浮，曰头项强痛，此首明太阳之气，有通体，有分部也。至于阳明之为病曰胃家实，谓阳明主燥热之气也。少阳之为病曰口苦、咽干、目眩，谓少阳主相火之气也。太阴之为病曰腹满而吐，谓太阴主湿土之气也。少阴之为病曰脉微细、但欲寐，谓少阴有标本寒热之气化也。厥阴之为病曰消渴、气上撞心、心中疼热，谓厥阴从中见少阳之火化也。此皆论六气之化，本于司天在泉五运六气之旨。"[6]

人身六气，皆内生于脏腑，外布于体表，"君相二火，发原在肾。太阳之气，生于膀胱。风气本于肝木，湿气本于脾土，燥气本于胃金"[7]，然后各随其经分主于皮部，如"太阳分部于背，阳明分部于胸，少阳分部于胁，太阴分部于腹，少阴分部于脐下，厥阴分部于季胁少腹之间，如七政丽天，各有方位"[4]。独太阳更主通体者，以太阳之气外充一身皮毛，内统五脏六腑之俞，为肤表之第一层；六气运行皮肤肌腠之间，为第二层。两者的关系是：太阳应天道，而运于三阴三阳之外；六气应三阴三阳，而运于天体之中；因此通体太阳，具有卫外之功用。所以《素问·生气通天论》里说："阳因而上，卫外者也。"[8]三阴三阳之气分主于皮腠之第二层，总归于太阳而位近于毫毛，所以邪气之中人，病先发于太阳者固多，或有不伤太阳之气而即入于里者，则为六经直中之风寒也[9]。

至于通体太阳与分部太阳的关系，"通体之太阳犹天，分部之太阳犹日，所谓阳气者，若天与日之义"[8]。故张氏认为太阳病之恶寒发热、身疼脉浮等证，是通体太阳为病；头项强痛、项背强几几等证，是分部太阳为病。而分区的六气，与通体太阳，是上下相贯，表里相通，相互转化的。正如他说："阴阳者有名而无形，是以三阴三阳，有出有入，有离有合，不知阴阳之经常变易，不可与论《伤寒》矣。夫三阳在外，太阳主天气而常行于地中，阳明主阖而居中土，少阳主枢而内行于三焦，此三阳在内而内有阴阳也；三阴在内，太阴为开而主皮肤之肉理，少阴为枢而外浮于肤表，厥阴为阴中之少阳而通会于肌腠，此三阴在外而外有阴阳也。"[10]惟所谓"太阳主天气而常行于地中"，在张氏的概念中，至为广泛。具体地说，就是通体之太阳，相当于天之阳气，运行于三阴三阳之外，而主六气之司天在泉。五脏相当于地之五行，运行于天体之中，而行生、长、收、藏之令。故太阳之经气，既可行于三阳之表，亦可入于五脏之里[11]。所以太阳病既不免有附子证，少阴病亦不免有急下证，阳中有阴，阴中有阳的关系，固常如此。

2. 对伤营、伤卫、营卫两伤的异议

风伤卫、寒伤营、风寒两伤营卫三纲鼎立之说，肇始于《伤寒论·辨脉篇》，经成无己大加发挥后，遂开方有执、喻嘉言等借口错简窜改《伤寒论》编次之端。而张氏则以为成氏旧本除王叔和僭补《序例》外，其余各篇"联贯井然，实有次第，信非断简残篇，叔和之所编次"。因此，他是主张维护旧论次序的最坚决者。

张氏认为《辨脉篇》称"风则伤卫，寒则伤营，营卫俱伤，骨节烦疼"，只就同气相感者立说，并非说一切风寒之证都是如此。至成氏《伤寒》注本，则以"寒则伤营、风则伤卫"来解释所有风寒之证，这样是有违仲景原意的。张氏曾对这个问题，提出了自己的见解，他说："若夫天之风寒伤人气血，或中于阴，或中于阳，无有恒常者也。人之皮毛、肌腠，气分为阳，血脉为阴，荣行脉中，卫行脉外。风雨寒暑之中人也，始于皮肤。皮肤缓则腠理开，开则邪从毛发入，入则抵深，深则毛发立，毛发立则淅然，故皮肤痛。留而不去，则传舍于络脉。是风寒之邪，皆始伤皮毛之气分，留而不去，而后传舍于经荣者也。"[12] 又说："虚邪之中人也，洒淅动形，起毫毛而发腠理。须知风寒皆为外邪，先客皮毛，后入肌腠，留而不去，则入于经，留而不去，则入于腑，非必风伤卫而寒伤荣也。"[4] 这都足以说明人身形层原有次第，风寒伤人，多是由表及里，由浅入深，先卫后荣，先气后血，何尝是风必伤卫，寒必伤荣？而《伤寒论》诸条文，中风伤寒，往往相提并论；风寒脉证，更多错综互见，则知仲景之于伤风伤寒，本无严格界限可分。他说："成氏谓脉缓为中风，脉紧为伤寒。夫脉缓为风，何以《太阳篇》云伤寒脉浮缓（第39条[13]），《阳明》《太阴》篇云伤寒脉浮而缓（第192、278条）；脉紧为寒，何以《太阳篇》云脉紧者必咽痛（第144条），《阳明篇》云脉浮而紧者必潮热（第206条）。须知阳邪伤阳，阴邪伤阴，正邪同类，两不相持，其脉则缓；寒邪伤阳，热邪伤阴，邪正阴阳，两相搏击，其脉则紧，不当拘执中风脉缓，伤寒脉紧。"[4] 从《伤寒论》有关各条来看，脉缓脉紧，只是邪正斗争程度强弱的反映，很难据作风寒的鉴别标志。对成氏伤寒恶寒、伤风恶风之说，张氏也有不同的看法。他说："成氏谓伤寒恶寒、中风恶风，诚如斯言，何以本论云伤寒四五日身热恶风（第101条）？何以太阳中风啬啬恶寒（第12条）？须知寒为太阳之本气，风乃寒中之动气。病太阳而皮毛凝敛则恶寒，病太阳而皮毛开发则恶风，恶寒恶风，随皮毛之凝敛开发而言。如风邪始入，毛窍未开，虽中风而亦恶寒；寒入于肌，邪伤腠理，虽伤寒而亦恶风，并非伤寒恶寒、中风恶风也。"[4]

成氏主张：伤寒恶寒无汗，宜麻黄汤；中风有汗恶风，宜桂枝汤；风寒两感，荣卫俱伤，风见寒脉，寒见风脉，宜大青龙汤。张志聪对此三纲鼎立之说，尤其反对。他说："诚如是也，何以恶风无汗而喘，宜麻黄汤（第35

条）；喘而出汗，麻黄杏仁甘草石膏汤（第 63 条）？何以外证未解，当以汗解，宜桂枝汤（第 42 条）；微恶寒者，表未解也，可发汗，宜桂枝汤（236条）？须知麻黄空细如毛，《本经》主治中风伤寒头痛，凡病在皮毛，麻黄可用。桂枝气味辛甘，本论用以解肌，凡病在肌腠，桂枝可用。非必麻黄治寒，而桂枝治风也。夫风寒果当异治，其始固可分别，病传于里，用柴胡、陷胸诸方，何以别其为风为寒而异治耶？成氏谓风寒两感，荣卫俱伤，宜大青龙汤，则背谬殊甚。若以太阳中风脉紧、无汗恶寒，太阳伤寒脉缓、有汗恶风，便为风寒两感，则本论之风寒两感多矣。如太阳病项背强几几，无汗恶风（第 31 条）；伤寒汗出而渴（第 73 条）；伤寒五六日中风（第 98 条）；得病六七日，脉迟浮弱，恶风寒（第 100 条）；伤寒发热，其腹必满，自汗出（第 112 条）；妇人中风，发热恶寒（第 148 条）；阳明中风，口苦咽干，发热恶寒，脉浮而紧（第 194 条）；阳明病脉浮而紧，汗出不恶寒（第 226条）；阳明病汗出多，微恶寒（第 236 条）等证，例而推之，皆为风寒两感，何以不用大青龙？"[4]张氏这样的据证析理，是比较符合客观实际的，足以启发后人临证审察的思路。

（二）对药物的研究

张氏认为："天地万物，不外五行，其初产也，有东南西北中之五方；其生育也，有春夏秋冬长夏之五时；其形有青黄赤白黑之五色；其气有臊焦香腥腐之五臭；其质有酸苦甘辛咸之五味。"[14]药物是天生万物之一，准此五行五色五气五味之理，进行研究，便可执简驭繁，举一反三地理解其性能与功用。如《素问·至真要大论》所说的"五味阴阳之用"，《灵枢·五味》篇所说的"五味各走其所喜，五脏宜食五味"，《素问·藏气法时论》所说的五脏苦欲，四时五脏五味所宜，《素问·宣明五气》篇所说的五味所禁等，都是辨别药物性用，五味补泻宜忌的纲领。若《至真要大论》所云"寒者热之，热者寒之，逆者正治，从者反治"等治则，则又为权衡立法处方的纲领。掌握了这些纲领，就可"即物以穷其性，即病以求其理，得其性理，豁然贯通，则天地所生之万物，人生所患之百病，皆归一致，用之可十可百，推之可万可千矣"[15]。故"黄连、白芷、青黛、玄参之类，以色而命名也；

甘草、苦参、酸枣、细辛之类，以味而命名也；寒水石、温肭脐、火硝、香薷之类，以气而命名也；桑皮、橘核、杏仁、苏子之类，以体而命名也；夏枯草、款冬花、长春、秋葵之类，因时而命名也；防风、续断、决明、益智之类，以功能而命名也；钩藤、兜铃、狗脊、乌头之类，以形象而命名也。命名之义，不能枚举，施于治道，各有功用。如五气分走五脏，五味逆治五行，皮以治皮（如五加、海桐），节以治骨（如松节、杉节），核以治丸（如荔枝、橘核），子能明目（如决明、青葙），藤蔓者治筋脉（如菟丝、络石藤、葛根），血肉者补血肉（如猪脊、羊肉、鹿角、龟板）"[16]，这些都是根据五行、五色、五味、五气、五时、五体来说明药物性能的。至"夏枯之草，夏收之术，半夏之生，䕲麦之成，皆得火土之气而能化土。秋英之菊，秋鸣之蝉，感金气而能制风。凌冬不凋者（如黄柏、栀子、麦冬）得寒水之气而能清热。先春而发者（如梅花、升麻、柴胡），秉甲木之性而能生升"，这是根据药物禀受四时六气之性，而阐发其生克制化作用的。"甘温者（如黄芪、白术、苁蓉）补，苦寒者（如大黄、甘遂、莞花）泻，色赤者（如牡丹、茜草、铅丹）走血，色白者（如桔梗、白芷、铅粉）走气，赤圆者（如枣仁）象心，白瓣者（如贝母、百合）象肺，紫尺者（如厚朴）益脾，香圆者（如枳实、枳壳、橘皮）入胃，径直青赤者（如泽兰、瞿麦）走肝，双仁圆小者（如沙蒺藜、五味子）补肾"[16]，这是根据药物色味形态的不同，而解释其各有所喜、各有所走的效用的。

药物因每年气候的变化和采集季节的不同，其药性的质量也可能有所差异，所以张氏还提出司岁备物的主张，借以提高药性的效用。他说："凡物性有寒热温清燥润及五色五味寒热温清燥润以应六气，五色五味，以应五运。是以上古司岁备物，如少阴君火、少阳相火司岁，则备温热之药；太阳寒水司岁，则备阴寒之药；厥阴风木司岁，则备清凉之药；太阴湿土司岁，则备甘润之药；阳明燥金司岁，则备辛燥之药。"[17]司岁备物之说，《至真要大论》早有记载，其义与"岁谷"同，药物得其主岁之气运，则禀赋充而效力专，反之，则禀赋弱而效力薄，这些都是前人经验之谈。

他还认为：要掌握药物四气五味，升降浮沉的效用，尤当知顺逆之道。所以他说："升降浮沉则顺之，寒热温凉则逆之。谓春宜用升，以助生气；夏宜用浮，以助长气；秋时宜降，以顺收令；多时宜沉，以顺封藏，此药性之宜顺四时也。春气温，宜用凉；夏气热，宜用寒；秋气凉，宜用温；冬气寒，宜用热，此用气之宜逆四时者也。而病亦如之。然时气病气，又皆有常有变，知其常变，及其逆从，可以把握阴阳，裁成造化。"[18]四时之气，亦即五脏之气，如肝木主生发，不能抑而郁之；肺金主肃降，不能逆而扬之；心布于表，不能使之内；肾治于里，不能出之外；此所谓顺四时也。温者凉之，热者寒之，凉者温之，寒者热之，此所谓逆四时也。遣药而不知此逆顺之理，势将以愈为剧，以顺为逆，而贻害无穷。

张志聪用五运六气之理，从事《伤寒》《本草》之研究，能自成一家言，是卓有成就的。特别是他所注的《伤寒论》，为张锡驹、陈修园诸家所推崇，而为主张运气、维护旧论一派的中心人物。他于《素问》《灵枢》《伤寒》《金匮》《神农本草》几部古典著作的研究，极为深刻，但他因此便说"医门豪杰之土，阐明神农之《本经》，轩岐之《灵》《素》，仲景之《伤寒论》《金匮要略》，则千百方书，皆为糟粕"[19]，又未免言之过当，蔑视后来的发展了。

（三）医　　案

水肿

予在苕溪治一水肿者，腹大肤肿，久服八正散、琥珀散、五子、五皮之类，小便仍淋漓，痛苦万状。予曰：此虽虚证，然水不行则肿不消，肿不消则正气焉能平复。时值夏月，予不敢用麻黄，恐阳脱而汗漏不止。以苏叶、防风、杏子三味各等分，令煎汤温服，复取微汗，而水即利矣。次日，至病者之室，床之上下，若倾数桶水者，被褥帏薄，无不湿透。病者云：昨服药后，不待取汗而小水如注，不及至溺桶而坐于床上行之，是以床下如此也。至天明，不意小便复来，不及下床，是以被褥又如是也。今腹满肿胀俱消，痛楚尽解，深感神功之救我。予曰：未也，此急则治其标耳。子之病因，火土伤败，以致水泛，乃久虚之证也。火即人之元气，必待脾气元气复而后可保其万全。予即解维，写一六君子方，去甘草，加苍术、厚朴、炮姜、熟附子。每日令浓煎温服。即以此方令合丸药一料，每日巳未时服之，即止其汤药。半载后，病者之兄，备土物来谢曰：吾弟已全愈矣。予曰：如此之证，水虽行而正气不复，后仍肿胀而死者比比。……邪之所凑，其正必虚，若初肿之时，行去其水，正气易于平复，医者不知发汗行水之法，惟以疏利之药利之，肿或减而无尾闾之泄，犹以邻国为壑耳。如久服疏利之药，则正气日消，水留日久，则火土渐灭，然后以此法行之，无济于事矣。(《医林指月·侣山堂类辨卷上》)

按：水肿的形成，原因不一，有肺气闭塞，不能疏泄于皮毛而聚水为肿的；有肺气不降，不能通调水道而聚水为肿的；有脾阳不振，不能运化水湿而潴留为肿的；有湿热困脾，脾失转输而水溢为肿的；有肾阳不足，不能温化水腑而泛滥成肿的；有胃关失职，膀胱不利，水不下泄而成肿的。病虽不离三脏，而其证有虚有实，其治有补有攻。本案之水肿，实由肺气内闭，不得宣表达下所致。水留既久，伤及火土，遂成虚证，无怪屡服八正散、琥珀散、五子、五皮等渗利逐水之品，毫无寸效。张氏先用辛开苦降以利肺气，则外窍通而内窍泄，上窍开而下窍利，继以六君子加减扶其火土，是为培本善后之计也。

【注释】

[1] 见《侣山堂类辨·医学入门》。

[2] 见《侣山堂类辨·伤寒论编次辨》。

[3] 见《伤寒论集注·本义之一》。

[4] 见《伤寒论集注·凡例》。

[5] 见《伤寒论集注·本义之八》。

[6] 见《伤寒论集注·本义之六》。

[7] 见《侣山堂类辨·伤寒传经辨》。

[8] 见《伤寒论集注·本义之二》。

[9] 见《伤寒论集注·本义之五》。

[10] 见《伤寒论集注·本义之九》。

[11] 见《伤寒论集注·本义之三》。

[12] 见《侣山堂类辨·风伤卫寒伤荣辨》。

[13] 根据中医学院试用教材重订本《伤寒论讲义》，下同。

[14] 见《本草崇原·自序》。

[15] 见《侣山堂类辨·本草纲领论》。

[16] 见《侣山堂类辨·药性形名论》。

［17］见《本草崇原·卷上·黄连》。

［18］见《侣山堂类辨·四气逆从论》。

［19］见《本草崇原·卷下·桔梗》。

二六、柯　琴

柯琴，字韵伯，号似峰，浙江慈溪人，后迁居于吴之虞山（江苏常熟），生于清康熙雍正（1662－1735）间。柯氏于《内经》《伤寒论》，均有深刻研究。对《内经》的研究，著有《内经合璧》一书，惜亡佚不传。对《伤寒论》的研究，做出了不少成就，著有《伤寒论注》四卷，《伤寒论翼》二卷，《伤寒附翼》二卷，合称《伤寒来苏集》，书中引用《内经》理论、阐发仲景理法之处甚多。现将他对《伤寒论》研究的一些学术主张，分述于下。

（一）以证分类研究《伤寒论》

柯氏认为《伤寒论》一书，自叔和编次后，章次混淆，原篇已不可复见，但仔细寻绎，犹可得见仲景面目，惟经方有执、喻嘉言等各凭己见更定而后，与仲景原篇距离日远。因而他根据论中太阳证、桂枝证、柴胡证等以证名篇，汇集六经诸论，各以类从，逐条加注，命其名曰《伤寒论注》，为伤寒学派中辨证立法一派开辟了广阔的道路。

柯氏改易《伤寒论》编次，不同于持错简论者把自己的意识强加于古人，以为古人必然如是。柯氏的态度则比较客观，他说："以证名篇，而以论次第之，虽非仲景编次，或不失仲景心法。"[1]由此可见，柯氏改变《伤寒论》的意图，并不希望恢复仲景原有编次，而是使之更适合于辨证施治的运用。所以他说："是编以证为主，故汇集六经诸论，各以类从。其证是某经所重者，分别某经，如桂枝、麻黄等证列太阳，栀子、承气等证列阳明之类。其有变证化方，如从桂枝证更变加减者即附桂枝证后，从麻黄证更变加减者附麻黄证后。"[1]这种分类方法，纲举目张，的确给辨证施治增加了不少方便。

柯氏除了善用以证分类研究《伤寒论》外，对于伤寒六经，还有其独特的见解。

（二）《伤寒论》应概括杂病证治

自唐宋至明清，治伤寒学者多以为《伤寒论》仅是局限于辨治外感之书，惟元代王好古曾用六经分类法归纳若干杂病，予以辨证施治，惜其理论比较片断，不若柯氏论点明确，论据充分，而具有指导意义。柯氏说："按仲景自序言，作《伤寒杂病论》合十六卷，则伤寒、杂病未尝分为两书也，凡条中不冠伤寒者，即与杂病同义。如太阳之头项强痛，阳明之胃实，少阳之口苦咽干目眩，太阴之腹满吐利，少阴之欲寐，厥阴之消渴气上撞心等证，是六经之为病，不是六经之伤寒，乃是六经分司诸病之提纲，非专为伤寒一证立法也。"[2] 据临床所见，胃实、口苦、咽干、目眩、腹痛、吐利、欲寐、消渴、气上撞心等证，确非伤寒一病所专有，即其他外感、内伤杂病，亦常数见不鲜。所以他接着又说："观五经提纲皆指内证，惟太阳提纲为寒邪伤表立；五经提纲皆指热证，惟太阴提纲为寒邪伤里立。然太阳中暑发热而亦恶寒，太阴伤热亦腹痛而吐利，俱不离太阳主外、太阴主内之定法，而六经分证皆兼伤寒杂病也明矣。"[2] 意思是说，中暑、伤热同是外感，由于伤中异所，而有太阳、太阴之分；中暑、伤热同是热邪，由于病位不同，而有发热恶寒、腹痛吐利之别。同时也说明了感受同一病邪，常因人体各部正气盛衰不同，而或发于表，或发于里，或为外感，或为杂病，甚至错综复杂，参差互见。故柯氏认为仲景六经分证法中，实已包括了伤寒和杂病两个方面。

太阳主一身之表，六淫自外侵袭，多半由太阳而入，然后传递各经，发为他经之病。因而仲景于太阳篇中，分列六淫提纲独详。但这些提纲，非为太阳一经设立，而是为六经所共有。他说："因太阳主表，其提纲为外感立法，所以太阳篇中先将诸病线索逐步提清，比他经更详也。其曰太阳病或已发热或未发热，必恶寒、体痛、呕逆、脉阴阳俱紧者名曰伤寒，是伤寒另有提纲矣。此不特为太阳伤寒之提纲，即六经伤寒总纲，亦不外是。观仲景独于太阳篇，别其名曰伤寒，曰中风，曰中暑，曰温病，曰湿痹，而他经不复分者，则一隅之举，可以寻其一贯之理也。"[2] 说明外感六淫为病，不独太阳一经所专有，故六淫发病提纲，亦非专为太阳一经而设立，这仅是他就外感病这一方面而言。至于某些既可因外感导致、也可由内伤形成的病证，在

《伤寒论》中亦有不少记载。如他说："其他结胸、脏结、阳结、阴结、瘀热、发黄、热入血室、谵语如狂等证，或因伤寒，或非伤寒，纷纭沓杂之中，正可以思伤寒杂病合论之旨矣。盖伤寒之外皆杂病，病名多端，不可以数计，故立六经而分司之。伤寒之中，最多杂病，内外夹杂，虚实互呈，故将伤寒杂病而合参之，正以合中见泾渭之清浊，此扼要法也。"[2]正因柯氏认为《伤寒论》并不是单单研究伤寒病的，而是包括杂病在内的辨证施治方书，因之《伤寒论》的六经分证，也是概括杂病在内的分证方法。所以他的论断是："仲景约法，能令百病兼赅于六经，而不能逃六经之外，只在六经上求根本，不在诸病名目上寻枝叶。"[2]

（三）六经的正确含义

柯氏认为《伤寒论》六经与《素问·热论》六经虽然都是辨证施治纲领，但两者内容已有很大不同。自王叔和引用《素问·热论》之文著成《序例》，加于仲景《伤寒论》之首，遂使《伤寒》六经辨证意义受到了极大限制，因此，他提出《六经正义》，从而纠正叔和之误。他说："按仲景自序云，虽未能尽愈诸病，其留心诸病可知，故于诸病之表里阴阳，分为六经，令各得所司。清理脉证之异同，寒热之虚实，使治病只在六经中下手，行汗、吐、下、和解、温补等法，而无失也。夫一身之病，俱受六经范围者，犹周礼分六官而百职举，司天分六气而万物成耳。伤寒不过是六经中之一证，叔和不知仲景之六经，是经界之经，而非经络之经，妄引《内经·热论》作《序例》，以冠仲景之书，而混其六经之证治，六经之理不明，而仲景平脉辨证能尽愈诸病之权衡废矣。"[3]指出《伤寒》六经原为诸病设，非专指伤寒一证言。因六经中已赅有阴阳、表里、寒热、虚实之义，百病既不能超越八纲范围，则当亦不能超越六经，所以若能成熟地掌握《伤寒》六经辨证，于汗、吐、下、和、温、清、补诸法，便可运用自如，有得无失。至于《热论》的六经分证法，则有一定的局限性，即其所论阴阳，只限表里之阴阳，而未言及寒热虚实之阴阳，所论分部，只限于经脉的分布，而未言及经脉以外的部分。故柯氏说："夫热病之六经，专主经脉为病，但有表里之实热，并无表里之虚寒，虽因于伤寒，而已变成热病，故竟称热病，而无恶寒证，但有可汗可泄之法，并无可温可补之例也。"[3]这就清楚地指出了《热论》的六经分证，仅仅是热病实证的辨证方法，若对寒热错杂，虚实互见的病证，却是不够使用的。至若《伤寒论》六经，则仲景已在《素问·热论》基础上大大地加以扩展，柯氏认为不但阴阳的含义，已由表里而扩大到寒热虚实，即六经范围，亦由经脉而扩大到领域分区，因而它的辨证效用，也就有了很大的提高。诚如他所说："夫仲景之六经是分区地面，所赅者广，虽以脉为经络，而不专在经络上立说，凡风寒温热，内伤外感，自表及里，有寒有热，或虚或实，无乎不包，故以伤寒杂病合为一书，而总名为《伤寒杂病论》，所以六经提纲，各立一局，不为经络所拘，弗为伤寒画定也。"[3]

（四）对"合病""并病"的阐发

疾病的发展过程，基本是邪正抗衡的力量对比过程，正盛邪微，病情常较稳定而单纯；邪盛正衰，病情常较多变而复杂。《伤寒论》于六经分证以外，另有"合病""并病"的提示，是仲景针对某些病机善变、病情复杂的疾患所设立的辨证施治方法。正如柯氏所说："病有定体，故立六经而分司之，病有变迁，更求合病、并病而互参之，此仲景立法之尽善也。"[4]《伤寒论》于三阳篇中列有"合病""并病"的条文，于三阴篇中并未提及。在这点上，柯氏认为"合病""并病"不独为三阳所有，三阴病中亦较普遍存在。他说："夫阴阳互根，气虽分而神自合，三阳之底，便是三阴，三阴之表，则是三阳。如太阳病而脉反沉，便合少阴；少阴病而反发热，便合太阳；阳明脉迟，即合太阴；太阴脉缓，则合阳明；少阳细小，是合厥阴；厥阴微浮，是合少阳，虽无合并之名，而有合并之实。"[4]这是指表里阴阳二经的合并病而言。尚有阴与阴合的病证，柯氏以为三阳皆有发热，三阴皆有下利，若不见发热而吐利厥逆的四逆证，即是不与诸阳牵涉的诸阴合病。柯氏还进一步指出，"合""并"二字，虽常相提并论，但"并病"与"合病"，仍有不同。他说："合则一时并见，并则次第相乘。如太阳之头项强痛未罢，递见脉弦、眩冒、心下痞鞕等证，是与少阳并病，更见谵语，即三阳并病矣。"[4]柯氏对于"合并"病的理解，虽与《伤寒论》原意略有不同，但证诸临床实践，阴阳错杂、虚实互见的病证，确实很多，诸阴主证同时并存的病变，亦不少见。足证柯氏笃好仲景之学，且能通过自己实践，充实前人的理论，并从而推广之，这是值得学习的。

柯琴采用以证名篇、方以类从的方法，编注仲景《伤寒论》，对辨证施治来说，确实更要切合实用一些。因而他的《伤寒论注》颇为一般临床家所喜读，徐大椿编纂《伤寒论类方》，大体上也采取了这种方法。至于柯氏所提出的《伤寒》包括杂病，六经以地面分区，以及"合病并病"不仅见于三阳、亦常见于三阴或阴阳两经之间等说，则都具有卓识。所以他的《六经病解》，对后之学者影响很大。但是在另一方面，正因为他过分强调六经地面分区的理论，颇有忽视经络的倾向。其实形体之所以有领域界限的划分，与经络的分布是分不开的，若无经络存在，就很难反映内脏与体表间的联系。因此，经络和分区两说，实有并存的必要。

【注释】

[1] 见《伤寒论注·凡例》。

[2] 见《伤寒论翼·全论大法》。

[3] 见《伤寒论翼·六经正义》。

[4] 见《伤寒论翼·合并启微》。

二七、叶　　桂

叶桂，字天士，号香岩，江苏吴县人，生于清康熙乾隆间（约1666—1745），祖、父两代俱业医，父死，从父之门人朱某习医业，闻人有擅长医道者，即以师礼事之，于是十年内先后从十七师，毕生忙于诊务，因此著作甚少。所传《温证论治》一卷，为门人顾景文手录其口授而成，后章楠改题前一部分为《外感温热篇》，后一部分为《三时伏气外感篇》。相传《幼科心法》一卷，为叶氏手定；《临证指南医案》十卷，为其门人所辑。余如《本事方释义》十卷、《景岳全书发挥》四卷、《叶氏医案存真》三卷、《幼科要略》二卷之类，恐俱非叶氏真传。其学术成就，约如下述。

（一）对温热病的贡献

叶氏对于温热病的研究极深，故其贡献最为突出，不论在阐发病机或探讨辨证，都有卓著成就。有关温热病的辨证要点，如察舌、验齿、辨斑疹白痦等等，已在其他课程中详细介绍，不复赘述；兹将叶氏对温热病机的几点阐发，略述如下。

1. 邪侵入卫的病机

叶氏认为温热与伤寒虽同属外感，但二者却有一定的区别。伤寒之邪，由皮毛而入，故其传变自外而内，先阳经而后阴经，治疗方法，亦应从表到里，先汗清下和而后温补。温病之邪，由口鼻而入。肺居上焦，为五脏六腑之华盖，故温热为病，肺必首当其冲。肺主卫气，外应皮毛，卫气受伤，不能充于皮毛，故亦有发热恶寒，头痛脉浮，或有汗或无汗等表证。温热特性，最易伤阴，因之热化常较伤寒为快，而化热传变的趋向，约有两条途径，一传气分、一传营分，前者为顺，后者为逆。温为阳邪，风亦为阳邪，温热若得风邪之助，两阳鼓击，其化热化燥之势，每难抑制，所以在治疗上当先辛凉宣透，清解风热，使风因宣透而不易速变化热，热无风煽，其势必随之而减。如此，两阳之鼓击得以分化，方能取得良好效果。至湿为黏滞之邪，如与温热相并，每致热蒸湿郁，难解难分，经时累月，病不痊愈，甚至壅闭清窍而现神志模糊等象，治疗时又须注意渗利湿浊，湿浊得化，则蕴热之因除，如此湿热相并，易于分解，不独湿邪易去，热亦易清。所以叶氏说："温邪上受，首先犯肺……温邪化热最速，未传心包，邪尚在肺。肺主气，其合皮毛……或透风于热外，或渗湿于热下，不与热相搏，势必孤矣。"[1] 叶氏这种温邪上受、先犯肺卫的理论，以及兼风透风、兼湿渗湿不使与热相搏的辨治要点，都是富于临证经验的结论，决非泛泛之谈。

2. 邪传气分的病机

温热既从上受，其传变次第，势必自上而下，因而在肺之邪若不逆传心包，自然也能依次传递与胃。综合叶氏所说气分病证，实际概括了壮热汗出、烦躁、口渴引饮、脉洪大，以及胃家实等阳明经腑诸证，即可证明这点。阳明为五脏六腑之海，《素问·热论》称之为十二经之长，正因其经气独盛的缘故，因此它的病变，常以属实属热为多。阳明内连胃腑，外合肌肉，清热攻下，固是他的正治方法。但根据叶氏经验，温热稽留气分虽久，只要尚未内结胃腑，还可采用"背城一战"的战汗方法，促使邪出肌腠而解。不过必须说明，这种方法，一般多适用于胃气不足，无资作汗，致使温邪久留不解的患者，因此一经战汗，每见肤冷倦怠，疲惫不堪等象。《素问·阴阳别论》云："阳加于阴谓之汗。"这正是因为既伤胃津，又泄卫阳的结果，不一定是真阳外越的危候。所以叶氏说："若其邪始终在气分流连者，可冀其战汗透邪，法宜益胃，令邪与汗并，热达腠开，邪从汗出。"[1]说明温邪不传营分，稽留气分不解者，不宜早用清营，以免引狼入室，只可助益胃津，促其战汗而解。根据叶氏的经验，若正虚邪实，一战不解，还可期其再战而愈。只是在战汗期中，毋扰元气，须宜安适静养，待其正气的来复就是了。

3. 温热入营的病机

邪留气分，变化较小，一入营分，便善变而多危。如热灼营血，发为斑疹，热扰神明，烦躁不安，昼轻夜重，甚或神昏谵语，不省人事等等。所有这些，亦即叶氏所谓"逆传心包"的形证。邪既入营，固非清气之药所能治疗，但初入之时，叶氏尚有透热转气一法，促使温邪复出气分而解，药如犀角、玄参、羚羊角等。若斑疹已见，则当以清热凉血为主，佐以透斑之品。斑出邪去，身热当退，其有不退者，是胃阴不足，不能制胜余热，可用甘寒助益胃津，以收扶正胜邪之效。所以叶氏在这阶段的治疗，总以凉血清热、保津护液为第一要法。

4. 邪留三焦的病机

叶氏认为温邪留于三焦，与伤寒少阳病的意义，是有一定的区别的。少阳是表里的枢机，三焦是上下的枢机。故病在少阳，治当和解表里为主；病在三焦，治宜分消上下为主。叶氏说："气病有不传血分，而邪留三焦，犹之伤寒中少阳病也，彼则和解表里之半，此则分消上下之势，随证变法，如近时杏、朴、苓等类，或如温胆汤之走泄，因其仍在气分，犹有战汗之门户、转疟之机括也。"[1]说明温邪羁留三焦，仍然未离气分，故当分消上下，方能使邪外出而解。

5. 邪入血分的病机

邪陷下焦血分，虽与营分症状相近，但邪热愈渐深入，则其为害愈大，变化愈多。如热耗肝肾之阴，则为风动痉厥；热搏瘀伤，宿血，则为发狂之证；热邪逼血妄行，则为吐血、衄血、便血、溺血等。病证至此，势已危笃，叶氏主张宜用生地、丹皮、阿胶、赤芍等，直接凉血散血。证诸临床，热入血分之病，的确不易处理，特别在肝肾之阴被耗竭绝而出现黑斑昏迷、动风痉厥的情况下，即使药病相当，也未必全能取得液回风熄的疗效。至叶氏所用之凉血散血诸药，在肝肾阴液未伤之前，还可适用，若已累及肝肾，则非用吴鞠通大定风珠、三甲复脉等方大剂，壮水之主以制阳光，很难挽回其濒危之势。

（二）对《脾胃论》的发挥

叶桂于李东垣的《脾胃论》，是推崇备至的。他不仅说"内伤必取法乎东垣"，[2]甚至认为一部《内经》中的基本理论，无非是说明以胃气为本的道理，因而他在临证上辨治一般杂病，多半都从脾胃上立论。如虚劳阴虚咳嗽之所以出现形肌日瘁、食减、自利、腹痛、寒热等证，认为总由脾胃受伤，气不摄而阴不化所致，不必治嗽清滋，只须戊己汤[3]加五味摄阴已足[2]。有咳久伤阴致土不生金，脏阴血液伤极者，认为宜用益气甘药调养之，自有"有形生于无形"[4]的妙用。对久咳不已，冷热皆能致病，不培其母，无以养其子者，认为宜以辛温辛凉佐以甘温护中，可获培土生金之效[5]。若痰饮咳嗽之由乎中土气怯，不能养金制木者，认为得中土有权，使饮浊不泛溢，则肺金职司便有了权能，病自痊可[6]。又如对积聚停饮等病，认为固宜用攻消荡涤诸法，但在祛邪的同时，仍应佐以温中诸品顾全胃气[7]。至脾肾两虚的泄泻，一般主张"补火生土"，而叶氏则认为久泻不复，脾肾阳衰，不能纳食健运，宜采"补肾不如补脾"之说，借姜、枣辛甘和营卫诸品，使中宫阳气稍苏，则下焦之元真亦因之而渐苏[8]。小儿之惊疳，食积、风痫等证，每由中宫气馁，以致肝风内动者，主张安土熄风[9]。病后劳复之营卫不和，认为必须借脾土之旺气，肝木才不致乘虚侵犯，所以主用理中汤加陈皮、青皮[10]。甚至对外感中暍，脉多虚而无力者，也以为在使用寒凉之剂的同时，亦必须顾恋中宫，斯为上策[11]。并以仲景治伤寒少阳证的小柴胡汤为例，说明有甘平之药守护中宫，则辛甘辛温苦寒诸药搜逐外邪，才不致伤正气[12]。诸如此类的议论，在叶氏议治杂证中，数见不鲜，可见叶氏在脾胃方面，做了很大的发挥。

东垣在探讨脾胃与其他脏器的关系问题上，仅仅提出"肺之脾胃"和"肾之脾胃"，而叶氏则认为脾胃与四脏都有密切关系。他说："土王四季之末，寒热温凉随时而用，故脾胃有心之脾胃，肺之脾胃，肝之脾胃，肾之脾胃，认清门路，寒热温凉以治之，未可但言火能生土而用热药。"[13]譬如心属火，心之脾胃热，治之宜以寒；肾属水，肾之脾胃寒，治之宜以热；肝属木，肝之脾胃温，治之宜以凉；肺属金，肺之脾胃清，治之宜以温。叶氏从辨证角度提出这样的论点的确是比较全面而切合实际的。足补东垣之所未逮，并给后世仅执"补火生土"一法以应付一切脾胃病者，扩大了不少眼界。

叶氏既极重视脾胃，因而他对张介宾独重肾气的观点，颇有异议。张氏认为命门是元气之根，是水火之宅，五脏阴气阳气非命门不能滋长。而叶氏则以为命门是先天之本，脾胃是后天之本，未生之前，命门元气固是推动胚胎生长发育的重要力量，既生以后，形体的生长发育，就必须有赖于脾胃水谷精气的不断补充，故经云："人受气于谷。"[14]其实景岳与叶桂均各执一偏，合而用之，则得其全矣。

综上所述，可以看出叶氏在接受了前人火热学说和吴又可温疫学说的基础上，从事温热病的研究，对温热理论的提高和发展，的确起了一定的促进作用。如明确指出伤寒与温热的感受不同，治法不同，阐发温热病的病机病理，运用卫气营血作为辨证纲领，区别少阳三焦的异同之点，无一不是他久经实践的经验结晶，给温热学说丰富了不少内容。后来吴鞠通之所以能比较系统地写成《温病条辨》，应该说是叶氏为他打下了良好的基础。在发挥东垣脾胃学说方面，通过自己实践，获得了不少体会和心得，尽管在某些地方，强调过火一点，但对脾胃的生理病理诊断治疗，确有进一步的认识和独到的见解，不但给东垣《脾胃论》提供了补充材料，而且给后世治疗脾胃病开辟了更宽广的道路。

（三）医　　案

1. 温热

（1）陈某，诊脉左带微数，右关微弦，胸脘痞闷，右眼角赤，皆是肝木乘脾土。《经》旨有肾藏志、脾藏意，今梦寐惊惕，是见不藏之象。倘调养失宜，内有七情之扰，外有六淫之侮，再经反复，药饵无过草根树皮，焉能有济，故重言以申其说。人参　半夏　枳实　茯苓　干姜　小川连。

第二案：六脉略和，舌苔已退，胸脘稍宽，渴饮至胃微觉呆滞，大便干燥。势见阴枯阳结，通阳之中，佐以润燥，亦属至理。至于调养静摄工夫，不必再赘。柏子仁　苁蓉　归须炒桃仁　块苓　桂心。

第三案：立夏日诊。脉气和，病情减，清晨微觉气闷，阳气尚未全振。再论人身中阴阳二气，每相眷顾，阳病久必伤阴、阴病久必伤阳，故病久之体，调养失慎，必至反复，谆谆至属。进苓桂术甘汤，以宣上膈之阳。

第四案：年过五旬，肾气本弱，病缠日久，脾土亦馁，肾恶燥，脾恶湿，经旨昭昭，若欲平稳，宜乎分治为妥，是将来调补丸药章旨。今上膈已宽，且进下焦调补为法。苁蓉　归身　杞子　茯神　小茴　柏仁　天冬　巴戟牛膝。

第五案：病减六七，惟纳食不易运化，饮汤不易下趋，口中味淡，时或作酸，大便燥坚，乃脾阳不振，肾阴未复，故润剂之中，佐以辛香，有合经旨辛甘化风之意。柏仁　小茴　苁蓉　车前　茯苓　牛膝　归身　桂心。

第六案：脉神俱安，大便艰涩不爽，脐间隐隐作痛，高年肾阴暗亏，血液不能灌溉四旁，肠中枯燥，更衣颇觉费力，拟进通幽汤方以润之。归须红花　郁李仁　柏仁　麻仁　生地　升麻。

第七案：两日连次更衣，脐间疼痛已止，胸膈之间，略觉不和，则知病缠日久，不独血液受亏，气分亦为之不振，拟温填药饵，佐以通阳，庶几中下两顾。苁蓉　块苓　杞子　小茴　柏仁　牛膝　人参　巴戟。（《叶案存真》卷下）

按：观此证数弦俱微之脉，知其病起已非止一日。肝木之所以偏旺，必由于气血之先亏，脾土受制，运化无权，则水湿不化而为胸膈痞闷。故叶氏处方首从中焦入手，用半夏泻心汤加减，健脾土，散水饮，以治其痞。次于通阳之中佐以润燥，以交通上下。再次用苓桂术甘以宣膈上之阳，使上焦得通，中焦得运，而后调补下焦。最后于温填之中佐以通阳，亦中下两顾之意。本案自始至终，以扶脾阳、益肾阴为主，足见叶氏在理论上虽提高脾胃和贬低肾命，但在实践中未必拘此成见。

叶氏本以温热著称，而用仲景伤寒方以宣膈上之阳，足见用药并不囿于温热病一隅，这也是他不执成见的很好例子。

（2）范升九，四肢乍冷，自利未已，目黄稍退，而神倦不语，湿邪内伏，足太阴之气不运，经云"脾窍在舌"，邪滞窍，必少灵，以致语言欲謇。法当分利，佐辛香以默运坤阳，是太阴里证治法。生於术　草果仁　厚朴　木瓜　茯苓　泽泻。

第二案：身体稍稍转动，语謇神呆，气机犹未为灵转，色脉非是有余，而湿为阴邪，不徒偏寒偏热已也。生於术　石菖蒲汁　郁金　茯苓　远志　米仁。

第三案：湿滞于中，气蒸于上，失降，不得寐，口起白瘔，仍不渴饮，开上郁，佐中运，利肠间，亦是宣通三焦也。生於术　寒水石　米仁　桔梗　广皮　猪苓　泽泻。

第四案：湿胜中官不运，易生痰饮、不欲食，须使神机灵泛，少佐疏滞。《外台》茯苓饮，去广皮，加天竺黄、石菖蒲。

第五案：人参　金斛　枳实　於术　茯苓　广皮。

第六案：脾胃不醒，皆从前湿热之累。气升痰咳，参药缓进。炒川贝　茯苓　地骨皮　米仁　郁金　淡芩。（《叶案存真》卷下）

按：前陈某病案是温热燥化，此案是温热湿化，一寒一热，各自不同。前者用甘温扶阳润燥，后者于清淡分利之中佐辛香以默运坤阳。前者年过五旬，肾阴本弱，所谓阴枯阳结，温热化燥属虚；后者是新感温病化湿属实。若将虚实寒热，燥化湿化之二证，前后相较，则知湿热病之转化，亦非局限于燥热一端。

2. 脾胃

（1）王，数年病伤不复，不饥不纳，九窍不和，都属胃病。阳土喜柔，偏恶刚燥，若四君、异功等，竟是治脾之药。腑宜通，即是补，甘濡润胃下行，则有效验。麦冬一钱　火麻仁（炒）钱半　水炙黑小甘草五分　生白芍二钱　临服，入青甘蔗浆一杯。（《临证指南医案·脾胃》）

（2）某，三十四岁，脉涩，体质阴亏偏热。近日不饥，口苦，此胃阴有伤，邪热内炽，古称邪火不杀谷是也。金石斛　陈半夏曲　生谷芽　广皮白

陈香豉　块茯苓。(《临证指南医案·脾胃》)

（3）某，食谷不化，胃无火也。生白芍　厚朴　新会皮　益智仁　茯苓　砂仁。(《临证指南医案·脾胃》)

（4）某，三十二岁，脉濡自汗，口淡无味，胃阳惫矣。人参　淡附子　淡干姜　茯苓　南枣。(《临证指南医案·脾胃》)

（5）汪，舌灰黄，脘痹不饥，形寒怯冷，脾阳式微，不能运布气机，非温通焉能宣达？半夏　茯苓　广皮　干姜　厚朴　荜茇。(《临证指南医案·脾胃》)

（6）周，四十，脉象窒塞，能食少运，便溏，当温通脾阳。生白术一钱五分　茯苓三钱　益智仁一钱　淡附子一钱　干姜一钱　荜茇一钱。

又：温通脾阳，颇适。脉象仍然窒塞，照前方再服二剂，如丸方，当以脾肾同治着想。(《临证指南医案·脾胃》)

（7）王，五十，素有痰饮，阳气已微，再加恼郁伤脾，脾胃运纳之阳愈惫，致食下不化，食已欲泻。夫脾胃为病，最详东垣，当于升降法中求之。人参　白术　羌活　防风　生益智　广皮　炙草　木瓜。(《临证指南医案·脾胃》)

（8）某，二十八，脉弦，食下膜胀，大便不爽，水谷之湿内著，脾阳不主默运，胃腑不能宣达。疏脾降胃，令其升降为要。金石斛三钱　厚朴一钱　枳实皮一钱　广皮白一钱半　苦参一钱　神曲一钱半　茯苓皮三钱　麦芽一钱半。(《临证指南医案·脾胃》)

按：从以上几个病案，可以看出叶氏治疗脾胃病，确有独到之处。他以为，纳食者胃，运化者脾，脾气升乃健，胃气降则和，太阴湿土，得阳始运；阳明燥土，得阴自安，故脾喜刚燥，胃喜柔润。叶氏这一观点，不仅深得《内经》要旨，并具有一定现实意义。盖脾为脏，胃乃腑，脏宜藏，腑宜通，脾胃的确不能混为一谈。东垣虽详于治脾，而略于治胃，叶氏脾胃分治，可补东垣之未逮。上列各案，有胃阴伤，例如（1）（2）两案；有胃阳虚，例如（3）（4）两案；有脾阳虚，例如（5）（6）两案；有脾胃之阳俱虚湿伤脾胃，例如（7）（8）两案；这些治疗方法，都是值得我们学习的宝贵经验。

【注释】

[1] 见《温证论治》。

[2] 见《叶氏医案存真·诸虚劳损》。

[3] 戊己汤：即《太平惠民和剂局方》戊己丸（黄连、白芍、吴萸）作汤服。

[4] 见《叶氏医案存真·咳嗽》。

[5] 见《本事方释义·杏苏散》。

[6] 见《本事方释义·肺肾》。

[7] 见《本事方释义·硇砂圆》。

[8] 见《本事方释义·二神圆》。

[9] 见《本事方释义·睡惊圆》。

[10] 见《本事方释义·补脾汤》。

[11] 见《本事方释义·白虎汤》。

[12] 见《本事方释义·小柴胡汤》。

[13] 见《景岳全书发挥·论脾胃》。

[14] 见《景岳全书发挥·命门余义》。

二八、王维德

王维德，字洪绪，别号林屋散人，又号定定子，江苏吴县人，约生于公元 1669－1749 年（清康熙至乾隆之间）。其先世为疡医，维德自幼学习，宗其家法，精通外科而外，内科、妇科、小儿科亦无不通晓。以外科名于世者，凡四十余年，著有《外科证治全生集》一书。

王氏临证善辨阴阳虚实，对阴疽的病机和辨证施治，尤有卓见。他反对当时有些医者只问所患部位属于何经，便循经投药，不分寒温，不辨阴阳虚实的偏向，他说："若凭经而不辨证，药虽对经，其实背证也。"[1] 因此他在所著的《外科证治全生集》里，主要是以阴阳为纲，把外科诸证分为阳证和阴证两大门，并分别对其病机、辨证和治疗加以阐发。他指出：痈疽二证，截然两途，不可混称。痈发于六腑，其毒浅，多为火毒之滞，属阳属实；疽发于五脏，其根深，每因于寒痰之凝，阴毒深伏，属阴属寒。其辨证之法，特别注重望诊，指出："凡患色红肿疼痛，根盘寸余者是痈。"[2] 患部皮色不变，或坚硬难移，或柔软如绵，或痛或不痛，"无论平塌大小，毒发五脏，皆曰阴疽"[3]。其次，他审察痈疽形色和脓汁的情况来辨别气血之盛衰，毒邪之轻重，亦有卓识。他说："根红散漫者，气虚不能拘血紧附也；红活光润者，气血拘毒出外也；外红里黑者，毒滞于内也；紫黯不明者，气血不充，不能化毒成脓也；脓色浓厚者，气血旺也；脓色清淡者，气血衰也。"[4] 这种辨别，既有理论，又有经验，而又极为明晰，是很可贵的。在治疗方面他指出：治痈当清火败毒，消肿息痛，已溃者可用托毒之法；疗疽宜以开腠理，散寒凝为主，已溃者当温补排脓、兼通腠理。使毒得外解，忌用内托之法。这就是王氏治阴疽"以消为贵，以托为畏"[5] 的经验总结。王氏这些经验和论点无论在当时和现在的外科学中，都具有很大的启发和指导作用。

王氏在外科证治方面有着不少卓越的贡献，例如，他根据自己多年对阴疽病机变化的深入研究，总结出来了治疗阴疽证的重要原则和有效方剂。他治疗阴疽，强调"阳和通腠，温补气血"，反对"内托"和"清火解毒"，认为"诸疽白陷者，乃气血虚寒凝滞所致，其初起毒陷阴分，非阳和通腠，何能解其寒凝；已溃而阴血干枯，非滋阴温畅，何能厚其脓浆""世人但知一概清火以解毒，殊不知毒即是寒，解寒而毒自化，清火而毒愈凝。然毒之化必由脓，脓之来必由气血，气血之化必由温也，岂可凉乎！况清凉之剂仅可施于红肿痛疖，若遇阴寒险穴之疽，温补尚虞不及，安可妄行清解，反伤胃气，甚至阳和不振，难溃难消，毒攻内腑，可不畏欤"[4]。因此他创立了几个治阴疽的名方，如温补气血、开腠逐毒的阳和汤[6]，开腠理、散寒凝的阳和丸[7]，温散寒凝、解毒生肌的外敷剂阳和解凝膏[8]，和通关窍、活血解毒的犀黄丸[9] 等。用这些方剂治阴疽，临床效果都很好。近代外科名家马培之且谓以阳和汤治阴疽，"无出其右，用之得当，应手而愈"[10]，都是经验之谈。

综上所述，王维德在外科方面的主要成就，在于辨痈疽之阴阳虚实，阐发阴疽的病因、病机和创立治疗阴疽的原则和有效方剂。也可以说是他祖孙几世在外科临证方面理论和经验的结晶。但由于王氏过于强调外科的望诊，颇有忽视切脉的偏向[8]。同时因为他把瘰疬列于阴疽范畴，竟以夏枯草、昆布、海藻等咸寒之药为禁品，似仍有不够全面的地方。

医　　案

1. 流注

程姓母年七十，膝下患一阴毒流注，溃经数月，患及下旁，又起硬肿二块，与旧患相连。延一医，以新发之毒，误为旧患旁肿，不识流注，竟以托毒之剂与服。服二剂，致新发者被托发痛，始延余治。余以阳和汤与服三剂，新发二毒皆消。接服小金丹十丸。后进滋阴温补，以杏仁散[11]敷。半月脓厚，令服保元汤加肉桂，十余剂愈。(《外科证治全生集》卷二)

按：流注阴毒深伏，前医徒见其旧患未已，新肿又起，竟用托毒之法攻之，不知证属阴寒，阴寒不解，毒即难消，宜其托之而痛反作矣。王氏投以阳和汤温补气血，宣阳逐毒，使阴寒得解，新发之患亦随之而消。复助以小金丹，辛温香窜之品彻其久蓄之毒。病久营血必伤，故续进滋阴温补，以壮其气血而化解毒邪，加杏仁散外敷，促其毒邪之外散。这样内外兼治，亦积半月之久，而脓始厚，其气血之衰，阴寒之甚，可以想见。王氏准此治疗方向，终以保元加味，调补气血而收功。可见王氏辨证是精细的，而他"毒即是寒，解寒而毒自化"之说，是有其实践基础的。

2. 搭手

山塘姚姓媛，年二十九，小产月余，左肩手搭处，先发一毒，周有尺五。患后半月，背脊添出一毒，自上至下，计长一尺三寸，上阔下尖，皆白陷。十日后始请余治，其势甚笃。连服阳和汤三剂，人能坐起，五剂自能大小便，十二剂其续发者全消，先发之搭手，余地皆消，止剩患顶有脓者如棋子大，脓足不痛而穿，四日收功。后言背上如负一板，舒转不快。以小金丹十丸，每日二丸。服毕，肌肤不板，神色复元。(《外科证治全生集》卷二)

按：搭手有阴有阳，此证先后出现两处，均周大尺余，患色白而塌陷，当属发背的阴证，治同阴疽。又因生于小产后，气血之虚，可以想见。王氏认证确切，始终处以阳和汤方，使气血复健，阴毒得解而愈。后以小金丹通调气血，解其余毒，活其肌肤，而杜复发。

3. 阴疽

木渎镇谈姓妇，背患如碗，初起色白，近已转红痛甚。时值三伏，余以阳和汤。书毕，旁人云：此暑天缘何用麻黄发表，桂、姜之热剂？余曰：此阴证也。彼云：患色转红，阴已变阳。余因其说，恐患家疑惧，立令等候煎服。服不逾时，痛息。接服四剂，患消七分，其有脓之三分，不痛而溃，五

日收功。(《外科证治全生集》卷二)

按：初起色白，原属阴疽，近虽转红痛甚，是阴毒外发有转阳之机，故王氏仍用阳和汤以温补气血，开腠逐毒。倘审证不清，误投寒凉，则气血受损，阴毒复凝，欲溃不得，将成难治之疾。虽时值炎暑，但证系阴寒，因证施治，故不避辛温也。

【注释】

［1］见《外科证治全生集·自序》。

［2］见《外科证治全生集·痈疽总论》。

［3］见《外科证治全生集·阴疽论》。

［4］见《外科证治全生集·痈疽总论》。

［5］见《外科证治全生集·凡例》。

［6］阳和汤：熟地一两　肉桂（去皮研粉）一钱　麻黄五分　鹿角胶三钱　白芥子二钱　姜炭五分　生甘草一钱　煎服。(见《外科证治全生集·煎剂类》)

［7］阳和丸：肉桂一钱　麻黄五分　姜炭五分　各研细末，黄米饭捣烂为丸服之。(见《外科证治全生集·丸散类》)

［8］阳和解凝膏：鲜大力子梗叶根三斤　活白凤仙梗四两　大麻油十斤　先煎至枯，去渣，次日用川附、桂枝、大黄、当归、肉桂、官桂、草乌、川乌、地龙、僵蚕、赤芍、白芷、白蔹、白及各二两，川芎、续断、防风、荆芥、五灵脂、木香、香橼、陈皮各一两，再煎药枯，沥渣隔宿油冷，见过斤两，每油一斤，用炒透桃丹七两搅和，明日文火再熬，至滴水成珠，不粘指为度，以湿草纸罨火，移锅放冷处，将乳香、没药末各二两，苏合油四两，麝香一两，研细入膏，搅和极匀，出火气，半月后摊贴。(见《外科证治全生集·膏药类》)

［9］犀黄丸：犀黄三分　麝香一钱五分　乳、没（各去油，研极细）　黄米饭各一两　捣烂为丸，忌火烘，晒干，陈酒送下三钱。(见《外科证治全生集·丸散类》)

［10］见《外科证治全生集·煎剂类》阳和汤方后马培之评语。

［11］杏仁散（又名金霜散）：杏仁（去皮尖）三钱　雄黄一钱半　轻粉一钱　研末，猪苦胆调敷。(见《外科证治全生集·敷药类》)

二九、徐大椿

徐大椿，字灵胎，晚号洄溪老人，清，江苏吴江人，生于公元 1693 — 1771 年。徐氏治学，具有实事求是的精神，又善于吸取前人的经验。其著述甚多，有《医学源流论》《伤寒论类方》《慎疾刍言》《兰台轨范》等十余种。

清初医家，多采用刘河间、李东垣、朱丹溪、张景岳各家的学说，并结合临证经验，发挥己见，以自立其说。但徐氏则主张研究医学应该从源到流，首先熟读《内经》《本草》和《伤寒论》《金匮》等古典著作，继而博览《千金》《外台》以下各书，以免落入窠臼，取长补短，以广见识。然后多经临证，务使理论联系实际。只有这样，才不致步入偏见而误入歧途。所以他说："凡读书议论，必审其所以然之故，而更精思历试，方不为邪说所误。"[1]说明他的治学态度是比较谨严的。由于当时医学界中，温补一派非常盛行，对《内经》理论的真义，《本经》药物的性能，仲景辨证施治的法度，多不深加讲求，仅执一二温补之方，以为"执一驭万"的准则，故徐氏对这样草率的医疗风气，深为不满。他在中年时，曾著《医贯砭》，对赵养葵学说做了尖锐的批评。晚年复著《医学源流论》，发表了他对祖国医学理法方药的整套意见，意在唤起大家对医学理论的重视和研究。兹将其学术上的主要论点，扼要地介绍如下。

（一）命门元气论

自《难经》提出"左为肾，右为命门"，至薛立斋、张景岳、赵献可等大倡命门学说以后，命门位置，便存在着两种说法，一是右肾，一在两肾之间。徐氏则认为"以诊法言，左者为肾，右者为命门，故右尺诊相火，左尺诊肾水；以生气言，则肾皆属水，其真火实居两肾之间，即经曰，七节之旁中有小心也。"[2]肾之真水，是为元阴，命门真火，是为元阳，阴阳相贯，水火相济，而生化之机，永恒不息，故曰生气，又名元气。正因元气包含着元阴元阳两个方面，所以它的功能，也兼备着濡养和温煦两重作用。徐氏说："命门为元气之根，真火之宅，一阳居二阴之间，熏育之主，而五脏之阴气，非此不能滋，五脏之阳气，非此不能发。"[2]清楚地说明了五脏之阴阳，必须有赖元阴元阳的不断资助，方无匮乏之虞。这样，不难看出命门是元气的根本，元气是脏腑的根本，而脏腑又是整个形体的根本，所以命门元气的存亡盛衰，实为人体生死存亡的关键所系。他说："终身无病者，待元气之自尽而死，此所谓终其天年者也。至于疾病之人，若元气不伤，虽病甚不死；元气或伤，虽病轻亦死。而其中又有辨焉，有先伤元气而病者，此不可治者也；有因病而伤元气者，此不可不预防者也；亦有因误治而伤及元气者；亦有元气虽伤未甚，尚可保全之者，其等不一。故诊病决死生者，不视病之轻重，而视元气之存亡，则百不失一矣。"[3]这是徐氏毕生重视元气，并将保护元气提高到"医家第一活人大义"的最基本论点。至于诊视元气之法，主要是依靠观察患者的神气，因为元气是生气的内充，而神气又是生气的外见。正由神气可以外见，故无论望形、察色、切脉、闻声，无不可以检验生身元气的存亡盛衰。徐氏说："至人之生气，则无所不在，如脏腑有生气，颜色有生气，脉息有生气，七窍有生气，四肢有生气，二便有生气。生气即神气，神自形生，何可不辨。"[2]说明人之元气虽根于命门，而其可以见之于外的神气，则无处不有反映，故亦无处不可作为审察生身元气盛衰的依据。

元阴元阳如无偏颇而能保持阴平阳秘的状态，是为元气无伤；相反，元阴元阳如有偏盛偏衰，是为元气已受损伤，因此，徐氏主张无论已病末病，均宜保护元气，尽量使之不受损伤，或少受损伤。但究竟如何才能保护元气而不使受损呢？他说："若夫有疾病而保全之法何如？盖元气虽自有所在，然实与脏腑相连属者也。寒热攻补不得其道，则实其实而虚其虚，必有一脏大受其害，邪入于中而精不能续，则元气无所附而伤矣。故人之一身，无处不宜谨护，而药不可轻试也。若夫预防之道，惟上工能虑在病前，不使其势已横而莫救，使元气克全，则自能托邪于外；若邪盛为害，则乘元气未动，与之背城而一决，勿后使事生悔，此神而明之之术也。"[3]五脏六腑，虽各有其所藏之精气，统而言之，要皆为命门元气之分体，故曰元气自有所在，实与脏腑相连属。因之在治病过程中，只要能维持各脏腑间的正常关系，不使元气失却依附，便能充沛全身，抵抗疾病。至若如何维护脏腑间的正常关系，也无其他妙法，唯有在施行寒热攻补之际，不要实其所实，或虚其所虚，使脏腑有所伤害，则元气便有依存而不致损耗。也就是说，只要能够准确地辨证施治，不诛伐无辜，元气自然得以保全无虞。

（二）理法方药的灵活运用

徐氏最大的优点，表现在治病能根据病人的不同体质、不同病因和不同的受病部位，而精确地进行辨证施治，并且能够熟练地掌握理法方药的运用。也就是说，徐氏对疾病的处理大体上是符合《内经》和仲景的诊法与制方法度的。他指出《内经》的辨证精神，首先在于了解病人的爱恶喜乐和体质强弱，以及生长生活条件等情况，才能洞察病机，免致主观偏见之弊；其次，要能体会前人处方用药的精义，务使药病相当，才能收到较好的治疗效果。

徐氏认为疾病的发生，必先有致病之因，而后受病部位可以寻求。人的受病部位有表里、上下之别，在表是皮肉筋骨受病，在里是脏腑精神受病，而经络则是贯通于人体表里内外的。人体受到病邪的侵袭后，无论是由脏腑而外出，或由皮毛而内入，都是有症状可凭的。而症状每多从不同的经络呈现于外，根据不同经络所反映出来的症状，就可以测知疾病的传变部位。所以徐氏说："故治病者，必先分经络脏腑之所在，而又知其七情六淫所受何因，然后择何经何脏对病之药，本于古圣何方之法，分毫不爽，而后治之，自然一剂而即见效矣。"[4]

徐氏认为病机的传变多端，人体的虚实不一，故治疗疾病，既要掌握其规律，又要灵活运用方药。因此他既认为治病必分经络脏腑，但同时又认为经络脏腑不能完全概括所有的疾病。他这种见解，不但不相矛盾，相反的，倒是一种比较全面的看法。因为病归经络，固然可以反映不同经络的症状，若皮、肉、筋、骨之病，不归经络而深入脏腑，那就无经络的证象可寻，而是以生克相传的另一种形态出现了。再者，人体气血的运行贯通着全身，药性的寒热温凉和有毒无毒，自有它一定的性格，入于人体内发生作用，亦无所不到。譬如，参、芪之类，无所不补，砒、鸩之类，无所不毒，其他通气、解毒、消痰等药物，也都是如此，不过在性能上略有专宜的不同罢了。如果拘执治病必分经络的常法而不知变通，更机械地采取后世分经用药的治疗方法，便未免"胶柱鼓瑟"。所以他在《治病不必分经络脏腑论》中说："以某药为能治某经之病则可，以某药为独治某经则不可；谓某经之病当用某药则可，谓某药不复入他经则不可。"因此，他对方药运用所得出的结论是："不知经络而用药，其失也泛，必无捷效；执经络而用药，其失也泥，反能致害。"这样辩证地掌握用药规律，是比较切合实际的。

徐氏配合方药，也很谨严。他认为方与药虽有密切联系，但不能因此而混为一谈。因为驱除疾病、调理气血，固是依靠药的效用，然而能否使草木之性更好地适合病情，而充分发挥其最大限度的作用，则全视配伍之当与不当。古人制方所以有专攻、有兼治、有相辅、有相反、有相用、有相制之异，意在或存全、或助长、或箝制、或变更药物的性能，使之更切病情而期取最高的疗效，这才是配方的真义所在。所以他说："若夫按病用药，药虽切中，而立方无法，谓之有药无方；或守一方以治病，方虽良善，而其药有一二味与病不相关者，谓之有方无药。"[5] 可见徐氏在辨证施治中，是非常注意贯彻理法方药的一致性的。

徐氏还主张治病不仅要推求所以治愈或未能治愈的道理，还应该做好考察疗效的医案工作，如遇难治之病，又当多方面采取治法，甚至是单方、验方，都宜研究使用。他又认为仅依靠汤药疗法，有时是不够的。他说："病各有宜，缺一不可。"故对针灸、砭石、熨浴、导引、按摩、酒醴等法，尤其是对近世薄贴的疗效，他都曾给予很高的评价。

此外，徐氏对外科病的治疗，也有精深的研究。他认为内外科虽分为二，但不能截然分割，两不关联。他主张一个外科医生既要注意手法的传授，也要学习内科的理论，方能灵活地运用辨证施治。他说："凡辨形察色，以知吉凶，凡先后施治，皆有成法。必读书临证，二者皆到，然后无误。"[6] 所以徐氏在外科治疗方面所取得的成就，也是非常显著的。

徐氏在学术上具有高超的理论，广博的学识，以及丰富的经验，这固然是他优点的所在，但由于遵古太甚，对历史的发展往往认识不足，如对赵氏《医贯》的批判，未免失之过激，这不能不说是他的缺点。

（三）医　　案

1. 暑病

（1）芦墟迮耕石，暑热坏证，脉微欲绝，遗尿谵语，寻衣摸床。此阳越之证，将大汗出而脱。急以参、附加童便饮之，少苏而未识人也。余以事往郡，戒其家曰：如醒而能言，则来载我。越三日来请，亟往，果生矣。医者谓前药已效，仍用前方，煎成未饮。余至曰：阳已回，火复炽，阴欲竭矣，附子入咽即危。命以西瓜啖之，病者大喜，连日啖数枚，更饮以清暑养胃而

愈。(《洄溪医案》)

(2) 毛履和之子介堂，暑病热极，大汗不止，脉微肢冷，面赤气短，医者仍作热证治。余曰：此即刻亡阳矣，急进参、附以回其阳。其祖有难色。余曰：辱在相好，故不忍坐视，亦岂有不自信而尝试之理，死则愿甘偿命。乃勉饮之。一剂而汗止，身温得寐；更易以方，不十日而起。同时，东山许心一之孙伦五，病形无异，余亦以参、附进，举室皆疑骇。其外舅席际飞笃信余，力主用之，亦一剂而复。但此证乃热病所变，因热甚汗出而阳亡，苟非脉微足冷，汗出舌润，则仍是热证，误用即死。(《洄溪医案》)

按：暑病是暑月触犯时令亢热之气，本为热病，治应清凉。徐氏治疗暑热证，最为得法。其治疗原则，仍本《内经》"暑当与汗皆出勿止"及"气虚身热，得之伤暑"的精神，采用辛凉透汗，消暑养阴等法，故医案中治验极多，并为后贤王士雄等医家所推崇。但也有例外的变证，则因盛夏初秋，时令燥热，玄府疏松，卫气趋于开放，元气本易亏耗，如因受暑致病，更要慎重处理。在这种情况下，就应该采用既清暑热又兼顾元气的治法。以上二案都是暑病，但案一已出现脉微欲绝、遗尿、谵语、寻衣摸床的脉证，这是经过误治后的结果，故徐氏断为暑热坏证，认为有阳随大汗外越的危险，因用参、附加童便以固脱回阳。至阳回汗止之后，有阴伤津竭之象，则又当急与充津救液，不能再进回阳固脱的温热剂了。这是完全符合《素问》"先治其标，后治其本"的治疗原则的。案二所现症状已经热极而大汗不止，脉微肢冷，是阳将随汗外脱之证；面赤气短，更是阳有上越之象。所现证象，二案相同，故同用参、附回阳。所稍异者，案一叙证中有阳回火炽之证，故不可再与温热，而当清暑养胃之阴；案二中叙证，汗止身温后，并无阴伤之象，故未叙出所易何方。附案许心一之孙，病形无异，亦以参、附进之而得救。或因体质偏于阳虚，阴分尚无亏损，故不必转与充津；或因余暑已消，不必再事清凉，清养胃气即能痊愈。这些病机转变，都是可以推求得到的。但其关键所在，则为亡阳即当回阳，亡阴即当救阴，阴阳互根之理，徐氏言之最详，治法截然不同，转机在于顷刻。徐氏曾说："当阳气之未动也，以阴药止汗，及阳气之既动也，以阳药止汗。"至于辨证之法，徐氏案中有坏证和舌润的叙述，即是眼目，学者最当熟记。

2. 肠痈

（1）长兴朱季舫少子啸虎官，性极聪敏，年九岁，腹痛脚缩，抱膝而卧，背脊突出一疖，昼夜哀号。遍延内外科诊视，或云损证或云宿食，或云发毒，当刺突出之骨，以出脓血。其西席茅岂宿力荐余治。……余曰：此缩脚肠痈也，幸未成脓，四日可消。……余先饮以养血通气之方，并护心丸，痛遂大减。……明日，进消瘀逐毒丸散，谓曰：服此又当微痛，无恐。其夜痛果稍加。……明早，又进和营顺气之剂，痛止八九，而脚伸脊平，果四日而能步。……余谓：杂药乱投，气血伤矣，先和其气血，自得稍安。继则攻其所聚之邪，安能无痛。既乃滋养而通利之，则脏腑俱安矣。（《洄溪医案》）

（2）南濠徐氏女，经停数月，寒热减食、肌肉消烁，小腹之右，下达环跳，隐痛微肿。医者或作怯弱，或作血痹，俱云不治。余诊其脉，洪数而滑，寒热无次。谓其父曰：此瘀血为痛，已成脓矣。必自破，破后必有变证，宜急治。与以外科托毒方，并丸散，即返山中。越二日，天未明，叩门甚急，启视，则徐之戚也。云：脓已大溃，而人将脱矣。即登其舟往视，脓出升余，脉微肤冷，阳随阴脱。余不及处方，急以参、附二味，煎汤灌之，气渐续而身渐温。然后以补血养气之品，兼托脓长肉之药，内外兼治，两月而漏口方满，精神渐复，月事以时。大凡瘀血久留，必致成痈，产后留瘀，及室女停经，外证极多，而医者俱不能知，至脓成之后，方觅外科施治……（《洄溪医案》）

按：以上二案，同属外科疾患，徐氏治疗仍从辨证施治入手，结果收效极快，这是非深通内科的理论不能办到的。《金匮》云："诸浮数脉，应当发热，而反洒淅恶寒，若有痛处，当发其痈。"二案所现脉证，与此符合，所以徐氏首先从外科内痈考虑。案一患者为九岁小孩，正是生长发育之时，又无虚损现证，其非先天损证可知。医者以背脊突出疖疮，断为发毒，主用刺法以出脓血，更为错误。因这病是腹痛在前，发疖在后，主要症状并未表现在背脊发疖的部位，故非一般疖疮可比。若以腹痛为宿食，尤为无据。因为宿食所伤，必有受伤之因，三五天后，大便通利，即可痛止食消。徐氏具体地分析了这些情况，根据《金匮》所叙脉证，结合自己经验，从脚缩不伸着眼，断为尚未化脓，许以短期可治，这是正确的诊断。治疗方面，徐氏虽未指明所用何药，从他所述的治法中，已可得出治疗痈证的方法。即是：第一，护心镇痛法，用养血通气的内服方剂；第二，消瘀逐毒法，用消瘀逐毒丸剂，因其逐毒，故又显微痛；第三，和荣顺气法，用调理气血的方剂。案二的患者，为室女经停数月，医者不能辨识，仅从怯弱、血痹等证治疗，不仅无效，反而肌肉消烁，寒热减食。徐氏以其痛处在"小腹之右、下达环跳、隐痛微肿"诸状，断为肠痈。但二案同属肠痈证，案一则断为脓未成，案二则断为脓已成，这正如《金匮》所说："师曰：诸痈肿欲知有脓无脓，以手掩肿上，热者为有脓，不热者为无脓。"案中虽未明言，徐氏据此诊断可知。肠痈脓未成可用攻下，脓已成不可用攻下，这是因虚实情况不同，所以治法各异。案二的患者脉洪数而滑，已显化脓之象，徐氏断为脓成将溃。病久溃脓，正气亏损，故防变证而应急治。先与托毒内服之方，必系补托、解毒、护心并进。后来果因脓出太多，而以参、附挽回。二案虽同为肠痈，但在辨证施治方面，其虚实、标本、先后、缓急的不同竟如此。

3. 痰喘亡阴

（1）苏州沈母，患寒热痰喘，浼其婿毛君延余诊视……脉洪大，手足不冷，喘汗淋漓。余顾毛君曰：急买浮麦半合，大枣七枚，煮汤饮之可也。如法服而汗顿止。乃为立消痰降火之方，二剂而安。盖亡阳亡阴相似，而实不同。一则脉微，汗冷如膏，手足厥逆而舌润；一则脉洪，汗热不粘，手足温和而舌干。但亡阴不止，阳从汗出，元气散脱，即为亡阳。然当亡阴之时，阳气方炽，不可即用阳药，宜收敛其阳气，不可不知也。亡阴之药宜凉，亡阳之药宜热，一或相反，无不立毙，标本先后之间，辨在毫发。（《洄溪医案》）

（2）观察毛公裕，年届八旬，素有痰喘病，因劳大发，俯几不能卧者七日，举家惊惶，延余视之。余曰：此上实下虚之证，用清肺消痰饮，送下人参小块一钱，二剂而愈。毛翁曰：徐君学问之深，固不必言，但人参切块之法，此则聪明人以此炫奇耳。后岁余，病复作，照前方加人参煎入，而喘逆愈甚。后延余视，述用去年方而病有加。余曰：莫非以人参和入药中耶？曰：然。余曰：宜其增病也。仍以参作块服之，亦二剂而愈。盖下虚固当补，但痰火在上，补必增盛，惟作块则参性未发，而清肺之药已得力，过腹中而人

参性始发，病自获痊。此等法，古人亦有用者，人自不知耳。(《洄溪医案》)

按：痰喘有阴阳虚实的不同，治疗亦因之而异。阳虚痰喘实证，多为饮邪内伏，风寒外引所致，宜小青龙汤之类，以散寒逐饮。虚证多为脾肾阳衰，气化无权，饮邪上犯，宜苓桂术甘汤、肾气丸之类，以纳气消饮。二者在形证上虽有表里虚实之殊，但都属于阳虚痰喘范畴，即仲景所谓"病痰饮者当以温药和之"之类，它是与阴虚痰喘大有区别的。阴虚痰喘证多为阴虚燥热之体，下虚上实，饮化为痰，肺之治节无权，肾之摄纳不固，治实碍虚，治虚碍实，既不能与阳虚痰喘混同施治，又当消息病之虚实兼夹情况。如痰热尚盛，即进填补之剂，或根蒂大虚而误作实证治疗，都是错误的。以上二案，同为阴虚之体，兼患痰喘。案一喘汗淋漓，颇似微阳欲脱；案二高年喘嗽，七日不能着枕，虚象亦极显然。体质同属阴虚，均有痰喘的形证，而徐氏则各以不同的方法治愈，同样获得良好的效果。案一初患寒热痰喘，其不属宿恙可知，及至大汗不止，则是阴亡在即，故先以浮麦、大枣，以敛汗而养心气之虚，继主消痰降火之方，则肺气清肃，喘嗽也就渐平了。案二素有痰喘，而又因劳大发，喘嗽碍眠，至于七日之久，叙证虽无汗出，喘逆已兆险恶，故断为上实下虚之证，而采用上下同治之法。此时治疗，如徒与清痰降火，则必碍其肾气之虚；专与回摄潜纳，又犯壅补助痰之戒。徐氏以清肺消痰之品，送下人参小块，与吕沧州用理中丸以紫雪丹作衣治上热中寒之证的立意相同，可见徐氏临证手法，颇能尽其灵活的妙用。

【注释】

[1] 见《医学源流论·邪说陷溺论》。

[2] 见《医略六书·命门》。

[3] 见《医学源流论·元气存亡论》。

[4] 见《医学源流论·治病必分经络脏腑论》。

[5] 见《医学源流论·方药离合论》

[6] 见《医学源流论·疡科论》。

三〇、陈念祖

陈念祖，字修园，福建长乐人，生于清乾隆道光间（1753—1826）。他的著作甚多，计有《神农本草经读》《医学三字经》《时方妙用》《景岳新方砭》《女科要旨》各四卷，《医学实在易》《医学从众录》各八卷，《金匮要略浅注》十卷，《金匮方歌括》《伤寒论浅注》《长沙方歌括》《伤寒医诀串解》《伤寒真方歌括》各六卷，《十药神书注解》一卷，《时方歌括》二卷，《灵素集注节要》十二卷等。

（一）治学主张

陈氏治学主张，对己则要求"深入浅出，返博为约"，对人则要求"由浅入深，从简及繁"。他深深体会到《内经》《伤寒论》《金匮要略》《神农本草》等书，文字古奥，义理深邃，往往意存文字之外，苦无明晰浅显的注解，很难理解它们的精神实质；因此他对上述诸书，俱曾用通俗语言，或节注或全注，均本着"语语为中人所共晓"的精神，以浅显出之。自古以来，医书汗牛充栋，卷帙又极浩瀚，读者每兴"望洋"之感，而致畏难不前。陈氏有鉴于此，乃集先秦以至元明诸大家之说，采取"返博为约"的方法，写成《医学实在易》一书，以为医家病家畏难而不能深入堂室者，敞开方便之门。他在书的《凡例》中说："此书采集《神农本经》《内经》《难经》、仲景、《千金》《外台》《圣济》《活人》各书之精华，及元明诸家时贤著作，择其纯粹者，约千百言于尺幅之中，而又以时俗浅近之语出之，人人可以共晓，即素未习医，偶然得病，尽可按证用药，丝毫不错，妙在浅而易知也。若平时精究此道，一得此书，可以执此书而括各书，且于无书处而悟有书，妙在从难而得其所以易也。"不仅如此，陈氏为了要使家家知医，人人共晓，还做过不少工作，如《医学三字经》是为初学便于记诵、便于识途而作[1]，《医学从众录》是为入门者救偏补弊而作[2]，《时方妙用》是为拯灾救疫解除民瘼而作[3]。所有这些，都是他本着"由浅入深，从简及繁"的精神，从事普及医学知识，提高医疗技术，启发后学门径的重要工作，他这一工作，做得很有意义，给医学界的影响很大。

（二）对《伤寒论》的研究

陈氏研究《伤寒论》，以张志聪、张锡驹二家为宗，他认为二张"俱从原文注解，虽间有矫枉过正处，而阐发五运六气、阴阳交会之理，恰与仲景自序撰用《素问》《九卷》《阴阳大论》之旨吻合[4]"，因而他的《伤寒论浅注》，既于原文旧次不曾增减一字，移换一节，所有衬注亦多采用二家之说，而为维护旧论一派的中坚人物之一。由于他的文字深入浅出，人所乐于习诵，故其维护旧论之影响，比二张尤为深远。其实陈修园研究《伤寒论》的成就，并不在于《浅注》，而在于他对下列两方面的发挥。

1. 六经病证的骤括

陈氏晚年著《医诀串解》一书，用不太多的文字，将三阴三阳六经辨证纲领，及其演变规律，使用方药的准则等，都做了既精当又系统地骤括，使人在临证时更有规矩可循和法度可守。例如太阳病，首先分成经证、腑证、变证三大纲领。经证有虚邪实邪之分，桂枝一类汤方治虚邪，麻黄一类汤方治实邪，此为治表中之表的二法。腑证有蓄水蓄血之辨，五苓散治蓄水，桃仁承气汤治蓄血，此为治表中之里的二法。变证虽多，由于汗下之失宜，又有从阴从阳之异。如汗下太过，伤正而虚其阳，阳虚则从化少阴，故阴化之证，多以太阳少阴表里传变，如大汗大下后之四逆汤、附子汤、真武汤诸证是。若汗下失宜，热炽而伤其阴，阴伤则从化阳明，故阳化之证，多以太阳阳明递相传变，如汗下后之白虎加人参汤、调胃承气汤、桂枝汤诸证是。发汗利水，又为治太阳病的两大法门。凡邪在太阳寒水之经，驱其水气以外出而为汗，则有发皮肤之汗，发经络之汗，发肌肉之汗，发心下之汗，发内扰胸中之阳气而为汗之发汗五法。若驱其水气以内泻，则有生姜泻心汤汗散上焦之水，小陷胸汤内泻中焦之水，桂枝去桂加茯苓白术汤引竭下焦之水的利水三法[5]。其余五经，陈氏逐一采取这种方法表而出之，把六经的辨证施治精神，都已概括无遗。非已功到火候者，不能道及只字。

2. 传经直中寒热皆有论

宋元以后医书，大多以为邪从三阳传入，俱是热证，治疗惟有攻下一法；论中四逆、白通、理中等方，俱为直中立法，直中之邪，不从三阳传入，而径入三阴之脏，治疗惟有温之一法。因此数百年来所得的结论是：凡传经者，俱为热证，寒邪则有直中而无传经。陈氏最初也很信服这种说法，及至临证既多，便逐渐由怀疑而产生异议。他说："直中二字，《伤寒论》虽无明文，而直中病则有之。有初病即见三阴寒证者，宜大温之；有初病即是三阴热证者，宜大凉之，大下之，是寒热俱有直中，世谓直中皆为寒证者，非也；有谓递次传入三阴，尽无寒证者，亦非也。盖寒热二气，盛则从化。余揆其故则有二：一从病体而分，一从误药而变。何则？人之形有厚薄，气有盛衰，脏有寒热，所受之邪，每从其人之脏气而为热化寒化。凡汗下失宜，过之则伤正而虚其阳，不及则热炽而伤其阴。虚其阳则从少阴阴化之证多，以太阳少阴相表里也；伤其阴则从阳明阳化之证多，以太阳阳明递相传也。所谓寒化热化，由误治而变者此也。"[6]证以临床实践，初病即见三阴寒证，或三阴热证者固不少，如论中得之一二日的附子汤证[7]，得之二三日的麻附甘草汤证[8]，真武汤证[9]，即初病便见三阴寒证之例。少阴病得之二三日的大承气汤证[10]，厥阴病得之一二日的热深厥深证[11]，即初病而现三阴热证之例。足证陈氏提出"寒热俱有直中"之说，确有其一定的实践和理论根据的。至于病情的寒化热化，虽与感邪轻重有关，但并不是绝对因素；起决定性作用的，还在于本身阴阳的偏盛偏衰，如阳盛阴衰，则易热化，阴盛阳衰，则易寒化。所以说陈氏"寒热二气，盛则从化"的论点，也是恰当的。因此，他认为"寒邪不相传"，为不经之说，并提出论据说："下利腹胀满，身体疼痛，先温其里，乃攻其表，温里宜四逆汤，攻表宜桂枝汤[12]，此三阳阳邪传入三阴，邪从阴化之寒证也；如少阴证下利，白通汤主之[13]，此太阴寒邪传入少阴之寒证也；如下利清谷，里寒外热，汗出而厥者，通脉四逆汤主之[14]，此少阴寒邪传入厥阴之寒证也；谁谓阴不相传，无阳从阴化之理乎？"[6]言之成理，持之有故，洵为不阿之论。

要之，陈修园的"浅""易"二字工夫，是从"精深"里琢磨出来的，因为凡是做学问，没有全面的了解，就很难抓住它的要领，若不识之广，无以得其要；若不解其奥，无以出之浅。有人以白香山诗喻陈氏诸作，是有道理的。

【注释】

[1] 参《医学三字经·小引》。

[2] 参《医学从众录·自序》。

[3] 参《时方妙用·小引》。

[4] 见《伤寒论浅注·凡例》。

　　［5］参《伤寒医诀串解》卷一。

　　［6］见《伤寒论浅注·读法》。

　　［7］见《伤寒论讲义》第 304 条。

　　［8］见《伤寒论讲义》第 302 条。

　　［9］见《伤寒论讲义》第 316 条。

　　［10］见《伤寒论讲义》第 320 条。

　　［11］见《伤寒论讲义》第 335 条。

　　［12］见《伤寒论讲义》第 371 条。

　　［13］见《伤寒论讲义》第 314 条。

　　［14］见《伤寒论讲义》第 369 条。

三一、吴　　瑭

　　吴瑭，字鞠通，江苏淮阴人，生于清乾隆嘉庆（1736－1820）间。由于吴氏经历了多次温热病的流行，因而他很专心于温热病的研究。最初看到吴又可的《温疫论》，觉得虽是"议论宏阔"，而法度不免"支离驳杂"，[1]不甚满意。继得读叶桂医案，以叶氏"持论平和，立法精细"，[2]很可取法。以后不断地通过临证实践，并考之《内经》，写成一部讨论温热病的专书——《温病条辨》六卷。兹将其主要论点分述如下。

（一）伤寒温热水火阴阳论

　　吴氏认为伤寒、温热，有水火之异。寒病之原，原于水；温病之原，原于火。伤寒寒邪，是水之气，膀胱者水之腑，寒邪先伤足太阳膀胱经，是以水病水。温病温热，是火之气，肺者金之脏，温热先伤手太阴肺经，是以火乘金。这是伤寒温热二病病机最根本的区别所在，因此他强调说："伤寒由毛窍而入，自下而上，始足太阳。足太阳膀胱属水，寒即水之气，同类相从，故病始于此。古来但言膀胱主表，殆未尽其义，肺者皮毛之合也，独不主表乎？治法必以仲景六经次传为祖法。温病由口鼻而入，自上而下，鼻通于肺，始手太阴，太阴金也。温者火之气，风者火之母，火未有不克金者，故病始于此，必从河间三焦定论。"[3]说明伤寒是由皮毛之表而入于里，先太阳而后阳明、少阳、太阴、少阴、厥阴，故诊治必须遵循仲景六经辨证的纲领；温热循口鼻而犯肺卫，是火来克金，先上焦而后中焦、下焦，故诊治不依六经而当用三焦分证。六经三焦，一从横看，一从竖看，一纵一横，互为对待。这样，不但不晦仲景立法，而且还羽翼了《伤寒论》之所未备，可使万病诊法不出此一纵一横之外。吴氏还认为"寒为阴邪，虽《伤寒论》中亦言中风，此风从西北方来，乃觱发之寒风也，最善收引。阴盛必伤阳，故首郁遏太阳经中之阳气，而为头痛、身热等症。太阳阳腑也，伤寒阴邪也，阴盛伤人之阳也。温为阳邪，此论中亦言伤风，此风从东方来，乃解冻之温风也，最善发泄。阳盛必伤阴，故首郁遏太阴经中之阴气，而为咳嗽、自汗、口渴、头痛、身热、尺热等症。太阴阴脏也，温热阳邪也，阳盛伤人之阴也。"[3] 正因为寒温二气，各具伤阳伤阴的特点，所以在治疗上也有一定的区别，如仲景治疗伤寒，多用辛温、甘温、苦热的主要原因是在救护被伤之阳，那末，治疗温热，就不能不多用辛凉、甘寒、甘咸，以救护其被伤之阴了。[4]

据上所述，可以看出吴瑭温热学说体系的形成，主要是以分辨阴阳水火的理论作为主导思想的，他体验到火能克金，而温热先伤上焦，便采用了三焦辨证纲领，以有别于伤寒六经分证；体验到阳能伤阴，而温热最易耗液，便大力倡导了养阴保液之法，以有别于伤寒之着重扶阳保阳，这都是他在《温病条辨》中比较突出的特点。他郑重指出前人"未能透过此关"，就是这样的一个问题。

（二）三焦病机

吴氏对温热的病机，认为是随三焦而变化的。所以风温、温热、温疫诸病，都分成上焦、中焦、下焦来论述。不过他虽然沿用了《内经》三焦之名，却未尽用《内经》三焦之实。《内经》所言三焦，多半在讨论它的生理功能和病理变化，而吴氏所言三焦，只取了《灵枢·营卫生会》篇三焦分部的意义，用来区分温病整个发展过程中的三个阶段，借以掌握病情的传变机势而已。他说："温病由口鼻而入，鼻气通于肺，口气通于胃。肺病逆传，则为心包；上焦病不治，则传中焦，胃与脾也。中焦病不治，即传下焦，肝与肾也。始上焦，终下焦。"[4] 说明了上焦病主要是指肺与心包络而言，中焦病主要是指脾胃而言，下焦病主要是指肝肾而言。于此可见，吴氏运用三焦与仲景运用六经、叶桂运用卫气营血的意义，实无二致，都是掌握病机，归纳脉证，区别证候，从而作为进一步辨证施治的重要依据的。因而吴氏三焦，不仅与仲景六经对待有一纵一横之妙，且与叶氏卫气营血的分辨，亦有相辅相成的作用，所以吴氏于温病亦论卫气营血。

（三）清热养阴法的确立

温邪、暑邪、湿邪、热邪等，均为浊邪。邪之浊者，必沉以内着，滞而易留。且温热暑湿之盛，必先伤津烁液，故治温热暑湿诸疾，辛温等法之不堪用，固无论矣；即用辛凉、甘寒诸法，其轻重浅深的准则，亦不能无的放矢而任意为之。盖辛则散，过甚则泻而不收；凉则苦，过甚则燥而津涸；甘之过甚，则壅遏而着邪；寒之过甚，则抑降而不达。吴氏在这些方面的考虑煞费苦心，终于具体地提出了清络、清营、育阴等治法。例如他用清络饮[5]治暑温余邪，既曰"余邪"，其不能用重剂可知；但余邪又深留于络，不用深透浅出之品，则不能胜其任，于是他选用辛凉芳香诸品以组成清络饮方；复用咸寒苦甘诸品以制成清营汤[6]方。前者以芳香清轻之品而化湿浊，后者以甘润寒凉之品而以清以养。如理解不透，验证不多者，很难斡旋其中，而卓有余裕。又如同一用清营汤方之证，由其不烦渴，知其热入而未深，故又有去黄连法，其间深浅程度的掌握，真有"不容一发"之感。温热病之应养阴，亦夫人得而知之，但究应如何养育？亦惟吴氏最有较成熟的经验。试以所制一甲、二甲、三甲复脉汤而言，当下后阴虚而防滑脱者，则用一甲养而涩之；当阴虚而阳不潜者，则用二甲养而镇之；当阴虚而不能上济心者，用三甲养而济之。养阴则一，而有涩、镇、济之不同。同一加减复脉汤，仅在牡蛎、鳖甲、龟板三种同类药物之间做了些调整，其不同的效用若此，非学养与经验并富者，实不足以窥其堂奥。

以上所述的三个方面，都是吴氏对温热病学卓越的发挥，于辨治温热病，实有很大的提高。但是，这些发挥，也是在前人基础上发展起来的，尤其是与叶桂的学说不能截然分开。例如，"三焦辨证"，清热养阴诸法，叶桂均已倡之于前，吴氏通过临证经验，通过分析推理，提高为具体指导临床运用的理论。如对叶桂关于"温邪上受,首先犯肺,逆传心包"的论点,吴氏则认为这主要是指风温而言。盖温者火之气,风者火之母,火未有不克金者,故温病由口鼻而入,鼻通于肺,未有不首先犯手太阴的。所以《温病条辨·上焦篇》云:"凡病温者,始于上焦,在手太阴。"至于逆传心包之变,有由于津液亏极,不能上济君火,君火反与温热之邪合德的犀角地黄汤证;也有由于汗出不止,或误汗亡阳,心阳伤而神明乱,或心血虚而阳独亢的清宫汤[7]证,还有温邪在络,逆传手厥阴,而致舌蹇肢厥的牛黄丸[8]证。又如他对叶桂"温邪在肺,其合皮毛,用辛凉轻剂"的治法,结合自己的实践研究,而发挥出银翘散之辛凉平剂,桑菊饮之辛凉轻剂,白虎汤之辛凉重剂来。这样虽同在气分的病变,银翘法在化气分之秽,桑菊法在降气分之逆,白虎法在清气分之燥,则吴氏已尽"一隅三反"之能事了。又,叶桂临证时,往往信手遣药而不名方,但经过吴氏的匠心巧运,都一一构成了效用卓著的名方,如桑菊饮[9]化裁于叶桂治秦某风温的处方[10],清宫汤是化裁于叶桂治马某温热的处方[11],连梅汤[12]化裁于叶桂治顾某暑病的处方[13]。由此可见,吴氏无论在温热病的病机、辨证、论治、方药各个方面,把叶桂原有的内容,都做了很大程度的提高。

(四) 医   案

1. 暑温

周,五十二岁,壬戌七月十四日。世人悉以羌、防、柴、葛治四时杂感,竟谓天地有冬而无夏,不亦冤哉!以致暑邪不解,深入血分成厥,衄血不止,夜间烦躁,势已胶锢难解,焉得速功。飞滑石三钱 犀角三钱 冬桑叶三钱 羚羊角三钱 玄参五钱 鲜芦根一两 细生地五钱 丹皮五钱 鲜荷叶边一张 杏仁泥三钱 今晚一帖,明早一帖。

十五日,厥与热似乎稍缓,据云夜间烦躁亦减,是其佳处;但脉弦细沉数,非痉厥所宜,急宜育阴而敛阳,复用咸以制厥法。生地六钱 生鳖甲六钱 犀角三钱 玄参六钱 羚羊角三钱 丹皮三钱 麦冬(连心)八钱 生白芍四钱 桑叶三钱 日服二帖。

十六日，脉之弦刚者大觉和缓，沉者已起，是为起色。但热病本属伤阴，况医者误以伤寒温燥药五六帖之多，无怪乎舌苔燥如草也。议启肾液法。玄参一两　天冬三钱　丹皮五钱　沙参三钱　麦冬五钱　银花三钱　犀角三钱生鳖甲八钱　桑叶二钱　日服三帖。

十七日，即于前方内加细生地六钱，连翘一钱五分，鲜荷叶边三钱。再按：暑热之邪，深入下焦血分。身半以下，地气主之。热来甚于上焦，岂非热邪深入之明征乎？必借芳香以为搜邪之用。不然，恐日久胶锢之邪，一时难解也。热邪一日不解，则真阴正气日亏一日矣，此紫雪丹之必不可少也。紫雪丹一钱五分，分三次服。

十八日，厥已回，面赤，舌苔干黑芒刺，脉沉数有力，十余日不大便，皆下证也。人虽虚，然亦可以调胃承气汤小和之。生大黄五钱　元明粉（冲）三钱　生甘草三钱　先用一半煎一茶杯，缓缓服，俟夜间不便，再服下半剂（服前半剂，即解黑粪许多）。

又，便后用此方：麦冬一两　大生地一两　生鳖甲一两　生白芍六钱

十九日，大下宿粪若许，舌苔化而干未滋润，脉仍洪数，微有潮热，除存阴无二法。沙参三钱　大生地一两　鳖甲五钱　麦冬六钱　生白芍六钱牡蛎五钱　天冬三钱　炙甘草三钱　丹皮四钱　日服二帖。

二十一日，小便短而赤甚，微咳，面微赤，尺脉仍有动数之象。议甘润益下，以治虚热，少复苦味，以治不尽之实邪。且甘苦合，化阴气而利小便也。按：甘苦合化阴气利小便法，举世不知，在温热门中诚为利小便之上上妙法。盖热伤阴液，小便无由而生，故以甘润益水之源；小肠火腑，非苦不通，为邪热所阻，故以苦药泻小肠而退邪热。甘得苦则不呆滞，苦得甘则不刚燥，合而成功也。生鳖甲八钱　玄参五钱　麦冬（连心）六钱　生白芍六钱　沙参三钱　麻仁三钱　黄连一钱　阿胶三钱　丹皮三钱　炙甘草四钱日二帖。

二十二日，已得效，仍服前方二帖。

二十三日，复脉复苦法，清下焦血分之阴热。玄参五钱　生鳖甲五钱阿胶（化冲）三钱　生白芍六钱　天冬二钱　丹皮三钱　麻仁五钱麦冬（连心）五钱　炙甘草五钱　日服二帖。（《吴鞠通医案》卷二）

按：暑病常以挟湿者为多，而本病之燥化，却如此其速，揆厥原因，当

3063

卷五　中医各家学说研究

中医各家学说讲义

为阴津之素亏也。《素问·阴阳应象大论》说："年四十而阴气自半。"况患者年逾五十，又迭进羌、防、柴、葛五六剂，助暑劫液，无怪其动风痉厥一至于此。吴氏于旬日间的处方用药，先后凡用清热凉血、平肝熄风、咸寒制痉、启肾化液、芳香搜邪、小下小和、甘苦合化、复脉复苦诸法，而总的目标，始终不离乎护液存阴，保水涵木，处处提防其肝肾化源之告竭。于此不难看到，温热病的阴液，确实易伤而难回，临证不可不慎。

2. 湿温

王，三十三岁，壬戌四月二十二日。证似温热，但心下两胁俱胀，舌白，渴不多饮，呕恶嗳气，则非温热，而从湿温例矣，用生姜泻心汤之苦辛通降法。茯苓六钱　生姜一两　黄连三钱　生苡仁五钱　半夏八钱　炒黄芩三钱　生香附五钱　干姜五钱　头煎，水八杯，煮三茶杯，分三次服，约二时服一次；二煎，用水三杯，煎一茶杯，明早服。

二十三日，心下阴霾已退，湿已转阳，应清气分之湿热。熟石膏五钱　连翘五钱　广郁金三钱　飞滑石五钱　藿香梗三钱　杏仁泥三钱　芦根五寸　黄芩炭三钱　黄连二钱　银花五钱　水八碗，煮成三碗，分三次服；渣再煮一碗服。

二十四日，斑疹已现，气血两燔，用玉女煎合犀角地黄法。生石膏一两五钱　细生地六钱　犀角三钱　连翘一两　苦桔梗四钱　牛蒡子六钱　知母四钱　银花一两　炒黄芩四钱　玄参八钱　人中黄一钱　薄荷三钱　水八大碗，煮成四碗，早中晚夜分四次服。

二十五日，面赤，舌黄，大渴，脉沉，肢厥，十日不大便，转矢气、谵语，下证也，议小承气汤。生大黄八钱　小枳实五钱　厚朴四钱　水八碗，煮成三碗。先服一碗，约三时得大便，止后服；不便，再服第二碗。

又：大便后，宜护阴液，议增液法。麦冬（不去心）一两　细生地一两　连翘三钱　玄参四钱　炒甘草二钱　银花三钱　煮三碗，分三次服。能寐，不必服。

二十六日，陷下之余邪不清，仍思凉饮，舌黄，微以调胃承气小和之。生大黄二钱　元明粉八分　生甘草一钱　头煎一杯，二煎一杯，分两次服。

二十七日，昨日虽大便而不爽，脉犹沉而有力，身热不退而微厥，渴甚面赤，犹宜微和之，但恐犯数下之戒，议增液承气合玉女煎法。生石膏八钱　知母四钱　黄芩三钱　生大黄三钱（另煎，分三份，每次冲一份服）　煮成三杯，分三次服。若大便稀而不结不黑，后服勿冲大黄。

二十八日，大便虽不甚爽，今日脉浮，不可下。渴思凉饮，气分热也。口中味甘，脾热甚也。议用气血两燔例之玉女煎，加苦药以清脾瘅。　生石膏三两　玄参六钱　知母三钱　细生地一两　麦冬一两　黄连三钱　黄芩六钱　煮四碗，分四次服，得凉汗，止后服；不渴，亦止服。

二十九日，大用辛凉，微甘合苦寒，斑疹续出若许，身热退其大半，不得再用辛凉重剂。议甘寒合化阴气，加辛凉以清斑疹。连翘三钱　细生地五钱　犀角三钱　银花三钱　天花粉三钱　黄芩三钱　麦冬五钱　黄连二钱　薄荷一钱　玄参四钱　煮三碗，分三次服；渣再煮一碗服。

五月初一日，大热虽减，余焰尚存，口甘弄舌，面光，赤色未除，犹宜甘寒苦寒合法。连翘三钱　细生地五钱　玄参四钱　银花三钱　黄芩三钱　丹皮三钱　麦冬五钱　黄连二钱　水八碗，煮三碗，分三次服。

初二日，即于前方内加犀角二钱，知母一钱五分。煮法服法如前。

初三日，邪少虚多，宜用复脉去大枣、桂枝。以其人本系酒客，再去甘草之重甘，加二甲、丹皮、黄芩。麦冬一两　大生地五钱　阿胶三钱　丹皮五钱　炒白芍六钱　炒黄芩三钱　炙鳖甲四钱　牡蛎五钱　麻仁三钱　头煎三碗，二煎一碗，日三夜一，分四次服。此甘润化液，复微苦化阴，又苦甘咸寒法。

初四日，尚有余邪未尽，以甘苦合化，入阴搜邪法。玄参二两　细生地六钱　知母二钱　麦冬八钱　生鳖甲八钱　粉丹皮五钱　黄芩二钱　连翘三钱　青蒿一钱　银花三钱　头煎三碗，二煎一碗，分四次服。

初九日，邪少虚多，仍用复脉法。大生地六钱　玄参四钱　生白芍六钱　生阿胶四钱　麦冬八钱　生鳖甲六钱　火麻仁四钱　丹皮四钱　炙甘草三钱　头煎三茶杯，二煎一茶杯，分四次服。（《吴鞠通医案》卷二）

按：湿温、温热同属温病，故外貌颇多相似之处，唯湿温以心下两胁俱胀，知为湿浊蒙闭清阳之位，更有舌白渴不多饮为证。辛通苦降乃分化湿热之唯一方法。湿浊减而证渐转阳，方可清其气分之热。但湿性黏滞，遽难尽化，故湿温一证，最为缠绵，其能立即从气分解者甚少，而终于出现气血两燫证者反多。吴氏历用透热转气、清营增液、微下微和、甘寒合化、入阴搜邪、育阴复脉等法，可谓曲尽其治温之能事。通过本病案讨论，对于《温病条辨》诸法之运用，当有一定的裨益。

3. 肿胀

陈，三十二岁，甲寅年二月初四日。太阴所至，发为腹胀者，脾主散津液，脾病不能散津，土曰敦阜，斯腹胀矣。厥阻所至，发为腹胀者，肝主疏泄，肝病不能疏泄，木穿土位，亦腹胀矣。此证起于肝经郁勃，从头面肿起，腹因胀大，的系蛊胀，而非水肿。何以知之？满腹青筋暴起如虫纹，并非本身筋骨之筋，故知之。治法行太阳之阳，泄厥阴之阴为要。医用八味丸误治，反摄少阴之阴，又加牡蛎涩阴恋阳，使阳不得行，而阴凝日甚。六脉沉弦而细，耳无所闻，目无所见，口中血块累累续出，经所谓血脉凝泣者是也。势太危极，不敢骤然用药，思至阳而极灵者，莫如龙，非龙不足以行水，而闻介属之翕，惟鲤鱼三十六鳞能化龙，孙真人会用之矣，但孙真人《千金》原方去鳞甲用醋煮，兹改用活鲤鱼大者一尾，得六斤，不去鳞甲，不破肚，加葱一斤，姜一斤，水煮熟透，加醋一斤，任服之。服鲤鱼汤一昼夜，耳闻如旧，目视如旧，口中血块全无，神气清爽，但肿胀未除。

初五日，经谓病始于下而盛于上者，先治其下，后治其上；病始于上而盛于下者，先治其上，后治其下。此病始于上肿，当发其汗。与《金匮》麻黄附子甘草汤。麻黄（去节）二两　熟附子一两六钱　炙甘草一两二钱　煮成五饭碗，先服半碗。得汗，止后服，不汗，再服，以得汗为度。此方甫立，未定分量，陈颂篁先生一见云：断然无效。予问曰：何以不效？陈先生云：吾曾用来。予曰：此在先生用，诚然不效，予用或可效耳。王先生名谟（忘其字）云：吾甚不解，同一方也，药止三味，并无增减，何以为我用则利，陈用则否？岂无知之草木，独听吾兄使令哉？予曰：盖有故也，陈先生性情忠厚，其胆最小，恐麻黄发阳，必用八分，附子护阳，用至一钱以监制，又恐麻黄、附子，皆慓悍药也，甘草平缓，遂用一钱二分，又监制麻黄、附子。服一帖无汗，改用八味丸矣。八味阴柔药多，乃敢大用，如何能效？病者乃兄陈荫山先生入内室取二十八日陈颂篁所用原方分量，一毫不爽。在座六七人皆哗然笑曰：何先生之神也。子曰：余常与颂篸先生一同医病，故知之深矣。于是麻黄去净节用二两，附子大者一枚，得一两六钱，少麻黄四钱，让麻黄出头；甘草一两二钱，又少附子四钱，让麻黄、附子出头，甘草但镇中州而已。众见分量又大哗曰：麻黄可如是用乎？颂篸先生云：不妨，如有过差，吾敢当之。众云：君用八分，未敢足钱，敢保二两之多乎？颂篸云：吾在鞠溪先生处，治产后郁冒，用当归二钱，吴君痛责，谓当归血中气药最能窜阳，产后阴虚阳越，例在禁条，岂可用乎。夫麻黄之去当归奚啻十百？吾用当归，伊责之甚，岂伊用麻黄又如是之多，竟无定见乎？余曰：人之畏麻黄如虎者，为其能大汗亡阳，未有汗不出而亡阳于内者，汤虽多，但服一杯或半杯，得汗即止，不汗再服，不可使汗淋漓，何畏其亡阳哉？但此证闭锢已久，阴霾太重，虽尽剂未必有汗。予明日再来发汗，病家始敢买药。而仙芝堂药铺竟不卖，谓想是钱字，先生误写两字，主人亲自去买方得。药服尽剂，竟无汗。

初六日，众人见汗不出，众谓汗不出者死，此证不可为矣。余曰：不然，若竟死证，鲤鱼汤不见效矣。予化裁仲景先师桂枝汤用粥发胃家汗法，竟原方分量一帖，再备用一帖，又用活鲤鱼一尾，得重四斤，煮如前法。服麻黄汤一饭碗，即接服鲤鱼汤一碗，汗至眉上；又一次，汗至上眼皮；又一次，汗出下眼皮；又一次，汗至鼻；又一次，汗至上唇；大约每一次，汗出三寸许。二帖俱服完，鲤鱼汤一锅，喝一昼夜亦服尽，汗至伏兔而已，未过膝也，脐以上肿俱消，腹仍大。

初七日，经谓汗出不至足者死，此证尚未全活，虽腰以上肿消，而腹仍大，腰以下其肿如故，因用腰以下肿当利小便例，与五苓散服。至二十一日，共十五天，不效，病亦不增不减。陈荫山先生云：前用麻黄，其效如神，兹小便涓滴不下，奈何？祈转方。予曰：病之所以不效者，药不精良耳，今日先生去求好肉桂，若仍系前所用之桂，明日予不能立方，固无可转也。

二十二日，陈荫山购得新鲜紫油边青花桂一支，重八钱，乞予视之。予曰：得此桂必有小便，但恐脱耳。膀胱为州都之官，气化则能出矣，气虚亦不能化。于是用五苓二两，加桂四钱，顶高辽参三钱，服之尽剂。病者所睡系棕床，予嘱备大盆二三枚，置之床下。溺完被湿不可动，俟明日余亲视挪床。其溺自子正始通，至卯正方完，共得溺大盆有半。予辰正至其家，视其

周身如空布袋，又如腐皮，于是用调理脾胃全愈。(《吴鞠通医案》卷三)

按：此系脾湿太过，不能运输津液，肝木郁滞，失却疏泄之权，以致清阳不升、浊阴不降所造成的蛊胀病变。吴氏首用鲤鱼行水，麻、附、甘草发汗，后用五苓利水，皆是助阳化气之法，即案中所谓行太阳之阳，阳气通则水湿化，而厥阴风木之郁自能疏泄，故肿胀自已。

【注释】

[1] 见《温病条辨·自序》。

[2] 见《温病条辨·凡例》。

[3] 见《温病条辨》卷一，第二条注。

[4] 参《温病条辨》卷二，第一条注。

[5] 清络饮：鲜荷叶边　鲜银花　西瓜翠衣　鲜扁豆花　丝瓜皮　鲜竹叶心。(见《温病条辨》卷一)

[6] 清营汤：犀角　生地　玄参　竹叶心　麦冬　丹参　黄连　银花　连翘。(见《温病条辨》卷一)

[7] 清宫汤：玄参心　莲子心　竹叶卷心　连翘心　犀角尖　连心麦冬。(见《温病条辨》卷一)

[8] 安宫牛黄丸：牛黄　郁金　犀角　黄连　朱砂　梅片　麝香　真珠　山栀　雄黄　黄芩　金箔衣。(见《温病条辨》卷一)

[9] 桑菊饮：杏仁　连翘　薄荷　桑叶　菊花　苦梗　生甘草　苇根。(见《温病条辨》卷一)

[10] 秦某医案的处方是：石膏　生甘草　薄荷　桑叶　杏仁　连翘。(见《临证指南医案·风温》)

[11] 马某医案的处方是：犀角　生地　丹皮　竹叶　玄参　连翘。(见《临证指南医案·温热》)

[12] 连梅汤：云连　乌梅　麦冬　生地　阿胶。(见《温病条辨》卷三)

[13] 顾某医案的处方是：阿胶　小生地　麦冬　人参　小川连　乌梅肉。(见《临证指南医案·暑》)

附：王士雄

王士雄，字孟英，清，钱塘人，约生于公元 1808－1890 年。曾祖以下均善医。士雄少孤贫，年十四，立志继承先人遗业，苦学十年，颇多心得。

生平著述很多，但多半毁于兵燹，现存有《王氏医案》正续编计十卷、《温热经纬》五卷、《随息居霍乱论》一卷、《随息居饮食谱》一卷等。

王氏在世，几经温热、霍乱、疫疠等诸病流行，故对此类病证的体会极其深刻，学宗叶桂、薛雪，为温热派著名医家之一。兹将其主要论点分述于下。

（一）六气属性辨

王氏为温热名家，因此对六气外因，素有研究。如《素问·天元纪大论》说："寒暑燥湿风火，天之阴阳也。"王氏以为，若就六气本质言，是暑统风火而均属阳，寒统燥湿而均属阴；若就其变化言，"则阳中惟风无定体，有寒风、有热风，阴中则燥湿二气，有寒有热，至暑乃天之热气，流金烁石，纯阳无阴。"[1]因而他认为世有所谓"阳邪为热，阴邪为暑"的说法，是不恰当的。并列举《至真要大论》"热气大来，火之胜也""阳之动，始于温，盛于暑"，《五运行大论》"在天为热，在地为火，其性为暑"等文，说明暑即是热，二者本是同属，原无阴阳性之可分。世人又有"暑必兼湿"之说，王氏对此亦提出不同看法。他认为二气虽易兼感，但暑之与湿，毕竟不是一体，故云暑多兼湿则可，若云暑必兼湿则不可。犹如暑之与风，亦多兼感，但不能因此而说成暑必兼风的道理一样。并进一步指出："若谓热与湿合，始名为暑，然则寒与风合，又将何称？"[1]不仅如此，王氏尤其反对妄立阴暑阳暑名目，致使寒热界限混淆不清，他以为如果暑必兼湿，则不可以阳名之，若明暑为热邪，则不可以阴名之。他说："其实彼所谓阴者，即夏月之伤于寒湿者耳。设云暑有阴阳，则寒亦有阴阳矣，不知寒者水之气也，热者火之气也，水火定位，寒热有一定之阴阳。寒邪传变，虽能化热，而感于人也，从无阳寒之说；人虽有阴火，而六气中不闻有寒火之名。"[1]的确，寒暑二证，水火各判，勿容或混，混则极易致误。如《金匮》白虎加人参汤所治的中暍，固属暑热无疑；若《局方》大顺散[2]所治的霍乱吐利，《张氏医通》冷香饮子[3]所治的腹痛泻利，虽有冒暑、中暑之名，考之实际，无一不是属于寒湿为患，否则必不能耐受如此温燥之药。王氏指出"夏月伤于寒湿"的说法，实醒千万人耳目。盖火虽独盛于炎夏，实则四季无时不有，所以王氏说：

"三时之暖燠，虽不可以暑称之，亦何莫非丽日之煦照乎？须知暑即日之气也，日为众阳之宗，阳燧承之，火立生焉。以五行论，言暑则火在其中矣，非五行外另有一气也。"[1]说明日为火之宗，夏为火之令，暑为火之气，然必须丽日当空，火热下施，方有夏令之暑，三时之暖，不然将同寒谷冰山，难分冬夏，故言夏则三时燠暖已概括其中，言暑则三时之火亦已概括其中。不过，火邪为病，多由其他诸因转化而来，总不若暑邪伤人之来得直接。这是二者同中又有不同之处。然风寒燥湿之所以都会火化，主要是因为邪遭郁遏，不能立即疏散的缘故，若不遭受郁遏，则诸邪未必全能化火。所以王氏认为，分言之，火虽为六淫之一，但与其他诸气，究不能统同而论。

王氏于暑、湿、火三气的性能体用，特有发挥，便可窥见其研究温热学说心得的一斑了。

（二）对霍乱病的研究

自《巢源》《三因方》等书提出霍乱本于风冷之说后，往往印定后人眼目，不少医家，每遇此病，常有"有寒无热"的片面看法。虽然张子和已提出过霍乱有寒证热证的问题，但前人对霍乱病的认识仍然是不够全面的。

王孟英生当霍乱流行的时候，眼见"司命者罔知所措，死者实多"。因采集前人有关的理论加以厘正发挥，并结合多年积累的经验写成《霍乱论》，对病因、病机、辨证、方药，详为论述，并以医案验证，对后世的影响很大。兹就其主要的论点与施治方法介绍如下。

1. 时疫霍乱与非时疫霍乱辨

王氏对霍乱的病因，同意与外因六淫之邪有关，但王氏认为应把非时疫霍乱与时疫霍乱进行鉴别。他说："热霍乱流行似疫，世之所同也；寒霍乱偶有所伤，人之所独也。巢氏所论虽详，乃寻常霍乱耳！执此以治时行霍乱，犹腐儒将兵，其不复败者鲜矣！"所以他认为时疫霍乱的病因主要是一种疫邪，这种疫邪，由于饮水恶浊所致。他举上海为例，认为上海人烟繁萃，地气愈热，室庐稠密，秽气愈盛，附郭河水，藏垢纳污，水皆恶浊不堪。他指出这是霍乱盛行的原因所在。他说"臭毒二字，切中此地病因"[4]，对于霍乱的预防，提出要注意疏浚河道，毋使污积，或广凿井泉，毋使饮浊等办法。王氏早在一百多年以前[5]，已能比较正确地掌握时疫霍乱的真正病因，这是难能可贵的。

由于他把时疫霍乱与非时疫霍乱分开，因此他在病机上有新的见解。他认为一般六气为病，偶有所伤而致阴阳二气乱于肠胃胸中的不是时行疫证霍乱，这种霍乱不至沿门阖境为灾，多属于"寒霍乱"。

时行疫证霍乱，根据他的观察，多发生于夏热亢旱酷暑之年，而人又多蕴湿，一朝卒发，渐至阖户沿村，风行似疫。从证候分析，多属湿热，且往往又是湿多于热。至于转筋，则是风自火出，而有胜湿夺津之势。这种霍乱多属"热霍乱"。王氏的《霍乱论》重点在于讨论"热霍乱"的辨证治疗。从今天来看，他所论的热霍乱中并不是全部都为真霍乱，但运用王氏的理论与方法，可以治疗真霍乱，这是王氏的一大贡献。

2. 霍乱病的治疗方法

王氏对霍乱病的治疗，分寒热二证论述。

(1) **热证**：《素问·至真要大论》说："不远热则热至，热至则身热，吐下霍乱。"王氏认为，这明明指出霍乱是有因热而成的。且不远热三字，不应局限在药食一隅，即如田野操劳，长途跋涉，暑邪自外入侵，亦当包括其中，盖因身处酷暑烈日之下，伤人尤速于药食故也。暑秽经口鼻直趋中焦，若有所留著，则脾胃升降之机必遭阻滞，清者不升，浊者不降，清浊相干，乱成顷刻，而发为上吐下泻。热邪燥烁于筋，而成转筋挛瘈。火主燔灼，其性急速，热迫肠胃，传化失常，故吐泻形势常较寒霍乱为卒暴，其所出之物，亦多浑浊水液。治之之法，湿甚者，以胃苓汤分利阴阳，暑亦自去；热甚者，桂苓甘露饮清其暑火，湿亦潜消。若火盛之体，内本无湿，但感暑邪而成者，宜甘寒以清之，方如白虎汤、六一散之类。惟暑热病人，最能损伤元气，亦有元气先伤而后受邪者，故在治疗上用清、补二法。又有轻重主次之分，前者宜以清暑为主，补虚为辅，方如白虎加参之类；后者以补虚为主，清暑为辅，药如参、术，必佐以清邪。凡伤暑霍乱而兼厥逆烦躁者，慎勿认为阴证，但察其小便必黄赤，舌苔必黏腻或白厚，宜燃照汤[6]澄冷服一剂，即现热象。甚或手足厥冷，唇面爪甲皆青，六脉皆伏，而察其吐下酸秽恶臭，小便赤短，或点滴不利，或闭而全无，大便灼热，是热极似阴，宜急做地浆[7]煎竹叶石膏汤。至若醇酒膏粱过度，湿热自内而生者，宜用苦辛以泄之，方如栀豉汤、连朴饮[8]之类。

此外王氏从《金匮》"转筋之为病，其人臂脚直，脉上下行，微弦转筋入腹者，鸡矢白散主之"，而悟出用蚕砂治霍乱。认为蚕砂既引蚀下趋，又能化浊使之归清，性较鸡矢更优，故常用为治疗霍乱转筋的主药，颇奏肤功。并进一步拟订了治霍乱转筋，肢冷腹痛，口渴烦躁，目陷脉伏，时行急证的蚕矢汤[9]；治霍乱腹不痛而肢冷脉伏或肢不冷而口渴苔黄，小水不行，神情烦躁的黄芩定乱汤[10]。

（2）**寒证**：《素问·气交变大论》说："岁土不及，民病飧泄霍乱。"王氏认为，岁土不及，则脾胃素虚之人，因岁运不足而更见其虚。中阳既虚，则湿浊饮食均将无火以化，使非停留不行，即是飧泄下注，甚或挥霍撩乱，吐泻交作。此证"多见于安逸之人，以其深居静处，阳气不伸，坐卧风凉，起居任意，冰瓜水果，恣食为常，虽在盛夏之时，所患多非暑病"[11]。故其所吐者必多澄彻清冷而无酸秽，所泻者必多完谷不化而不臭浊，余如口不渴饮，小便自利等证，亦可想见。治之之法，病轻者，可用藿香正气散，或平胃散加减。湿盛者，可用胃苓汤加减。七情郁结，饮食停滞者，厚朴汤、治中汤[12]。兼表证者，先用香薷饮，后用大顺散。阳虚脉弱，腹痛喜温按者，来复丹[13]。元气耗散，阴盛格阳证，宜理中汤，甚则四逆汤加食盐少许。暴泻如水，脉弱不言，急进浆水散[14]救之，并宜冷服。凡此诸证，都是属于寒湿类型，"实由避暑而反为寒伤致病，若拘时令，误投清暑之剂而更助其阴，则顷刻亡阳莫挽矣"[11]。

（三）医　　案

1. 暑热稽肺

石诵羲夏杪患感，多医广药，病势日增，延逾一月，始请孟英诊焉。脉至右寸关滑数上溢，左手弦数，耳聋口苦，热甚于夜，胸次迷闷，频吐黏沫，啜饮咽喉阻塞，便溏溺赤，间有谵语。曰：此暑热始终在肺，并不传经，一剂白虎汤可愈者，何以久延至此也。乃尊北涯，出前所服方见示，孟英一一阅之，惟初诊顾听泉用清解肺卫法，为不谬耳。其余温散升提，滋阴凉血，各有来历，皆费心思，原是好方，惜未中病。而北涯因其溏泄，见孟英君石膏以为治，不敢与服。次日复诊，自陈昨药未投，惟求另施妥法。孟英曰：我法最妥，而君以为未妥者，为石膏之性寒耳。第药以对证为妥，此病舍此法，别无再妥之方，若必以模棱迎合为妥，恐贤郎之病不妥矣。北涯闻而感悟，颇有姑且服之之意，而病者偶索方一看，见首列石膏，即曰我胸中但觉一团冷气，汤水皆须热呷，此药安可投乎？坚不肯服，然素仰孟英手眼，越日仍延过诊，且告之故。孟英曰：吾于是证，正欲发明，夫邪在肺经，清肃之令不行，津液凝滞，结成涎沫，盘踞胸中，升降之机亦窒，大气仅能旁趋而转旋，是一团涎沫之中，为气机所不能流行之地，其觉冷也，不亦宜乎。且予初诊时，即断为不传经之候，所以尚有今日，而能自觉胸中之冷，若传入心包，则舌黑神昏，方合吴古年之犀角地黄矣。然虽不传经，延之逾月，热愈久而液愈涸，药愈乱而病愈深，切勿以白虎为不妥，急急投之为妙。于是有敢服之心矣。而又有人云：曾目击所亲某，石膏甫下咽，而命亦随之。况月余之病，耳聋泄泻，正气已亏，尤宜慎用。北涯闻之惶惑，仍不敢投，乃约异日广征名士，会商可否，迄孟英往诊，而群贤毕至。且见北涯意乱心慌，情殊可悯。欲与众商榷，恐转生掣肘，以误其病，遂不遑谦让，援笔立案云：病既久延，药无小效，主人之方寸乱矣，予三疏白虎而不用，今仍赴召诊视者，欲求其病之愈也。夫有是病，则有是药，诸君不必各抒高见，希原自用之愚，古云鼻塞治心，耳聋治肺，肺移热于大肠则为肠澼，是皆白虎之专司，何必拘少阳而疑虚寒哉。放胆服之，勿再因循，致贻伊戚也。座中顾听泉见案，即谓北涯曰：孟英肠热胆坚，极堪倚赖，如犹不信，我辈别无善法也。顾友梅、许芷卿、赵笛楼，亦皆谓是。疏方以白虎加西洋参、贝母、花粉、黄芩、紫菀、杏仁、冬瓜仁、枇杷叶、竹叶、竹茹、竹黄，而一剂甫投，咽喉即利。三服后，各恙皆去，糜粥渐安。乃改甘润生津，调理而愈。（《王氏医案》卷二）

　　按：病逾一月，而暑热始终稽留于肺，且不为药误所动，诚叶桂所谓"温热虽久在一经不移"的典型病例。但王氏之所以坚定不移地确断暑热仍在肺经气分者，固亦有其脉证作为辨证依据。如右寸关滑数上溢于鱼，显然是肺热有余之脉。胸次迷闷，频吐黏沫，是肺家有热阴津被烁之征。咽喉者，肺之使。大肠者，肺之腑。肺热上蒸食道，则啜饮为之不利；下移其腑，则大便为之溏泄。耳聋口苦，虽是少阳主证，但金不生水，肾水无以上养其窍，耳亦可聋；心肺火炎，亦往往口苦，以苦为火味故也。谵语夜热，本是手足阳明燥金共有之证，以肺热移于大肠而见之，亦势之必然。凡此种种，都为王氏诊断提供了确凿证据。暑热稽肺，则清肃不行，外不能散，内不得降，遂致痰火交结胸中，而成难分难解之势，故尔经久不传。王氏疏方，除见白虎为主，大清肺经气分暑热外，复佐大队清肃化痰之品，清其痰火，可谓切中症结，不愧为治温热之老手。

2. 霍乱转筋

（1）丁酉八九月间，杭州盛行霍乱转筋之证。有沈氏妇者，夜深患此，继即音哑厥逆，比晓，其夫惶惶求治。余诊其脉弦细以涩、两尺如无，口极渴而沾饮即吐不已，足腓坚硬如石，转时痛楚欲绝。乃暑湿内伏，阻塞气机，宣降无权，乱而上逆也。为仿《金匮》鸡矢白散例，而处蚕矢汤一方，令以阴阳水煎成，候凉徐服。此药入口竟不吐。外以烧酒，令人用力摩擦其转戾坚硬之处。擦及时许，郁热散而筋结始柔。再以盐卤浸之，遂不转戾，吐泻渐止。晡时复与前药半剂，夜得安寐，次日但觉困极耳，与致和汤[15]数服而瘥。后治相类者多人，悉以是法获效。（《随息居霍乱论·医案篇·梦影》）

按：此属时行霍乱无疑，故相类的病者，按其理法治之遂愈。

（2）戚媪者，年六十余矣。自幼佣食杭州黄莲泉家，忠勤敏干，老而弥甚，主仆之谊，胜于亲戚也。壬寅秋，患霍乱转筋，余视之，暑也，投蚕矢汤，两服而瘥。三日后，忽蜷卧不能反侧，气少不能语言，不食不饮。莲泉惶惧，就近邀一老医诊之，以为霍乱皆属于寒，且昏沉欲脱，定附子理中汤一方。莲泉知药猛烈，不敢遽投，商之王君安伯。安伯云：且勿服也，若谓寒证，则前日之药，下咽即毙，吐泻安得渐止乎？莲泉大悟，仍著人飞刺招余往勘。余曰：此高年之体，元气随吐泻而虚，治宜用补，第余暑未清，热药在所禁耳。若在孟浪之家，必以前之凉药为未当，今日温补为极是，纵下咽不及救，亦惟归罪于前手寒凉之误也。设初起即误死于温补，而举世亦但知霍乱转筋，是危险之病，从无一人知此证有阴阳之异，治法有寒热之殊，而一正其得失者。况一老年仆媪，非贤主人，亦焉肯如是之悉心访治乎？此病之所以不易治，而医之所以不可为也。今莲泉见姜、附而生疑，安伯察病机之已转，主人恺恻而心虚，客亦多才而有识，二美相济，遂使病者跳出鬼门关，医者卸脱无妄罪，幸矣幸矣！乃以高丽参、麦冬、知母、葳蕤、木瓜、扁豆、石斛、白芍、苡仁、甘草、茯苓等。服六剂始能言动，渐进饮食，调理月余而健。簠斋谓余云：此余热未清，正气大虚者之治法，更有不因虚而余焰复燃者，须用炼雄丹治之。（《随息居霍乱论·医案篇·梦影》）

按：本案虽未详叙初病脉证，但据蚕矢汤主治证看来，除转筋而外，当有肢冷吐泻，口渴烦躁，目陷脉伏等象。故药投两剂，暑热渐减，郁阳渐伸，诸证亦随之而渐退。然患者年逾六旬，元气久已暗亏，复经霍乱吐泻，其虚益甚，惟邪盛时不易觉察，待至邪气渐退，虚象毕露，蜷卧、气少、不食不饮，诸证见矣。第以余暑未清，阴液未复，药难遽进温补，亦叶氏所谓"炉烟虽息，灰中有火"，岂可孟浪为之。王氏选用甘温甘凉，双补气液，乃两顾阴阳妙法，方虽和平，竟获起死回生之效，这是温热家善用轻灵清淡之足式者。

【注释】

［1］《温热经纬·叶香岩外感温热篇》雄按。

［2］大顺散：甘草（锉长寸）三十斤 干姜 杏仁（去皮尖炒） 肉桂（去粗皮，炙）四斤 先将甘草用白砂炒，及八分黄熟，次入干姜同炒，令姜裂；次入杏仁又同炒，候杏仁不作声为度。用筛隔净，后入桂一处捣罗为散，每服二钱，水一盏，煎至七分，去滓温服。如烦躁，并花水调下，不计时候。以沸汤点服亦可。（见《太平惠民和剂局方》卷二）

［3］冷香饮子：甘草 附子 草果仁 橘红各一钱 生姜五片 水煎，冷服。（参见《随息居重订霍乱论·药方篇·方剂》）

［4］见《随息居重订霍乱论·病情篇·热证》。

［5］王氏重订《霍乱论》于清同治壬戌年（1862）。

［6］燃照汤：飞滑石四钱 香豉（炒）三钱 焦栀二钱 黄芩（酒炒） 省头草各一钱五分 制厚朴 制半夏各一钱 水煎，去滓，研入白蔻仁八分，温服。苔腻而厚浊者，去白蔻，加草果仁一钱。（见《随息居重订霍乱论·药方篇·方剂》）

［7］地浆：掘黄土地作坎，深三尺，以新汲井水沃入搅浊，少顷取清用之。（见《本草纲目》卷五引《别录》）

［8］连朴饮：制厚朴二钱 川连（姜汁炒） 石菖蒲 制半夏各一钱 香豉（炒）

焦栀各三钱　芦根二两　水煎温服。（见《随息居重订霍乱论·药方篇·方剂》）

[9] 蚕矢汤：晚蚕砂五钱　生苡仁　大豆黄卷各四钱　陈木瓜三钱　川连（姜汁炒）三钱　制半夏　黄芩（酒炒）　通草各一钱　焦栀一钱五分　陈吴萸（泡淡）三分　地浆或阴阳水煎，稍凉徐服。（见《随息居重订霍乱论·药方篇·方剂》）

[10] 黄芩定乱汤：黄芩（酒炒）　焦栀子　香豉（炒）各一钱五分　原蚕砂三钱　制半夏　橘红（盐水炒）各一钱　蒲公英四钱　鲜竹茹二钱　川连（姜汁炒）六分　陈吴萸（泡淡）一分　阴阳水二盏，煎一盏，候温徐服。转筋者，加生苡仁八钱，丝瓜络三钱；溺行者，用木瓜三钱；湿盛者，加连翘、茵陈各三钱。（见《随息居重订霍乱论·药方篇·方剂》）

[11] 见《随息居重订霍乱论·病情篇·寒证》。

[12] 治中汤：即理中汤加陈皮、青皮等分。（《证治准绳·类方·伤饮食》）

[13] 来复丹（一名正一丹）：太阴玄精石（研飞）　硫黄　硝石各一两（同硫黄并为细末，入定锅内，以微火慢炒，用柳篦子不住手搅，令阴阳气相入，不可火太过，恐伤药力，再研极细，名“二气末”）　陈皮　青皮（去皮）　五灵脂（用水澄去砂石，日干）各二两　上用五灵脂、二橘皮为细末，次入玄精石末及前二气末拌匀，以好滴醋打糊为丸如豌豆大，每服三十粒，空心粥饮吞下。（见《太平惠民和剂局方》卷五引铁瓮城八角杜先生方）

[14] 浆水散：甘草　干姜　附子　桂各五钱　良姜　半夏（俱醋炒）各二钱　浆水煎，去滓，冷服。按石顽云：“浆水乃秫米和麴酿成，如醋而淡，今人点牛乳作饼用之。或用澄绿豆粉之浆水尤佳。余按地浆亦可用。”（见《随息居重订霍乱论·药方篇·方剂》引洁古方）

[15] 致和汤：北沙参　生扁豆　石斛　陈仓米各四钱　枇杷叶（刷）　鲜竹叶　麦冬各三钱　陈木瓜六分　生甘草一钱　水煎服。（见《随息居重订霍乱论·药方篇·方剂》）

三二、王泰林

王泰林，字旭高，江苏无锡人，生于清嘉庆同治间（1798 — 1862[1]）。从舅父高锦庭学医，著有《医方证治汇编》《退思集类方歌注》《医方歌括》《西溪书屋夜话录》《医学刍言》等书。在王氏著作中，最能反映其学术思想的，莫如《西溪书屋夜话录》。惟已残缺过半，仅存《肝病证治》一篇了。

《夜话录》中对肝病证治的阐述最为详尽，例如指出：肝病有肝气、肝风、肝火之别，然皆同出而异名。又因其中有侮脾乘胃、冲心犯肺、挟寒、挟痰、本虚标实等种种不同，因此肝病最为复杂而治法亦较纷繁。兹仍从王氏所分的气、风、火三方面，介绍如下。

（一）肝气证治

（1）**疏肝理气**：肝气自郁本经，两胁气胀，甚或作痛者，便宜用此法以舒肝解郁。药如：香附、郁金、苏梗、青皮、橘叶之属。兼寒者加吴萸；兼热者，加丹皮、山栀；兼痰者，加半夏、茯苓。

（2）**疏肝通络**：若疏肝理气不应，必因病久由经入络，营气痹窒，络脉瘀阻，治之则宜兼通血络。药如旋覆花、新绛、归须、桃仁、泽兰叶等。

（3）**柔肝**：如肝气胀甚，疏之不愈或反更甚者，是肝木失去濡润而一反其柔和之性，治宜此法，以柔济刚。药如当归、杞子、柏子仁、牛膝等是。兼热，加天冬、生地；兼寒，加苁蓉、肉桂。

（4）**缓肝**：肝气急甚而中气不足，则肝必恃强侮脾，便当缓肝以扶脾。药如炙草、白芍、大枣、橘饼、淮小麦等是。

（5）**培土泄木**：若因中气先虚，遭致肝邪进袭，出现脘腹胀痛者，是过在脾胃，未必在肝。便当以培土为主，泄木为次。药如六君子汤加吴萸、白芍、木香之类。

（6）**泄肝和胃**：凡肝气乘胃，脘痛、呕酸等，均宜用此法。泄肝，如左金丸、金铃子；和胃，如二陈汤、白豆蔻之类。二法合用，效验尤捷。

（7）**泄肝**：肝气上冲于心，发为热厥心痛者，当急泄肝气以降冲逆，否则将节外生枝，甚或危及生命。药如金铃子、延胡索（金铃子散）、吴萸、川连（左金丸）等。兼寒，加蜀椒、桂枝；寒热俱有者，重加川连，或再加白芍。因苦、辛、酸三味，是泄肝主法故也。

（8）**抑肝**：肝气上冲于肺，猝然胁痛，暴上气而喘，急宜抑肝下气，以安肺金。药用吴萸汁炒桑白皮、苏梗、杏仁、橘红之属。

（二）肝风证治

（1）**熄风和阳（即凉肝）**：肝风初起，肝阳亢盛，肝阴未伤，而现头目昏眩等症，宜用此法。药如羚羊、丹皮、甘菊、钩藤、决明、白蒺藜等。

（2）**熄风潜阳（即滋肝）**：若肝阴被伤，肝阳仍亢，投熄风和阳不效者，当改用滋阴潜阳以熄肝风。药如牡蛎、生地、女贞子、玄参、白芍、菊花、阿胶等。

（3）**培土宁风（即缓肝）**：若胃阴不充，中气虚馁，而导致肝风上逆，饮食衰减者，宜滋阳明泄厥阴，以缓肝家之急。药如人参、甘草、麦冬、白芍、甘菊、玉竹等。

（4）**养肝**：若营血不足，肝木失养，肝风旁走四肢，经络牵掣，甚至现麻木诸证，便当养血熄风，所谓"治风先治血，血行风自灭"是也。药如生地、归身、杞子、牛膝、天麻、制首乌、三角胡麻之类。

（5）**暖土御风寒（补中）**：脾胃阳气虚弱，外则易遭风寒之邪侵袭，内则易为肝肾浊阴上犯，故不论外感内伤，凡因中气虚弱引起的头重眩晕，都属于风虚范围。这类病证，若欲治其风寒，必须先补其已虚的中气，即所谓"扶正达邪"之义。方如《近效》白术附子汤[2]，治风虚头重、眩苦极、不知食味者，即属此法。

（三）肝火证治

（1）**清肝**：一般地说，肝火为病，在上在外者宜清。药如羚羊、丹皮、黑栀、黄芩、竹叶、连翘、夏枯草等。

（2）**泻肝**：肝火之证，在下在内者宜泻。方如龙胆泻肝汤、泻青丸、当归龙荟丸之类。

（3）**清金制木**：肝火上炎，清之不已，则当清金以制木火之亢逆。药如沙参、麦冬、石斛、枇杷叶、天冬、玉竹、石决明等是。

（4）**泻子**：肝火亢极，泻其本脏而不能获效时，便须兼泻心火，这是"实则泻子"之义。药如甘草、川连之类。

（5）**补母**：若因水亏导致肝火旺盛，用清金仍然不能平木者，则取乙癸同源之义，着重补益肾水，是"虚则补母"之法。方如六味丸、大补阴丸之类。

（6）**化肝**：郁怒伤肝，气逆动火，致现烦热胁痛，胀满动血等证。可用景岳化肝煎，清化肝经郁火。药用青皮、陈皮、丹皮、山栀、芍药、泽泻、贝母等。

（7）温肝：若因肝家有寒引起呕酸、上气等形似火热之证，治宜温肝以除寒。药如肉桂、吴萸、蜀椒。如兼中虚胃寒，宜加入人参、干姜，即大建中汤法。

另有补肝、镇肝、敛肝三法，不论肝气、肝风、肝火，只要适合证情，均可使用。补肝，用制首乌、菟丝子、杞子、酸枣仁、萸肉、脂麻、沙蒺藜；镇肝，用石决明、牡蛎、龙骨、龙齿、金箔、青铅、代赭石、磁石；敛肝，用乌梅、白芍、木瓜。

此外，又有平肝、散肝、搜肝三法：平肝，用金铃、蒺藜、钩钩、橘叶；散肝，即《内经》所说的"肝欲散，急食辛以散之"以及"木郁达之"之义，用方如逍遥散；搜肝，即搜风法。王氏认为，凡人必先有内风，而后外应外风，自然也间有外风引动内风的，所以肝风门中每多夹杂证，治疗上亦多用搜风之药。搜风药有天麻、羌活、独活、薄荷、蔓荆子、防风、荆芥、僵蚕、蝉蜕、白附子等。

最后，王氏还提出了四种补肝方法：一补肝阴，药用地黄、白芍、乌梅；二补肝阳，药用肉桂、川椒、苁蓉；三补肝血，药用当归、续断、牛膝、川芎；四补肝气，药用天麻、白术、菊花、生姜、细辛、杜仲、羊肝。

肝为风木之脏，主动主升，又为将军之官，故必有赖于肾水的涵养，营血的濡润，肺金的制约，脾土的栽培，方能遂其条达畅茂之性。若四者失一，皆足以变生疾病，所以肝脏之病，常较他脏为多。肝病虽多，但归纳起来，总不外乎肝气、肝风、肝火三大类型，故王氏治肝以此三者为纲，的确是抓住了肝病的要领。肝气一证，有得于郁怒伤肝，有得于土不荣木，有得于心火气盛，有得于金不制木，有得于饮食不节，有得于寒暑失常。病因不同，病候各异。故证有自郁本经，有侮脾乘胃，有冲心犯肺，有痰有食，有寒有热，有虚有实。王氏所制疏肝理气、疏肝通络、柔肝、缓肝等八法，确是审证求因，循因遣药的治本方法。肝风一证，虽多上冒巅顶，亦能旁走四肢。上冒多由于阳亢，旁走多因于血虚。阳亢者宜清宜凉，血虚者宜滋宜养。脾虚则培土以荣木，中寒则暖土以御风。故王氏立凉肝、滋肝、缓肝、养肝、补中等法，各随寒热虚实以治。肝火燔灼，游行于三焦之间，一身上下内外无所不至，故肝火为病，形证不一，如目赤、颧红、痉厥、狂躁、淋闭、疮疡、善饥、烦渴、呕吐、不寐、上下血溢等证，不胜枚举。施治大法，在上在外，宜清宜散；在下在里，宜泄宜攻；肺失肃降而导致者，清肃肺气；水亏木旺而引发者，滋水涵木；兼挟心火，则泻心为先；郁怒伤肝，则清化是务；若因肝脾虚寒而外现虚火，当着重温运肝脾之阳，阳和则虚火自熄。故王氏有清肝、泻肝、清金制木、泻子、补母、化肝、温肝等法，谨察病机，随证施治。

肝气、肝风、肝火，既是异流而同源，且在同一疾病过程中，往往会交错互见，故三者虽当区分而实难细分，因而除上述诸法以外，王氏又立补肝、镇肝、敛肝、平肝、散肝、搜肝、补阴、补阳、补气、补血等法，以为治此三病的通剂。也就是不论肝气、肝风、肝火，只要证情适应，均可使用这些方法。

不可否认，这是一套比较完整的肝病治疗方法，若非学识经验两皆丰富，很难到达这个境地。不过，其中也有不尽然处，例如，治肝药中不列柴胡，不能不说是一种缺陷；又如实则泻子一法，仅靠甘草、川连之力，是不够胜任的，在肝火炽盛时，虽导赤散、泻心汤不嫌其峻，甚至必须兼泻胆火；又如暖土御风寒一法，用大建中或附子理中，其效尤捷于白术附子汤。总之，治则既立，处方遣药便可运用自如，前人的不足之处，正是需要后人不断加以补充的地方。

由于王氏著作的残缺不全，特别是理论性的部分，存者很少，因此要推溯他的学术源流，比较困难。惟根据现存著作来看，《退思集类方歌注》，是以徐灵胎《伤寒类方》为蓝本；《医方歌括》只是翼括了《兰台轨范》通治诸方；再看他的《医案》，多引用《伤寒》《金匮》之方；这套肝病治疗方法，又很与叶天士的治肝手法相近。据此可以推断，王氏的学术大抵是远法张机，近宗叶桂，而于徐大椿之学，亦有一定体会的。

（四）医　　案

1. 风火窜络

肝为风脏而主筋，心为火脏而主脉，心包络与三焦相为表里，俱藏相火。心包主里，三焦统领一身之络。此病起于病后，心中憹热，胸前跳跃，继而气攻，背脊如火之灼，或大或小，或长或短，皆在经络脊脉之中。良由病后络脉空虚，相火内风，走窜入络，非清不足以熄火，非镇不足以定风。然而络脉空虚，使非堵截其空隙之处，又恐风火去而复入，故清火、熄风、填窍三法，必相须为用也。仿仲景法。羚羊角　寒水石　滑石　紫石英　龙骨　大黄　石决明　生石膏　磁石　赤石脂　牡蛎　甘草各三钱　上药研末，每服一钱，一日三服，用大生地一两，百合一两，煎汤调服。（《柳选四家医案·环溪草堂医案》上卷）

按：病后而见心中懊热，胸前跳跃，其证属于血虚火旺可知。心火旺，相火亦随之而旺。然不论君火相火的扰动，不得肝风之助，必无上逆攻冲之证，故知此证的气攻，当为火假风威所致。心肝居于中，经络布于外，中外息息相通，所以风火起于心肝而外应经络，懊热起于心胸而外灼脊背。治法之中，清火熄风固然重要，但补养心血，堵填脉络，也是不可缺少的环节。风引汤虽具备了镇心、清热、熄风的功能，但于养血、平肝仍嫌不足。故王氏于方中又增入生地、羚羊、石决明等药。

2. 痰火发狂

心境沉闷，意愿不遂，近因患疟，多饮烧酒，酒酣之后，如醉如狂，语言妄乱，及今二日。诊脉小弦滑沉，舌苔薄白，小水短赤，大便不通，渴欲饮冷，昏昏默默，不知病之所的。因思疟必有痰，酒能助火，痰火内扰，神明不安，此少阳、阳明同病，而连及厥阴也。少阳为进出之枢，阳明为藏邪之薮，今邪并阳明，弥漫心包，故发狂而又昏昏默默也。仿仲景柴胡加龙牡汤主之。柴胡　黄芩　半夏　茯苓　龙骨　甘草　牡蛎　铅丹　菖蒲　大黄　竹沥　姜汁。（《柳选四家医案·环溪草堂医案》上卷）

按：先因情志恺郁，后则又罹疟疾，郁者必生火，疟者常有痰。痰火窜扰心主，已足惑乱神明；又得酒热之助，无怪其人狂言乱语一发难制。少阳为表里之枢，故疟邪出入不离少阳；阳明所以为藏邪之薮，以其主中土而为万物所归。此病虽已转系少阳、阳明，而始终未离厥阴心包。王氏仿仲景柴胡加龙牡汤去桂枝之辛散，参、枣之补中，一以和少阳之枢，一以除阳明之实。方中金石介类诸品，原为镇摄心神要药，加入竹沥、姜汁、菖蒲，尤能化痰宣窍。

通过以上二案，可以看出王氏虽娴于仲景之怯，而实未泥于仲景之方。

3. 肝气

脉右关滑动，舌苔黄白而腻，是痰积在中焦也。左关弦搏，肝木气旺，故左肋斜至脐下有梗一条，按之觉硬，乃肝气入络所致。尺寸脉俱微缓，泄痢一载，气血两亏，补之无益，攻之不可，而病根终莫能拔。病根者何？痰积湿热肝气也。夫湿热痰积，须借元气以运之外出，洁古所谓养正积自除，脾胃健，则湿热自化。原指久病而言。此病不为不久，攻消克伐，何敢妄施。兹择性味不猛，而能通能化者用之。人参　茯苓　於术　青、陈皮　炙草　泽泻　枳壳　神曲　茅术　当归　白芍　黄芪　防风根。(《柳选四家医案·环溪草堂医案》中卷)

按：泄利经年不已，其人中气必虚，虚则脾气不运而痰湿中停。脉右关动滑，舌黄白而腻，这都是痰湿蓄积的征象。脾虚者肝木自旺，肝旺而其气自郁于经，则胁肋下至少腹梗硬不舒。证虽属肝脾同病，然关键在于脾虚，故王氏处方亦重在培土而不重泄木。

4. 肝风

五脏六腑之精气，皆上注于目；目之系，上属于脑，后出于项。故凡风邪中于项，入于脑者，多令目系急而邪视，或颈项强急也。此证始由口目牵引，乃外风引动内风，内风多从火出，其原实由于水亏；水亏则木旺，木旺则风生。至于口唇干燥赤碎，名恬唇风，亦由肝风胃火之所成也。法当清火、熄风、养阴为治。大生地　丹皮　沙参　钩钩　桑叶　羚羊角　白芍　川斛　石决明　芝麻　蔗皮　梨皮　玄参心。(《柳选四家医案·环溪草堂医案》上卷)

按：本病虽由外风引动内风，但内风之所以易动，必先由于水亏火旺；水亏则肝失所养，火旺则能令母实。故王氏处方，合凉肝熄风、滋水涵木等法以治之。

5. 肝火

病由丧子，悲愤抑郁，肝火偏盛，小水淋浊，渐至遗精，一载有余，日无虚度。今年新正，加以左少腹睾丸气上攻胸，心神狂乱，龈血目青，皆肝火亢盛莫制也。肾主闭藏，肝司疏泄，二脏皆有相火，而其系上属于心；心为君火，君不制相，相火妄动，虽不交合，精亦暗流而走泄矣。治法，当制肝之亢，益肾之虚，宗越人东实西虚，泻南补北例。川连　黑栀　延胡　赤苓　沙参　川楝子　鲜地　知母　黄柏　龟板　芡实　另当归龙荟丸一钱，开水送下。(《柳选四家医案·环溪草堂医案》下卷)

　　按：肾主封藏，肝司疏泄，故遗精一证，既可形成于肾，亦可形成于肝。然不论肝之疏泄太过，或肾之封藏不足，与相火易动，都有一定关系。此病先由情志抑郁，后见小便淋浊，龈血目青，心神狂乱等证，是肝火燔灼上下，而疏泄太过可知。但木火之所以有余，实由于金水之不足，金不制木则木旺，水不制火则火旺。所以王氏认为是东方实西方虚，并采用秦越人"泻南方、补北方"之法为治。

【注释】

[1] 据《追访王旭高先生遗事》一文中所载（见 1963 年第五期《江苏中医》）。
[2] 方见《金匮要略·中风历节病脉证并治》第五。

三三、吴师机

　　吴师机，原名安业，字尚先，清，钱塘人，约生于公元 1806－1886 年。他善用膏药等外治法统治内外诸疾，并取得了一定的成就。吴氏根据他的经验，体会到外治疗效，并不逊于内治，因著《理瀹骈文》一书，对运用外治法的理论根据和具体措施，均做了详细论述，它是在祖国医药文献中独具一格的著作。

　　由于外治法的手续简便，又无痛苦，且有显著疗效，治疗期间，一般仍可照常工作，因而颇为群众所信赖。其弟官业叙述当时的治疗盛况说："凡远近来者，日或一二百人，或三四百人，皆各以时聚，有舁有负，有扶掖，有提携，或倚或蹲，或立或跪，或瞻或望，或呼或叫，或呻或吟，或泣或啼，拥塞于庭，待膏之救，迫甚水火。"[1] 可见吴氏的外治法，确有良好疗效，才备受当时群众的信仰。

（一）重视外治法的思想渊源

　　祖国医药学是一个伟大的宝库，其中很多有效疗法，如针灸、导引、按摩、秘方、验方等，自古至今，一直为群众广泛地使用着。膏药外贴的经验，宋以后的医学文献，逐渐已有较为详细的记载。例如，《外科正宗》载有膏药的用途和制法，《本草纲目》载有膏药可治痈疽、风湿诸证；及至清代《医宗金鉴》，则收载了更多的膏药方剂。吴氏就在这些基础上进一步加以改进，除扩大了膏药的治疗范围以外，更总结了敷、熨、熏、浸、洗、盦、擦、坐、嗜、嚏、缚、刮痧、火罐、推拿、按摩等一二十种外治方法。

吴氏重视外治法是有其思想渊源的。他一方面，见到一般医生用内服药而不当，往往造成事故；另一方面，见到"不肯服药之人"，与"不能服药之证"，不忍坐视不救。如用外治法处理，既可解决服药的困难，治而不效，亦不致造成坏证，犹可另易他法以收效，未若内服不当，则有贻误病机的流弊。所以他说："自来相戒，误人非必毒药也。所见不真，桂枝下咽，承气入胃，并可以毙。即一味麻黄，一味黄连，一味白术，一味熟地，用不得当，贻害无穷。"[2]他认为外治是一种有利无弊的疗法，很值得推广应用。不过，促使吴氏运用外治法的因素还不止于此，更重要的是，他认为外治与内治的方药具有一致的道理。他说："外治之理，即内治之理，外治之药，亦即内治之药，所异者法耳。"[2]法，是方法。也就是说，内治、外治中理、方、药三者均同，只是使用的方法不同而已。因而他认为仲景《伤寒论》《金匮》及危氏《得效方》等方书中药物，都可照方用于外治，或择一两味而用之，或于经验中另选单方用之，如遇疑难之证，还"可以自抒其见，不至恐失人情而成坐视"[3]，因此，吴氏的膏药疗法，实际上已经把内治方药扩大应用到外治法领域中去了。他并说：膏贴之法，并不是他的"师心自用"。例如，脏腑病的运用膏贴，是从《难经》"脏病止而不移，其病不离其处，腑病上下行流，居处无常"[4]四句话中悟出来的。又如，叶天士用平胃散炒熨治痢，用常山饮炒嗅治疟，变汤剂为外治，均收到良好效果，对他也有很大启发。

（二）外治法的理论根据

吴氏运用外治法统治内外诸疾；在当时曾遭到许多人的轻视和非议，但他认为外治内治，不仅具有"殊途同归"之妙，而且尚有其不可忽视外治的理论根据。他说："凡病多从外入，故医有外治法，经文内取外取并列，未尝教人专用内治也……刿上用嚏，中用填，下用坐，尤捷于内服。"[2]又说："《内经》用桂心渍酒以熨寒痹，用白酒和桂以涂风中血脉，此用膏药之始。"[2]说明外治法的起源，历史是很悠久的了。他还认为，用外治法治病与内服药治病，不但可以根据病理相同者，辨证施治相同用药亦可相通。因此，他在书中"先列辨证，次论治，次用药。每门以膏为主，附以点、嚏、熏、擦、熨、烙、掺、敷之药佐之……取病之法，亦确乎有据。"[2]同时他强调病理可统者用药亦可统。例如，外科疾病阳证宜内服清凉药物，而外敷亦需清凉之品，如黄连、蒲公英等，此即所谓"热者寒之"；阴证宜内服温经散寒药物，而外敷亦需温热之品，如桂枝、鹿角霜等，此即所谓"寒者热之"。不仅如此，他还认为膏药的疗效，有时反较内服药为捷，他说："尝有心病神不归舍者，医用黄连鸡子汤及补心丹等不效，余以膏贴之（即《准绳》牛心方加减），而外越之神自敛。又有心病不寐者，医用心肾汤等不效，余以膏贴之（即《千金》龟板方加减），而阴气复即瞑。诚以服药须从胃入，再由胃分布，散而不聚，不若膏药之扼要也。"[3]他治肾消和少阴气厥舌喑，用八味丸和地黄饮子二方为膏贴脐下，都收到良好的疗效。他说服药须由上焦而达下焦，膏药外贴较为捷径，况且又可引火归原，诚有一法两用的优点。关于膏药外贴的应用，吴氏指出必须遵守五个原则：①要察阴阳；②要察四时五行；③要求病机；④要度病情；⑤要辨病形。吴氏之所以博引旁证地采集前人理论，用来阐明外治法的渊源和疗效，目的是要使人了解"外治之学，实有根柢"；而运用外治法和内治法的原理，并无二致，因而他认为，若欲掌握好外治，亦当"先求其本"，自"《灵》《素》而下，如《伤寒》《金匮》以及诸大家所著，均不可不读"；决不能"徒恃一二相传有效之方，自矜捷径秘诀"[2]，致把外治疗法简单化和庸俗化了。的确，吴氏为了将内治理论推广运用于外治诸法，毕生做了很大努力，这也是他学术成就中比较突出的一点。

（三）外治法的具体运用

1. 三焦分治法

外治原理既与内治法相同，因此吴氏认为同样也可从三焦论治，即根据不同的病情和部位，分上中下三部，机动灵活地运用外治疗法。他说："大凡上焦之病，以药研细末，嘬鼻取嚏发散为第一捷法。"[3]此外，"尚有涂顶、复额、罨眉心、点眼、塞耳、擦项及肩。又有扎指、握掌、敷手腕、涂臂之法。膻中、背心两处，尤为上焦要穴，治病握总之处；太阳穴则头疼者所必治也。"[3]"中焦之病，以药切粗末炒香，布包缚脐上，如古方治风寒用葱、姜、豉、盐炒热，布包掩脐上；治霍乱用炒盐布包置脐上，以碗复之，腹痛即止。"[3]"下焦之病，以药或研或炒，或随症而制，布包坐于身下为第一捷法。"如水肿、小便不通、水泻不止、疝等"下部之病，无不可坐。若内服药不能达到，或恐伤胃气者，或治下须无犯上中者，或上病宜釜底抽薪者，更以坐为优"。此外，又有摩腰法、暖腰法、兜肚法，以及命门、脐下、膝盖、腿弯、脚跟、足心诸法[3]，均属下焦治法范围。

他又认为这三种方法，虽分上中下三焦，如果上焦之证须下治，下焦之证须上治，中焦之证须上下分治，或治中而上下相应的，或须三焦并治的，均不出以上几种治法之外。而总的要求，不外达到汗、吐、下、补、散、敛、温、清的作用促使疾病的痊愈而已。

不仅如此，吴氏运用膏药，他还能从三焦分治中再分脏腑进行治疗。他说："膏有上焦心肺之膏，有中焦脾胃之膏，有下焦肝肾之膏。有专主一脏之膏，脏有清有温；有专主一腑之膏，腑有通有涩。又有通治三焦、通治五脏、通治六腑之膏。又有表里寒热虚实分用之膏、互用之膏、兼用之膏。"[2]可见吴氏的外治法，并不是机械地运用，而是具有极大的灵活性的。

2. 膏药的使用法

吴氏使用膏药，有很多宝贵经验，值得我们重视。如他论膏药的作用时说："一是拔，一是截。凡病所结聚之处，拔之则病自出，无深入内陷之患；病所经由之处，截之则邪自断，无妄行传变之虞。"[3]其为拔，其为截，必须有丰富的临证经验，才能分别施治。对于膏面加药的情况，他也有一定的研究。他提出"虑其或缓而无力也，假猛药、生药、香药，率领群药开结行滞，直达其所，俾令攻决滋助，无不如志，一归于气血流通，而病自已，此余制膏之法也"[3]。

以上说明了膏药疗法的作用和具体运用方法，以及配制方法的关键所在。

此外，尚有几点应加注意的事项，附述如下。

（1）膏药所用的药味，必须气味俱厚，才能得力。如"苍术、半夏之燥，入油则润；甘遂、牵牛、巴豆、草乌、南星、木鳖之毒，入油则化"[2]，用之并没有妨碍。又炒用蒸用，皆不如生用。

（2）膏药热性的易效，凉性的较差，这是因为热药性急、凉药性缓的关系；攻的易效，补的较差，这是因为攻药力猛、补药力宽的缘故。但也不可一概而论。如果见到大热之证，用凉性的药，极虚之证，用补益的药，收效还是很迅速的，主要是在于辨证施治的正确与否。

（3）热证也可以用热药。他说："一则得热则行，一则以热引热，使热外出。"[2]"虚证亦可以用攻者，有病当先去，不可以养患也。"[2]前者是本《内经》从治之法，后者为临时斟酌变通之法。

（4）膏药可以寒热消补并用。他说："古汤头治一证，往往有寒热并用者，有消补兼行者，膏药何独不然？《精要》有贴温膏敷凉药之说，足为用膏药者之一诀，推之亦可贴补膏敷消药也，此即扶正以逐邪之义也。若治两证，则寒热消补虽同用，而上不犯下，下不犯上，中不犯上下，更无顾忌。"[2]这种错综复杂的治疗方法，完全是根据内治法的辨证演变而来的。

（6）膏药贴法，并不限于一穴。如"治太阳经外感初起，以膏贴两太阳、风池、风门、膻中穴，更用药敷天庭、熏头面、腿弯，擦前胸后背；两手心、两足心（皆取汗），分杀其势……若脏腑，则视病所在，上贴心口，中贴脐眼，下贴丹田；或兼贴心俞与心口对，命门与脐眼对，足心与丹田应。外证除贴患处外，用一膏贴心口以护其心，或用开胃膏使进饮食以助其力，可以代内托治外证。"[2]

综上所述，足见吴氏对外治法的使用，具有很大的灵活性，他在前人的基础上，已经大大地推进了一步。但是，应该说明，由于膏药外贴于皮肤，药力渗透较为缓慢，应用范围，就当有一定的局限性，也就是说，它未必对所有疾病全都有效。为了达到愈病目的，最好采用多种有效疗法，以收综合治疗的效果。所以吴氏也说："总之，内外治皆足防世急，而以外治佐内治，能两精者乃无一失。吾为医家计，不可不备此外治一法，若谓吾薄内治，则吾岂敢。"[2]可见吴氏的治学态度和方法，还是比较端正而客观的。关于外治法的运用，祖国医学文献中虽有很多记载，但专门用外治法广泛治疗各种疾病的，则当以吴氏为创始。他所应用的方法，主要是膏药疗法，其次是温热疗法（围罐发汗、煅炕出汗、熨斗、热砂熨、瓶熨、热瓶吸、火熏）；水疗法（水浴疗、水溻暖疗、热水熏蒸疗、冷水疗）；蜡疗法（黄蜡加热敷患处）；泥疗法（净黄泥调水敷）；发疱疗法（蒜泥敷，使局部发疱）。这些治法，都有一定的疗效。我们临证，为了控制疾病的发展而采取多种多样疗法，是非常必要的。因此我们对吴氏的外治法，特别是他的膏药疗法，应当在原有基础上加以研究提高，以补汤药、针灸等法的不足，而使其更有效地为广大劳动人民的健康服务。

【注释】

［1］见《理瀹骈文》宦业序文。

［2］见《理瀹骈文·略言》

［3］见《理瀹骈文·续增略言》

三四、唐宗海

唐宗海，字容川，四川彭县人，生于清咸丰光绪间（1851－1908）。早岁即钻研医学，他的治学主张是"好古而不迷信古人，博学而能取长舍短"。他曾采用西方医学来解说中医的基本理论，以求实现他所谓"中西汇通"的愿望。但由于社会制度、历史条件以至个人思想学力的限制，显然不可能达到他的愿望。并且他的愿望和今天中医政策所提出的方向，有根本上的不同，这是必须明确的。但是，他的某些理论和治疗经验，还是值得重视，如其对于血证的论治，就有一定的成就。所著《血证论》一书，流传既广，影响亦大。兹就其主要内容，分述如下。

（一）对气血关系的阐述

人身气血，各具阴阳之性，互为其根，以维护形体的健康状态，气血失调，则阴阳不和而诸病蜂起，所以唐氏论治血证之前，首先阐述气血的相互关系，以为辨治各种血证的基础。

1. 气血的生成

唐氏认为人体的一切生理活动，都是阴阳二气的不断运动所形成的，阴阳就是水火，而水火又是化生气血之源。他说："阴阳二字，即是水火……水即化气，火即化血。"[1]这里所说的"水"，主要是指肾和膀胱之水。因二者与丹田同处脐下，为一身水精归宿之地，但此水不能自化为气，犹须赖肺吸天阳之气引心火下交丹田，蒸发水脏水腑，始能化生元气、卫气。所以他既说"水即化气"，又说"人身之气，生于脐下丹田气海之中"[1]，气若不足，水津就不能上腾下输，营溉全身；水若停蓄不化，气也就郁滞不畅，不能温煦百骸。他把这一关系概括为"气生于水，即能化水，水化于气，亦能病气"[1]。他所说的"火"，主要是指心火而言，是人体一切热力之源。唐氏认为，肢体之所以能温暖，机能之所以能活动，都是依靠热力的作用。脾胃在这种热力的推动下，才能分化和吸收水谷精华，再经心的火化而变生血液。然火不亢盛，固能生血，若心火太盛，不但不生，反能耗血。所以他又把这一情况概括为"火者，心之所主，化生血液，以濡周身"和"火化太过，反失其化"[1]，这说明气是生于肾水，血是生于心火。心火下降，肾水才能化气，肾阳上升，水谷才能腐熟，心火才能化血。这样，心肾二脏，一阴一阳，一升一降，互济互助，运动不已，才能使人身气血生化无已。同时他又认为心肾升降的枢纽在于脾，所以他说："血生于心火而下藏于肝，气生于肾水而上主于肺，其间运上下者脾也。"[1]他这一认识和李杲以脾胃为升降枢纽的论点，大致相同。但李氏重点在阐发内伤，故偏重脾阳的升发方面；而唐氏重点在论述血证，则兼顾到脾阴的滋降方面。这又是彼此不同的地方。

2. 气血的作用

气和血是维持人体生活机能的主要物质，二者相互依存，相互为用，气离开血或血离开气，都不能发挥其应有的功能，如血的运行，依赖于气的统率，而气的宁谧温煦，又依靠血的濡润。血液运行不息，才能输布营养于全身各部；阳气宁谧，才能维持人体的正常活动。假使血不运行，便成瘀血；气不宁谧，便为躁气或浮气。瘀血和躁气、浮气，都是病气。而血之所以瘀阻，原在于气的不行；气之所以不能宁谧温煦，则又在于血的不濡。所以气盛或气乱时，可以迫血妄行，血瘀或血滞时，也可以使气郁遏。这说明气的盛衰能影响血，而血的瘀阻也能影响气。唐氏对这一问题，阐发得极为透彻。他说："运血者即是气，守气者即是血。气为阳，气盛即为火盛；血为阴，血虚即是水虚。"[1]又说:"气为血之帅,血随之而运行。血为气之守,气得之而静谧;气结则血凝,气虚则血脱,气迫则血走。"[2]由此可见,气血的相互影响,和则俱和,病则俱病,二者之间,只能相得,不能相失。

(二) 血证的病理变化

唐氏既认识到气和血的密切关系,因而认为血病之发生,和气的变化分不开,而气的变化情况各殊,血的病变也就不同,因而他对各种血证的发病机理,都做了细致的分析,大致可以分为以下几方面。

1. 气逆或气盛所形成的血证

(1) 吐血:吐血的根源,往往不离乎阳明胃经,因为被称为血海的冲脉,正属阳明所隶,而阳明又为多气多血之经。如冲脉之气上逆,胃气不能下行,血随之上逆而出,这就是吐血的根本原因。故唐氏对吐血病的治疗,总以调胃降气为主要方法。

(2) 咳血:咳是气病,肺主气,故咳血不离乎肺。造成这种病变的原因有两种,一种属于实邪,如外感郁遏肺气,郁久化火,火热熏肺,使人咳嗽,咳久而震动脉络的血液,就形成咳血。一种属于阴虚,肺中津液不足,阴虚生火,火邪熏肺,不能行肃降之令,血亦随咳而出。无论实证或虚证,都是肺气不能清肃下降的结果。所以唐氏说:"肺通调津液而主制节,制节下行,则气顺而息安,若制节不行,则气逆而咳。"

(3) 咯血:咯血常因肾气不能潜纳所致。肾气潜纳,则能蒸化膀胱之水而为津液,否则膀胱之水随火上泛而成痰。肾火妄动,损伤胞室之血,随痰上泛,便成咯血之证。唐氏说;"所谓咯血出于肾者,乃肾气不化于膀胱,水沸为痰而惹动胞血之谓也。"此外,如呕血,他也认为是胃气上逆所致。呕血除受肝胆的影响而外,其余和吐血的病理大致相同。

气盛就是火盛,所谓"气有余,便是火",就是这个道理。火过盛则迫血妄行。这种病在习惯上叫作"血热妄行",如鼻衄、眼衄、耳衄、齿衄、脑衄等病,都属于这一范围(气虚不摄者例外)。唐氏认为这种病的形成,是阳气壅闭的结果,他说:"春夏阳气本应开发,若一郁闭,则邪气壅而为衄。"[3]阳气郁则生热，热盛则迫血上逆而为衄血。

2. 脾不能统摄的血证

（1）**升降失调**：人体的正常活动，必须是清阳上升，浊阴下降，血气才能正常的循行不息，而主宰这清浊升降的枢纽在于脾。唐氏说："其（脾）气上输心肺，下达肝肾，外灌溉四旁，充溢肌肉，所谓居中央畅四方者如是。血即随之运行不息，所谓脾统血者亦即如是。"[4]假若脾气损伤，形成"清气遏而不升，浊气逆而不降"[5]的局面，血液就会上溢或下渗而变生各种出血病证。

（2）**元气不摄**：气既为血之帅，因此必须元气充足，足以统摄血行，血液才能按照正常途径循行不已。假若脾肾虚损，元气不能统摄，血液也会泛滥旁溢，而发生各种血证。所以唐氏说："人身之生，总是以气统血。"又说："血之运行上下，全赖乎脾。"[6]

这两种病变，都是由于脾肾虚弱所致，所以唐氏在治疗上也都以补脾为主。他认为脾气一健，升降作用自能恢复；升降正常，元气充畅，则血液自能循经运行。临证所见，有些失血患者，如衄血、吐血、便血等，特别是妇女血崩证，用凉血止血药不效，改用培补脾胃、引血归经的药物，如归脾汤、补中益气汤等，往往可以获得显著效果，就是这个道理。

3. 血病对气的影响

气病既能影响血，血病当然也能影响气，所以唐氏认为由血病而影响气的病变，大致可分为气脱和气滞两种。

（1）**气脱**：如上所说，气的宁谧温煦，是依靠血的涵濡洒陈，说明血虽然以气为统帅，而气亦必以血为宅窟。如果没有血的涵濡洒陈，气就不能宁谧，失去温煦而浮越于外。浮越于外的气，就容易耗散或亡脱。所以出血过多的患者，往往会出现汗泄气喘等虚脱症状，这就是"血脱气散"的证验，特别是产后或血崩的患者，更容易出现这种现象。唐氏在产血门中指出："产后汗出气喘，是血脱气散之危证。"他并阐明其病机是"营血暴竭，卫气无依"的结果。这就提示我们在临证时，对这种病变必须予以足够的重视。

（2）**气滞**：血脱的时候，能使元气耗散，而血液瘀滞的时候，也能使气机阻遏。血瘀阻气，在病理变化上非常复杂。唐氏说："（血）着而不和，必见疼痛之证，或流注四肢则为肿痛，或滞于肌腠则生寒热。凡有所瘀，莫不壅塞气道，阻滞生机，久则变为骨蒸、干血、痨瘵。"[2]在临证时，见有瘀血的患者，往往出现疼痛的症状，正是血凝气阻的缘故，也就是"痛则不通"的道理。血瘀既能壅塞气道，气道壅塞，血液就更不畅通，发生疼痛或肿痛，这是可以理解的。瘀血不仅能壅遏气机，还能影响新血的滋生，新血不生，气机就不畅利，气机越不充畅，血液也就越不滋生，这样，骨蒸、干血、痨瘵诸病变，便随之而发生了。

4. 各脏腑对血证的影响

统摄血行，虽属于脾，但不能说血证与其他脏腑毫无关系。如咳血病虽属于肺，但唐氏指出，胃中积热，火盛乘金，气上而咳，或由肝之怒火上逆而咳。这就说明咳血不单纯是肺的病变，而有时是受到胃热或肝火的影响。咯血虽属于肾，但水火互根，肾病可以及心，心病亦能及肾，故亦有心经火旺伤络，而带出血丝的。唾血固常由脾不摄津，但如清晨唾血，即每早初醒，血溢满口，睡出即净者，如属实证，则多由肝不藏血，卧后血不归经使然。鼻衄固多由于肺不清肃，但鼻根上接太阳经脉，鼻孔下夹阳明经脉，因而太阳热郁不能发泄于外，以及阳明燥气上扰于鼻，都能令人鼻衄。凡此五脏六腑、十二经脉，无不有其阴阳表里，上下络属的关系。唐氏在这些方面，都做了比较细致的阐发。不过，总的说来，他特别重视肝脏的影响。因肝旺则克脾，而脾为统血之脏，脾受克则不能统血，即容易形成血证，这是一个极为重要的原因。肝又主怒，怒则火盛而气逆，反侮肺金，使肺气不能清肃下行。肝性喜条达，失于条达则抑郁，抑郁则生火，火盛气逆，也使肺气不能清肃。这是形成血证的另一原因。肝主藏血，肝脏发生病变，则不能藏血，也容易形成失血病。所以唐氏强调肝脏对血证的影响，是有一定道理的。

（三）血证的治疗方法

1. 治疗原则

气血在人体既是相依为用，若由气血失调所致之病，自当以调和气血为先。因而唐氏治血证，便以调气和气为主要原则，并以和法为治血病的第一良法。他说："表则和其肺气，里则和其肝气，而尤照顾脾肾之气，或补阴以和阳，或损阳以和阴。"[7]总之，无论补或泻，都是要使气血调和，恢复其正常机能。在具体措施上，则根据不同病变，采用不同方法，大致可分为调气和补气两种，而调气又包括降逆和泻实两个方面。凡属于气逆的，则以降逆为主。他说："治病之法，上者抑之，必使气不上奔，斯血不上溢。降其肺气，顺其胃气，纳其肾气，气下则血下，血止而气亦平复。"[7]这虽是他为吐血而设之法，但治疗咳血、咯血，也离不开这个原则。如对咳血的治疗，他提出或疏表以清肺，或滋阴以养肺，都是要使肺气清肃下行，以达到"气下则血下"的目的。所以他说："止血之法虽多，而总莫先于降气。"[2]至于气实的病变，则以泻实为主。他认为"气盛即火盛"，泻其实即泻其火，火不上炎，血便不再上逆。他以大黄黄连泻心汤为治吐血的主方，就是从泻火逆而立法的。

如因气虚不能统摄的病变，则用补气的方法，而补气中又分补虚和升陷两种。补虚是以培补脾气为主，因脾主统血，脾气健旺，自能统摄血行。脾虚不摄的，用归脾汤；大虚者，可用十全大补汤。升陷是以升举元气为主，凡由于元气下陷，血随气下而失血的，就使用这种方法。他说："崩中虽是血病，而实则因气虚也，气下陷则水随而泻，水为血之侣，气行则水行，水行则血行，宜服补气之药以升其水，水升则血升矣，补中益气治之。"[8]

脾虚不能统摄和气虚下陷的不同点是：脾虚者，上下失血病变，都可能出现，而气下陷者，则仅出现下窍出血。所以他对吐血、唾血等上窍出血的疾病，都有使用归脾汤或养荣汤治疗的论述，而补中益气汤则仅在下窍出血的病变中提出。

2. 治疗措施

他在治疗血证的具体措施上，提出止血、消瘀、宁血、补血四个大法。他认为在出血，特别是大出血的时候，往往气随血脱，"此时血之原委，不暇究治，惟以止血为第一要法"[2]。在血止之后，则急需祛瘀，因其离经未出之血，已失去其生理作用而成瘀血，若不及时祛除，则壅而成热，或变为痨，或结癥，或刺痛。历时既久，就会变证百出，故以消瘀为第二要法。在血止瘀消之后，其气血的循行，还不能安谧平静，往往隔几天或十几天以后，又复出血，必须及时安定其气血，才能巩固疗效。他说："其血复潮动而吐者，乃血不安其经常故也。必用宁之之法，使血得安乃愈。"[2]故以宁血为三法。出血之后，由于脱血的原因，往往出现阴虚症状，阴虚则阳无所附，久则阳气亦虚。故以补虚为善后收功的要法。

他在止血法的主张上，不仅要止其溢出之血，更重要的是止其经脉中未曾溢出之血。因出血的患者，各经脉中的血液，都受到波动而随势外溢，必须止其经脉之血，使不外溢，才能达到止血的目的。所以他说："所谓止血者，即谓此未曾溢出，仍可复还之血，止之使不溢出，则存得一分血，便保得一分命。"[2]说明他所主张的止血，是具有调气宁血的意义。在消瘀的主张上，他不仅注重于瘀血的祛除，而更重要的是要照顾到新血的滋生。他认为如果不能使新血滋生，瘀血也不能尽去。祛瘀和生新，应当同时并重。他说："抑思瘀血不行，则新血断无生理……然又非去瘀是一事，生新另是一事也。盖瘀血去则新血已生，新血生而瘀血自去，其间初无间隔。"[9]说明他在祛瘀的同时，已寓有补虚的作用。

3. 方药的运用

唐氏治疗血证，在方药的选择上，他首先是根据发病情况和所属脏器来确定方药的。如他认为吐血病属于胃，因而对吐血病的治疗，便以阳明为主而选用大黄黄连泻心汤。他说："方名泻心，实则泻胃。胃气下泄，则心火有所消导，而胃中之热气亦不上壅，斯气顺而血不逆矣。"[2]大黄一味，能推陈致新，以损阳和阴，对气盛或气逆的出血证，极为适宜。又如肠风下血，在《内经》称为久风，久则邪气内陷，治疗时必须使"内陷之邪，上升外达"[10]，所以他选用葛根黄连黄芩汤为主力，而加以和血疏散药物，如荆芥、当归、柴胡之类。他并总结出吐衄必降气、下血必升举的治疗原则。但所谓升举，不仅指补中益气而言，凡开提疏发，都属于升举的范围。

此外，他还很重视发病的原因和脏器的相互影响。如他在《吐血门》中指出，审系瘀血不行而血不止的，就以血府逐瘀汤[11]为主方；因于醇酒厚味的，就以白虎汤为主力；因于外感的，就以麻黄人参芍药汤[12]或小柴胡汤为主方；因于瘟疫伏热的，则以升降散[13]或犀角地黄汤为主方；因于劳倦饮食伤脾的，则以归脾汤为主方。若脾经虚火，生痰带血，则宜逍遥散加寸冬、藕节、蒲黄；若肝经虚火，生痰带血，亦宜逍遥散加山栀、五味等。所有这些方法，对后人治疗血证，都有很大的启发。

综上所述，可见唐氏对血证的认识，是比较全面的，他之所以能够如此，正是和他平素的学术修养分不开的。如他对李东垣的认识是："李东垣后，重脾胃者，但知宜补脾阳，而不知滋养脾阴。脾阳不足，水谷固不化，脾阴不足，水谷仍不化也。"[9]他对朱丹溪的认识是："朱丹溪治病以血为主，故用药偏于寒凉，不知病在火脏宜寒凉，病在土脏宜甘缓也。"[1]此外，他对黄元御、陈修园等，也都有正确的认识，并受到一定的影响。说明他对各家学说都能吸其所长，同时也能指出其所不够的一面，他就是这样总结前人经验来丰富自己的学识的。

【注释】

[1] 见《血证论·阴阳水火气血论》。

[2] 见《血证论·吐血》。

[3] 见《血证论·鼻衄》。

[4] 见《血证论·唾血》。

[5] 见《血证论·呕血》。

[6] 见《血证论·脏腑病机论》。

[7] 见《血证论·用药宜忌论》。

[8] 见《血证论·崩带》。

[9] 见《血证论·男女异同论》。

[10] 见《血证论·便血》。

[11] 血府逐瘀汤：赤芍三钱 川芎一钱 桃仁三钱 红花一钱 当归三钱 柴胡二钱 甘草一钱 枳壳一钱 生地三钱 桔梗二钱 牛膝三钱。（见《医林改错》）

[12] 麻黄人参芍药汤：麻黄一钱 桂枝三钱 黄芪三钱 人参三钱 炙草一钱 当归三钱 白芍三钱 麦冬三钱 五味子一钱。（见《血证论》卷七）

[13] 升降散：僵蚕三钱 蝉蜕七个 姜黄二钱 大黄一钱 为散，用白蜜、陈酒冲服。（见《血证论》卷八）

一、孙思邈《大医精诚》

张湛曰：夫经方之难精，由来尚矣。今病有内同而外异，亦有内异而外同，故五脏六腑之盈虚，血脉荣卫之通塞，固非耳目之所察，必先诊候以审之，而寸口关尺有浮沉弦紧之乱，俞穴流注有高下浅深之差，肌肤筋骨有厚薄刚柔之异，唯用心精微者，始可与言于兹矣。今以至精至微之事，求之于至粗至浅之思，其不殆哉！若盈而益之，虚而损之，通而彻之，塞而壅之，寒而冷之，热而温之，是重加其疾，而望其生，吾见其死矣。故医方卜筮，艺能之难精者也，既非神授，何以得其幽微？世有愚者，读方三年，便谓天下无病可治；及治病三年，乃知天下无方可用。故学者必须博极医源，精勤不倦，不得道听途说，而言医道已了，深自误哉。

凡大医治病，必当安神定志，无欲无求，先发大慈恻隐之心，誓愿普救含灵之苦。若有疾厄来求救者，不得问其贵贱贫富，长幼妍蚩，怨亲善友，华夷愚智，普同一等，皆如至亲之想。亦不得瞻前顾后，自虑吉凶，护惜身命。见彼苦恼，若己有之，深心悽怆，勿避崄巇，昼夜寒暑，饥渴疲劳，一心赴救，无作功夫形迹之心，如此可为苍生大医，反此则是含灵巨贼。

自古名贤治病，多用生命以济危急，虽曰贱畜贵人，至于爱命，人畜一也。损彼益己，物情同患，况于人乎！夫杀生求生，去生更远，吾今此方，所以不用生命为药者，良由此也。其虻虫、水蛭之属，市有先死者，则市而用之，不在此例。只如鸡卵一物，以其混沌未分，必有大段要急之处，不得已隐忍而用之，能不用者，斯为大哲，亦所不及也。其有患疮痍下痢，臭秽不可瞻视，人所恶见者，但发惭愧凄怜忧恤之意，不得起一念蒂芥之心，是吾之志也。

夫大医之体，欲得澄神内视，望之俨然，宽裕汪汪，不皎不昧，省病诊疾，至意深心，详察形候，纤毫勿失，处判针药，无得参差，虽曰病宜速救，要须临事不惑，唯当审谛覃思，不得于性命之上，率尔自逞俊快，邀射名誉，甚不仁矣。又到病家，纵绮罗满目，勿左右顾眄；丝竹凑耳，无得似有所娱；珍羞迭荐，食如无味；醽醁兼陈，看有若无。所以尔者，夫一人向隅，满堂不乐，而况病人苦楚，不离斯须，而医者安然欢娱，傲然自得，兹乃人神之所共耻，至人之所不为，斯盖医之本意也。

夫为医之法，不得多语调笑，谈谑喧哗，道说是非，议论人物，炫耀声名，訾毁诸医，自矜己德，偶然治差一病，则昂头戴面，而有自许之貌，谓天下无双，此医人之膏肓也。……又不得以彼富贵，处以珍贵之药，令彼难求，自炫功能，谅非忠恕之道。志存救济，故亦曲碎论之，学者不可耻言之鄙俚也。（《千金要方》卷一）

二、孙思邈《治病略例》

夫天布五行，以植万类；人禀五常，以为五脏。经络腑输，阴阳会通，玄冥幽微，变化难极。易曰：非天下之至赜，其孰能与于此。观今之医，不念思求经旨，以演其所知，各承家伎，始终循旧，省病问疾，务在口给，相对斯须，便处汤药，按寸不及尺，握手不及足，人迎趺阳，三部不参，动数发息，不满五十，短期未知决诊，九候曾无仿佛，明堂阙庭，尽不见察，所谓窥管而已。夫欲视死别生，固亦难矣。此皆医之深戒，病者可不谨以察之，而自防虑也。古来医人，皆相嫉害，扁鹊为秦太医令李醯所害，即其事也，一医处方，不得使别医和合，脱或私加毒药，令人增疾，渐以致困，如此者非一，特须慎之，宁可不服其药，以任天真；不得使愚医相嫉，贼人性命，甚可哀伤。

夫百病之本，有中风伤寒，寒热温疟，中恶霍乱，大腹水肿，肠澼下痢，大小便不通，贲豚上气，咳逆呕吐，黄疸消渴，留饮癖食，坚积癥瘕，惊邪癫痫鬼疰，喉痹齿痛，耳聋目盲，金疮踒折，痈肿恶疮，痔瘘瘤瘿，男子五劳七伤，虚乏羸瘦，女子带下崩中，血闭阴蚀，虫蛇蛊毒所伤，此皆大略宗兆，其间变动枝叶，各依端绪以取之。又有冷热劳损，伤饱房劳，惊悸恐惧，忧恚怵惕。又有产乳落胎，堕下瘀血。又有贪饵五石，以求房中之乐。此皆病之根源为患，生诸枝叶也，不可不知其本末。但向医说男女长幼之病，有半与病源相附会者，便可服药也。男子者众阳所归，常居于燥，阳气游动，强力施泄，便成劳损。损伤之病，亦以众矣，若比之女人，则十倍易治。凡女子十四已上，则有月事。月事来日，得风冷湿热，四时之病相协者，皆自说之，不尔，与治误相触动，更增困也。处方者亦应问之。凡用药皆随土地所宜。江南岭表，其地暑湿，其人肌肤薄脆，腠里开疏，用药轻省。关中河北土地刚燥，其人皮肤坚硬，腠里闭塞，用药重复。世有少盛之人，不避风湿，触犯禁忌，暴竭精液，虽得微疾，皆不可轻以利药下之，一利大重，竭其精液，困滞著床，动经年月也。凡长宿病宜服利汤，不须尽剂，候利之足则止，病源未除者，于后更合耳，稍有气力，堪尽剂则不论也。病源须服利汤取除者，服利汤后，宜将丸散时时助之。

凡病服利汤得差者，此后慎不中服补汤也，若得补汤，病势还复成也，更重泻之，则其人重受弊也。若初差，气力未甚平复者，但消息之；须服药者，当以平药和之。夫常患之人，不妨行走，气力未衰，欲将补益，冷热随宜丸散者，可先服利汤，泻除胸腹中壅积痰实，然后可服补药也。夫极虚劳应服补汤者，不过三剂即止，若治风病应服治风汤者，皆非三五剂可知也，自有滞风洞虚，即服十数剂，乃至百余日可差也，故曰实则泻之，虚则补之。

夫二仪之内，阴阳之中，唯人最贵，人者禀受天地中和之气，法律礼乐，莫不由人。人始生，先成其精，精成而脑髓生，头圆法天，足方象地，眼目应日月，五脏法五星，六腑法六律，以心为中极。大肠长一丈二尺，以应十二时；小肠长二丈四尺，以应二十四气；身有三百六十五络以应一岁；人有九窍以应九州；天有寒暑，人有虚实；天有刑德，人有爱憎；天有阴阳，人有男女；月有大小，人有长短。所以服食五谷，不能将节，冷热咸苦，更相振触，共为攻击，变成疾病。凡医诊候，固是不易，又问而知之，别病深浅，名曰巧医。仲景曰：凡欲和汤合药，针灸之法，宜应精思，必通十二经脉，知三百六十孔穴，荣卫气行，知病所在，宜治之法，不可不通。古者上医相色，色脉与形不得相失，黑乘赤者死，赤乘青者生。中医听声，声合五音，火闻水声，烦闷干惊；木闻金声，恐畏相刑；脾者土也，生育万物，迥助四傍，善者不见，死则归之。太过则四肢不举，不及则九窍不通，六识闭塞，犹如醉人，四季运转，终而复始。下医诊脉，知病元由，流转移动，四时逆顺，相害相生，审知脏腑之微，此乃为妙也。（《千金要方》卷一）

三、王冰《有无虚实辨》

深乎！圣人之言，理宜然也。有无求之，虚盛责之，言悉由也。夫如大寒而甚，热之不热，是无火也；热来复去，昼见夜伏，夜发昼止，时节而动，是无火也，当助其心。又如，大热而甚，寒之不寒，是无水也；热动复止，倏忽往来，时动时止，是无水也，当助其肾。内格呕逆，食不得入，是有火也。病呕而吐，食久反出，是无火也。暴速注下，食不及化，是无水也。溏泄而久，止发无恒，是无火也。故心盛则生热，肾盛则生寒，肾虚则寒动于中，心虚则热收于内。又，热不得寒，是无火也，寒不得热，是无水也。夫寒之不寒，责其无水；热之不热，责其无火。热之不久，责心之虚；寒之不久，责肾之少。有者泻之，无者补之，虚者补之，盛者泻之。适其中外，疏者壅塞，令上下无碍，气血通调，则寒热自和，阴阳调达矣。是以方有治热以寒，寒之而水食不入；攻寒以热，热之而昏躁以生。此则气不疏通，壅而为是也。纪于水火，余气可知。故曰：有者求之，无者求之，盛者责之，虚者责之，令气通调，妙之道也。（《素问·至真要大论》注文）

四、王冰《"寒之而热取之阴、热之而寒取之阳"辨》

言"益火之源，以消阴翳；壮水之主，以制阳光"，故曰：求其属也。夫粗工褊浅，学未精深，以热攻寒，以寒疗热，治热未已，而冷疾已生；攻寒日深，而热病更起。热起而中寒尚在，寒生而外热不除，欲攻寒则惧热不前，欲疗热则思寒又止，进退交战，危殆已臻。岂知脏腑之源，有寒热温凉之主哉！取心者，不必齐以热；取肾者，不必齐以寒。但益心之阳，寒亦通行；强肾之阴，热之犹可。观斯之故，或治热以热，治寒以寒，万举万全，孰知其意，思方智极，理尽辞穷，呜呼！人之死者，岂谓命，不谓方士愚昧而杀之耶！（《素问·至真要大论》注文）

五、钱乙《虚实腹胀》

腹胀，由脾胃虚气攻作也。实者，闷乱满喘，可下之，用紫霜圆、白饼子。不喘者，虚也，不可下。若误下，则脾气虚，上附肺而行，肺与脾，子母皆虚，肺主目胞腮之类，脾主四肢，母气虚甚，即目胞腮肿也；色黄者，属脾也，治之用塌气圆渐消之。未愈，渐加圆数，不可以丁香、木香、橘皮、豆蔻大温散药治之。何以然？脾虚气未出，腹胀而不喘，可以散药治之，使上下分消其气，则愈也。若虚气已出，附肺而行，即脾胃内弱，每生虚气，入于四肢、面目矣。小儿易为虚实，脾虚不受寒温，服寒则生冷，服温则生热，当识此，勿误也。胃久虚热，多生疸病，或引饮不止。脾虚不胜肾，随肺之气，上行于四肢若水状，肾气浸浮于肺，即大喘也，此当服塌气圆。病愈后，面未红者，虚衰未复故也。

治腹胀者，譬如行兵，战寇于林，寇未出林，以兵攻之，必可获寇；若出林，不可急攻，攻必有失，当以意渐收之，即顺也。

治虚腹胀，先服塌气圆，不愈，腹中有食积结粪，小便黄，时微喘，脉伏而实，时饮水，能食者，可下之。盖脾初虚而后结有积，所治宜先补脾，后下之，下后又补脾，即愈也，补肺恐生虚喘。（《小儿药证直诀》卷上）

六、许叔微《辨少阴脉紧证》

记有人患伤寒六七日，心烦昏睡多吐，小便白色，自汗。予诊之，寸口尺中俱紧，予曰：寒中少阴之经，是以脉紧。仲景云：病人脉紧而汗出者，亡阳也，属少阴，法当咽痛而复下利。盖谓此也。有难之曰：《脉诀》紧脉属七表，仲景以紧脉属少阴，紧脉属阳耶？属阴耶？予曰：仲景云：寸口脉阴阳俱紧者，清邪中于上焦，浊邪中于下焦。又云：阴阳俱紧者，口中气出，唇口干燥，蜷卧足冷，鼻中涕出，舌上滑胎，勿妄治也。又云：紧则为寒。又云：诸紧为寒。又云：曾为人所难，紧脉从何而来？师云：假令已汗若吐，以肺里寒，故令脉紧，假令咳者，坐饮冷水，故令脉紧。假令下利，以胃虚，故令脉紧。又云：寸口脉微，尺脉紧，其人虚损多汗。由是观之，则寒邪之

任启林 医学全集

气，入人经络所致，皆虚寒之脉也。其在阳经则浮而紧，在阴经则沉而紧，故仲景云：浮紧者名为伤寒。又曰：阳明脉浮而紧者，必潮热。此在阳则浮而紧也。在阴则沉而紧，故仲景云：寸口脉微，尺脉紧，其人虚损多汗，则阴常在，绝不见阳。又云：少阴脉紧，至七八日自下利，脉暴微，手足反温，脉紧反去者，此欲解也。此在阴则沉而紧也。仲景云：浮为在表，沉为在里，数为在腑，迟为在脏。欲知表里脏腑，先以浮沉迟数为定，然后兼于脉而别阴阳也，故论伤寒当以仲景脉法为准。伤寒必本仲景，犹兵家之本孙吴，舍之而之他，是犹舍规矩而求方圆，舍律吕而合五音，必乖缪矣。予尝作《伤寒歌》百篇，其首篇曰：《伤寒脉证总论篇第一》，皆本仲景，令漫录于后：

　　大浮数动滑阳脉，阴病见阳生可得；沉涩弦微弱属阴，阳病见阴终死厄；阴阳交互最难明，轻重斟量当别白。轻手脉浮为在表，表实浮而兼有力；但浮无力表中虚，自汗恶风常淅淅。重手脉沉为在里，里实脉沉来亦实；重手无力大而虚，此是里虚宜审的。风则虚浮寒牢坚，水停水畜必沉潜，动则为痛数为热，支饮应须脉急弦，太过之脉为可怪，不及之脉亦如然。荣卫太盛名高章，高章相搏名曰纲；荣卫微时名惵卑，惵卑相搏损名扬；荣卫既和名缓迟，缓迟名沉此最良；九种脉中辨疾证，长沙之诀妙难量。瞥瞥有如羹上肥，此脉定知阳气微；萦萦来如蛛丝细，却是体中阴气衰；脉如泻漆之绝者，病人亡血更何疑；阳结蔼蔼如车盖，阴结循竿亦象之；阳盛则促来一止，阴盛则结缓而迟；纵横逆顺宜审察，残贼灾怪要须知；脉静人病内虚故，人安脉病曰行尸。右手气口当主气，主血人迎左其位；气口紧盛食必伤，人迎紧盛寒邪炽。数为在腑迟为脏，浮为在表沉在里；浮紧坚涩寒伤荣，脉浮而缓风伤卫。脉微大忌令人吐，欲下犹防虚且细；沉微气弱汗为难，三者要须当审记。阳加于阴有汗证，左手沉微却应未，跌阳胃脉定死生，太溪肾脉为根蒂。脉来六至或七至，邪气渐深须用意；浮大昼加病属阳，沉细夜加分阴位。九至以上来短促，状若涌泉无入气；更加悬绝渐无根，命绝天真当死矣。病人三部脉调匀，大小浮沉迟数类，此是阴阳气已和，勿药自然应有喜。

发热恶寒，近似伤寒者，有五种：脉浮而数，其人发热而恶寒者，伤寒之候也；脉浮而紧，其人发热恶寒，或有痛处，是欲为痛疽也；脉浮按之反涩，其人发热而恶寒，或膈实而呕吐，此是伤食也；脉浮而滑，其人发热而背寒，或头眩而呕吐，此是风痰之证也；脉浮而弦，其人发热而恶寒，或思饮食，此是欲作疟证也。能辨其脉，又验其证，斯无误也。（《普济本事方》卷九）

七、朱肱《问表证》

发热恶寒，身体痛而脉浮者，表证也。表证者，恶寒是也，恶寒者，表之虚，此属太阳，宜汗之。然伤寒发表，须当随病轻重而汗之；故仲景有发汗者，有和解之者。兼四时发汗，亦自不同。春不可大发汗，以阳气尚弱，不可驱夺，使阴气胜于时。天寒初解，荣卫腠理缓，可用小柴胡汤之类。多不可汗者，以阳气伏藏，不可妄扰，不问伤寒中风，以轻药解利之。伤寒无汗者，只与桂枝麻黄各半汤，伤风有汗，只与柴胡桂枝汤，或得少汗而解，或无汗自解。夏月天气大热，玄府开，脉洪大，宜正发汗，但不可用麻黄、桂枝热性药，须是桂枝麻黄汤加黄芩、石膏、知母、升麻也。夏月有桂枝麻黄证，不加黄芩辈服之，转助热气，便发黄斑出也，白虎汤虽可用，然治中暑与汗后一解表药耳，一白虎未能驱逐表邪，况夏月阴气在内，或患热病而气虚人，妄投白虎，往往有成结胸者，以白虎性寒，非治伤寒药也。凡发汗欲令手足俱周，漐漐然一时许为佳，不欲如水淋漓，服汤中病即止，不必尽剂。然发汗，须如常复腰以上，厚衣复腰以下，盖腰以上流漓，而腰以下至足心微润，病终不解。凡发汗病证仍在者，三日内可二三汗之，令腰脚周遍为度。

又问：三阴有可汗者乎？阴病不当发汗，发汗即动经，然太阴脉浮，少阴发热，亦须微微取汗，但不正发汗耳。大抵风寒中人，与荣卫俱薄而发热，又未曾行诸汗药，虽无阳证，须少汗解逐之。王叔和云：表中风寒，入里则不消，故知初病脉沉细数，虽里不消，本表中风寒，须宜温复少汗而解。仲景太阴证脉浮可汗，宜桂枝汤；少阴病发热脉沉，宜麻黄细辛附子汤；少阴二三日，常见少阴证，无阳证者，宜麻黄附子甘草汤微发汗，皆阴证表药也。要知脉沉细数，病在里，不可发汗，此大略之言耳。脉应里，面发热在表，宜以小辛之药取微汗而温散也。大抵伤寒太阳证发热恶寒，宜发其汗，然热多寒少，其脉微弱，或尺脉迟者，不可表也；其人当汗而衄血下血者，不可表也；坏病者，不可表也；妇人经水适来者，不可表也；风温者，不可表也；湿温者，不可表也；虚烦者，不可表也；病人腹间左右上下有筑触动气者，不可表也，以此见古人慎用表药如此。(《类证活人书》卷三)

八、朱肱《问里证》

不恶寒，反恶热，手掌心并腋下溅溅汗出，胃中干涸，燥粪结聚，潮热，大便硬，小便如常，腹满而喘，或谵语，脉沉而滑者，里证也。里证者，此属阳明也，宜下之。伤寒始发热恶寒，今汗后不恶寒，但倍发热而躁；始脉浮大，今脉洪实，或沉细数；始惺静，今狂语，此为胃实阳盛，再汗即死，须下之即愈。亦有始得病，便变阳盛之证，须便下之，不可拘以日数。更有心胸连脐腹大段疰闷，腹中疼，坐卧不安，冒闷喘急极者，亦不候他证，便下之，失下则气血不通，四肢便厥，医人不知，反疑是阴厥，复进热药，祸如反掌，不可不察也。

又问：三阴有可下者乎？三阴大约可温，然须有积证方可也，何谓积证？太阴腹满时痛，少阴口燥咽干，或腹满不大便，或下利清水，心下痛，皆积证也。下证悉具，服汤已，更衣者，止后服，不尔，尽剂服之。下后慎不中服补药。孙真人云：服大承气汤，得利差，慎不中服补药也。热气得补复成，更复下之，是重困也，宜消息安养之。大抵伤寒最慎于下，若表证未罢，不可乱投汤剂，虚其胃气。脉浮者，不可下；脉虚细者，不可下；恶寒者，不可下；呕吐者，不可下；不转矢气者，不可下；大便坚，小便数，不可用承气汤攻之；小便清者，不可下；大便硬，小便少者，未可攻；阳明病自汗出，若发汗，小便自利者，不可下，以此知古人慎用转药如此。(《类证活人书》卷三)

九、刘完素《病机论》

论曰：察病机之要理，施品味之性用，然后明病之本焉。故治病不求其本，无以去深藏之大患，故掉眩收引，䐜郁肿胀，诸痛痒疮，皆根于内。夫百病之生也，皆生于风、寒、暑、湿、燥、火，以之化之变也。经言盛者泻之，虚者补之。余锡以方士，而方士用之，尚未能十全，余欲令要道必行，桴鼓相应，犹拔刺雪污，工巧神圣，可得备闻。《灵枢经》曰：刺探犹可拔，污深犹可雪。庄子曰：雪，犹洗也。岐伯曰：审察病机，无失气宜，此之谓也。

黄帝曰：愿闻病机何如？岐伯曰：诸风掉眩，皆属于肝。少虑无怒，风胜则动。肝者，罢极之本，魂之居也，其华在爪，其充在筋，以生血气，其味酸，其色苍，为将军之官，谋虑出焉；此为阴中之少阳，通于春气，其脉弦。王注曰：肝有二布叶一小叶，如木甲坼之象。故《经》所谓：其用为动，乃木之为动，火太过之政，亦为动。盖火木之主暴速，所以掉眩也。掉，摇也。眩，昏乱也。旋运，皆生风故也。是以风火皆属阳，阳主动，其为病也，胃脘当心痛，上支两胁，隔咽不通，食饮不下，甚则耳鸣眩转，目不识人，善暴僵仆，里急绠戾，胁痛呕泄，甚则掉眩巅疾，两胁下痛引少腹，令人善怒；虚则目睆睆无所见，耳无所闻，善恐如人将捕之。凡病肝木风疾者，以热为本，以风为标，故火本不燔，遇风洌乃焰；肝本不甚热，因金衰而旺；肺金不胜心火，木来侮于金，故诸病作矣。其为治也，燥胜风。王注曰：风自木生，燥为金化。风余则制之以燥，肝胜则治以清凉，清凉之气，金之气出，木气之下，金气承之。又曰：风淫于内，治以辛凉。肝欲散，急食辛以散之。故木主生荣而主春，其性温。故风大则反凉而毁折，是兼金化制其木也。故风病过极，而反中外燥涩，是反兼金化也。故非为金制其木，是甚则如此。中风偏枯者，由心火暴盛，而水衰不能制，则火实克金；金不能平木，则肝木胜，而兼于火热，则卒暴僵仆。凡治消瘅仆击，偏枯痿厥，气满发，肥贵膏粱之疾也，故此脏气平则敷和，太过则发生，不及则委和。

诸痛痒疮，皆属于心。静则神明，热胜则肿。心者，生之本，神之变也，其华在面，其充在血脉，为阳中之太阳，通于夏气，其脉钩，其味苦，其色赤，为君主之官，神明出焉，此为阳中之太阳也。王注曰：心形如未敷莲花，中有九空，以导引天真之气，神之宇也。《经》所谓：其用为燥。火性燥动，其明于外，热甚火赫，铄石流金，火之极变也；燔焫山川，旋反屋宇，火之灾眚也。故火非同水，水智而火愚，其性暴速，其为病也，当胸中热嗌干，右胠满，皮肤痛，寒热咳喘，唾血血泄，鼽衄嚏呕，溺色变，甚则疮疡胕肿，肩背臑缺盆中痛，疡疹身热惊惑，恶寒战栗，谵妄，衄蔑语笑，疮疡血流，狂妄目赤，胸中痛，胁支满，胁下痛，背膂肩胛间痛，两臂内痛，虚则胸腹大，胁下与腰相引而痛。其为治也，以寒胜热。王注曰：小热之气，凉以和之，大热之气，寒以取之，甚热之气，汗以发之，发之不尽，逆制之，制之不尽，求其属以衰之。又曰：壮水之主，以制阳光。经曰：气有多少，病有盛衰，治有缓急，方有大小，此之谓也。是以热淫于内，治以咸寒，佐以甘苦，以酸收之，以苦发之。心欲软，急食咸以软之。君火之下，阴精承之；火气之下，水气承之。是故火主暴疟，故燥万物者，莫熯乎火，夏月火热极甚，则天气熏和，而万物反润，以水出液，林木津流，及体热极而反汗液出，是火极而反兼水化。俗以难辨，认是作非，不治已极，反攻王气，是不明标本，但随兼化之虚象，妄为其治，反助其满而害于生命多矣。故此脏平则升明，太过则赫曦，不及则伏明。王注曰：百端之起，皆自心生。

诸湿肿满，皆属脾土。味和气化，湿胜则濡泄。脾者，仓廪之本，营之居也，名曰器，能化糟粕，转味而入出者也，其华在唇四白，其充在肌，其味甘，其色黄，故为仓廪之官，又名谏议之官，五味出焉。此至阴之类，通于土气，为阴中至阴，脾也，其脉缓。王注曰：脾形象马蹄，内包胃脘，象土形也，其用为化，兼四气聚散，复形群品，以主溉灌肝心肺肾，不主于时，寄旺四季。《经》所谓：善不可见，恶者可见也。其变骤注，其灾霖溃，其为病也，胕肿骨痛阴痹，按之不得，腰脊头颈痛，时眩，大便难，阴气不用，饥不欲食，咳唾则有血，积饮否膈中满，霍乱吐下，身重，善饥，肌肉痿，足不收行，胠膜呕吐，泄注下。王注曰：脾热则生湿，虚则腹满、肠鸣、飧泄、食不化者，有胃之寒者，有胃之热者，色白澄彻清冷，皆属于寒；色黄水赤浑浊，皆属于热。故仲景曰：邪热不杀谷，火性疾速，此之谓也。其为治也，风胜湿，湿自土生，风为木化，土余则制之以风，脾盛治之以燥，故湿伤肉，湿胜则濡泄，甚则水闭胕肿。王注曰：湿为水，水盛则肿，水下形肉已消。又曰：湿气为淫，皆为肿满，但除其湿，肿满自衰。若湿气在上，以苦吐之；湿气在下，以苦泻之，以淡渗之。治湿之法，不利小便，非其治也。故湿淫所胜，平以苦热，佐以酸辛，以苦燥之，以淡泄之。若湿上甚而热，治以苦温，佐以甘辛，以汗为故而止。湿淫于内，治以苦热，佐以酸淡，以苦燥之，以淡泄之，脾苦湿，急食苦以燥之。又曰：土气之下，木气承之。《本草》曰：燥可去湿，桑白皮、赤小豆之属。王注曰：半身已上，湿气有余，火气复郁，所以明其热能生湿，经所谓风寒在下，燥热在上，湿气在中，火游行其间，是亦热之用矣，故土主沉黔云雨而宏静，雨热极甚，则飘骤散落，是反兼风木制其土也。若脾热甚，土自壅，燥去其湿，以寒除热，脾土气衰，以甘缓之，所以溏泄、积饮、痞隔、肿满、湿热、干涸、消渴，慎不可以温药补之。故积温成热，性之温，乃胜气之药也。故此脏喜新而恶陈，常令滋泽，无使干涸，土平则备化，太过则敦阜，不及则卑监。

诸气膹郁、病痿，皆属于肺金。常清气利，燥胜则干。肺者，气之本，魄之处也，其华在毛，其充在皮，其味辛，其色白，而为相傅之官，治节出焉，为阳中之少阴，通于秋气，其脉毛。王注曰：肺之形，象人肩，二布叶一小叶，中有二千四空行列，以分布诸脏清浊之气。《经》所谓：其用为固，其变肃杀，其眚苍落。其为病也，骨节内变，左胠胁痛，寒清于中，感而疟，太凉革候，咳，腹中鸣，注泄鹜溏，咳逆心胁满，引小腹，善暴痛，不可反侧，嗌干面尘色恶，腰痛，丈夫癞疝，妇人少腹痛，浮虚，疣、尻、阴股、髀、腨、胕痛，是病皶揭，实则喘厥逆气，肩背痛，汗出，尻、阴股、膝、髀、腨、胕、足皆痛；虚则少气不能报息，耳聋嗌干。其为治也，热胜燥，燥自金生，热为火化，金余则制之以火，肺胜则治之以苦。又曰：金气之下，火气承之。燥淫于内，治以苦温，佐以苦辛，以苦下之，若肺气上逆，急食苦以泄之。王注曰：制燥之胜，必以苦温，故受干病生焉。是以金主于秋而属阴，其气凉。凉极天气清明，而万物反燥，故燥若火，是金极而反兼火化也。故病血液衰也，燥金之化极甚，则烦热气郁痿弱，而手足无力不能收持也。凡有声之痛，应金之气，故此脏平气则审平，太过则坚成，不及则从革。

诸寒收引，皆属于肾水。能养动耗，寒胜则浮。肾者，主蛰、封藏之本，精之处也，其华在发，其充在骨，其味咸，其色黑，为作强之官，伎巧出焉，为阴中之太阴，通于冬气，其脉石。王注曰：肾脏有二，形如豇豆，相并而曲附于膂筋，外有脂裹，里白表黑，主藏精。故《仙经》曰：心为君火，肾为相火。是言右肾属火，而不属水也。《经》所谓：膻中者，臣使之官，喜乐出焉。故膻中者在乳之间，下合于肾，是火居水位，得升则喜乐出焉。虽君相二火之气，论其五行造化之理，同为热也。故左肾属水，男子以藏精，

3106

女子以系胞；右肾属火，游行三焦，兴衰之道由于此。故七节之傍，中有小心，是言命门相火也。《经》所谓：其变凝冽，其眚冰雹。其为病也，寒客心痛，腰腿痛，大关节不利，屈伸不便，若厥逆痞坚，腹满寝汗，实则腹大胫肿，喘咳身重，寝汗出憎风；虚则胸中痛，大腹小腹痛，清厥意不乐。王注曰：大小腹，大小肠也。此所谓左肾水发痛也。若夫右肾命门相火之为病，少气，疮疡，疥癣，痈肿，胁满，胸背首面四肢浮肿，腹胀呕逆，瘕疝，骨痛，节有动，注下温疟，腹中暴痛，血溢流注精液，目赤心热，甚则瞀昧暴痛，瞀闷懊恼，嚏呕疮疡惊躁，喉痹耳鸣，呕涌暴注，瞤瘈暴死，瘤气结核丹熛，皆相火热之胜也。其为治也，寒胜热，燥胜寒。若热淫于内，治以咸寒；火淫所胜，平以咸冷。故相火之下，水气承之。如寒淫于内，治以甘热，佐以苦辛；寒淫所胜，平以辛热。又曰：肾苦燥，急食辛以润之，肾欲坚，急食苦以坚之。故水本寒，寒急则水冰如地而能载物，水发而雹雪，是水寒亢极，反似克水之土化，是谓兼化也。所谓寒病极者，反肾满也。左肾不足，济之以水，右肾不足，济之以火，故此脏水平则静顺，不及则涸流，太过则流行。

诸厥固泄，皆属于下。厥谓气逆，固谓禁固，气逆则肝肾失守，失守则不能禁固，出入无度，燥湿不恒，故气下则愈也。经所谓厥气上行，满脉去形。

诸痿喘呕，皆属于上。肺者，脏之长也，为心之华盖，故肺热叶焦，发为痿躄。是气郁不利，病喘息而呕也。呕谓呕酸水，火气炎上之象也。胃膈热甚，则为呕也。若衰火之炎，痿躄则愈；利肺之气，喘息自调也。道路开通，吐呕则除。凡病呕涌溢食，皆属之火也。王注曰：内格呕逆，食不得入，是有火也。《经》所谓：三阳有余，则为痿易。王注曰：易有变常用，自痿弱无力也，故此者热之明矣。

诸热瞀瘈，皆属于火。热气胜，则浊乱昏昧也。瞀，视乃昏也。《经》所谓：病筋脉相引而急，名曰瘈者，故俗谓之搐是也。热胜风搏，并于经络，故风主动而不宁，风火相乘，是以热瞀瘈而生矣。治法祛风涤热之剂，折其火势，热瘈可立愈，若妄加灼火，或饮以发表之药，则取死不旋踵。

诸禁鼓栗，如丧神守，皆属于火。禁栗惊惑，如丧神守，悸动怔忡，皆热之内作，故治当以制火，制其神守，血荣而愈也。

诸痉项强，皆属于湿。寒湿同性，水火同居，故足太阳膀胱经属水而位下，所以湿可伤也。其脉起目内眦，上额交于巅上，其支别从巅入络于脑，还出别下项，故主项强。太阳表中风，加之以温，客于经中，内挟寒湿，则筋脉抽急，故痉，项强而不柔和也。此太阳寒湿，当详有汗无汗，治以流湿祛风，缓发表而愈也。

诸逆冲上，皆属于火。冲，攻也。火气炎上，故作呕涌溢，食不下也。

诸胀腹大，皆属于热。肺主于气，贵乎通畅。若热甚则郁于内，故肺胀而腹大。是以火主长而高茂，形现彰显，升明舒荣，皆肿之象也，热去则见自利也。

诸躁狂越，皆属于火。胃实则四肢实，而能登高也。故四肢者诸阳之本，《经》所谓：阴不胜阳，则脉流薄疾，病乃狂。是以阳盛则使人妄言骂詈，不避亲疏，神明之乱也。故上善若水，下愚若火，此之谓也。治之以补阴泻阳，夺其食则病已。

诸暴强直，皆属于风。暴，虐而害也。强，劲，有力而不能和柔也。乃厥阴风木势甚而成此。王注曰：阳郁于内，而阴行于外。《千金》曰：强直为风。治以泻火补金，木能自平也。

诸病有声，鼓之如鼓，皆属于热。腹胀大而鼓之有声如鼓者，热气甚则然也。《经》所谓：热胜则肿，此之类也。是以热气内郁，不散而聚，所以叩之如鼓也。诸腹胀大，皆为里证，何以明之？仲景曰：少阴病腹胀，不大便者，急下之，宜大承气汤。所谓土坚胜水则干，急与大承气汤下之以救肾水。故知无寒，其热明矣。

诸病胕肿，疼酸惊骇，皆属于火。胕肿，热胜内则阳气滞故也。疼酸由火实制金，不能平木，则木旺而为酸。酸者，肝之味也。故《经》所谓：二阳一阴发病，主惊骇。王注曰：肝主惊。然肝主之，原其本也。自心火甚则善惊，所以惊则心动而不宁也，故火衰水平，治之本也。

诸转反戾，水液浑浊，皆属于热。热气燥烁于筋，故筋转而痛，应风，属于肝也，甚则吐不止。喝热之气，加之以泄，湿胜也。若三气杂，乃为霍乱，故仲景曰：呕吐而利，名曰霍乱。故有干霍乱，有湿霍乱。得其吐利，邪气得出，名湿霍乱也，十存八九。若不得吐利，挥霍撩乱，邪无由出，名曰干霍乱，十无一生。二者皆以冒暑中热，饮食不节，寒热气不调，清浊相干，阴阳乖隔，则为此病。若妄言寒者，大误矣。故热则小便浑而不清，寒则洁而不浊，故井水煎汤沸，则自然浑浊也。

诸病水液，澄彻清冷，皆属于寒。水液为病寒也，故水清净，其气寒冷，水谷不化而吐利，其色白而腥秽，传化失常，食已不饥，虽有邪热不杀谷而不饥者，无倦而常好动，其便色黄而酸。王注曰：寒者上下所出，即吐出溺出也。又法曰：小寒之气，温以和之。

诸呕吐酸，暴注下迫，皆属于热。流而不腐，动而不蠹，故吐呕、吐酸者，胃膈热甚，则郁滞于气，物不化而为酸也。酸者肝木之味，或言吐酸为寒者，误也。暴注者，是注泄也，乃肠胃热而传化失常。《经》所谓：清气在下，则生飧泄。下迫者，后重里急，窘迫急痛也。火性急速，而能造物故也，俗云：虚坐努责而痛也。

诸涩枯涸，干劲皲揭，皆属于燥。涩枯者，水液气衰少，血不荣于皮肉，气不通利，故皮肤皲揭而涩也，及甚则麻痹不仁。涸干者，水少火多，《系辞》云：燥万物者，莫熯乎火。故火极热甚，水液干而不润于身，皮肤乃启裂，手足有如斧伤而深三二分者，冬月甚而夏月衰。故法曰，寒能收敛，收敛则燥涩皲揭；热能纵缓，纵缓则滋荣润泽，皆属燥金之化也。王注曰：物之生滑利，物之死枯涩。其为治也，宜开通道路，养阴退阳，凉药调之。荣血通流，麻木不仁，涩涸干劲皲揭，皆得其所，慎毋服乌附之药。

《经》所谓：金、木、水、火、土，运行之数，寒、暑、燥、湿、火、风，临御之化，不失其道，则民病可调。凡受诸病者，皆归于五行六气胜复盛衰之道矣。王注曰：人生有形，不能无患。既有其患，亦常有逃生化、出阴阳者也。故曰：谨守病机，各司其属，有者求之，无者求之，盛者责之，虚者责之，必先五胜，疏其血气，令得调达，而致和平，此之谓也。(《素问病机气宜保命集》)

一〇、张元素《用药用方辨》

如仲景治表虚，制桂枝汤方。桂枝味辛热发散助阳，体轻本乎天者亲上，故桂枝为君，芍药、甘草为佐之。阳脉涩，阴脉弦，法当腹中急痛，制小建中汤方，芍药为君，桂枝、甘草佐之。一则治其表虚，一则治其里虚，是各

言其主用也。后人之用古方者，触类而长之，则知其本而不致差误矣。(《医学启源》)

一一、张元素《制方法》

夫药有寒、热、温、凉之性，有酸、苦、辛、咸、甘、淡之味，各有所能，不可不通矣。夫药之气味不必同，同气之物，味皆咸，其气皆寒之类是也。凡同气之物，必有诸味，同味之物，必有诸气，互相气味，各有厚薄性用不等，制方者，必须明其用矣。《经》曰：味为阴，味厚为纯阴，味薄为阴中之阳；气为阳，气厚为纯阳，气薄为阳中之阴。然，味厚则泄，薄则通；气厚则发热，气薄则发泄。又曰：辛甘发散为阳，酸苦涌泄为阴，咸味涌泄为阴，淡味渗泄为阳。凡此之味，各有所能。然，辛能散结润燥，苦能燥湿坚软，咸能软坚，酸能收缓，甘能缓急，淡能利窍。故《经》曰：肝苦急，急食甘以缓之；心苦缓，急食酸以收之；脾苦湿，急食苦以燥之；肺苦气上逆，急食苦以泄之；肾苦燥，急食辛以润之，开腠理，致津液，通气血也。肝欲散，急食辛以散之，以辛补之，以酸泻之；心欲软，急食咸以软之，以咸补之，以甘泻之；脾欲缓，急食甘以缓之，以甘补之，以苦泻之；肺欲收，急食酸以收之，以酸补之，以辛泻之；肾欲坚，急食苦以坚之，以苦补之，以咸泻之。凡此者，是明其味之用也。若用其味，必明其味之可否；若用其气，必明其气之所宜。识其病之标本，脏腑，寒热，虚实，微甚，缓急而用其药之气味，随其证而制其方也。是故方用君、臣、佐、使，轻、重、缓、急，大、小、反、正、逆、从之制也。主病者为君，佐君者为臣，应臣者为使，此随病之所宜，而又赞成方而用之。君一臣二，奇之制也；君二臣四，耦之制也。去咽喉之病，近者奇之；治肝肾之病，远者耦之，汗者不奇，下者不耦。补上治上制以缓，缓则气味薄；补下治下制以急，急则气味厚。薄则少服而频服，厚者多服而顿服。又当明五气之郁，木郁达之，谓吐令调达也；火郁发之，谓汗令其疏散也；土郁夺之，谓下无壅滞也；金郁泄之，谓解表利小便也；水郁折之，谓折其逆也。凡此五者，乃治病之要。(《医学启源》)

一二、张从正《汗下吐三法该尽治病诠》

人身不过表里，气血不过虚实。表实者里必虚，里实者表必虚，经实者络必虚，络实者经必虚，病之常也。良工之治病者，先治其实，后治其虚，亦有不治其虚时。粗工之治病，或治其虚，或治其实，有时而幸中，有时而不中。谬工之治病，实实虚虚，其误人之迹常著，故可得而罪也。惟庸工之治病，纯补其虚，不敢治其实，举世皆曰平稳，误人而不见其迹，渠亦自不省其过，虽终老而不悔，且曰：吾用补药也，何罪焉？病人亦曰：彼以补药补我，彼何罪焉？虽死而亦不知觉。夫粗工之与谬工，非不误人，惟庸工误人最深，如鲧湮洪水，不知五行之道。夫补者，人所喜，攻者人所恶。医者与其逆病人之心而不见用，不若顺病人之心而获利也，岂复计病者之死生乎！呜呼！世无真实，谁能别之？今余著此吐汗下三法之诠，所以该治病之法也，庶几来者，有所凭借耳。夫病之一物，非人身素有之也，或自外而入，或由内而生，皆邪气也。邪气加诸身，速攻之可也，速去之可也，揽而留之何也？虽愚夫愚妇，皆知其不可也。及其闻攻则不悦，闻补则乐之。今之医者曰：当先固其元气，元气实，邪自去。世间如此妄人，何其多也？夫邪之中人，轻则传久而自尽，颇甚则传久而难已，更甚则暴死。若先论固其元气，以补剂补之，真气未胜而邪已交驰横鹜而不可制矣！惟脉脱下虚，无邪无积之人，始可议补，其余有邪积之人而议补者，皆鲧湮洪水之徒也。今予论吐汗下三法，先论攻其邪，邪去而元气自复也。况予所论之法，识练日久，至精至熟，有得无失，所以敢为来者言也。天之六气，风、暑、火、湿、燥、寒；地之六气，雾、露、雨、雹、冰、泥；人之六味，酸、苦、甘、辛、咸、淡。故天邪发病，多在乎上；地邪发病，多在乎下；人邪发病，多在乎中，此为发病之三也。处之者三，出之者亦三也。诸风寒之邪，结搏皮肤之间，藏于经络之内，留而不去，或发疼痛走注，麻痹不仁，及四肢肿痒拘挛，可汗而出之。风痰宿食，在膈或上脘，可涌而出之。寒湿固冷，热客下焦，在下之病，可泄而出之。《内经》散论诸病，非一状也；流言治法，非一阶也。《至真要大论》等数篇，言运气所生诸病，各断以酸、苦、甘、辛、咸、淡，以总括之，其言补，时见一二，然其补非今之所谓补也。文具于《补论》条下，如辛补肝，咸补心，甘补肾，酸补脾，苦补肺，若此之补，乃所以发腠理，致津液，通血气。至其统论诸药，则曰：辛、甘、淡三味为阳，酸、苦、咸三味为阴。辛、甘发散，淡渗泄，酸、苦、咸涌泄。发散者归于汗，涌者归于吐，泄者归于下，渗为解表归于汗，泄为利小溲归于下。殊不言补，乃知圣人止有三法，无第四法也。然则，圣人不言补乎？盖汗、下、吐，以若草木治病者也。补者，以谷、肉、果、菜养口体者也。夫谷、肉、果、菜之属，犹君之德教也；汗、下、吐之属，犹君之刑罚也。故曰：德教，兴平之粱肉；刑罚，治乱之药石。若人无病，粱肉而已，及其有病，当先诛伐有过。病之去也，粱肉补之。如世已治矣，刑措而不用，岂可以药石为补哉？必欲去大病大瘵，非吐汗下未由也已。然今之医者，不得尽汗下吐法，各立门墙，谁肯屈己之高而一问哉！且予之三法，能兼众法，用药之时，有按有跷，有揃有导，有减有增，有续有止。今之医者，不得予之法，皆仰面傲笑曰：吐者瓜蒂而已矣；汗者麻黄、升麻而已矣；下者巴豆、牵牛、朴硝、大黄、甘遂、芫花而已矣。既不得其术，从而诬之。予固难与之苦辩，故作此诠。所谓三法可以兼众法者，如引涎、漉涎、嚏气、追泪，凡上行者，皆吐法也；灸、蒸、熏、渫洗、熨烙、针刺、砭射、导引、按摩，凡解表者，皆汗法也；催生、下乳、磨积、逐水、破经泄气，凡下行者，皆下法也。以余之法，所以该众法也。然予亦未尝以此三法，遂弃众法，各相其病之所宜而用之，以十分率之，此三法居其八九，而众所当才一二也。或言《内经》多论针而少论药者，盖圣人欲明经络，岂知针之理，即所谓药之理。即今著吐汗下三篇，各条药之轻重寒温于左，仍于三法之外，别著《原补》一篇，使不预三法，恐后之医者泥于补，故置之三篇之末，使用药者知吐中有汗，下中有补，止有三法。《内经》曰：知其要者，一言而终。是之谓也。(《儒门事亲》卷二)

一三、张从正《推原补法利害非轻说》

《原补》一篇，不当作，由近论补者，与《内经》相违，不得不作耳。夫养生当论食补，治病当论药攻。然听者皆逆耳，以予言为怪。盖议者尝知补之为利，而不知补之为害也。论补者，盖有六法：平补、峻补、温补、寒补、筋力之补、房室之补。以人参、黄芪之类为平补，以附子、硫黄之类为峻补，以豆蔻、官桂之类为温补，以天门冬、五茄皮之类为寒补，以巴戟、苁蓉之类为筋力之补，以石燕、海马、起石、丹砂之类为房室之补。此六者，近代之所谓补者也。若施之治病，非徒功效疏阔，至其害不可胜言者。《难经》言：东方实，西方虚，泻南方，补北方。此言肝木实而肺金虚，泻心火补肾水也。以此论之，前所谓六补者，了不相涉。试举补之所以为害者，如疟，本夏伤于暑，议者以为脾寒而补之，温补之则危，峻补之则死。伤寒热病下之后，若以温辛之药补之，热当复作，甚则不救。泻血，血止之后，若温补之，血复热，小溲不利，或变水肿。霍乱吐泻，本风湿暍合而为之，温补之则危，峻补之则死。小儿疮疱之后，有温补之，必发痈肿焮痛。妇人大产之后，心火未降，肾水未升，如黑神散补之，轻则危，甚则死。老人目暗耳聩，肾水衰而心火盛也，若峻补之，则肾水弥涸，心火弥盛。老人肾虚，腰脊痛，肾恶燥，腰者肾之府也，峻补之则肾愈虚矣。老人肾虚无力，夜多小溲，肾主足，肾水虚而火不下，故足痿，心火上乘肺而不入胕囊，故夜多小溲，若峻补之，则火益上行，胕囊亦寒矣。老人喘嗽，火乘肺也，若温补之则甚，峻补之则危。停饮之人不可补，补则痞闷转增。脚重之人不可补，补则胫膝转重。男子二十上下而精不足，女人二十上下而血不流，皆二阳之病也。时人不识，便作积冷极惫治之，以温平补之。夫积温尚成热，而况燔针于脐下，火灸手足腕骨。《内经》本无劳证，由此变而为劳，烦渴、咳嗽涎痰，肌瘦，寒热往来，寝汗不止，日高则颜赤，皆以为传尸劳。不知本无此病，医者妄治而成之耳。夫二阳者，阳明也，胃之经也。心受之则血不流，脾受之则味不化，故男子少精，女子不月，皆由使内太过，故隐蔽委曲之事，各不能为也，惟深知涌泄之法者，能治之。又如春三月，风伤于荣，荣为血，故阴受之；温伤于卫，卫为气，故阳受之。初发之后，多与伤寒相似，头痛身热，口干潮热，数日不大便，仲景所谓：阴阳惧浮，自汗出，身重多眠睡，目不欲开者是也。若以寒药下之，则伤脏气；若以温药补之，则火助风温，发黄发斑，温毒热增剧矣。风温外甚，则直视潮热谵语，寻衣撮空，惊惕而死者，温补之罪也。《内经》虽言形不足者，温之以气，精不足者，补之以味。气属阳，天食人以五气，血属阴，地食人以五味者，戒乎偏胜，非便以温为热也。又若经云：损者补之，劳者温之。此温乃温存之温也，岂以温为热哉！又如虚则补其母、实则泻其子者，此欲权衡之得其平也，又乌在燔针壮火，炼石烧砒，硫、姜、乌、附，然后为补哉！所谓补上欲其缓，补下欲其急者，亦焉在此等而为急哉！自有酸、苦、甘、辛、咸、淡、寒、凉、温、热、平，更相君臣佐使耳。所谓平补者，使阴阳两停，是谓平补。奈时人往往恶寒喜温，甘受酷烈之毒，虽死而不悔也。可胜叹哉！余用补法则不然，取其气之偏胜者，其不胜者自平矣。医之道，损有余，乃所以补其不足也。

余尝曰：吐中自有汗，下中自有补，岂不信然。余尝用补法，必观病人之可补者，然后补之。昔维扬府判赵显之，病虚羸，泄泻褐色，乃洞泄寒中证也。每闻大黄气味即注泄。余诊之，两手脉沉而欤，令灸水分穴一百余壮，次服桂苓甘露散、胃风汤、白术丸等药，不数月而愈。又息城酒监赵进道，病腰痛，岁余不愈。诊其两手脉，沉实有力。以通经散下五七行，次以杜仲去粗皮细切，炒断丝，为细末，每服三钱。猪腰子一枚，薄批五七片，先以椒盐淹去腥水，掺药在内，裹以荷叶，外以湿纸数重封，以文武火烧熟，临卧细嚼，以温酒送下。每旦，以无比山药丸一服。数日而愈。又相台监酒岳成之，病虚滑泄，日夜不止，肠鸣而口疮，俗呼为心劳口疮，三年不愈。予以长流水，同姜、枣煎五苓散五七钱，空心使服之，以治其下；以宣黄连与白茯苓去皮，二味各等分为末，以白面糊为丸，食后温水下三五十丸，以治其上，百日而愈。又汝南节度副使完颜君宝，病脏毒，下瘀血，发渴，寒热往来，延及六载，日渐瘦弱无力，面黄如染。余诊其两手脉沉而身凉，《内经》寒以为荣气在，故生可治。先以七宣丸下五七行，次以黄连解毒汤加当归、赤芍药与地榆散同煎服之，一月而愈。若此数证，余虽用补，未尝不以攻药居其先，何也？盖邪未去而不可言补，补之则适足资寇。故病蠲之后，莫若以五谷养之，五果助之，五畜益之，五菜充之，相五脏所宜，毋使偏倾可也。凡药有毒也，非止大毒小毒谓之毒，虽甘草、苦参，不可不谓之毒。久服必有偏胜。气增而久，夭之由也。是以君子贵流不贵滞，贵平不贵强。卢氏云：强中生百病，其知言哉。人惟恃强，房劳之病作矣，何贵于补哉？以太宗、宪宗高明之资，犹陷于流俗之蔽，为方士燥药所误；以韩昌黎、元微之犹死于小溲不通水肿；有服丹置数妾，而死于暴脱；有服草乌头、如圣丸，而死于须疮；有服乳石、硫黄，小溲不通；有习气求嗣，而死于精血；有嗜酒而死于发狂见鬼；有好茶而为癖，乃知诸药而不可久服，但可攻邪，邪去则已。近年运使张伯英病宿伤，服硫黄、姜、附数月，一目丧明。监察陈威卿病嗽，服钟乳粉数年，呕血而殒。呜呼！后之谈补者，尚鉴兹哉。（《儒门事亲》卷二）

一四、李杲《脾胃虚实传变论》

《五藏别论》云：胃、大肠、小肠、三焦、膀胱，此五者，天气之所生也，其气象天，故泻而不藏。此受五脏浊气，名曰传化之腑，此不能久留输泻者也。所谓五脏者，藏精气而不泻也，故满而不能实；六腑者，传化物而不藏，故实而不能满。所以然者，水谷入口，则胃实而肠虚；食下，则肠实而胃虚。故曰实而不满，满而不实也。《阴阳应象大论》云：谷气通于脾，六经为川，肠胃为海，九窍为水注之气。九窍者，五脏主之，五脏皆得胃气，乃能通利。《通评虚实论》云：头痛耳鸣，九窍不利，肠胃之所生也。胃气一虚，耳目口鼻，俱为之病。《经脉别论》云：食气入胃，散精于肝，淫气于筋，食气入胃，浊气归心，淫精于脉，脉气流经，经气归于肺，肺朝百脉，输精于皮毛，毛脉合精，行气于腑，腑精神明，留于四脏，气归于权衡，权衡以平，气口成寸，以决死生。饮入于胃，游溢精气，上输于脾，脾气散精，上归于肺，通调水道，下输膀胱，水精四布，五经并行，合于四时，五脏阴阳，揆度以为常也。又云：阴之所生，本在五味，阴之五宫，伤在五味。至于五味，口嗜而欲食之，必自裁制，勿使过焉，过则伤其正也。谨和五味，骨正筋柔，气血以流，腠理以密，如是则骨气以精，谨道如法，长有天命。《平人气象论》云：人以水谷为本，故人绝水谷则死，脉无胃气亦死。所谓无胃气者，非肝不弦，肾不石也。历观诸篇而参考之，则元气之充足，皆由脾胃之气无所伤，而后能滋养元气。若胃气之本弱，饮食自倍，则脾胃之气既伤，而元气亦不能充，而诸病之所由生也。《内经》之旨，皎如日星，犹恐后人有所未达；故《灵枢经》中复申其说，《经》云：水谷入口，其味有五，各注其海，津液各走其道，胃者水谷之海，其输，上在气街，下至三里。水谷之海有余，则腹满；水谷之海不足，则饥不受谷食。人之所受气者，谷也。谷之所注者，胃也。胃者，水谷气血之海也。海之所行云气者，天下也。

胃之所出气血者，经隧也。经隧者，五脏六腑之大络也。又云：五谷入于胃也，其糟粕、津液、宗气分为三隧，故宗气积于胸中，出于喉咙，以贯心肺而行呼吸焉。荣气者，泌其津液，注之于脉，化而为血，以荣四末，内注五脏六腑，以应刻数焉。卫者，出其悍气之慓疾，而行于四末、分肉、皮肤之间，而不休者也。又云：中焦之所出，亦并胃中，出上焦之后，此所受气者，泌糟粕，蒸津液，化为精微，上注于肺，乃化而为血，以奉生身，莫贵于此。圣人谆复其辞，而不惮其烦者，仁天下后世之心亦拳拳矣。

故夫饮食失节，寒温不适，脾胃乃伤。此因喜怒忧恐，损耗元气，资助心火。火与元气不两立，火胜则乘其土位，此所以病也。《调经篇》云：病生阴者，得之饮食居处，阴阳喜怒。又云：阴虚则内热，有所劳倦，形气衰少，谷气不盛，上焦不行，下脘不通，胃气热，热气熏胸中，故为内热。脾胃一伤，五乱互作，其始病偏身壮热，头痛目眩，肢体沉重，四肢不收，怠惰嗜卧，为热所伤，元气不能运用，故四肢困怠如此。圣人著之于经，谓人以胃土为本，成文演义，互相发明，不一而止。粗工不解读，妄意施用，本以活人，反以害人。今举经中言病从脾胃所生，及养生当实元气者，条陈之。《生气通天论》云：苍天之气清净，则志意治，顺之则阳气固，虽有贼邪，弗能害也。此因时之序，故圣人传精神，服天气而通神明，失之内闭九窍，外壅肌肉，卫气散解，此谓自伤，气之削也。阳气者，烦劳则张，精绝辟积于夏，使人煎厥，目盲耳闭，溃溃乎若坏都。故苍天之气贵清净，阳气恶烦劳，病从脾胃生者一也。《五常政大论》云：阴精所奉其人寿，阳精所降其人夭。阴精所奉，谓脾胃既和，谷气上升，春夏令行，故其人寿。阳精所降，谓脾胃不和，谷气下流，收藏令行，故其人夭，病从脾胃生者二也。《六节藏象论》云：脾、胃、大肠、小肠、三焦、膀胱者，仓廪之本，荣之居也，名曰器，能化糟粕转味而入出者也。其华在唇四白，其充在肌，其味甘，其色黄，此至阴之类，通于土气，凡十一脏皆取决于胆也。胆者，少阳春升之气，春气升则万化安，故胆气春升，则余脏从之。胆气不升，则飧泄肠澼，不一而起矣，病从脾胃生者三也。《经》云：天食人以五气，地食人以五味，五气入鼻，藏于心肺，上使五色修明，音声能彰；五味入口，藏于肠胃，味有所藏，以养五气，气和而生，津液相成，神乃自生。此谓之气者，上焦开发，宣五谷味，熏肤、充身、泽毛，若雾露之溉。气或乖错，人何以生？病从脾胃生者四也。岂特四者，至于经论天地之邪气感，则害人五脏六腑，及形气俱虚，乃受外邪，不因虚邪，贼邪不能独伤人，诸病从脾胃而生明矣。圣人旨意，重见叠出，详尽如此，且垂戒云：法于阴阳，和于术数，食饮有节，起居有常，不妄作劳，故能形与神俱，而尽终其天年，度百岁乃去。由是言之，饮食起居之际，可不慎哉。(《脾胃论》卷上)

一五、李杲《脾胃胜衰论》

胃中元气盛，则能食而不伤，过时而不饥。脾胃俱旺，则能食而肥。脾胃俱虚，则不能食而瘦，或少食而肥，虽肥而四脏不举，盖脾实而邪气盛也。又有善食而瘦者，胃伏火邪于气分则能食，脾虚则肌肉削，即食㑊也。叔和云：多食亦肌虚，此之谓也。夫饮食不节则胃病，胃病则气短精神少，而生大热，有时而显火上行，独燎其面。《黄帝针经》云：面热者，足阳明病。胃既病，则脾无所禀受，脾为死阴，不主时也，故亦从而病焉。形体劳役则脾病，病脾则怠惰嗜卧，四肢不收，大便泄泻。脾既病则其胃不能独行津液，故亦从而病焉。大抵脾胃虚弱，阳气不能生长，是春夏之令不行，五脏之气不生。脾病则下流乘肾，土克水，则骨乏无力，是为骨痿，令人骨髓空虚，足不能履地，是阴气重叠，此阴盛阳虚之证。大法云：汗之则愈，下之则死。若用辛甘之药滋胃，当升当浮，使生长之气旺。言其汗者，非正发汗也，为助阳也。夫胃病其脉缓，脾病其脉迟，且其人当脐有动气，按之牢若痛，若火乘土位，其脉洪缓，更有身热心中不便之证，此阳气衰弱不能生发，不当于五脏中用药法治之，当从《藏气法时论》中升降浮沉补泻法用药耳。

如脉缓，病怠惰嗜卧，四肢不收，或大便泄泻，此湿胜，从平胃散。若脉弦，气弱自汗，四肢发热，或大便泄泻，或皮毛枯槁，发脱落，从黄芪建中汤。脉虚而血弱，于四物汤中摘一味或二味，以本显证中加之。或真气虚弱，及气短脉弱，从四君子汤。或渴，或小便闭涩，赤黄多少，从五苓散去桂，摘一二味加正药中。已上五药，当于本证中随所兼见证加减。假令表虚自汗，春夏加黄芪，秋冬加桂。如腹中急缩，或脉弦，加防风，急甚加甘草。腹中窄狭或气短者亦加之，腹满气不转者勿加，虽气不转而脾胃中气不和者勿去，但加厚朴以破滞气，然亦不可多用，于甘草五分中加一分可也。腹中夯闷，此非腹胀，乃散而不收，可加芍药收之。如肺气短促，或不足者，加人参、白芍药。中焦用白芍药，则脾中升阳，使肝胆之邪不敢犯也。腹中窄狭及缩急者去之，及诸酸涩药亦不可用。腹中痛者，加甘草、白芍药。稼穑作甘，甘者己也。曲直作酸，酸者甲也。甲己化土，此仲景妙法也。腹痛兼发热，加黄芩；恶寒或腹中觉寒，加桂；怠惰嗜卧有湿，胃虚不能食，或沉困，或泄泻，加苍术；自汗，加白术；小便不利，加茯苓，渴亦加之。气弱者，加白茯苓、人参；气盛者，加赤茯苓、缩砂仁；气复不能转运，有热者，微加黄连，心烦乱亦加之。小便少者，加猪苓、泽泻；汗多，津液竭于上，勿加之，是津液还入胃中，欲自行也。不渴而小便闭塞不通，加炒黄柏、知母；小便涩者，加炒滑石；小便淋涩者，加泽泻；且五苓散治渴而小便不利，无恶寒者，不得用桂；不渴而小便自利，妄见妄闻，乃瘀血证，用炒黄柏、知母以除肾中燥热；窍不利而淋，加泽泻、炒滑石；只治窍不利者，六一散中加木通亦可。心脏热者，用钱氏方中导赤散；中满或但腹胀者，加厚朴；气不顺加橘皮；气滞加青皮一橘皮三；气短、小便利者，四君子汤中去茯苓加黄芪以补之；如腹中气不转者，更加甘草一半。腹中刺痛，或周身刺痛者，或里急者，腹中不宽快是也；或虚坐而大便不得者，皆血虚也。血虚则里急，或血气虚弱，而目睛痛者，皆加当归身；头痛者，加川芎；苦头痛，加细辛，此少阴头痛也；发脱落及脐下痛，加熟地黄。予平昔调理脾胃虚弱，于此五药中加减。如五脏证中互显一二证，各对证加药无不验。然终不能使人完复，后或有因而再至者，亦由督、任、冲三脉为邪，皆胃气虚弱之所致也。法虽依证加减，执方疗病，不依《素问》法度耳。是以检讨《素问》《难经》及《黄帝针经》中，说脾胃不足之源，乃阳气不足，阴气有余，当从六气不足，升降浮沉法，随证用药治之。盖脾胃不足，不同余脏，无定体故也。

其治肝、心、肺、肾有余不足，或补或泻，惟益脾胃之药为切。《经》言至而不至，是为不及；所胜妄行，所生受病，所不胜乘之也。至而不至者，谓从后来者为虚邪，心与小肠来乘脾胃也。脾胃脉中见浮大而弦，其病或烦躁闷乱，或四肢发热，或口苦舌干咽干，饮食不节，劳役所伤，以致脾胃虚弱，乃血所生病，主口中津液不行，故口干咽干也。病人自以为渴，医者治以五苓散，谓止渴燥，而反加渴燥，乃重竭津液，以至危亡。《经》云：虚则补其母。当于心与小肠中以补脾胃之根蒂者，甘温之药为之主，以苦寒之药为之使，以酸味为之臣佐。以其心苦缓，急食酸以收之。心火旺，则肺金受邪，金虚则以酸补之，次以甘温及甘寒之剂，于脾胃中泻心火之亢盛，是治其本也。所胜妄行者，言心火旺能令母实。母者，肝木也，肝木旺，则挟火势，无所畏惧而妄行也，故脾胃先受之，或身体沉重，走注疼痛，盖湿热相搏，而风热郁而不得伸，附着于有形也。或多怒者，风热下陷于地中也。或目病而生内障者，脾裹血，胃主血，心主脉，脉者血之府也，或云心主血，又云肝主血，肝之窍开于目也。或妄见妄闻，起妄心，夜梦亡人，四肢满闭转筋，皆肝木大盛而为邪也。或生痿，或生痹，或生厥，或中风，或生恶疮，或作肾痿，或为上热下寒，为邪不一，皆风热不得升长，而木火遏于有形中也。所生受病者，言肺受土火木之邪，而清肃之气伤。或胸满少气短气者，肺主诸气，五脏之气皆不足，而阳道不行也。或咳嗽寒热者，湿热乘其内也。所不胜乘之者，水乘木之妄行，而反来侮土。故肾入心为汗，入肝为泣，入脾为涎，入肺为痰、为嗽、为涕、为嚏，为水出鼻也。一说，下元土盛克水，致督任冲三脉盛，火旺煎熬，令水沸腾而乘脾肺，故痰涎唾出于口也。下行为阴汗，为外肾冷，为足不任身，为脚下隐痛，或水附木势而上为眼涩，为眵，为冷泪，此皆由肺金之虚而寡于畏也。夫脾胃不足，皆为血病，是阳气不足，阴气有余，故九窍不通。诸阳气根于阴血中，阴血受火邪则阴盛，阴盛则上乘阳分，而阳道不行，无生发升腾之气也。夫阳气走空窍者也，阴气附形质者也。如阴气附于土，阳气升于天，则各安其分也。

今所立方中，有辛甘温药者，非独用也，复有甘苦大寒之剂，亦非独用也。以火酒二制为之使，引苦甘寒药至顶，而复入于肾肝之下，此所谓升降浮沉之道，自耦而奇，奇而至耦者也。泻阴火以诸风药，升发阳气以滋肝胆之用，是令阳气生上出于阴分，末用辛甘温药接其升药，使大发散于阳分，而令走九窍也。《经》云：食入于胃，散精于肝，淫气于筋；食入于胃，浊气归心，淫精于脉，脉气流经，经气归于肺；肺朝百脉，输精于皮毛，毛脉合精，行气于腑。且饮食入胃，先行阳道，而阳气升浮也。浮者，阳气散满皮毛；升者，充塞头顶，则九窍通利也。若饮食不节，损其胃气，不能克化，散于肝，归于心，溢于肺，食入则昏冒欲睡，得卧则食在一边，气暂得舒，是知升发之气不行者此也。《经》云：饮入于胃，游溢精气，上输于脾，脾气散精，上归于肺。病人饮入胃，遽觉至脐下，便欲小便，由精气不输于脾，不归于肺，则心火上攻，使口燥咽干，是阴气大盛，其理甚易知也。况脾胃病，则当脐有动气，按之牢若痛，有是者乃脾胃虚，无是则非也，亦可作明辨矣。

脾胃不足，是火不能生土，而反抗拒，此至而不至，是为不及也。　白术（君）　人参（臣）　甘草（佐）　芍药（佐）　黄连（使）　黄芪（臣）　桑白皮（佐）　诸风药皆是风能胜湿也，及诸甘温药亦可。

心火亢盛，乘于脾胃之位，亦至而不至，是为不及也。　黄连（君）黄柏（臣）　生地黄（臣）　芍药（佐）　石膏（佐）　知母（佐）　黄芩（佐）　甘草（使）

肝木妄行，胸胁痛，口苦舌干，往来寒热而呕，多怒，四肢满闭，淋溲便难，转筋，腹中急痛，此所不胜乘之也。　羌活（佐）　防风（臣）　升麻（使）　柴胡（君）　独活（佐）　芍药（臣）　猪苓　泽泻（佐）肉桂（臣）　藁本　川芎　细辛　蔓荆子　白芷　石膏　黄柏（佐）　知母滑石

肺金受邪，由脾胃虚弱不能生肺，乃所生受病也，故咳嗽、气短、气上，皮毛不能御寒，精神少而渴，情惨惨而不乐，皆阳气不足，阴气有余，是体有余而用不足也。　人参（君）　白术（佐）　白芍药（佐）　橘皮（臣）青皮（以破滞气）　黄芪（臣）　桂枝（佐）　桔梗（引用）　桑白皮（佐）　甘草（诸甘之药皆可）　木香（佐）　槟榔　五味子（佐，此三味除客气）

肾水反来侮土，所胜者妄行也，作涎及清涕，唾多溺多而恶寒者是也。土火复之，及二脉为邪，则足不任身，足下痛不能践地，骨乏无力，喜睡，两丸冷，腹阴阴而痛，妄闻妄见，腰脊背胛皆痛。　干姜（君）　白术（臣）　苍术（佐）　附子（佐，炮，少许）　肉桂（去皮，少许）　川乌头（臣）　茯苓（佐）　泽泻（使）　猪苓（佐）

夫饮食入胃，阳气上行，津液与气入于心，贯于肺，充实皮毛，散于百脉。脾禀气于胃，而浇灌四旁，荣养气血者也。今饮食损胃，劳倦伤脾，脾胃虚则火邪乘之而生大热，当先于心分补脾之源。盖土生乎火，兼于脾胃中泻火，主生化之源。……足阳明为十二经之海，主经营之气，诸经皆禀之。言阳明、厥阴与何经相并而为病，酌中以用药，如权之在衡，在两则有在两

之中，在斤则有在斤之中也。所以言此者，发明脾胃之病，不可一例而推之，不可一途而取之，欲人知百病皆由脾胃衰而生也。毫厘之失，则灾害立生。假如时在长夏，于长夏之令中立方，谓正当主气衰而客气旺之时也。后之处方者，当从此法，加时令药，名曰补脾胃泻阴火升阳汤。

　　补脾胃泻阴火升阳汤　柴胡一两五钱　甘草（炙）　黄芪（臣）　苍术（泔浸，去黑皮，切作片子，日曝干，锉碎，炒）　羌活已上各一两　升麻八钱　人参（臣）　黄芩已上各七钱　黄连（去须，酒制，炒，为臣、为佐）五钱　石膏少许（长夏微用，过时去之，从权）　㕮咀，每服三钱，水二盏，煎至一盏，去渣，大温服，早饭后、午饭前间日服。服药之时宜减食，宜美食。服药讫忌语话一二时辰许，及酒湿面大黏物之类，恐大湿热之物，复助火邪而愈损元气也。亦忌冷水及寒凉淡渗之物，及诸果，恐阳气不能生旺也。宜温食及薄滋味以助阳气。大抵此法此药，欲令阳气升浮耳。若渗泄淡味，皆为滋阴之味，为大禁也。虽然亦有从权而用之者，如见肾火旺，及督任冲三脉盛，则用黄柏、知母酒洗讫、火炒制加之，若分两则临病斟酌，不可久服，恐助阴气而为害。小便赤或涩当利之，大便涩当行之，此亦从权也，得利则勿再服。此虽立食禁法，若可食之物一切禁之，则胃气失所养也，亦当从权而食之，以滋胃也。（《脾胃论》卷上）

一六、陈自明《月经序论》

　　岐伯曰：女子七岁肾气盛，齿更发长，二七而天癸至，任脉通，太冲脉盛，月事以时下。天，谓天真之气，癸，谓壬癸之水，故云天癸也。然冲为血海，任主胞胎，二脉流通，经血渐盈，应时而下，常以三旬一见，以象月盈则亏也。若遇经行，最宜谨慎，否则与产后证相类。若被惊怒劳役，则血气错乱，经脉不行，多致劳瘵等疾；若逆于头面脏体之间，则重痛不宁；若怒气伤肝，则头晕胁痛呕血，而瘰疬痈疡；若经血内渗，则窍穴淋沥无已。凡此六淫外侵，而变证百出，犯时微若秋毫，成患重如山岳，可不畏哉。（薛己《校注妇人良方·调经门》）

一七、陈自明《血枯方论》

《腹中论》曰：有病胸胁满，妨于食，病至则先闻腥臊臭，出清液，四肢痛，目眩，时时前后血，病名曰血枯。此年少时，因大脱血，或醉而入房，亏损肾肝。盖肝藏血，受天一之气以滋荣，其经上贯膈，布胁肋。若脱血失精，肝气已伤，肝血枯涸不荣，而胁肋满，妨于食，则肝病传脾，而闻腥臊臭出清液。若以肝病而肺乘之，则脱血，四肢痛，目眩，时时前后血出，皆肝病血伤之证也。（薛己《校注妇人良方·调经门》）

一八、陈自明《暴崩下血不止方论》

妇人冲任二脉，为经脉之海，外循经络，内荣脏腑。若阴阳和平，经下依时；若劳伤不能约制，则忽然暴下，甚则昏闷。若寸脉微迟，为寒在上焦，则吐血衄血；尺脉微迟，为寒在下焦，则崩血便血。大抵数小为顺，洪大为逆。大法当调补脾胃为主。（薛己《校注妇人良方·调经门》）

一九、王好古《三法五治论》

若五治不分，邪僻内作，工不能禁。夫治病之道，有三法焉，初、中、末也。

初治之道，法当猛峻者，谓所用药势疾利猛峻也。缘病得之新暴，感之轻，得之重，皆当以疾利猛峻之药急去之。

中治之道，法当宽猛相济，为病得之非新非久，当以缓疾得中之养正去邪相兼济而治之。养正去邪者，假令如见邪气多，正气少，宜以去邪药多，正气药少。凡加减药法，如此之类，更以临时对证消息，增减用药，仍依时令行之无忌也，更加针灸，其效甚速。

末治之道，法当宽缓。宽者谓药性平善，广服无毒，惟能养血气安中。盖为病证已久，邪气潜伏至深，而正气微，治故以善药广服，养正多而邪气自去。更加以针灸，其效必速。夫疗病之道，有五治法焉，和、取、从、折、

属也。(《此事难知》卷下)

二〇、王好古《论谵言妄语有阴阳》

举阳证,《活人》云:发躁,狂走妄言,面赤咽痛,身斑斑若锦文,或下利黄赤为阳毒者,以其脉洪大而实,或滑或促,故用酸苦之药治之。

成无已云:有汗出谵语,有下利谵语,有下血谵语,有热入血室谵语,有三阳合病而谵语,有过经不解而谵语,皆阳证也。惟有发汗过多,亡阳谵语者,不可下,柴胡桂枝汤主之。此外感汗多,亡阳谵语也。

海藏云:有内感伤冷,语言错乱,世疑作谵语者,神不守舍也,止是阴证,此特脉虚而不实耳。

《内经》云:谵妄悲笑,皆属于热。《难经》谓:面赤喜笑,烦心,亦属于热。大抵此等证,脉皆洪实,按之有力。若此等证脉按之无力,即阴气内充,阳气外游于皮肤之间,是无根之火也。阳气及心火入于皮肤之间,肺主皮毛,故有谵妄悲笑,及面赤喜笑、烦心之证。岂特是哉,所有胸背两手斑出者,有唾血丝者,有鼻中微衄者,不当作阳证,当作阴证治之。故《活人》辨证,不取诸于他,而独取诸脉,无如此最为验也。其言可谓尽善矣,可谓尽美矣。(《阴证略例》)

二一、朱震亨《阳有余阴不足论》

人受天地之气以生,天之阳气为气,地之阴气为血,故气常有余,血常不足。何以言之?天地为万物父母。天,大也,为阳,而运于地之外;地,居天之中,为阴,天之大气举之。日,实也,亦属阳,而运于月之外。月,缺也,属阴,禀日之光以为明者也。人身之阴气,其消长视月之盈缺,故人之生也,男子十六岁而精通,女子十四岁而经行,是有形之后,犹有待于乳哺水谷以养,阴气始成,而可与阳气为配,以能成人,而为人之父母。古人必近三十、二十而后嫁娶,可见阴气之难于成,而古人之善于摄养也。《礼记》注曰:惟五十然后养阴者有以加。《内经》曰:年至四十,阴气自半,而起居衰矣。又曰:男子六十四岁而精绝,女子四十九岁而经断。夫以阴气之成，止供给得三十年之视听言动，已先亏矣。人之情欲无涯，此难成易亏之阴气，若之何而可以供给也？经曰：阳者，天气也，主外；阴者，地气也，主内。故阳道实，阴道虚。又曰：至阴虚，天气绝；至阳盛，地气不足。观虚与盛之所在，非吾之过论。主闭藏者肾也，司疏泄者肝也，二脏皆有相火，而其系上属于心。心，君火也，为物所感则易动。心动则相火亦动，动则精自走，相火翕然而起，虽不交会，亦暗流而疏泄矣。所以圣贤只是教人收心养心，其旨深矣。天地以五行更迭衰旺而成四时，人之五脏六腑亦应之而衰旺。四月属巳，五月属午，为火大旺，火为肺金之夫，火旺则金衰；六月属未，为土大旺，土为水之夫，土旺则水衰。况肾水常借肺金为母，以补助其不足，故《内经》谆谆于资其化源也。古人于夏必独宿而淡味，兢兢业业于爱护也。保养金水二脏，正嫌火土之旺尔。《内经》曰：冬不藏精者，春必病温。十月属亥，十一月属子，正火气潜伏闭藏，以养其本然之真，而为来春发生升动之本。若于此时恣嗜欲以戕贼，至春升之际，下无根本，阳气轻浮，必有温热之病。夫夏月火土之旺，冬月火气之伏，此论一年之虚耳。若上弦前，下弦后，月廓月空，亦为一月之虚；大风大雾，虹霓飞电，暴寒暴热，日月薄蚀，忧愁忿怒，惊恐悲哀，醉饱劳倦，谋虑勤动，又皆为一日之虚。若病患初退，疮痍正作，尤不止于一日之虚。今日多有春末夏初，患头痛脚软，食少体热，仲景谓春夏剧，秋冬差，而脉弦大者，正世俗所谓注夏病。若犯此四者之虚，似难免此。夫当壮年，便有老态，仰事俯育，一切隳坏，兴言至此，深可惊惧。古人谓不见所欲，使心不乱，夫以温柔之盛于体，声音之盛于耳，颜色之盛于目，馨香之盛于鼻，谁是铁汉，心不为之动也。善摄生者，于此五个月出居于外，苟值一月之虚，亦宜暂远帷幕，各自珍重，保全天和，期无负敬身之教，幸甚。（《格致余论》）

二二、朱震亨《相火论》

太极，动而生阳，静而生阴。阳动而变，阴静而合，而生水、火、木、金、土，各一其性，惟火有二，曰君火，人火也；曰相火，天火也。火内阴而外阳，主乎动者也，故凡动皆属火。以名而言，形气相生，配于五行，故谓之君；以位而言，生于虚无，守位禀命，因其动而可见，故谓之相。天主生物，故恒于动，人有此生，亦恒于动，其所以恒于动，皆相火之为也。见于天者，出于龙雷，则木之气；出于海，则水之气也。具于人者，寄于肝肾二部，肝属木而肾属水也。胆者，肝之腑；膀胱者，肾之腑；心包络者，肾之配；三焦以焦言，而下焦司肝肾之分，皆阴而下者也。天非此火不能生物，人非此火不能有生。天之火虽出于木，而皆本乎地。故雷非伏，龙非蛰，海非附于地，则不能鸣，不能飞，不能波也。鸣也，飞也，波也，动而为火者也。肝肾之阴，悉具相火，人而同乎天也。或曰：相火，天人之所同，何东垣以为元气之贼？又曰：火与元气不两立，一胜则一负。然则，如之何而可以使之无胜负也？曰：周子曰，神发知矣，五性感物而万事出，有知之后，五者之性为物所感，不能不动。谓之动者，即《内经》五火也。相火易起，五性厥阳之火相扇，则妄动矣。火起于妄，变化莫测，无时不有，煎熬真阴，阴虚则病，阴绝则死。君火之气，经以暑与湿言之；相火之气，经以火言之，盖表其暴悍酷烈，有甚于君火者也。故曰：相火元气之贼。周子又曰：圣人定之以中正仁义而主静。朱子曰：必使道心常为一身之主，而人心每听命焉。此善处乎火者；人心听命乎道心，而又能主之以静。彼五火之动皆中节，相火惟有裨补造化，以为生生不息之运用耳。何贼之有？或曰：《内经》相火，注曰少阴少阳矣，未尝言及厥阴太阳，而吾子言之何邪？曰：足太阳少阴，东垣尝言之矣，治以炒柏，取其味辛能泻水中之火是也。戴人亦言：胆与三焦寻火治，肝和包络都无异。此历指龙雷之火也。予亦备述天人之火皆生于动，如上文所云者，实推广二公之意。或曰：《内经》言火不一，往往于六气见之，言脏腑者未之见也。二公岂它有所据耶，子能为我言之乎？《经》曰：百病皆生于风，寒、暑、湿、燥、火之动而为变者。岐伯历举病机一十九条，而属火者五，此非相火之为病之出于脏腑者乎。考诸《内经》少阳病为瘈疭，太阳病时眩仆，少阴病瞀暴瘖郁冒不知人，非诸热瞀瘈之属火乎。少阳病恶寒鼓栗，胆病振寒，少阴病洒淅恶寒振栗，厥阴病洒淅振寒，非诸禁鼓栗如丧神守之属火乎。少阳病呕逆，厥气上行，膀胱病冲头痛，太阳病厥气上冲胸，小腹控睾引腰脊上冲心，少阴病气上冲胸，呕逆，非诸逆冲上之属火乎。少阳病谵妄，太阳病谵妄，膀胱病狂颠，非诸躁狂越之属火乎。少阳病胕肿善惊，少阴病瞀热以酸，胕肿不能久立，非诸病胕肿疼酸惊骇之属火乎。又《原病式》曰：诸风掉眩属于肝，火之动也；诸气膹郁病痿属于肺，火之升也；诸湿肿满属于脾，火之胜也；诸痛痒疮疡属于心，火之用也；是皆火之为病，出于脏腑者然也，注文未之发耳。以陈无择之通敏，且以暖炽论君火，日用之火言相火，而又不曾深及，宜乎后之人不无聋瞽也，悲夫！（《格致余论》）

二三、戴思恭《中风》

天地间惟风无所不入，一罅不塞，来不可御。人之一身，缜密者少，疏漏者多，风乘之也，轻则为感，重则为伤，又重则为中。古人谓避风如避寇，盖欲窒源以防患。中风之证，卒然晕倒，昏不知人；或痰涎壅盛，咽喉作声；或口眼㖞斜，手足瘫缓；或半身不遂；或舌强不语。风邪既盛，气必上逆，痰随气上，停留壅塞，昏乱晕倒，皆痰为之也。五脏虽皆有风，而犯肝经为多，盖肝主筋属木，风易入之，各从其类。肝受风则筋缓不荣，或缓或急，所以有㖞斜、瘫缓不遂、舌强语涩等证。治之之法，调气为先。经云：善治风者，以气理风，气顺则痰消，徐理其风，庶可收效。先用麻油调苏合香圆，或用姜汁，或用白汤调。如口噤，抉开灌之，稍苏则进八味顺气散。

诸中，或未苏，或已苏，或初病，或久病，吐出紫红色者死。昏沉不省人事，口噤不可进药，急以生半夏为末，吹入鼻中；或用细辛、皂角为末，吹入喉，喷嚏则苏，此可以验其受病深浅，则知其可治不可治。若稍得苏醒者，八味顺气散，便服治风药，然未遽绝治气药，小续命温煎熟去滓，调苏合香圆一粒；或五积散加麝香少许；或星香散；或醒风汤加木香一钱。如服前药不效，其人顽涎愈盛，或前证不解，或增困重，宜星附汤，或三生饮加全蝎三个，间磨沉香汤下养正丹。肥人多有中病，以其气盛于外而歉于内也。肺为气出入之道，人肥者气必急，气急必肺邪盛，肺金克木，胆为肝之腑，故痰涎壅盛，所以治之必先理气为急。中后气未尽顺，痰未尽除，调理之剂，惟当以藿香正气散、星香散煎服。此药非特可治中风之证，治中气中恶霍乱尤宜，寻常上呕下疼多痰者，亦可用之。

若中后体虚有痰，不可峻补热燥者，宜四君子汤和星香饮，或六君子汤和之。中而口眼㖞斜者，先烧皂角烟熏之，以逐去外邪；次烧乳香熏之，以顺其血脉。若前证多怒，宜小续命汤加羚羊角；热而渴者，小续命汤去附子加秦艽半钱；恍惚错语者，加茯神、远志各半钱；不得睡者加炒酸枣仁半钱；不能言者，加竹沥一蚬壳许；人虚无力者，去麻黄加茯苓如其数。

若人自苏者，能言能食，惟身体不遂，急则攀蜷，缓则就曳，经年累月，难以起止，加减地仙丹常服。

若中饮食，坐卧如常，但失音不语，俗呼为哑风，小续命汤去附子加石菖蒲一钱。

筋骨疼者，俗呼为痛风，或痛而游走无定，俗呼为走注风，并宜乌药顺气散和煎复元通气散，嚥地仙丹或青龙圆。未效，用大防风汤，或五积散调乳香末服。

胫细而膝肿者，俗呼为鹤膝风，宜地仙丹。

感冒后，四逆，手足不遂，牙关紧急，与霍乱后四逆，手足搐捻，欲成风者，草果饮和星香散各半帖煎服。

有无故口眼㖞斜，投以中风药剂不效，盖缘骨虚中受风所致，当于此求之，不可例作寻常中风治之，川乌一味决不可少，宜炮熟用。

遍身骨节疼痛，昼静夜剧如虎之啮，名曰白虎历节风，并宜加减地仙丹，或青龙圆、乳香圆等。

有于窗牖间梳洗，卒然如中，呼为檐风，五积散加防风一钱；有痛风而痛有常处，其痛处赤肿灼热，或浑身壮热，此欲成风毒，宜败毒散。

两颊赤瘣，其状如痹，名头面风，酒调消风散，食后服，仍以生杏仁去壳频揩之。诸般头风，见在诸痛门。头痛证，病有终身不愈者，其在腰或屈而不能伸，或伸不能屈者，在手足亦然，以风伤肝，肝主筋，筋为之也。治法，活血为先，多服四物汤，吞活络丹。

治风之法，初得之即当顺气；及其久也，即当活血，此万古不易之理。久患风疾，四物汤吞活络丹愈者，正是此义。若先不顺气，遽用乌、附，又不活血，徒用防风、天麻、羌活辈，吾未见能治也。

风有偏枯、风痱、风懿、风痹，此皆言其至重也，外有症状不同，其名亦众，非旦暮可愈，非口耳可受，不复繁引。若中人发直吐清沫，摇头上撺，面赤如妆，汗缀如珠，或头面赤黑，眼闭口开，手撒遗尿，声如鼾睡，皆不可治。所谓风中脉，则口眼㖞斜；中腑，则肢体废；中脏，则性命危，不特中风，他中亦然。

其有害大风者，古谓之癞风，俗呼为麻风。病之至恶，无出于此，得此病而眉发髭髯先落，犹风撼木而叶先落也。间有食蛇、服大枫油而愈者，亦幸耳。

破伤风者，因皮肉曾有破伤处，风从疮口入。其证项强，牙关紧，状如发痉，不似中风，又似产后角弓反张，用苏合香圆，进防风散、玉真圆。

漏风，不论冬夏，额上常有汗出，得之醉后当风所致。头乃诸阳之会，酒能发阳，所以饮必见面。醉后阳气上升，头面之毛窍必开，当风坐卧，风邪入之，以致头面汗，名曰漏风，黄芪六一汤加防风、麻黄根、桂枝各半钱。风已除，只口开㖞斜未正者，以蓖麻去壳烂捣，右㖞涂在左，左㖞涂在右，或以鳝鱼血入麝香少许涂之也。

有虚热生风，元气虚，虚则风乘之，治虚当兼风治。有虚证似风，此权当治其虚，不可以风论。

中风而疼痛甚者，或在遍身，或在手足，惟铁弹圆佳。如碧霞丹、青州白圆子、防风圆、犀角圆、八风散、骨碎补圆、乌荆圆、大三五七散、四生散、省风汤、五痹汤、四生圆、轻脚圆、伏虎丹，秘方换腿圆、左经圆、木瓜圆、胡麻散，皆治诸中风，斟酌病源，当用治效方药。（《证治要诀》卷一）

二四、王履《亢则害承乃制论》

予读《内经·六微旨论》至于亢则害承乃制，喟然叹曰：至矣哉！其造化之枢纽乎？王太仆发之于前，刘河间阐之于后，圣人之蕴，殆靡遗矣。然学者尚不能释然，得不犹有未悉之旨也欤？谨按《内经》帝曰：愿闻地理之应六节气位何如？岐伯曰：显明之右，君火之位也，君火之右，退行一步，相火治之；复行一步，土气治之；复行一步，金气治之；复行一步，水气治之；复行一步，木气治之；复行一步，君火治之。相火之下，水气承之；水位之下，土气承之；土位之下，风气承之；风位之下，金气承之；金位之下，火气承之；君火之下，阴精承之。帝曰：何也？岐伯曰：亢则害，承乃制，制生则化，外列盛衰，害则败乱，生化大病。尝观夫阴阳五行之在天地间也，高者抑之，下者举之，强者折之，弱者济之，盖莫或使然，而自不能不然也。

不如是，则高者愈高，下者愈下，强者愈强，弱者愈弱，而乖乱之政日以极矣，天地其能位乎？虽然，高也，下也，弱与强也，亦莫或使然而自不能不然也。故易也者，造化之不可常也。惟其不可常，故神化莫能以测，莫测故不息也，可常则息矣。亢则害，承乃制者，其莫或使然而自不能不然者欤？夫太仆、河间已发挥者，兹不赘及。其未悉之旨，请推而陈之。夫自显明之右，止君火治之十五句，言六节所治之位也。自相火之下，止阴精承之十二句，言地理之应乎岁气也。亢则害，承乃制二句，言抑其过也。制生则化止生化大病四句，言有制之常，与无制之变。承，犹随也。然不言随而曰承者，以下言之，则有上奉之象，故曰承。虽谓之承，而有防之之义存焉。亢者，过极也。害者，害物也。制者，克胜之也。然所承也，其不亢，则随之而已，故虽承而不见。既亢，则克胜以平之，承斯见矣。然而迎之不知其所来，迹之不知其所止，固若有不可必者，然可必者，常存乎杳冥恍惚之中，而莫之或欺也。河间曰：己亢过极，则反似胜己之化。似也者，其可以形质求哉？故后篇厥阴所至为风生，终为肃；少阴所至为热生，终为寒之类，其为风生为热生者亢也，其为肃为寒者制也。又水发而为雹雪、土发而飘骤之类，其水发土发者亢也，其雹雪飘骤者制也。若然者，盖造化之常，不能以无亢，亦不能以无制焉耳。夫前后二篇，所主虽有岁气运气之殊，然亢则害，承乃制之道，盖无往而不然也。惟其无往而不然，故求之于人，则五脏更相平也。一脏不平，所不胜平之，五脏更相平，非不亢而防之乎？一脏不平，所不胜平之，非既亢而克胜之乎？姑以心火而言，其不亢，则肾水虽心火之所畏，亦不过防之而已，一或有亢，即起而克胜之矣。余脏皆然。制生则化，当作制则生化，盖传写之误，而释之读之者，不觉求之不通，遂并遗四句而弗取。殊不知上二句，止言亢而害，害而制耳，此四句，乃害与制之外之余意也，苟或遗之，则无以见经旨之周悉矣。制则生化，正与下文害则败乱相对，辞理俱顺，不劳曲说而自通。制则生化者，言有所制，则六气不至于亢而为平，平则万物生生，而变化无穷矣。化为生之盛，故生先于化也。外列盛衰者，言六气分布主治，迭为盛衰，昭然可见，故曰外列。害则败乱，生化大病者，言既亢为害，而无所制，则败坏乖乱之政行也。败坏乖乱之政行，则其变极矣，其灾甚矣，万物其有不病者乎？生化，指所生所化者言，谓万物也，以变极而灾甚，故曰大病。上生化，以造化之用言；下生化，以万物言。以人论之，制则生化，犹元气周流，滋营一身，凡五脏六腑四肢百骸九窍，皆借焉以为动静云。为之主生化大病，犹邪气恣横，正气耗散，凡五脏六腑四肢百骸九窍，举不能遂其运用之常也。或以害为自害，或以承为承袭，或以生为自无而有，化为自有而无，或以二生化为一意，或以大病为喻造化之机息，此数者皆非也。且夫人之气也，固亦有亢而自制者，苟亢而不能自制，则汤液、针石、导引之法以为之助。若天地之气，其亢而自制者，固复于平，亢而不制者，其孰助哉？虽然，造化之道，苟变至于极，则亦终必自反，而复其常矣。学者能本之太仆、河间，而参之此论，则造化枢纽之详，亦庶矣乎。然张戴人《治法心要》，则曰：假令水为母，木为子。当春旺之时，冬令犹在，即水亢也。水亢极，则木令不至矣。木者，继冬而承水也，水既亢，则害其所承矣，所以木无权也。木无权，则无以制土，土既旺，则水乃受制也。土者，继长夏之令也，水受土制，热克其寒也，变而为湿，此其权也。又如火为母，土为子。当长夏之时，暄令犹在，即火亢也。火既亢极，则湿令不至矣。湿者，继夏而承火也，火既亢，则害其所承矣，所以湿无权也。湿无权，则无以制水，水既旺，则火乃受制也。水者，严冬之令也。火受水制，寒克其热也，变而为土湿，土斯得其权也。斯言也，推之愈祥，而违经愈远矣。或曰：《心要》者，他人成之，盖得于所闻之讹耳。（《医经溯洄集》）

二五、王履《五郁论》

治五郁之法，尝闻之王太仆矣。其释《内经》曰：木郁达之，谓吐之令其条达也；火郁发之，谓汗之令其疏散也；土郁夺之，谓下之令无壅碍也；金郁泄之，谓渗泄解表利小便也；水郁折之，谓抑之制其冲逆也。太仆此说之后，靡不宗之，然愚则未能快然于中焉。尝细观之，似犹有可言，且折之一句，较之上四句，尤为难晓，因有反复经文以求其至。按《内经》帝曰：郁之甚者，治之奈何？岐伯曰：木郁达之，火郁发之，土郁夺之，金郁泄之，水郁折之。然调其气。过者折之，以其畏也，所谓泄之。总十三句通为一章，当分三节。自帝曰止水郁折之九句为一节，治郁法之问答也。然调其气一句为一节，治郁之余法也。过者折之，以其畏也，所谓泄之，三句为一节，调气之余法也。夫五法者，经虽为病由五运之郁所致而立，然扩而充之，则未常不可也。且凡病之起也，多由乎郁。郁者，滞而不通之义，或因所乘而为郁，或不因所乘而本气自郁，皆郁也，岂惟五运之变能使然哉。郁既非五运之变可拘，则达之，发之，夺之，泄之，折之之法，固可扩焉而充之矣，可扩而充，其应变不穷之理也欤？姑陈于左：木郁达之，达者，通畅之也。如肝性急，怒气逆，胠肋或胀，火时上炎，治以苦寒辛散而不愈者，则用升发之药，加以厥阴报使而从治。又如久风入中为飧泄，及不因外风之入而清气在下为飧泄，则以轻扬之剂举而散之，凡此之类，皆达之之法也。王氏谓吐之令其条达，为木郁达之。东垣谓食塞胸中，食为坤土，胸为金位，金主杀伐，与坤土俱在于上，而旺于天，金能克木，故肝木生发之气，伏于地下，非木郁而何，吐去上焦阴土之物，木得舒畅，则郁结去矣，此木郁达之也。窃意王氏以吐训达，此不能使人无疑者，以为肺金盛而抑制肝木欤？则泻肺气，举肝气，可矣，不必吐也。以为脾胃浊气下流，而少阳清气不升欤？则益胃升阳可矣，不必吐也。虽然，木郁固有吐之之理，今以吐字总该达字，则是凡木郁，皆当用吐矣，其可乎哉？至于东垣所谓食塞肺分，为金与土旺于上而克木，又不能使人无疑者。夫金之克木，五行之常道，固不待夫物伤而后能也，且为物所伤，岂有反旺之理？若曰吐去其物以伸木气，乃是反为木郁而施治，非为食伤而施治矣。夫食塞胸中而用吐，正《内经》所谓其高者因而越之之义耳，恐不劳引木郁之说以汩之也。火郁发之，发者，汗之也，升举之也。如腠理外闭，邪热怫郁，则解表取汗以散之；又如龙火郁甚于内，非苦寒降沉之剂可治，则用升浮之药，佐以甘温，顺其性而从治之，使势穷则止，如东垣升阳散火汤是也。凡此之类，皆发之之法也。土郁夺之，夺者，攻下也，劫而衰之也。如邪热入胃，用咸寒之剂以攻去之。又如中满腹胀，湿热内甚，其人壮气实者，则攻下之，其或势盛，而不能顿除者，则劫夺其势，而使之衰。又如湿热为痢，有非力轻之剂可治者，则或攻或劫以致其平。凡此之类，皆夺之之法也。金郁泄之；泄者，渗泄而利小便也，疏通其气也。如肺金为肾水上源，金受火铄，其令不行，源郁而渗道闭矣，宜肃清金化滋以利之；又如肺气膹满，胸凭仰息，非利肺气之剂，不足以疏通之。凡此之类，皆泄之之注也。王氏谓渗泄，解表，利小便，为金郁泄之。夫渗泄利小便，固为泄金郁矣，其解表二字，莫晓其意，得非以人之皮毛属肺，其受邪为金郁，而解表为泄之乎？窃谓如此，则凡筋病便是木郁，肉病便是土郁耶？此二字未当于理，今删去。且解表间于渗泄利小便之中，是渗泄利小便为二治矣。若以渗泄为滋肺生水，以利小便为直治膀胱，则直治膀胱既责不在肺，何为金郁乎？是亦不通。故余易之曰：渗泄而利小便也。水郁折之，折者，制抑也，伐而挫之也，渐杀其势也。如肿胀之病，水气淫溢，而渗道以塞。夫水之所不胜者，土也，今土气衰弱，不能制之，故反受其侮，治当实其脾土，资其运化，俾可以制水而不敢犯，则渗道达而后愈。或病势既旺，非上法所能遽制，则用泄水之药以伐而挫之。或去菀陈莝，开鬼门，洁净腑，三治备举，迭用以渐平之。王氏所谓抑之制其冲逆，正欲折挫其泛滥之势也。夫实土者守也，泄水者攻也，兼三治者，广略而决胜也。守也，攻也，广略也，虽俱为治水之法，然不审病者之虚实、久近、浅深，杂焉而妄施治之，其不倾踣者寡矣。且夫五郁之病，固有法以治之矣，然邪气久客，正气必损，今邪气虽去，正气岂能遽平哉？苟不平调正气，使各安其位，复其常于治郁之余，则犹未足以尽治法之妙，故又曰：然调其气。苟调之，而其气犹或过而未服，则当益其所不胜以制之，如木过者当益金，金能制木则木斯服矣，所不胜者所畏者也，故曰：过者折之，以其畏也。夫制物者，物之所欲也，制于物者，物之所不欲也，顺其欲则喜，逆其欲则恶。今逆之以所恶，故曰：所谓泻之。王氏以咸泻肾、酸泻肝之类为说，未尽厥旨。虽然，自调其气以下，盖经之本旨，故余推其义如此，若扩充为应变之用，则不必尽然也。（《医经溯洄集》）

二六、汪机《营卫论》

丹溪论阳有余阴不足，乃据理论人之禀赋也。益天之日为阳，月为阴。人禀日之阳，为身之阳，而日不亏；禀月之阴，为身之阴，而月常缺。可见人身气常有余，血常不足矣。故女人必须积养十四五年，血方足而经行，仅及三十余年，血便衰而经断，阴之不足，固可验矣。丹溪揭出而特论之，无非戒人保守阴气，不可妄耗损也。以人生天地间，营营于物，役役于事，未免久行伤筋，久立伤骨，久坐伤肾，久视伤神，久思伤意，凡此数伤，皆伤阴也。以难成易亏之阴，而日犯此数伤；欲其不夭枉也，难矣。此丹溪所以立论垂戒于后也，非论治阴虚之病也。若遇有病气虚则补气，血虚则补血，未常专主阴虚而论治。且如产后的属阴虚，丹溪则曰右脉不足，补气药多于补血药；左脉不足，补血药多于补气药。丹溪固不专主于血矣。何世人昧此，多以阴常不足之说横于胸中。凡百诸病，一切主于阴虚，而于甘温助阳之药，一毫不敢轻用，岂理也哉？虽然，丹溪谓气病补血，虽不中，亦无害也；血病补气，则血愈虚散，是谓诛罚无过，此指辛热燥烈之剂而言，亦将以戒人用药，宁可失于不及，不可失于太过。盖血药属阴而柔，气药属阳而刚，苟或认病不真，宁可药用柔和，不可过于刚烈也。《书》曰：罪疑惟轻，功疑惟重。《本草》曰：与其毒也宁善，与其多也宁少之意，正相合也。虽然，血虚补气，固为有害，气虚补血，亦不可谓无害。吾见胃虚气弱，不能运行，血越上窍者，多用四物汤凉血之药，反致胸腹痞闷，饮食少进，上吐下泻，气喘呕血，去死不远，岂可谓无害耶！是以医者贵乎识病真耳。

或又曰：人禀天之阳，为身之阳，则阳常有余，无待于补，何方书尚有补阳之说？予曰：阳有余者，指卫气也，卫气固无待于补。而营之气，亦谓之阳，此气或虚或盈，虚而不补，则气愈虚怯矣。经曰：怯者着而成病是也。况人于日用之间，不免劳则气耗，悲则气消，恐则气下，怒则气上，思则气结，喜则气缓。凡此数伤，皆伤气也，以有涯之气，而日犯此数伤，欲其不虚，难矣。虚而不补，气何由行？或问：丹溪曰，人身之虚，皆阴虚也，若果阳虚，则暴绝死矣，是阳无益于补也。又曰：气无补法，世俗之言也，气虚不补，何由而行？是气又待于补也，何言之背戾耶？予曰：经云，卫气者，水谷之悍气也，慓疾不受诸邪，此则阳常有余，无益于补者也。朱子曰：天之阳气，健行不息，故阁得地在中间，一息或停，地即陷矣，与丹溪所谓阳虚则暴绝，同一意也，此固然矣。使阴气若虚，则阳亦无所依附而飞越矣。故曰天依形，地附气。丹溪曰：阴先虚而阳暴绝，是知阳亦赖阴，而有所依附也，此丹溪所以拳拳于补阴也。经曰：营气者，水谷之精气，入于脉内，与息数呼吸应，此即所谓阴气不能无盈虚也，不能无待于补也。分而言之，卫气为阳，营气为阴；合而言之，营阴而不禀卫之阳，莫能营昼夜，利关节矣。古人于营字下加一气字，可见卫固阳也，营亦阳也，故曰血之与气，异名而同类。补阳者，补营之阳；补阴者，补营之阴，又况各经分受，有气多血少者，有血多气少者，倘或为邪所中而无损益，则脏腑不平矣。此《内经》所以作，而医道所以兴也。譬如天之日月，皆在大气之中，分而言之，日为阳，月为阴；合而言之，月虽阴，而不禀日之阳，则不能光照而运行矣。故古人于阴字下加一气字，可见阳固此气，阴亦此气也。故曰阴中有阳，阳中有阴，阴阳同一气也。周子曰：阴阳一太极是也，然此气有亏有盈，如月有圆有缺也。圣人裁成辅相，即医家用药损益之义也。是知人参、黄芪，补气亦补营之气。补营之气，即补营也，补营即补阴也。可见人身之虚，皆阴虚也。经曰：阴不足者，补之以味，参、芪味甘，甘能生血，非补阴而何？又曰：阳不足者，温之以气，参、芪气温，又能补阳。故仲景曰：气虚血弱，以人参补之。可见参、芪不惟补阳，而亦补阴。东垣曰：血脱益气。仲景曰：阳生阴长。义本诸此。世谓参、芪补阳不补阴，特未之考耳。予谓天之阳气，包括宇宙之外，即《易》所谓天行健，《内经》所谓大气举之者是也。此气如何得虚，虚则不能蓄住地矣。天之阴，聚而成形者。形者，乃地之坤也。故曰天依形，地附气。可见人身之卫，即天之乾，人身之形，即地之坤。营运于脏腑之内者，营气也，即天地中发生之气也。故以气质言，卫气为阳，形质为阴，以内外言，卫气护卫于外为阳，营气营养于内为阴，细而分之，营中亦自有阴阳焉，所谓一阴一阳，互为其根者是也。若执以营为卫配，而以营为纯阴，则孤阴不长，安得营养于脏腑耶？经曰：营为血。而血即水。朱子曰：水质阴而性本阳。可见营非纯阴矣。况气者，水之母，且天地间物有质者，不能无亏盈，既有质而亏盈，血中之气，亦不免而亏盈矣。故丹溪以补阴为主，固为补营；东垣以补气为主，亦补营也，以营兼血气而然也。（《石山医案》卷一）

二七、薛己《论疮疡五善七恶主治》

疮疡之证，有五善，有七恶。五善见三则瘥，七恶见四则危。夫善者，动息自宁，饮食知味，便利调匀，脓溃肿消，水鲜不臭，神彩精明，语声清朗，体气和平是也。此属腑证，病微邪浅，更能慎起居，节饮食，勿药自愈。恶者，乃五脏亏损之证，多因元气虚弱，或因脓出水多，气血亏损，或因汗下失宜，荣卫消铄，或因寒凉克伐，气血不足，或因峻厉之剂，胃气受伤，以致真气虚而邪气实，外似有余而内实不足，法当纯补胃气，多有可生，不可因其恶，遂弃而不治。若大渴发热，或泄泻淋闭者，邪火内淫，一恶也，竹叶黄芪汤。气血俱虚，八珍汤加黄芪、麦冬、五味、山茱萸。如不应，佐以加减八味丸煎服。脓血既泄，肿毒尤甚，脓色败臭者，胃气虚而火盛，二恶也，人参黄芪汤。如不应，用十全大补汤加麦冬、五味。目视不正，黑睛紧小，白睛青赤，瞳子上视者，肝肾阴虚而目系急，三恶也，六味丸料加炒山栀、麦冬、五味。如不应，用八珍汤加炒山栀、麦冬、五味。喘粗气短，恍惚嗜卧者，脾肺虚火，四恶也，六君加大枣、生姜。如不应，用补中益气汤加麦门冬、五味。心火刑克肺金，人参平肺散；阴火伤肺，六味丸加五味子煎服。肩背不便，四肢沉重者，脾胃亏损，五恶也，补中益气汤加山茱萸、山药、五味。如不应，用十全大补汤加山茱萸、山药、五味。不能下食，服药而呕，食不知味者，胃气虚弱，六恶也，六君子汤加木香、砂仁。如不应，急加附子。声嘶色败，唇鼻青赤，面目四肢浮肿者，脾肺俱虚，七恶也，补中益气汤加大枣、生姜。如不应，用六君子汤加炮姜；更不应，急加附子，或用十全大补汤加附子、炮姜。腹痛泄泻，咳逆昏愦者，阳气虚，寒气内淫之恶证，急用托里温中汤，复用六君子汤加附子，或加姜、桂温补。此七恶之治法也。

此外，更有溃后发热，恶寒作渴，或怔忡惊悸，寤寐不宁，牙关紧急，或头目赤痛，自汗盗汗，寒战咬牙，手撒身热，脉洪大按之如无，或身热恶衣，欲投于水，其脉浮大，按之微细，衣厚仍寒，此血气虚极，传变之恶证也。若手足逆冷，肚腹疼痛，泄痢肠鸣，饮食不入，呃逆呕吐，此阳气虚，寒气所乘之恶证也。若有汗而不恶寒，或无汗而恶寒，口噤足冷，腰背反张，颈项劲强，此血气虚极，变痉之恶证也，急用参、芪、归、术、附子救之，间有可生者。大抵虚中见恶证者难治，实证无恶候者易治。宋时齐院令虽尝纂其状，而未叙其因。皇明陶节庵，虽各立一方，亦简而未悉，予故补其缺云。(《外科枢要》卷一)

二八、薛己《论疮疡当明本末虚实》

疮疡之作，皆由膏粱厚味，醇酒炙煿，房劳过度，七情郁火，阴虚阳辏，精虚气薄，命门火衰，不能生土，荣卫虚弱，外邪所袭，气血受伤而为患，当审其经络受证，标本缓急以治之。若病急而元气实者，先治其标；病缓而元气虚者，先治其本；或病急而元气又虚者，必先于治本，而兼以治标。大要肿高㷜痛，脓水稠黏者，元气未损也，治之则易；漫肿微痛，脓水清稀者，元气虚弱也，治之则难；不肿不痛，或漫肿黯黑不溃者，元气虚甚，治之尤难者也。主治之法，若肿高焮痛者，先用仙方治命饮解之，后用托里消毒散；漫肿微痛者，用托里散，如不应，加姜、桂；若脓出而反痛，气血虚也，八珍汤；不作脓，不腐溃，阳气虚也，四君加归、芪、肉桂；不生肌，不收敛，脾气虚也，四君加芍药、木香；恶寒憎寒，阳气虚也，十全大补加姜、桂；晡热内热，阴血虚也，四物加参、术；欲呕作呕，胃气虚也，六君加炮姜；自汗盗汗，五脏虚也，六味丸料加五味子；食少体倦，脾气虚也，补中益气加茯苓、半夏；喘促咳嗽，脾肺虚也，前汤加麦冬、五味；欲呕少食，脾胃虚也，人参理中汤；腹痛泄泻，脾胃虚寒也，附子理中汤；小腹痞，足胫肿，脾肾虚也，十全大补汤加山药、肉桂；泄泻足冷，脾胃虚寒也，前药加桂、附；热渴淋秘，肾虚阴火也，加减八味丸；喘嗽淋秘，肺肾虚火也，补中益气汤、加减八味丸。大凡怯弱之人，不必分其肿溃，惟当先补胃气，或疑参、芪满中，间有用者，又加发散败毒，所补不偿所损。又有泥于气质素实，或有痰，不服补剂者，多致有误。殊不知疮疡之作，缘阴阳亏损，其脓既泄，气血愈虚，岂有不宜补者哉。故丹溪先生云：但见肿痛，参之脉证虚弱，便与滋补，气血无亏，可保终吉。（《外科枢要》卷一）

二九、赵献可《五行论》

以木、火、土、金、水，配心、肝、脾、肺、肾，相生相克，素知之矣。诸书有云：五行惟一，独火有二，此言似是而非。论五行俱各有二，奚独一火哉？若论其至，五行各有五，五五二十五，五行各俱一太极，此所以成变化而行鬼神也。今以五行之阴阳生死言之，木有甲木属阳、乙木属阴，人身之胆是甲木，属足少阳；肝是乙木，属足厥阴；甲木生于亥而死于午，乙木生于午而死于亥。火有丙火属阳、丁火属阴，人身之相火属手少阳，心火属手少阴；丙火生于寅而死于酉，丁火生于酉而死于寅。水有壬水属阳、癸水属阴，人身之肾水属足少阴，膀胱属足太阳，壬水生于申而死于卯，癸水生于卯而死于申。土有戊土属阳、己土属阴，人身之胃土属足阳明，脾土属足太阴，戊土生于寅而死于酉，己土生于酉而死于寅。金有庚金属阳、辛金属阴，人身之肺金属手太阴，大肠金属手阳明，庚金生于巳而死于子，辛金生于子而死于巳。欲察病情者，专以时日之生旺休囚，而验其阴之阳属，如胆火旺，则寅卯旺而午未衰；肝火旺，则午未甚而亥子衰，五行各以其类推之。

独土金随母寄生，故欲补土金者，从寄生处而补其母，是以东垣有隔二之治，是从母也；有隔三之治，又从母之外家也。土金惟寄生，故其死为真死，惟水火从真生，故其死不死，绝处逢生矣。归库者，绝其生气而收藏也；返魂者，续其死气而变化也。况水火随处有生机，钻木可取，击石可取，圆珠可取。方诸取水，掘地取水，承露取水。若金死不救，土死不救，木死不救，是以余于五行中，独重水火，而其生克之妙用，又从先天之根，而与世论不同。

近世人皆曰水克火，而余独曰水养火；世人皆曰金生水，而余独曰水生金；世人皆曰土克水，而余独于水中补土；世人皆曰木克土，而余独升木以培土。若此之论，颠倒拂常，谁则信之？讵知君相二火，以肾为宫，水克火者，后天有形之水火也；水养火者，先天无形之水火也。海中之金，未出沙土，不经锻炼，不畏火，不克木，此黄钟根本。人之声音，出自肺金，清浊轻重，丹田所系，不求其原，徒事于肺，抑末也。今之言补肺者，人参、黄芪；清肺者，黄芩、麦冬；敛肺者，五味、诃子；泻肺者，葶苈、枳壳。病之轻者，岂无一效？若本原亏损，毫不相干。盖人肺金之气，夜卧则归藏于肾水之中，丹家谓之母藏子宫，子隐母胎，此一藏名曰娇脏，畏热畏寒。肾中有火，则金畏火刑而不敢归；肾中无火，则水冷金寒而不敢归。或为喘胀，或为咳哕，或为不寐，或为不食，如丧家之狗，斯时也，欲补土母以益子，喘胀益甚；清之泻之，肺气日消；死斯迫矣。惟收敛者，仅似有理，然不得其门，从何而入？《仁斋直指》云：肺出气也，肾纳气也。肺为气之主，肾为气之本，凡气从脐下逆奔而上者，此肾虚不能纳气归原也，毋徒从事于肺，或壮水之主，或益火之原，火向水中生矣。

若夫土者，随火寄生，即当随火而补。然而补火，有至妙之理，阳明胃土，随少阴心火而生，故补胃土者补心火，而归脾汤一方，又从火之外家而补之，俾木生火，火生土也。太阴脾土，随少阳相火而生，故补脾土者，补相火，而八味丸一方，合水火既济而蒸腐之，此一理也。至理也，人所不知，人所不信，余特申言之。盖混沌之初，一气而已，何尝有土。自天一生水，而水之凝成处始为土，此后天卦位，艮土居坎水之次也。其坚者为石，而最坚者为金，可见水土金，先天之一原也。又有补子之义，盖肺为土之子，先补其子，使子不食母之乳，其母不衰，亦见金生土之义。又有化生之妙，不可不知。甲木，戊土所畏，畏其所胜，不得已以己妹嫁之，配为夫妇，后归外氏成家，此甲己化土，其间遇龙则化，不遇龙则不化，凡化物以龙为主。张仲景立建中汤以健脾土。木曰曲直，曲直作酸，芍药味酸属甲木。土曰稼穑，稼穑作甘，甘草味甘属己土。酸甘相合，甲己化土，又加肉桂，盖桂属龙火，使助其化也。仲景立方之妙，类如此。又以见木生土之义，盖土无定位，旺于四季，四季俱有生理，故及之。至于木也者，以其克土，举世欲伐之，余意以为木借土生，岂有反克之理？惟木郁于下，故其根下克。盖木气者，乃生生之气，始于东方。盍不观之为政者，首重农事，先祀芒神。芒神者，木气也，春升之气也，阳气也，元气也，胃气也，同出而异名也。我知种树而已，雨以润之，风以散之，日以暄之，使得遂其发生长养之天耳。及其发达既久，生意已竭，又当敛其生生之气，而归于水土之中，以为来春发生之本，焉有伐之之理，此东垣《脾胃论》中用升、柴以疏木气，谆谆言之详也。但未及雨润风散，与夫归根复命之理，余于《木郁论》中备言之。总之，申明五行之妙用，专重水火耳。（《医贯》卷一）

三〇、赵献可《论五行各有五》

以火言之，有阳火，有阴火，有水中之火，有土中之火，有金中之火，有木中之火。阳火者，天上日月之火，生于寅而死于酉。阴火者，炳烛之火，生于酉而死于寅，此对待之火也。水中火者，霹雳火也，即龙雷之火，无形而有声，不焚草木，得雨而益炽，见于季春而伏于季秋。原夫龙雷之见者，以五月一阴生，水底冷而天上热，龙为阳物，故随阳而上升，至冬一阳来复，故龙亦随阳下伏，雷亦收声。人身肾中相火，亦犹是也。平日不能节欲，以致命门火衰，肾中阴盛，龙火无藏身之位，故游于上而不归，是以上焦烦热咳嗽等证。善治者，以温肾之药，从其性而引之归原，使行秋冬阳伏之令，而龙归大海，此至理也。奈何今之治阴虚火衰者，以黄柏、知母为君，而愈寒其肾，益速其毙，良可悲哉！若有阴虚火旺者，此肾水干枯而火偏盛，宜补水以配火，亦不宜苦寒之品以灭火，壮水之主以镇阳光，正此谓也。如灯烛火，亦阴火也，须以膏油养之，不得杂一滴寒水，得水即灭矣。独有天上火入于人身，如河间所论六气暑热之病，及伤暑中暑之疾，可以凉水沃之，可以苦寒解之。其余炉中火者，乃灰土中无焰之火，得木则烟，见湿则灭，须以炭培，实以温烬。人身脾土中火，以甘温养其火，而火自退，经曰劳者温之，损者益之，甘能除大热，温能除大热，此之谓也。空中之火，附于木中，以常有坎水滋养，故火不外见，惟干柴生火；燎原不可止遏，力穷方止。人身肝火内炽，郁闷烦躁，须以辛凉之品发达之，经曰木郁则达之，火郁则发之，使之得遂其炎上之性，若以寒药下之，则愈郁矣，热药投之，则愈炽矣。金中火者，凡山中有金银之矿，或五金埋瘗之处，夜必有火光，此金郁土中而不得越，故有光辉发见于外。人身皮毛空窍中，自觉针刺蚊咬，及巅顶如火炎者，此肺金气虚，火乘虚而现，肺主皮毛故也。经曰：东方木实，因西方金虚也，补北方之水，即所以泻南方之火。虽曰治金中之火，而通治五行之火，无余蕴矣。

以水言之，有阳水，有阴水，有火中之水，有土中之水，有金中之水，有木中之水。阳水者，坎水也，气也。希夷先生《阴阳消息论》曰：坎以一阳陷于二阴，水气潜行地中，为万物受命根本。盖润液也，气之液也。《月令》于仲秋云：杀气浸盛，阳气日衰，水始涸。是水之涸，地之死也。于仲冬云：水泉动，是月一阳生。是水之动，地之生也，谓之火中之水可也，谓之土中之水可也。阴水者，兑泽也，形也，一阴上彻于二阳之上，以有形之水，普施万物，下降为资生之利泽，在上即可谓雨露之水，在下即可为大溪之水。人之饮食入胃，命门之火，蒸腐水谷，水谷之气，上熏于肺，肺通百脉，水精四布，五经并行，上达皮毛，为汗、为涕、为唾、为津，下濡膀胱，为便、为液。至于血亦水也，以其随相火而行，故其色独红，周而复始，滚滚不竭，在上即可为天河水，在下即为长流水，始于西北天门，终于东南地户，正所谓黄河之水天上来，奔流到海不复回，故黄河海水，皆同色也。金中之水，矿中之水银是也。在人身为骨中之髓，至精至贵，人之宝也。木中水者，巽木入于坎水而上出，其水即木中之脂膏，人身足下有涌泉穴，肩上有肩井穴，此暗水潜行之道，凡津液润布于皮肤之内者，皆井泉水也。夫水有如许之不同，总之归于大海，天地之水，以海为宗，人身之水，以肾为源，而其所以能昼夜不息者，以其有一元之乾气为太极耳，此水中之五行也。明此水火之五行，而土木金可例推矣。经曰：纪于水火，余气可知。（《医贯·卷一·五行论》）

三一、孙一奎《丹溪相火篇议》

生生子曰：火为五行之二，化生之机，在天在人，不可一日而无。诸书虽往往于杂证中言之，然未有能分君相之名，及明令气之序，是以多认阴火为相火，又有以五志之火为相火，即明达精诣如丹溪，而《格致余论·相火篇》，亦以龙雷之火为相火，又分君火为人火，相火为天火，愚甚惑焉。尝按《内经·阴阳应象大论》篇，有壮火气衰，少火气壮之言，《天元纪大论》篇，有君火以明，相火以位之言，并无天火、人火、龙雷火之说，至丹溪而始言之，何哉？愚度丹溪之意，既谓肝肾之阴悉具相火，是以指肝肾之阴火为相火。又曰：见于天者，出于龙雷，则木之气；出于海，则水之气。或以龙雷皆动物，凡动皆属火，故以相火为天火耶？假若以动皆属火，而遂以相火为天火。然则，君火亦有动之时也，独不可属之天哉？愚谓火为造化生息之机，不能不动，第不可以妄动。火有天人之分，不可以君相分属天人。何言之？盖天有六气，君火主二之气，相火主三之气，是君相皆可以天火称也。人有十二经，十二经中，心为君火，包络三焦为相火，是君相皆可以人火称也。故以天之六气言，则二之气三之气，岁岁若是，为亘古不易之常运；以人身言，则心为君火，包络三焦为相火，亦亘古不易之定论。君火相火，皆有定体，以裨助生生不息之功，不可一日而无，故曰：天非此火，不能生物；人非此火，不能有生。若彼肝肾，虽皆有火，乃五志之淫火，而非五行之正火，致人疾而为元气之贼，不可一日而有也。今丹溪不以六气之火为天火，而以肝肾阴火为龙雷之火为天火；不以七情所感之火为人火，而以君火为人火。夫肝藏血，肾藏精，彼谓悉具相火，愚不知其何所见也。且经以君火主春末夏初二之气，以热称之，丹溪乃谓经以暑与湿言之，夫暑属三之气，湿属四之气，各有主之者，与君火何预？经以相火主三之气，以暑称之，丹溪乃言经以火称之，谓其暴悍酷烈于君火，指为元气之贼，大与经旨相抵牾，所以然者，良由认相火未真，故其立言支离多病，前后自相矛盾。至于君火以名，相火以位之言，亦不能畅条其义。夫君火以名，盖以君虽属火，然至尊无为，惟正火之名，故曰君火以名。相火以位者，盖相宣行火令，而守位禀命，故曰相火以位，犹之宰相奉行君令为职位所宜然也。彼于相之名义未明，是以相火之论未当也。愚始阅此篇，疑非丹溪之笔，已而详玩笔势，与其他撰著相类，或出于一时之意见，未遑稽考，不然登梓时，亦未暇校正窜易耶？释今不为辨校，则后之学者，不知从丹溪之长，徒执迷其阴火为相火之说，卒之认相火为贼火，不知以五志之火为贼火，其误人也甚矣。溯丹溪初心，本欲开后之聋聩，不知此论，使聋聩者益聋聩也。愚故愿为丹溪之忠臣，不惮辨驳者，正欲成丹溪惠后之心，又何暇计僭逾之罪哉，同志者幸亮之。（《医旨绪余》卷上）

三二、孙一奎《痿论》

生生子曰：世之病痿甚多，而治痿之法甚少，考之《内经》，且特立篇目，非泛常总括病机者伦也，治法之少，由后人或未能尽悉经旨。今按《内经》，皆以气热为五痿受病之始，则可见痿之病本，皆自气热中来也。何者？痿躄之始，五脏因肺热叶焦，递向传染。缘肺者，统诸气，心之盖，脏之长，君之相傅，而治节之所由系焉。五痿之疾，殆肺之一气流传，犹宰相承一旨以令天下也。观其独取阳明为治，不以五痿异者，此又可见以肺热为本，而五痿为标，故治独取阳明，是谓定于一也。此取字，有教人补之之意，非所谓攻取也。盖阳明乃五脏六腑之海，主润宗筋。又冲脉者，经脉之海，与阳明合于宗筋。阴阳总宗筋之会，会于气街，而阳明为之长，皆属于带脉而络于督脉。阳明虚则宗筋纵，带脉不引，故足痿不用，兹补其阳明，使谷气充，冲脉盛，带脉引，宗筋润，是以能束骨而利机关，故其治独取阳明，而不以五痿异也。既得以热字为本，阳明为用，临证处方则在人自扩充之，书曷能尽所言哉！

丹溪曰：《内经·痿论》，肺热叶焦，五脏因而受之，发为痿躄。又曰：诸痿皆属于上，指病之本在肺也。或曰：《内经》治痿之法，独取阳明何也？

曰：诸痿生于肺热，只此一句，便见治法大意。经曰：东方实，西方虚；泻南方，补北方。此固是就生克言补泻，而大经大法不外于此。五行之中，惟火有二，肾虽有两水，惟其一阳常有余，阴常不足，故经曰：一水不能胜二火，理之必然。金体燥而居上主气，惧火者也；土性湿而居中主四肢，畏木者也。火性炎上，若嗜欲无节，则水失所养，火寡于畏而侮所胜，肺得火邪而热矣。木性刚急，肺受邪热，则金失所养，木寡于畏而侮所胜，土得木邪而伤矣。肺热则不能营摄一身，脾伤则四肢不能为用，而诸痿之病作，泻南方，则肺金清而东方不实，何脾伤之有？补北方，则心火降而西方不虚，何肺热之有？故阳明实，则宗筋润，能束骨而利机关矣。治痿之法，无出于此。

骆龙吉亦曰：风火相炽，当滋肾水。东垣先生取黄柏为君，黄芪等药为辅佐，而无一定之方，有兼痰积者，有湿多者，有热多者，有湿热相半者，有夹寒者，临病制方，其善于治痿乎！虽然，药中肯綮矣，若将理失宜，圣医不治也，但是患痿之人，若不薄滋味，吾知其必不能安全也。

生生子曰：刘宗厚谓治痿方多缺略者，皆因混入中风条内故也。此皆承丹溪治痿不得作风治，斯言深得病旨。风乃外入者，故当逐散；痿则内脏不足所致，治惟有补而已。但丹溪《痿论》中，即以《内经》治痿独取阳明之说，设为或问矣，乃不答所以取阳明之旨，而以《难经》泻南补北之法，摘为治痿之方，斯亦法外变通之意，第不思所问取阳明之义，竟何所发明，是欲彰之而复蔽之也。胡不曰阳明者，胃也，坤土也，万物之所以资生焉，为脾之表。脾胃一虚，肺气先绝，肺虚则不能宣通脏腑，节制经络；必胃厚则脾充，脾充则能布散津液，使脏腑各有所禀受，四肢健运，如是则何有于叶焦，何有于痿躄也？要知痿之终始，只在肺胃之间而已矣。肺热叶焦，则不能节制诸经，胃气虚弱，则脏腑无所受气，带脉不引，宗筋枯槁，而痿躄之所由兆。故《内经》治痿所以独取乎阳明也，以阳明为五脏六腑之海也。独之一字，足谓可以尽其治之辞，彼丹溪泻南补北之法，或可以施肺肾之痿，其于肉痿敢试之乎？经曰：肌肉濡渍，痹而不仁，发为肉痿。启玄子注曰：肉属于脾，脾恶湿，湿着肌肉，则卫气不营，故发为肉痿也。据此，则泻火补水之法，可得以概治肉痿乎？否也。丹溪天资甚高，笔力尤健，凡天资高者，或一时之兴，随笔成文，或自执己见以为是，不复更检，观篇后盛赞东垣治痿之善，即可以见其天分。惜乎！不以东垣之善返照，未免自是之为累

欤！（《医旨绪余》卷上）

三三、杨继洲《诸家得失策》

问：人之一身，犹之天地。天地之气，不能以恒顺，而必待于范围之功。人身之气，不能以恒平，而必待于调摄之技。故其致病也，既有不同，而其治之，亦不容一律，故药与针灸，不可缺一者也。然针灸之技，昔之专门者固各有方书，若《素问》《针灸图》《千金方》《外台秘要》，与夫补泻灸刺诸法以示来世矣，其果何者而为之原欤？亦岂无得失去取于其间欤？诸生以是名家者，请详言之。

对曰：天地之道，阴阳而已矣。夫人之身，亦阴阳而已矣。阴阳者，造化之枢纽，人类之根柢也。惟阴阳得其理则气和，气和则形亦以之和矣。如其拂而戾焉，则赞助调摄之功，自不容已矣。否则，在造化不能为天地立心，而化工以之而息，在夫人不能为生民立命，而何以臻寿考无疆之休哉。此固圣人赞化育之一端也，而可以医家者流而小之耶。愚尝观之《易》曰：大哉乾元，万物资始，至哉坤元，万物资生。是一元之气，流行于天地之间，一阖一辟，往来不穷；行而为阴阳，布而为五行，流而为四时，而万物由之以化生，此则天地显仁藏用之常，固无庸以赞助为也。然阴阳之理也，不能无愆，而雨旸寒暑，不能以时若，则范围之功，不能无待于圣人也。故《易》曰：后以裁成天地之道，辅相天地之宜，以左右民。此其所以人无夭札，物无疵疠，而以之收立命之功矣。然而吾人同得天地之理以为理，同得天地之气以为气，则其元气流行于一身之间，无异于一元之气流行于天地之间也。夫何喜怒哀乐心思嗜欲之泊于中，寒暑风雨温凉燥湿之侵于外，于是有疾在腠理者焉，有疾在血脉者焉，有疾在肠胃者焉。然而疾在肠胃，非药饵不能以济；在血脉，非针刺不能以及；在腠理，非熨焫不能以达。是针灸药者，医家之不可缺一者也。夫何诸家之术惟以药，而于针灸则并而弃之，斯何以保其元气，以收圣人寿民之仁心哉。然是针与灸也，亦未易言也。孟子曰：离娄之明，不以规矩，不能成方圆；师旷之聪，不以六律，不能正五音。若古之方书，固离娄之规矩，师旷之六律也。故不溯其原，则无以得古人立法之意，不穷其流，则何以知后世变法之弊。今以古之方书言之，有《素问》

《难经》焉，有《灵枢》《铜人图》焉，有《千金方》，有《外台秘要》焉，有《金兰循经》，有《针灸杂集》焉。然《灵枢》之图或议其太繁而杂，于《金兰循经》或嫌其太简而略，于《千金方》或诋其不尽伤寒之数，于《外台秘要》或议其为医之蔽，于《针灸杂集》或论其未尽针灸之妙。溯而言之，则惟《素》《难》为最要。盖《素》《难》者，医家之鼻祖，济生之心法，垂之万世而无弊者也。夫既由《素》《难》以溯其原，又由诸家以穷其流，探脉络，索营卫，诊表里，虚则补之，实则泻之，热则凉之，寒则温之，或通其气血，或维其真元。以律天时，则春夏刺浅，秋冬刺深也；以袭水土，则湿致高原，热处风凉也；以取诸人，肥则刺深，瘠则刺浅也。又由是而施之以动摇、进退、搓弹摄按之法，示之以喜怒、忧惧、思劳、醉饱之忌，穷之以井荥俞经合之源，究之以主客标本之道，迎随开阖之机。夫然后阴阳和，五气顺，营卫固，脉络绥，而凡腠理血脉，四体百骸，一气流行，而无壅滞痿痹之患矣。不犹圣人之裁成辅相，而一元之气周流于天地之间乎。先儒曰：吾之心正，则天地之心亦正，吾之气顺，则天地之气亦顺。此固赞化育之极功也，而愚于医之灸刺也亦云。（《针灸大成》卷三）

三四、杨继洲《头不多灸策》

周：灸穴须按经取穴，其气易连而其病易除。然人身三百六十五络，皆归于头，头可多灸欤？灸良已，间有不发者，当用何法发之？

尝谓穴之在人身也，有不一之名；而灸之在吾人也，有至一之会。盖不知其名，则昏谬无措，无以得其周身之理；不观其会，则散漫靡要，何以达其贯通之原。故名也者，所以尽乎周身之穴也，固不失之太繁；会也者，所以贯乎周身之穴也，亦不失之太简。人而知乎此焉，则执简可以御繁，观会可以得要，而按经治疾之余，尚何疾之有不愈，而不足以仁寿斯民也哉？

执事发策，而以求穴，在乎按经。首阳不可多灸，及所以发灸之术，下询承学，是诚究心于民瘼者。愚虽不敏，敢不掇述所闻以对。尝观吾人一身之气，周流于百骸之间，而统之则有其宗，犹化工一元之气，磅礴于乾坤之内，而会之则有其要。故仰观于天，其星辰之奠丽，不知其几也，而求其要，则惟以七宿为经，二十四曜为纬。俯察于地，其山川之流峙，不知其几也，而求其要，则惟以五岳为宗，四渎为委，而其他咸弗之求也。天地且然，而况人之一身，内而五脏六腑，外而四体百形，表里相应，脉络相通，其所以生息不穷，而肖形于天地者，宁无所纲维统纪于其间耶。故三百六十五络，所以言其烦也，而非要也；十二经穴，所以言其法也，而非会也。总而会之，则人身之气，有阴阳，而阴阳之运，有经络，循其经而按之，则气有连属，而穴无不正，疾无不除。譬之庖丁解牛，会则其凑，通则其虚，无假斤斫之劳，而顷刻无全牛焉。何也？彼固得其要也。故不得其要，虽取穴之多，亦无以济人。苟得其要，则虽会通之简，亦足以成功，惟在善灸者加之意焉耳。自今观之，如灸风而取诸风池、百会，灸劳而取诸膏肓、百劳，灸气而取诸气海，灸水而取诸水分；欲去腹中之病则灸三里，欲治头目之疾则灸合谷，欲愈腰腿则取环跳、风市，欲拯手臂则取肩髃、曲池。其他病以人殊，治以疾异，所以得之心而应之手者，罔不昭然有经络在焉，而得之则为良医，失之则为粗工，凡以辨诸此也。至于首为诸阳之会，百脉之宗，人之受病固多，而吾之施灸宜别。若不察其机而多灸之，其能免夫头目旋眩、远视不明之咎乎。不审其地而并灸之，其能免夫气血滞绝，肌肉单薄之忌乎。是百脉之皆归于头，而头之不多灸，尤按经取穴者之所当究心也。若夫灸之宜发，或发之有速而有迟，固虽系于人之强弱不同，而吾所以治之者，可不为之所耶。观东垣灸三里七壮不发，而复灸以五壮即发，秋天灸中脘九壮不发，而渍以露水，熨以热履，熯以赤葱，即万无不发之理，此其见之《图经》《玉枢》诸书，盖班班具载，可考而知者。吾能按经以求其原，而又多方以致其发，自无患乎气之不连，疾之不疗，而于灼艾之理，斯过半矣。抑愚又有说焉，按经者法也，而所以神明之者心也。苏子有言：一人饮食起居，无异于常人，而愀然不乐，问其所苦，且不能自言，此庸医之所谓无足忧，而扁鹊、仓公之所望而惊焉者，彼惊之者何也？病无显情，而心有默识，诚非常人思虑所能测者。今之人徒曰，吾能按经，吾能取穴，而不于心焉求之。譬诸刻舟而求剑，胶柱而鼓瑟，其疗人之所不能疗者，吾见亦罕矣。然则善灸者奈何？静养以虚此心，观变以运此心，旁求博采以扩此心，使吾心与造化相通，而于病之隐显昭然无遁情焉。则由是而求孔穴之开阖，由是而察气候之疾徐，由是而明呼吸补泻之宜，由是而达迎随出入之机，由是而酌从卫取气、从营置气之要，不将从手应心，得鱼兔而忘筌蹄也哉。此又岐黄之秘术，所谓百

尺竿头进一步者，不识执事以为何如？（《针灸大成》卷三）

三五、杨继洲《穴有奇正策》

问：九针之法，始于岐伯，其数必有取矣，而灸法独无数焉。乃至定穴，均一审慎，所谓奇穴，又皆不可不知也。试言考术业之专工。

尝谓针灸之疗疾也，有数有法，而惟精于数法之原者，斯足以窥先圣之心。圣人之定穴也，有奇有正，而惟通于奇正之外者，斯足以神济世之术，何也？法者，针灸所立之规，而数也者，所以纪其法，以运用于不穷者也。穴者，针灸所定之方，而奇也者，所以翊夫正以旁通于不测者也。数法肇于圣人，固精蕴之所寓，而定穴兼夫奇正，尤智巧之所存。善业医者，果能因法以详其数，缘正以通其奇，而于圣神心学之要，所以默蕴于数法奇正之中者，又皆神而明之焉，尚何术之有不精，而不足以康济斯民也哉。

执事发策，而以针灸之数法奇穴下询承学。盖以术业之专工者，望诸生也，而遇岂其人哉。虽然，一介之士，苟存心于爱物，于人必有所济，愚固非工于医业者，而一念济物之心，特惓惓焉。矧以明问所及，敢无一言以对。夫针灸之法，果何所昉乎。粤稽上古之民，太朴未散，元醇未漓，与草木蓁蓁然，与鹿豕狉狉然，方将相忘于浑噩之天，而何有于疾，又何有于针灸之施也。自羲农以还，人渐流于不古，而朴者散，醇者漓，内焉伤于七情之动，外焉感于六气之侵，而众疾胥此乎交作矣。岐伯氏有忧之，于是量其虚实，视其寒温，酌其补泻，而制之以针刺之法焉，继之以灸火之方焉。至于定穴，则自正穴之外，又益之以奇穴焉，非故为此纷纷也。民之受疾不同，故所施之术或异，而要之非得已也，势也。势之所趋，虽圣人亦不能不为之所也已。然针固有法矣，而数必取于九者，何也？盖天地之数，阳主生，阴主杀，而九为老阳之数，则期以生人，而不至于杀人者，固圣人取数之意也。今以九针言之，燥热侵头身，则法乎天，以为镵针，头大而末锐焉。气满于肉分，则法乎地，以为圆针，身圆而末锋焉。锋如黍米之锐者，为锃针，主按脉取气，法乎人也。刃有三隅之象者，为锋针，主泻导痼血，法四时也。铍针以法音，而末如剑锋者，非所以破痈脓乎？利针以法律，而支似毫毛者，非所以调阴阳乎？法乎星则为毫针，尖如蚊虻，可以和经络、却诸疾也。法乎风则为长针，形体锋利，可以去深邪、疗痹痿也。至于燔针之刺，则其尖如挺，而所以主取大气不出关节者，要亦取法于野而已矣。所谓九针之数，此非其可考者耶。然灸亦有法矣，而独不详其数者，何也？盖人之肌肤有厚薄，有深浅，而火不可以概施，则随时变化，而不泥于成数者，固圣人望人之心也。今以灸法言之，有手太阴之少商焉，灸不可过多，多则不免有肌肉单薄之忌；有足厥阴之章门焉，灸不可不及，不及则不免有气血壅滞之嫌。至于任之承浆也，督之脊中也，手之少冲，足之涌泉也，是皆犹之少商焉，而灸之过多，则致伤矣。脊背之膏肓也，腹中之中脘也，足之三里、手之曲池也，是皆犹之章门焉，而灸之愈多，则愈善矣。所谓灸法之数，此非其仿佛者耶。夫有针灸，则必有会数法之全，有数法则必有所定之穴，而奇穴者则又旁通于正穴之外，以随时疗证者也。而其数维何？吾尝考之《图经》，而知其七十有九焉。以鼻孔则有迎香，以鼻柱则有鼻准，以耳上则有耳尖，以舌下则有金津、玉液，以眉间则有鱼腰，以眉后则有太阳，以手大指则有骨空，以手中指则有中魁，至于八邪、八风之穴，十宣、五虎之处，二白、肘尖、独阴、囊底、鬼眼、髋骨、四缝、中泉、四关，凡此皆奇穴之所在。而九针之所刺者，刺以此也。灸法之所施者，施以此也。苟能即此以审慎之，而临证定穴之余，有不各得其当者乎？虽然，此皆迹也，而非所以论于数法奇正之外也。圣人之情，因数以示，而非数之所能拘；因法以显，而非法之所能泥；用定穴以垂教，而非奇正之所能尽，神而明之，亦存乎其人焉耳。故善业医者，苟能旁通其数法之原，冥会其奇正之奥，时可以针而针，时可以灸而灸，时可以补而补，时可以泻而泻，或针灸可并举，则并举之，或补泻可并行则并行之。治法因乎人不因乎数，变通随乎证，不随乎法，定穴主乎心不主乎奇正之陈迹。譬如老将用兵；运筹攻守，坐作进退，皆运一心之神以为之。而凡乌占云祲、金版六韬之书，其所具载方略，咸有所不拘焉。则兵惟不动，动必克敌，医惟不施，施必疗疾，如是虽谓之无法可也，无数可也，无奇无正亦可也，而有不足以称神医于天下也。管见如斯，惟执事进而教之。(《针灸大成》卷三)

三六、李中梓《药性合四时论》

尝论学者不极天人之奥，不窥性命之元，辄开口言医，何怪乎其以人为试哉。寒热温凉，一匕之谬，复水难收，始犹疗病，继则疗药，疗药之不能，而病尚可间哉。请以四时之气为喻，四时者，春温、夏热、秋凉、冬寒而已。故药性之温者，于时为春，所以生万物者也；药性之热者，于时为夏，所以长万物者也；药性之凉者，于时为秋，所以肃万物者也；药性之寒者，于时为冬，所以杀万物者也。夫元气不足者，须以甘温之剂补之，如阳春一至，生气勃勃也。元气不足而至于过极者，所谓大虚必夹寒，须以辛热之剂补之，如时际炎蒸，生气畅遂也。热气有余者，须以甘凉之剂清之，如凉秋一至，溽燔如失也。邪气盛满而至于过极者，所谓高者抑之，须以苦寒之剂泻之，如时值隆冬，阳气潜藏也。故凡温热之剂，均为补虚，凉寒剂，均为泻实。大抵元气既虚，但有秋冬肃杀之气，独少春夏生长之机。然虚则不免于热，医者但见有热，便以寒凉之剂投之，是病方肃杀，而医复肃杀之矣，其能久乎！此无他，未察于虚实之故耳。独不闻丹溪有云：实火可泻，芩、连之属；虚火可补，参、芪之属。但知有火而不分虚实，投治一差，何异入井之人，而又下之石乎！丹溪主于补阴者也，而犹以参、芪补虚人之火，人亦可以断然无疑矣。今天下喜用寒凉，畏投温热，其故有二：一者，守丹溪阳常有余之说、河间有热无寒之论耳。致《求正录》云：刘朱之言不息，则轩岐之泽不彰，诚斯道之大魔，亦生民之厄运也。其言未免过激，然补偏救弊，为后学顶门下针，良有深心也。一者，以寒凉之剂，即有差误，人多未觉，如阴柔小人，在朝廷之上，国祚已移，犹善弥缝；温热之剂，稍有不当，其非易见，如阳明君子，苟有过，则人皆见之。致近代有激之言曰：吾为俗医计，与其用寒凉之误，彼此不知，杀人必多；不如用温热而误，彼此具见，尚可改图。斯言虽近于谩骂，实则照妖之明鉴也。余考之《内经》曰：阴阳之要，阳密乃固。此言阳密，则阴亦固，而所重在阳也。又曰：阳气者，若天与日，失其所则折寿而不彰，故天运当以日光明。此言天之运，人之命，俱以阳为本也。《仙经》云：阴气一分不尽则不仙，阳气一分不尽则不死。岂非阳主生，阴主死欤。伏羲作《易》，首制一画，此无阳之祖也；文王衍《易》，六十四卦，皆以阳喻君子，阴喻小人，此言阳之德也。乾之象曰：大哉乾元，万物资始。此言阳为发育之首也。坤之初六曰：履霜坚冰至。此言阴长宜忧也。自古圣人，莫不喜阳而恶阴，今天下用药者反是，是欲使秋冬作生长之令，春夏为肃杀之时乎？则亦不思夫天人之故也已。（《医宗必读》

三七、李中梓《乙癸同源论》

古称乙癸同源，肾肝同治。其说维何？盖火分君相，君火者，居乎上而主静；相火者，处乎下而主动。君火惟一，心主是也；相火有二，乃肾与肝。肾应北方壬癸，于卦为坎，于象为龙，龙潜海底，龙起而火随之。肝应东方甲乙，于卦为震，于象为雷，雷藏泽中，雷起而火随之。泽也海也，莫非水也，莫非下也，故曰：乙癸同源。东方之木，无虚不可补，补肾即以补肝；北方之水，无实不可泻，泻肝即所以泻肾。至乎春升，龙不现则雷无声；及其秋降，雷未收则龙不藏，但使龙归海底，必无迅发之雷；但使雷藏泽中，必无飞腾之龙。故曰：肾肝同治。余于是而申其说焉。东方者，天地之春也，勾萌甲坼，气满乾坤，在人为怒，怒则气上，而居七情之升；在天为风，风则气鼓，而为百病之长。怒而补之，将逆而有壅绝之忧；风而补之，将满而有胀闷之患矣。北方者，天地之冬也，草黄木落，六宇萧条，在人为恐，恐则气下，而居七情之降；在天为寒，寒则气惨，而为万象之衰，恐而泻之，将怯而有颠狂之虞；寒而泻之，将空而有涸竭之害矣。然木既无虚，又言补肝者，肝气不可犯，肝血自当养也。血不足者濡之，水之属也，壮水之源，木赖以荣。水既无实，又言泻肾者，肾阴不可亏，而肾气不可亢也。气有余者伐之，木之属也，伐木之干，水赖以安。夫一补一泻，气血攸分；即泻即补，水木同腑。总之，相火易上，身中所苦，泻水所以降气，补水所以制火，气即火，火即气，同物而异名也。故知气有余便是火者，愈知乙癸同源之说矣。（《医宗必读》卷一）

三八、陈实功《痈疽治法总论》

痈疽发背怎生医，不论阴阳先灸之。不痛灸至痛，疼灸不疼时，内服蟾酥丸一服，外将神火照三枝，用膏贴顶上，敷药四边围。气盛兮顶自高而突起，血盛兮根脚束而无疑。高肿起者忌用攻利之药以伤元气；平塌漫者宜投补托之剂以益其虚。内热甚者量加消毒清剂，便秘燥者必须通利相宜，使脏腑得宣通，俾气血自流利。十日之间疮尚坚，必用铍针当头点破；半月之后脓亦少，须将药筒对顶拔提。有脓血之交粘，必腐肉之易脱。且如斯时，内有脓而不得外发者以针钩向正面钩起顽肉，用刀剪当原顶剪开寸余，使脓管得通流，庶疮头无闭塞。频将汤洗，切忌风吹，又关节在于斯时，变生出于此候。治当大补得全收敛之功，切忌寒凉致取变生之局。盖疮全赖脾土，调理必要端详，冬要温床暖室，夏宜净几明窗，饮食何须戒口，冷硬腻物休食。痈疽虽属外科，用药即同内伤。脉虚病虚，首尾必行补法；表实里实，临时暂用攻方。病要论久新，要法在于宽治猛治。药必求标本，功莫别于先医后医，若一概之攻补，恐两途之误用。又说阳变为阴，内外被寒凉克伐；岂期阴变为阳，首尾得辛热扶装。病分真似，理究阴阳。既有针工之异说，岂无线药之品详。汤散丸丹要在发而必中，神圣工巧诚为学者机关。至于千方百证，难将说尽短长。治在活法，贵在审详，用之必得其当，医斯可以称良，词虽近于粗鄙，可为后学提纲。（《外科正宗》）

三九、张介宾《三焦包络命门辨》

客有问曰：三焦、包络、命门者，医家之要领，脏腑之大纲。或言其有状，或言其无形，或言三焦包络为表里，或言三焦命门为表里，或言五脏各一，惟肾有两，左为肾，右为命门，命门者，男子以藏精，女子以系胞。若此数者，弗能无疑，千载而下，议论不定，夫理无二致，岂容纷纷若是哉，果亦有归一之义否？予曰：噫！医道之始，始自轩岐，轩岐之旨，昭诸《灵》《素》。《灵》《素》之妙，精确无遗。凡其所论，必因理而发，凡其命名，必因形而生。故《内经》之文，字无苟言，句无空发，自后凡绍此统者，孰能外《灵》《素》之范围？而今之所以纷纷者，不无其由，盖自《难经》始也。《难经》述《灵》《素》而作，为诸家之最先，因其颇有谬误，遂起后世之惑，三千年来，无敢违背，而后之疑，莫可解救，请先悉三焦心包络而次及其他焉。

夫三焦者，五脏六腑之总司；包络者，少阴君主之护卫也。而《二十五难》曰：心主与三焦为表里，俱有名而无形。若谓表里则是，谓无形则非。夫名从形立，若果有名无形，则《内经》之言为凿空矣，其奈叔和、启玄而下，悉皆宗之，而直曰三焦无状空有名，自二子不能辨，此后孰能再辨？及至徐遁、陈无择，始创言三焦之形，云有脂膜如掌大，正与膀胱相对，有二白脉自中出，夹脊而上，贯于脑。予因徧考两经，在《灵枢·本输篇》曰：三焦者，中渎之腑，水道出焉，属膀胱，是孤之腑也。《本脏篇》曰：密理厚皮者，三焦膀胱厚；粗理薄皮者，三焦膀胱薄，以及缓、急、直、结，六者各有所分。《论勇篇》曰：勇士者，目深以固，长冲直扬，三焦理横；怯士者，目大而不减，阴阳相失，其焦理纵。《决气篇》曰：上焦开发，宣五谷味，熏肤充身泽毛，若雾露之溉，是谓气。中焦受气取汁，变化而赤，是谓血。《营卫生会篇》曰：营出于中焦，卫出于下焦。又曰：上焦出于胃上口，并咽以上，贯膈而布胸中。中焦亦并胃中，出上焦之后，泌糟粕，蒸津液，化精微而为血，以奉生身，故独得行于经隧，命曰营气。下焦者，别迴肠，注于膀胱而渗入焉。水谷者，居于胃中，成糟粕，下大肠而成下焦。又曰：上焦如雾，中焦如沤，下焦如渎。《素问·五藏别论》曰：夫胃、大肠、小肠、三焦、膀胱，此五者，天气之所生也，其气象天，故泻而不藏。《六节藏象论》曰：脾、胃、大肠、小肠、三焦、膀胱者，仓廪之本，营之居也。其在心包络，则《灵枢·邪客篇》曰：心者，五脏六腑之大主，其脏坚固，邪弗能容，容之则心伤，心伤则神去，神去则死矣，故诸邪之在于心者，皆在于心之包络。凡此，皆是经旨。夫既曰无形矣，何以有水道之出？又何以有厚、薄、缓、急、直、结之分？又何以有曰纵曰横之理？又何以如雾、如沤、如渎？及谓气谓血之别？心主亦曰无形矣，则代心而受邪者在于心之包络，使无其形，又当受之何所？即此经文，有无可见。夫《难经》者，为发明《内经》之难，故曰《难经》，而《难经》实出于《内经》。今《内经》详其名状，《难经》言其无形，将从《难经》之无乎？抑从《内经》之有乎？再若徐、陈二子所言三焦之状，指为肾下之脂膜，果若其然，则何以名为三？又何以分为上、中、下？又何以言其为腑？此之为说，不知何所考据？更属不经。

客曰：心之包络，于文于义，犹为可晓，而古今诸贤历指其为裹心之膜，固无疑矣。至若三焦者，今既曰有形，又非徐、陈之论，然则果为何物耶？曰：但以字义求之，则得之矣。夫所谓三者，象三才也，际上极下之谓也。所谓焦者，象火类也，色赤属阳之谓也。今夫人之一身，外自皮毛，内自脏腑，无巨无名，无细无目，其于腔腹周围上下全体，状若大囊者，果何物耶？且其著内一层，形色最赤，象如六合，总护诸阳，是非三焦而何。如《五癃津液别论》曰：三焦出气，以温肌肉，充皮肤。固已显然指为肌肉之内，脏腑之外为三焦也。又如《背腧篇》曰：肺腧在三焦之间，心腧在五焦之间，膈腧在七焦之间，肝腧在九焦之间，脾腧在十一焦之间，肾腧在十四焦之间，岂非以躯体称焦乎？惟虞天民曰：三焦者，指腔子而言，总曰三焦，其体有脂膜在腔子之内，包罗乎五脏六腑之外也。此说近之，第亦未明焦字之义，而脂膜之说，未免又添一层矣。至其相配表里，则三焦为脏腑之外卫，心包络为君主之外卫，犹夫帝阙之重城，故皆属阳，均称相火，而其脉络，原自相通，允为表里。《灵枢·经脉篇》曰：心主手厥阴之脉，出属心包络，下隔，历络三焦；手少阳之脉，散络心包，合心主。《素问·血气形志篇》曰：手少阳与心主为表里。此固甚明，无庸辨也。

客曰：既三焦、心主为表里，何以复有命门、三焦表里之说？曰：三焦包络为表里，此《内经》一阴一阳之定耦，初无命门表里之说，亦无命门之名，唯《灵枢·根结》《卫气》及《素问·阴阳离合》等篇云：太阳根于至阴，结于命门，命门者目也。此盖指太阳经穴络于睛明，睛明所夹之处，是为脑心，乃至命之处，故曰命门。此外并无左右肾之分，亦无右肾为命门之说。而命门之始，亦起于《三十六难》曰：肾有两者，非皆肾也，左者为肾，右者为命门。命门者，精神之所舍，原气之所系，男子以藏精，女子以系胞。王叔和遂因之，而曰肾与命门，俱出尺部。以致后世遂有命门表里之配，而《内经》实所无也。客曰：《内经》既无命门，《难经》何以有之？而命门之解，终当何似？《难经》诸篇，皆出《内经》，而此命门，或必有据，意者去古既远，经文不无脱误，诚有如《七难》滑氏之注云者。唯是右肾为命门，男子以藏精，则左肾将藏何物乎？女子以系胞，则胞果何如而独系右肾乎？此所以不能无疑也。予因历考诸书，见《黄庭经》曰：上有黄庭下关元，后有幽阙前命门。又曰：闭塞命门似玉都。又曰：丹田之中精气微，玉房之中神门户。梁丘子注曰：男以藏精，女以约血，故曰门户。又曰：关元之中，男子藏精之所。元阳子曰：命门者，下丹田精气出飞之处也。是皆医家所未言，而实足为斯发明者。又《脉经》曰：肾以膀胱合为腑，合于下焦，在关元后，左为肾，右为子户。又曰：肾名胞门子户，尺中肾脉也。此言右为子户者，仍是右者为命门之说。细详诸言，默有以会。夫所谓子户者，即子宫也，即玉房之中也，俗名子肠，居直肠之前膀胱之后，当关元气海之间，男精女血，皆存乎此，而子由是生。故子宫者，实又男女之通称也。道家以先天真一之炁藏乎此，为九还七返之基，故名之曰丹田。医家以冲任之脉盛于此，则月事以时下，故名之曰血室。叶文叔曰：人受生之初，在胞胎之内，随母呼吸，受气而成，及乎生下，一点元灵之气，聚于脐下，自为呼吸。气之呼接乎天根，气之吸接乎地根，凡人之生，唯气为先，故又名为气海。然而，名虽不同，而实则一子宫耳。子宫之下有一门，其在女者，可以手探而得，俗人名为产门；其在男者，于精泄之时，自有关阑知觉，请问此为何处？客曰：得非此即命门耶？曰：然也。请为再悉其解。

夫身形未生之初，父母交会之际，男之施由此门而出，女之摄由此门而入。且胎元既足，复由此出。其出其入，皆由此门，谓非先天立命之门户乎？及乎既生，则三焦精炁，皆藏乎此，故《金丹大要》曰：炁聚则精盈，精盈则炁盛。梁丘子曰：人生系命于精。《珠玉集》曰：水是三才之祖，精为元炁之根。然则，精去则炁去，炁去则命去，其固其去，皆由此门，谓非后天立命之门户乎？再阅《四十四难》有七冲门者，皆指出入之处而言。故凡出入之所，皆谓之门，而此一门者，最为巨会，焉得无名？此非命门，更属何所。既知此处为命门，则男之藏精，女之系胞，皆有归着，而千古之疑，可顿释矣。客曰：若夫然，则命门既非右肾，而又曰子宫，是又别为一腑矣，何配何经？脉居何部？曰：十二经之表里，阴阳固已配定，若以命门而再配一经，是肾藏唯一，而经居其两，必无是理。且夫命门者，子宫之门户也，子宫者，肾脏藏精之腑也。肾脏者，主先天真一之炁，北门锁钥之司也，而其所以为锁钥者，正赖命门之闭固，蓄坎中之真阳，以为一身生化之原也。此命门与肾，本同一气，《道经》谓此当上下左右之中，其位象极，名为丹田。夫丹者奇也，故统于北方天一之藏，而其外腧命门一穴，正见督脉十四椎中，是命门原属于肾，非又别为一腑也。《三十九难》亦曰：命门其气与肾通。则亦不离乎肾耳。唯是五脏各一，独肾有二，既有其二，象不无殊。譬以耳目一也，而左明于右；手足一也，而右强于左；故北方之神有蛇武，蛇主阳而武主阴；两尺之脉分左右，左主水而右主火。夫左阳右阴，理之常也，而此曰左水右火，又何为然。盖肾属子中，气应冬至，当阴阳中分之位，自冬至之后，天左旋而时为春，斗杓建于坼木；日月右行合在亥，辰次会于娵訾，是阳进一月，则会退一宫，而太阳渐行于右，人亦应之，故水位之右为火也。且人之四体，本以应地，地之刚在西北，亦当右尺为阳，理宜然者，故《脉经》以肾脏之脉配两尺，但当曰左尺主肾中之真阴，右尺主肾中之真阳，而命门为阳气之根，故随三焦相火之脉，同见于右尺则可，若谓左肾为肾，右肾为命门则不可也。虽然，若分而言之，则左属水右属火，而命门当附于右尺；合而言之，则命门象极，为消长之枢纽，左主升而右主降，前主阴而后主阳，故水象外暗而内明，坎卦内奇而外偶。肾两者，坎外之偶也；命门一者，坎中之奇也，一以统两，两以包一，是命门总主乎两肾，而两肾皆属于命门。故命门者，为水火之腑，为阴阳之宅，为精气之海，为死生之窦。若命门亏损，则五脏六腑皆失所恃，而阴阳病变，无所不至，其为故也。正以天地发生之道，终始于下，万物盛衰之理，盈虚在根。故许学士独知补肾，薛立斋每重命门，二贤高见，迥出常人，盖得于王太仆所谓壮水之主、益火之源也，此诚性命之大本，医不知此，尚何足云。故予为申明，用广其义，即此篇前后诸论，虽多臆见，然悉揣经意，非敢妄言，凡我同心，幸为裁正。（《类经附翼·求正录》）

四〇、张介宾《大宝论》

为人不可不知医，以命为重也。而命之所系，惟阴与阳，不识阴阳，焉知医理？此阴阳之不可不论也。夫阴阳之体，曰乾与坤；阴阳之用，曰水与火；阴阳之化，曰形与气；以生杀言，则阳主生，阴主杀；以寒热言，则热为阳，寒为阴。若其生化之机，则阳先阴后，阳施阴受；先天因气以化形，阳生阴也；后天因形以化气，阴生阳也。形即精也，精即水也，神即气也，气即火也。阴阳二气，最不宜偏，不偏则气和而生物，偏则气乖而杀物。经曰：阴平阳秘，精神乃治；阴阳离决，精气乃绝。此先王悯生民之夭厄，因创明医道，以垂惠万世者，在教人以察阴阳，保生气而已也。故《内经》于阴阳之理，惟恐人之不明，而切切谆谆，言之再四，奈何后学，犹未能明，余请先言其二，而后言其一。

夫二者阴也，后天之形也；一者阳也，先天之气也。神由气化，而气本乎天，所以发生吾身者，即真阳之气也。形以精成，而精生于气，所以成立吾身者，即真阴之气也。观《上古天真论》曰：女子二七而后天癸至，男子二八而后天癸至，非若阴生在后，而阴成之难乎？又《阴阳应象大论》曰：人年四十而阴气自半也。非若阴衰在前而阴凋之易乎？所谓阴者，即吾之精而造吾之形也。夫无形则无患，有形必有毁，故人生全盛之数，惟二八之后。以至四旬之外，前后止二十余年，而形体渐衰矣，此诚阴虚之象也。由此观之，即谓之阳道实，阴道虚，若无不可。故丹溪引日月之盈亏，以为阳常有余、阴常不足之论，而立补阴、大补等丸，以黄柏、知母为神丹，家传户用，其害孰甚？殊不知天癸之未至，本由乎气，而阴气之自半，亦由乎气，是形虽在阴，而气则仍从阳也，此死生之机，不可不辨。余所谓先言其二者，即此是也。

何谓其一？一即阳也，阳之为义大矣。夫阴以阳为主，所关于造化之原，而为性命之本者，惟斯而已。何以见之？姑举其最要者，有三义焉：一曰形气之辨，二曰寒热之辨，三曰水火之辨。夫形气者，阳化气，阴成形。是形本属阴，而凡通体之温者，阳气也；一生之活者，阳气也；五官五脏之神明不测者，阳气也。及其既死，则身冷如冰，灵觉尽灭，形固存而气则去，此以阳脱在前，而阴留在后，是形气阴阳之辨也，非阴多于阳乎？二曰寒热者，热为阳，寒为阴。春夏之暖为阳，秋冬之冷为阴。当长夏之暑，万国如炉，其时也，凡草木昆虫，咸苦煎炙，然愈热则愈繁，不热则不盛，及乎一夕风霜，即僵枯遍野，是热能生物，而过热者惟病；寒无生意，而过寒则伐尽。然则热无伤而寒可畏，此寒热阴阳之辨也，非寒强于热乎？三曰水火者，水为阴，火为阳也。造化之权，全在水火，而水火之象有四，则日为太阳，火为少阳，水为太阴，月为少阴，此四象之真形，而人所未达也。

余言未竟，适一就医之客过余者，闻而异之曰：月本太阴，火岂少阳？古无是说，何据云然，亦有所谓乎？曰：阳主乎外，阴主乎内，此阴阳之定位也。阳中无太阴，阴中无太阳，此阴阳之专主也。日丽乎天，此阳中之阳也，非太阳乎？月之在天，阳中之阴也，非少阴乎？水行于地，阴中之阴也，非太阴乎？火之在地，阴中之阳也，非少阳乎？此等大义，诚丹溪所未知，故引日月盈亏，以证阴阳虚实，亦焉知水大于日，独不虑阳之不足，阴之太过乎？客曰：阴阳太少之说，固若有理，至于水大于日，便谓阴之有余，则凡天下之火不少也，阳岂独在于日乎？曰：是更有妙理存也。夫阴阳之性，太者气刚，故日不可灭，水不可竭，此日为火之本，水为月之根也。少者气柔，故火有时息，月有时缺，此火是日之余，月是水之余也。惟其不灭者，方为真火，而时作时止者，岂即元阳？故惟真阳之火，乃能生物，而燎原之凡火，但能焦物病物，未闻有以烘炙而生物者，是安可以火喻日也？客曰：若如此言，则水诚太阴矣。然，何以云天一生水，水非阳乎？又何以云水能生万物，水非生气乎？曰：此问更妙。夫天一者，天之一也，一即阳也，无一则止于六耳。故水之生物者，赖此一也；水之化气者，亦赖此一也。不观乎春夏之木、土得之而能生能长者，非有此一乎？秋冬之水、土得之而不生不长者，非无此一乎？不惟不生，而自且为冻，是水亦死矣。可见水之所以生，水之所以行，孰非阳气所主，此水中有阳耳，非水即为阳也。客曰：然则，生化之权，皆由阳气，彼言阳有余者，诚非谬也，而子反虑其不足，非过虑乎？曰：余为此论，正为此耳，惟恐人之不悟，故首言形气，次言寒热，次言水火，总欲辨明阳非有余，不可不顾之义。夫阳主生，阴主杀，凡阳气不充，则生意不广，而况于无阳乎。故阳惟畏其衰，阴惟畏其盛，非阴能自盛也，阳衰则阴盛矣。凡万物之生由乎阳，万物之死亦由乎阳，非阳能死物也，阳来则生，阳去则死矣。试以太阳证之，可得其象。夫日行南陆，在时为冬，斯时也，非无日也；第稍远耳。便见严寒难御之若此，万物凋零之若此，然则天地之和者，惟此日也，万物之生者，亦惟此日也。设无此日，则天地虽大，一寒质耳，岂非六合尽冰壶，乾坤皆地狱乎？人是小乾坤，得阳则生，失阳则死。阳衰者，即亡阳之渐也；恃强者，即致衰之兆也，可不畏哉。

故伏羲作《易》，首制一爻，此立元阳之祖也。文王衍《易》，凡六十四卦，皆以阳喻君子，阴喻小人，此明阳气之德也。乾之彖曰：大哉乾元，万物资始，乃统天。此言元贯四德，阳为发育之首也。坤之初六曰：履霜坚冰至。此虑阴之渐长，防其有妨化育也。大有之象曰：大有元亨，火在天上。此言阳德之亨，无所不照也。《系辞》曰：天地之六德曰生。此切重生生之本也。《内经》曰：凡阴阳之要，阳密乃固。此言阴之所恃者，惟阳为主也。又曰：阳气者，若天与日，失其所，则折寿而不彰，故天运当以日光明。此言天之运，人之命，元元根本，总在太阳无两也。凡此经训，盖自伏羲、黄帝、文王、岐伯、周公、孔子六大圣人，千古相传，若出一口，岂果余之私虑哉。由此言之，可见天之大宝，只此一丸红日；人之大宝，只此一息真阳。孰谓阳常有余，而欲以苦寒之物，伐此阳气，欲保生者，可如是乎。客曰：至哉！余得闻所生之自矣。然，既有其道，岂无其法，欲固此阳，计从安出？曰：但知根本，即其要也。曰：何为根本？曰：命门是也。曰：余闻土生万物，故脾胃为五脏六腑之本，子言命门，余未解也。曰：不观人之初生，生于脐带，脐接丹田，是为气海，即命门也。所谓命门者，先天之生我者，由此而受；后天之我生者，由此而栽也。夫生之门，即死之户，所以人之盛衰安危皆系于此者，以其为生气之源，而气强则强，气衰则病，此虽至阴之地，而实元阳之宅，若彼脾胃者，乃后天水谷之本，犹属元阳之子耳。子欲知医，其毋忽此所生之母焉。言难尽意，请再著《真阴论》以悉之何如？客忻然曰：愿再闻其义。(《类经附翼·求正录》)

四一、张介宾《真阴论》

凡物之死生，本由阳气，顾今人之病阴虚者，十常八九，又何谓哉？不知此一阴字，正阳气之根也，盖阴不可以无阳，非气无以生形也。阳不可以无阴，非形无以载气也。故物之生也生于阳，物之成也成于阴，此所谓元阴元阳，亦曰真精真气也。前篇言阴阳之生杀者，以寒热言其性用也；此篇言阴阳之生成者，以气质言其形体也。性用操消长之权，形体系存亡之本，欲知所以死生者，须察乎阳，察阳者，察其衰与不衰；欲知所以存亡者，须察乎阴，察阴者，察其坏与不坏。此保生之要法也。稽之前辈，殊有误者，不识真阴面目，每多矫强立言。自河间主火之说行，而丹溪以寒苦为补阴，举世宗之，莫能禁止。揆厥所由，盖以热证明显，人多易见，寒证隐微，人多不知，而且于虚火实火之间，尤为难辨，亦孰知实热为病者，十中不过三四，虚火为病者，十中尝见六七。夫实热者，凡火也，凡火之盛，元气本无所伤，故可以苦寒折之，信手任心，何难之有。然当热去即止，不可过用，过则必伤元气，况可误认为火乎？虚火者，真阴之亏也，真阴不足，又岂苦劣难堪之物所能填补。矧沉寒之性，绝无生意，非惟不能补阴，抑且善败真火，若屡用之，多令人精寒无子，且未有不暗损寿元者。第阴性柔缓，而因循玩用，弗之觉耳。尝见多寿之人，无不慎节生冷，所以得全阳气，即有老人亦喜凉者，正以元阳本足，故能受寒，非寒凉之寿之也。由此观之，足征余言之非谬矣。盖自余有知以来，目睹苦寒之害人者，已不可胜纪，此非时医之误，实二子传之而然。先王仁爱之德，遭敝于此，使刘朱之言不息，则轩岐之泽不彰，是诚斯道之大魔，亦生民之厄运也。夫成德掩瑕，岂非君子，余独何心，敢议先辈。盖恐争之不力，终使后人犹豫，长梦不醒，贻害弥深，顾余之念，但知有轩岐，而不知有诸子；但知有好生，而不知有避讳，此言之不容已也。然言之不明，孰若无言，余请详言真阴之象，真阴之脏，真阴之用，真阴之病，真阴之治，以悉其义。

所谓真阴之象者……犹器具也……所贵乎器具者，所以保物也，无器具则物必毁矣。……此阴以阳为主，阳以阴为根也。经曰：五脏者，主藏精者也，不可伤，伤则失守而阴虚，阴虚则无气，无气则死矣。非以精为真阴乎？又曰：形肉已脱，九候虽调犹死。非以形为真阴乎？观形质之坏与不坏，即真阴之伤与不伤，此真阴之象，不可不察也。

所谓真阴之脏者，凡五脏五液，各有所生，是五脏本皆属阴也。然经曰肾者主水，受五脏六腑之精而藏之，故五液皆归乎精，而五精皆统乎肾。肾有精室，是曰命门，为天一所居，即真阴之腑，精藏于此，精即阴中之水也；气化于此，气即阴中之火也。命门居两肾之中，即人身之太极，由太极以生两仪，而水火具焉，消长系焉，故为受生之初，为性命之本。欲治真阴，而舍命门，非其治也。此真阴之脏，不可不察也。

所谓真阴之用者，凡水火之功，缺一不可。命门之火，谓之元气。命门之水，谓之元精。五液充，则形体赖而强壮；五气治，则营卫赖以和调。此命门之水火，即十二脏之化源，故心赖之，则君主以明；肺赖之，则治节以行；脾胃赖之，济仓廪之富；肝胆赖之，资谋虑之本；膀胱赖之，则三焦气化；大小肠赖之，则传导自分；此虽云肾脏之伎巧，而实皆真阴之用，不可不察也。

所谓真阴之病者，凡阴气本无有余，阴病惟皆不足，即如阴胜于下者，原非阴盛，以命门之火衰也。阳胜于标者，原非阳胜，以命门之水亏也。水亏其源，则阴虚之病迭出；火衰其本，则阳虚之证迭生。如戴阳者，面赤如朱；格阳者，外热如火；或口渴咽焦，每引水以自救；或躁扰狂越，每欲卧于泥中；或五心烦热，而消瘅骨蒸；或二便秘结，而溺浆如汁；或为吐血衄血，或为咳嗽遗精，或斑黄无汗者，由津液之枯涸；或中风瘫痪者，以精血之败伤。凡此之类，有属无根之焰，有因火不归原，是皆阴不足以配阳，病在阴中之水也。又如火亏于下，则阳衰于上，或为神气之昏沉，或为动履之困倦。其有头目眩运而七窍偏废者，有咽喉哽咽而呕恶气短者，皆上焦之阳虚也。有饮食不化而吞酸反胃者，有痞满隔塞而水泛为痰者，皆中焦之阳虚也。有清浊不分而肠鸣滑泄者，有阳痿精寒而脐腹多痛者，皆下焦之阳虚也。又或畏寒洒洒者，以火脏之阳虚，不能御寒也。或肌肉臕胀者，以土脏之阳虚，不能制水也。或拘挛痛痹者，以木脏之阳虚，不能营筋也。或寒嗽虚喘，身凉自汗者，以金脏之阳虚，不能保肺也。或精遗血泄，二便失禁，腰脊如折，骨痛之极者，以水脏之阳虚，精髓内竭也。凡此之类，或以阴强之反克，或由元气之被伤，皆阳不足以胜阴，病在阴中之火也。王太仆曰：寒之不寒，责其无水；热之不热，责其无火。无火无水，皆在命门，总曰阴虚之病，不可不察也。

所谓真阴之治者，凡乱有所由起，病有所由生，故治病必当求本。盖五脏之本，本在命门；神气之本，本在元精，此即真阴之谓也。王太仆曰：壮水之主，以制阳光；益火之源，以消阴翳。正此谓也。许学士曰：补脾不如补肾。亦此谓也。近惟我明薛立斋独得其妙，而常用仲景八味丸，即益火之剂也；钱氏六味丸，即壮水之剂也；每以济人，多收奇效，诚然善矣。第真阴既虚，则不宜再泄，二方俱用茯苓、泽泻，渗利太过，即仲景《金匮》（肾气丸），亦为利水而设，虽曰大补之中，加此何害，然未免减去补力，而奏功为难矣。使或阴气虽弱，未致大伤，或脏气微滞，而兼痰湿水邪者，则正宜用此。若精气大损，年力俱衰，真阴内乏，虚痰假火等证，即从纯补，犹嫌不足，若加渗利，如实漏卮矣。故当察微、甚、缓、急，而用随其人，斯为尽善。余及中年，方悟补阴之理，因推广其义，用六味之意，而不用六味之方，活人应手之效，真有不能尽述者。夫病变非一，何独重阴，有弗达者，必晒为谬，姑再陈之，以见其略。如寒邪中人，本为表证，而汗液之化，必由乎阴也。中风为病，身多偏枯，而筋脉之败，必由乎阴也。虚劳生火，非壮水，何以救其燎原？泻利亡阴，非补肾，何以固其门户？膨胀由乎水邪，主水者，须求水脏；关格本乎阴虚，欲强阴，舍阴不可。此数者，乃疾病中最大之纲领，明者觉之，可因斯而三反矣。故治水治火，皆从肾气，此正重在命门，而阳以阴为基也。老子曰：知其雄，守其雌。夫雄动而作，雌静而守，然动必归静，雄必归雌，此雄之不可不知，雌之不可不守也。邵子曰：三月春光留不住，春归春意难分付，凡言归者必归家，为问春家在何处。夫阳春有脚，能去能来，识其所归，则可藏可留，而长春在我矣。此二子之教我，真我之大宗师也，人能知雄之有雌，春之有家，则知真阴之为义矣。余因制二归丸方，愿与知本知音者共之。

左归丸　治真阴肾水不足，不能滋溉营卫，渐至衰羸，或虚热往来，自汗盗汗，或神不守舍，血不归原，或劳损伤阴，或遗淋不禁，或气虚昏运，或眼花耳聋，或口燥舌干，或腰酸腿软，凡精髓内竭，津液枯涸等证，俱速宜壮水之主，以培左肾之元阴，此方主之。大怀熟地八两　山药（炒）四两　山茱萸肉四两　龟胶（切碎，炒珠）四两　川牛膝（酒洗，蒸熟）三两　鹿角胶（敲碎，炒珠）二两　菟丝子（制熟）三两　枸杞子三两　上先将熟地杵膏，加炼蜜和丸桐子大，每食前用滚白汤送下百余丸。如真阴失守，虚火炎上者，宜用纯阴至静之剂，于本方去枸杞、鹿胶，加女贞子三两，麦门冬三两。若火烁肺金，干枯多嗽者，仍加百合三两。如夜热骨蒸，加地骨皮三两；小水不利，加茯苓三两。如大便燥涩，去菟丝，加肉苁蓉（酒洗）三两。如血虚有滞者，于本方加当归四两。凡五液皆主于肾，故凡属阴分之药，亦无不皆能走肾，有谓必须引导者，皆见之不明耳。

右归丸　治元阳不足，或先天禀衰，或劳伤过度，以致命门火衰，不能生土，而为脾胃虚寒，饮食少进，或呕恶膨胀，或反胃隔塞，或怯寒畏冷，或脐腹多痛，或大便不实，泻利频作，或小水自遗，虚淋寒疝，或以寒侵溪谷而为肢节痹痛，或以寒在下焦而为水邪浮肿，总之真阳不足者，必神疲气怯，或心跳不宁，或四体不收，或眼见邪魔，或阳衰无子等证，俱速益火之源，以培右肾之元阳，此方主之。大怀熟地八两　山药（炒）四两　山茱萸（微炒）二两　枸杞（微炒）四两　鹿角胶（炒珠）四两　菟丝子（制熟）四两　杜仲（淡姜汤炒）四两　当归三两（便溏者勿用之）　大附子自二两渐可加至六两（因人而用）　肉桂自二两渐可加至四两（因人而用）　上丸法如前，或丸如弹子大，每嚼服二三丸，以滚白汤送下，则效速更妙。如阳衰气虚，必加人参以为之主，或二三两，或五六两，随人虚实以为增减。盖人参之功，随阳药则入阳分，随阴药则入阴分，故欲补命门之阳，非此不能速效。如阳虚精滑，或滞浊便溏，加补骨脂（酒炒）三两。或飧泄肾泄不止，仍加肉豆蔻（用麸炒去油）三两。如呕恶吞酸，可加干姜三两。如腹痛不止，可加吴茱萸二两（汤泡三次，炒用）。制附子法：择大附子重两许者半斤，可得制净附子六两，先用大甘草四两煎浓汤，浸附子至二三日，剥去薄皮，切四块，又浸一日，俟其极透，取起少晾，即切为片，用微火徐炒，至七分熟意，即可用矣，若炒至太过，恐全失其性。

左归饮　此壮水之剂也。凡命门之阴衰阳胜者，宜用此饮加减主之。熟地自二三钱可加至一二两，随轻重用之　山药二钱　山茱萸一二钱（畏酸者少用之）　炙甘草一钱（妙在此味）　枸杞二钱（相火盛者去之）　茯苓一钱五分　水二锺，煎七八分，食远温服。如肺热而烦者，可加麦门冬二钱。如肺热多嗽者，可加百合二钱。如血少者，可加当归二钱。血滞而热者，可加丹皮二钱。阴虚不宁者，加女贞子二钱。如血热妄动者，可加生地二三钱。如脾热易饥者及多汗伤阴者，可加芍药二钱。如心热多躁者，可加玄参二钱。如肾热骨蒸者，可加地骨皮二钱。如津枯热渴者，可加天花粉二钱，如上实下虚者，可加牛膝二钱以导之。

右归饮　此益火之剂也。凡命门之阳衰阴胜者，宜用此饮加减主之。大怀熟地（用法如前）　山药（炒）二钱　山茱萸肉一钱五分（凡吞酸畏酸者当少用之）　炙甘草一钱　枸杞二钱　杜仲（姜汤炒）二线　肉桂自一钱用至二钱　制附子随宜用之至三钱止　水二锺，煎七八分，食远温服。如气虚血脱，或厥或昏，或汗或运，或虚狂，或短气者，可加人参自一二钱以至一二两。如火衰不能生土而或为呕恶，或为吞酸者，可加炮姜一至三钱。如阳衰中寒而泄泻不止，腹痛无休，所用制附子，自一钱以至二三钱，亦须人参兼用，或再加肉豆蔻二钱。如小腹疼痛，加至桂、附仍不止者，再加吴茱萸一钱许以佐之。如淋遗白带，脐腹疼痛者，加补骨脂一二钱炒熟捣碎用。如血凝血少者，可加当归二三钱。（《类经附翼·求正录》）

四二、绮石《理虚三本》

理虚有三本，肺、脾、肾是也。肺为五脏之天，脾为百骸之母，肾为一身之根，知斯三者，治虚之道毕矣。李东垣专主脾胃，朱丹溪最重滋阴，薛立斋首明补火。三先生者，皆振古之高人，能挽一时之习尚，至后之人；不善体会三先生之法，而施治遂误。是以脾胃之说，出于东垣则无弊，若执东垣之说以为治者，未免以燥剂补土，有拂于清肃之肺金。滋阴补火之说，出于丹溪、立斋则无弊，然执丹溪、立斋之说以为治者，当夫虚劳之来，仍以苦寒降火，有碍于中州之土化，辛热助火，有伤于天一之真阴，则三先生之所不及料也。慨自沿习成风，不分已成未成，凡遇虚火虚热、阴竭阳亢之证，仍以黄柏、知母二味为治，未能生肾家真水，反熄肾家真火。夫肾者坎象，一阳居二阴之间。二阴者，真水也。一阳者，真火也。肾中真水，次第而生肝木，肝木又上生心火。肾中真火，次第而生脾土，脾土又上生肺金。故生人之本，从下而起，如羲皇之画卦然。盖肾之为脏，合水火二气，以为五脏六腑之根，真水不可灭，真火独可熄乎？然救此者，又执立斋补火之说，不离鹿茸、桂、附之类，而不顾其人之有郁火、无郁火；有郁热、无郁热；更不虑其曾经伤肺、不伤肺。夫虚火可补，理则诚然。然即补中益气之用参、芪、术、草，以甘温除大热，苟非其清阳下陷，犹不敢轻入升、柴、归、姜辛热之品，乃反施诸郁热郁火之证，奚啻抱薪救火乎？余惟执两端以用中，合三部以平调。一曰清金保肺，无犯中州之土，此用丹溪之说，而不泥于丹溪也。一曰培土调中，不损至高之气，此用东垣之说，而不泥于东垣也。一曰金行清化，水自流长，乃合金水于一致，此则不用立斋之说，而实以济立斋之穷也。惟三脏之既治，而水升火降，自复其常。但主脾主肾，先贤互有发明，而清金保肺一著，尚未有透悉其精微者，故余于论肺独详，此治虚之三本，宜先切究也。（《理虚元鉴》）

四三、绮石《理虚二统》

余既明理虚之有三本矣，而三本之中，又有二统，则统之于肺脾而已。人之病，或为阳虚，或为阴虚。阳虚之久者，阴亦虚，终是阳虚为本。阴虚之久者，阳亦虚，终是阴虚为本。凡阳虚为本者，其治之有统，统于脾也。阴虚为本者，其治之有统，统于肺也。此二统者，与前人之治法异。前人治阳虚者，统之以命火，八味丸、十全汤之类，不离桂附者是。前人治阴虚者，统之以肾水，大补丸、百补丸之类，不离知柏者是。余何为而独主金土哉？盖阴阳者，天地之二气。二气交感，乾得坤之中画而为离，离为火；坤得乾之中画而为坎，坎为水。水火者，阴阳二气之所生也，故乾坤可以兼坎离之功，坎离不能尽乾坤之量。而凡专补肾水者，不如补肺以滋其源，肺为五脏之天，孰有大于天者哉？专补命火者，不如补脾以建其中，脾为百骸之母，孰有大于地者哉？（《理虚元鉴》）

四四、喻昌《大气论》

喻昌曰：天积气耳，地积形耳，人气以成形耳。惟气以成形，气聚则形存，气散则形亡，气之关于形也，岂不巨哉！然而身形之中，有营气，有卫气，有宗气，有脏腑之气，有经络之气，各为区分。其所以统摄营卫、脏腑、经络，而令充周无间，环流不息，通体节节皆灵者，全赖胸中大气，为之主持。大气之说，《内经》尝一言之。黄帝问：地之为下否乎？岐伯曰：地为人之下，太虚之中者也。曰：冯乎？曰：大气举之也。可见太虚寥廓，而其气充周磅礴，足以包举地之积形而四虚无著，然后寒、暑、燥、湿、风、火之气，六入地中而生其化，设非大气足以苞地于无外，地之震崩墜陷且不可言，胡以巍然中处而永生其化耶？人身亦然，五脏六腑，大经小络，昼夜循环不息，必赖胸中大气，斡旋其间，大气一衰，则出入废，升降息，神机化灭，气立孤危矣，如之何其可哉！《金匮》亦常一言之，曰：营卫相得，其气乃行，大气一转，其气乃散。见营卫两不和谐，气即痹而难通，必先令营卫相得，其气并行不悖，后乃俟胸中大气一转，其久病驳劣之气始散。然则，大气之关于病机若此，后人不一表章，非缺典乎！

或谓大气即膻中之气，所以膻中为心主宣布政令，臣使之官，然而参之天运，膻中臣使，但可尽寒、暑、燥、湿、风、火六入之职，必如太虚中，空洞沕穆，无可名象，包举地形，永奠厥中，始为大气。膻中既为臣使之官，有其职位矣，是未可言大气也。或谓大气即宗气之别名，宗者，尊也，主也，十二经脉，奉之为尊主也。讵知宗气与营气、卫气，分为三隧，既有隧之可言，即同六入地中之气，而非空洞无着之比矣。膻中之诊，即心包络，宗气之诊，在左乳下，原不与大气混诊也。然则，大气于何而诊之？《内经》明明指出，而读者不察耳。其谓上附上，右外以候肺，内以候胸中者。正其诊也。肺主一身之气，而治节行焉，胸中包举肺气于无外，故分其诊于右寸，主气之天部耳。《金匮》独窥其微，举胸痹心痛短气，总发其义于一门，有谓气分，心下坚，大如盘，边如旋杯，水饮所作。形容水饮久积胸中不散，伤其絪缊之气，乃至心下坚，大如盘，遮蔽大气不得透过，只从旁边辘转，如旋杯之状，正举空洞之位水饮占据为言，其用桂枝去芍药，加麻黄、附子以通胸中阳气者，阳主开，阳盛则有开无塞，而水饮之阴可见睨耳。其治胸痹心痛诸方，率以薤白、白酒为君，亦通阳之义也。若胸中之阳不亏，可损其有余，则用枳术汤足矣，用枳必与术各半，可过损乎？识此以治胸中之病，宁不思过半乎！人身神脏五，形脏四，合为九脏，而胸中居一焉，胸中虽不藏神，反为五神之主，孟子之善养浩然，原思之歌声若出金石，其得全于天，不受人损为何如。今人多暴其气而不顾，迨病成，复损其气以求理，如《本草》云：枳壳损胸中至高之气。亦有明言，何乃恣行无忌耶？总由未识胸中为生死第一关耳，特于辨息之余，补《大气论》以明之。（《医门法律》卷一）

四五、喻昌《秋燥论》

喻昌曰：燥之与湿，有霄壤之殊。燥者，天之气也。湿者，地之气也。水流湿，火就燥，各从其类，此胜彼负，两不相谋。春月地气动而湿胜，斯草木畅茂，秋月天气肃而燥胜，斯草木黄落，故春分以后之湿，秋分以后之燥，各司其政，今指秋月之燥为湿，是必指夏月之热为寒然后可。奈何《内经》病机一十九条，独遗燥气。他凡秋伤于燥，皆谓秋伤于湿，历代诸贤，随文作解，弗察其讹，昌特正之。大意谓春伤于风，夏伤于暑，长夏伤于湿，秋伤于燥，冬伤于寒，觉六气配四时之旨，与五运不相背戾，而千古之大疑始一决也。然则，秋燥可无论乎？夫秋不遽燥也，大热之后，继以凉生，凉生而热解，渐至大凉，而燥令乃行焉。经谓阳明所至，始为燥，终为凉者，殆误文也，岂有新秋月华露湛，星润渊澄，天香遍野，万宝垂实，归之燥政？迨至山空月小，水落石出，天降繁霜，地凝白卤，一往坚急劲切之化，反谓凉生，不谓燥乎？或者疑燥从火化，故先燥而后凉，此非理也，深乎深乎！

上古《脉要》曰：春不沉、夏不弦、秋不数、冬不涩，是谓四塞。谓脉之从四时者，不循序渐进，则四塞而不退也。所以春夏秋冬孟月之脉，仍循春夏秋冬季月之常，不改其度，俟二分二至以后，始转而从本令之王气，乃为平人顺脉也。故天道春不分不温，夏不至不热，自然之运，悠久无疆，使在人之脉，方春即以弦应，方夏即以数应，躁促所加，不三时而岁度终矣，其能长世乎？即是推之，秋月之所以忌数脉者，以其新秋为燥所胜，故忌之也。若不病之人，新而脉带微数，乃天真之脉，何反忌之耶！且夫始为燥，终为凉，凉已即当寒矣，何至十月而反温耶？凉已反温，失时之序，天道不几顿乎？不知十月之温，不从凉转，正从燥生。盖金位之下，火气承之，以故初冬常温，其脉之应，仍从乎金之涩耳。由涩而沉，其涩也，为生水之余；其沉也，即为水中之金矣。珠辉玉映，伤燥云乎哉。然新秋之凉，方以却暑也，而夏月所受暑邪，即从凉发。经云：当暑汗不出者，秋成风疟。举一疟，而凡当风取凉，以水灌汗，迺至不复汗而伤其内者，病发皆当如疟之例治之矣。其内伤生冷成滞下者，并可从疟而比例矣，以其原来皆暑湿之邪，外内所主虽不同，同从秋风发之耳。若夫深秋燥金主病，则大异焉。经曰：燥胜则干。夫干之为害，非遽赤地千里也，有干于外而皮肤皴揭者，有干于内而精血枯涸者，有干于津液而荣卫气衰、肉烁而皮著于骨者，随其大经小络，所属上下中外前后，各为病所，燥之所胜，亦云熯矣。至所伤则更厉。燥金所伤，本摧肝木，甚则自戕肺金。盖肺金主气，而治节行焉，此惟土生之金，坚刚不挠，故能生杀自由，纪刚不紊。若病起于秋而伤其燥，金受火刑，化刚为柔，方圆且随形填，欲仍清肃之旧，其可得耶。经谓：咳不止而出白血者死。白血，谓色浅红，而似肉似肺者，非肺金自削，何以有此？试观草木菁英可掬，一乘金气，忽焉改容，焦其上首，而燥气先伤上焦华盖，岂不明耶。详此，则病机之诸气膹郁，皆属于肺；诸痿喘呕，皆属于上，二条明指燥病言矣。《生气通天论》谓：秋伤于燥，上逆而咳，发为痿厥。燥病之要，一言而终，与病机二条适相胞合，只以误传伤燥为伤湿，解者竟指燥病为湿病，遂至经旨不明。今一论之，而燥病之机，了无余义矣。其左胠胁痛，不能转侧，嗌干面尘，身无膏泽，足外反热，腰痛惊骇筋挛，丈夫癀疝，妇人少腹痛，目昧眦疮，则燥病之本于肝，而散见不一者也。《内经》燥淫所胜，其主治必以苦温者，用火之气味而制其胜也；其佐以或酸或辛者，临病制宜，宜补则佐酸，宜泻则佐辛也；其下之亦以苦温者，如清甚生寒，留而不去，则不当用寒下，宜以苦温下之，即气有余，亦但以辛泻之，不以寒也。要知金性畏热，燥复畏寒，有宜用平寒而佐以苦甘者，必以冷热和平为方，制乃尽善也。又六气凡见下承之气，方制即宜少变。如金位之下，火气承之，则苦温之属宜减，恐其以火济火也。即用下，亦当变苦温而从寒下也，此《内经》治燥淫之旨，可赞一辞者也。至手肺气膹郁，痿喘呕咳，皆伤燥之剧病，又非制胜一法所能理也。兹并入燥门，细商良治，学者精心求之，罔不获矣；若但以润治燥，不求病情，不适病所，犹未免涉于粗疏耳。(《医门法律》卷四)

四六、吴有性《原病》

病疫之由，昔叔和云：凡时行者，春时应暖而复大寒，夏时应大热而反大凉，秋时应凉而反大热，冬时应寒而反大温，非其时而有其气，是以一岁之中，长幼之病，多相似者。此时行之气，指以为疫，余论则不然。夫寒热温凉，为四时之常，因风雨阴晴，稍为损益，假令秋热必多晴，春寒因多雨，亦天地之常事，未必致疫也。伤寒与中暑，感天地之常气，疫者感天地之厉气。在岁运有多少，在方隅有轻重，在四时有盛衰，此气之来，无老少强弱，触之者即病。

邪自口鼻而入，则其所客，内不在脏腑，外不在经络，舍于伏膂之内，去表不远，附近于胃，乃表里之分界，是为半表半里，即《内经·疟论》所谓横连募原者也。胃为十二经之海，十二经皆都会于胃，故胃气能敷布于十二经之中，而营养百骸，毫发之间，弥所不贯。凡邪在经为表，在胃为里。今邪在募原者，正当经胃交关之所，故为半表半里。其热淫之气浮越于某经，即能显某经之证，如浮越于太阳，即有头项痛、腰脊强；如浮越于阳明，即有目痛、鼻干、不眠；如浮越于少阳，即有胁痛、耳聋、寒热、呕而口苦。大概邪越太阳居多，阳明次之，少阳又其次也。邪之着人，有自天受之，有传染受之，所感虽殊，其病则一。凡人口鼻之气，通乎天气，本气充实，邪不能入。经云：邪之所凑，其气必虚。因本气亏虚，呼吸之间，外邪因而乘之。昔有三人冒雾早行，空腹者死，饮酒者病，饱食者不病。疫邪所着，又何异耶！若其年疫气充斥，不论强弱，正气稍衰者，触之即病，则又不拘于此矣。其感之深者，中而即发；感之浅者，邪不胜正，未能顿发。或因饥饱劳伤，忧思气怒，正气受伤，邪气始张。

营卫运行之机，乃为邪之所阻，吾身之阳气，为邪所遏，故为病热矣。其始也格阳于内，不及于表，故先凛凛恶寒，甚则四肢厥逆，阳气渐积，郁极而通则厥回而中外皆热。至是但热而不恶寒者，因其阳气之通，此际应有汗，或反无汗者，存乎邪结之轻重也。即便有汗，乃肌表之汗，若外感在表之邪，一汗而解；今邪在半表半里，表虽有汗，徒损真气，邪气深伏，何能即解？必俟其伏邪渐溃，表气潜行于内，乃作大战，精气自内，由募中以达表，振战止而复热，此时表里相通，故大汗淋漓，衣被湿透，邪从汗解，此名战汗。当即脉静身凉，神清气爽，霍然而愈。亦有自汗而解者，但出表为顺，即不药亦自愈也。伏邪未溃，所有之汗，止得卫气暂通，热亦暂减，逾时复热。午后潮热者，至是郁甚，阳气与时消息也。自后加热而不恶寒者，阳气之积也。其恶寒或微或甚者，因其人阳气之盛衰也。其发热或久或不久，或昼夜纯热，或黎明稍减者，因其感邪之重轻也。疫邪与疟仿佛，但疟不内传，惟疫乃传胃，始则皆凛凛恶寒，既而发热，又非若伤寒发热而兼恶寒也。

至于伏邪发作，方有变证，其变或从外解，或从内陷。从外解者顺，从内陷者逆。更有表里先后不同，有先表而后里者，有先里而后表者，有但表而不里者，有但里而不表者，有表里偏胜者，有表里分传者，有表而再表者，有里而再里者。从外解者，或发斑，或战汗、狂汗、自汗、盗汗，从内陷者；胸膈痞闷，心下胀满，或腹中痛，或燥结便秘，或热结傍流，或胁热下利，或呕吐恶心，谵语唇焦，舌黑苔刺等证。因证而知变，因变而知治，此言其大略，详见脉证治法诸条。（《温疫论》上卷）

四七、戴天章《辨时行疫厉与风寒异受》

风寒从表入里，自皮毛而肌肉、而筋脉、而胸膈、而肠胃，一层渐深一层，不能越此而入彼。故汗不厌早，下不厌迟，为和为解，浅深毫不可紊。以其气皆属冷，一层收敛入一层，必待寒化为热，邪敛入内，方可攻下凉解。否则邪未入里，预用攻利凉解，虚其里气，反引表邪内陷，而成结胸痞利诸险证也。时证从口鼻而入，先中中焦，后变九传。其传自里出表，虽出表而里未必全无邪留，经过之半表，未必全无邪干。故下不厌早，汗不厌迟，为和为解，浅深必不可拘。以其气皆属热，热能作蒸，不必郁变，而此蒸即带彼热。当其未出表时，强欲温表，在始则引毒热成燎原之势，为斑、衄、狂、喘诸凶，在末则伤真阴，为枯槁、沉昏、厥逆诸危也。（《广瘟疫论》卷一）

四八、戴天章《辨传经》

瘟疫传经与风寒不同。风寒从表入里，故必从太阳而阳明、而少阳、而入胃。若瘟疫则邪从中道而出表入里，惟视人何经本气之强弱为传变。故吴又可曰：疫邪有先表后里者，有先里后表者，有但表不里者，有但里不表者，有表胜于里者，有里胜于表者，有表而再表者，有里而再里者，有表里分传者，此为九传。愚按：所谓表者，发热、恶寒、头痛、头眩、项强、背痛、腰疼、腿膝足胫酸痛、自汗、无汗及头肿、面肿、耳目赤肿、发斑、发疹皆是。所谓里者，渴、呕、胸满、腹痛、胁满、胁痛、大便不通、大便泄泻、小便不通、小便黄赤涩痛及烦躁、谵妄、沉昏、舌燥、舌卷、舌强、口咽赤烂皆是。在风寒从表入里，里证必待渐次闭郁而成，故见表证不必兼见里证。且入里之后，表多自解，故见里证之后，不必复见表证。若瘟疫本从中道而出表，故见表证时未有不兼一二里证者，且未有不兼见一二半表里之少阳证者。仲景所云：阳明少阳合病，必自下利；三阳合病，脉浮大，上关上，但欲眠睡，目合则汗；三阳合病，腹满身重难以转侧，口不仁而面垢，谵语遗尿，皆指瘟疫言，非指风寒言也。且瘟疫属蒸气出表，入里原自不常有，入里下之，而余邪不尽，仍可出表者。尝见谵妄沉昏之后，病愈数日，复见头疼发热，复从汗解者，此所谓表而再表，风寒必无是也。更有下证全具，用承气汤后，里气通而表亦达，头痛发热得汗而解，移时复见舌黑、胸满、腹痛、谵妄，仍待大下而后愈者，此所谓里而再里，风寒必无是也。若夫表里分传之证，风寒十无一二，疫证十有六七，但据传经之专杂以辨之。一经专见一经证者，多风寒；一经杂见二三经证者，多疫证；日久渐转属者，多风寒；一日骤传一二经或二三经者，多疫证。则虽病有变态，而风寒不混于疫证，疫证不混于风寒，施治自无讹误矣。（《广瘟疫论》卷一）

四九、张璐《脉象》

或问人身脉位，既无一定之法，但以指下几微之象，推原脏腑诸病，益切茫无畔岸，愿得显示至教，开我迷云。答曰：汝等今日各从何来，或言某从西南平陆而来，或言某由西北渡水而来，或言某于东南仄径遇师于不期之中。因论之曰，良由汝等识吾居处，得吾形神，故不拘所从，皆可邂逅，否则，觌面错过矣。故欲识五脏诸病，须明五脏脉形，假如肝得乙木春升之令而生，其脉若草木初生，指下软弱招招，故谓之弦。然必和滑而缓，是为胃气，为肝之平脉。若弦实而滑，如循长竿，弦多胃少之脉也。若弦而急强，按之益劲，但弦无胃气也。加以发热，指下洪盛，则木槁火炎而自焚矣。所谓火生于木，焚木者原不出乎火也。若微弦而浮，或略带数，又为甲木之象矣。若弦脉见于人迎，肝气自旺也。设反见于气口，又为土败木贼之兆。或左关虽弦，而指下小弱不振，是土衰木萎之象，法当培土荣木。设投伐肝之剂，则脾土愈困矣。若弦见于一二部，或一手偏弦，犹为可治；若六脉皆弦，而少神气，为邪气混一不分之兆。《灵枢》有云：人迎与寸口气大小等者，病难已。气者，脉气也。凡脉得纯脏之气，左右六部皆然者，俱不治也。或肝病证剧，六部绝无弦脉，是脉不应病，亦不可治。举此以为诸脉之例，不独肝脏为然也。心属丙丁而应乎夏，其脉若火之燃薪，指下累累，微曲而濡，故谓之钩。然必虚滑流利，是为胃气，为心之平脉。若喘喘连属，其中微曲，钩多胃少之脉也。若瞥瞥虚大，前曲后居，但钩无胃气也。若虚大浮洪，或微带数，又为丙火之象。故钩脉见于左寸，包络之火自旺也。或并见于右寸，火乘金位之兆。设关之外微曲，又为中宫有物阻碍之兆也。脾为己土而应于四季，虽禀中央湿土，常兼四气之化，而生长万物，故其脉最和缓，指下纡徐而不疾不迟，故谓之缓。然于和缓之中，又当求其奥滑，是谓胃气，为脾之平脉。若缓弱无力，指下如循烂棉，缓多胃少之脉也。若缓而不能自还，代阴无胃气也。若脉虽徐缓，而按之盈实，是胃中宿滞蕴热。若缓而涩滞，指下模糊，按之不前，胃中寒食固结，气道阻塞之故耳。若缓而加之以浮，又为风乘戊土之象矣。设或诸部皆缓，而关部独盛，中宫湿热也。诸部皆缓，寸口独滑，膈上有痰气也。诸部皆缓，两尺独显弦状，岂非肝肾虚寒，不能生土之候乎？肺本辛金而应秋气，虽主收敛，而合于皮毛，是以不能沉实，但得浮弱之象于皮毛间，指下轻虚而重按不散，故谓之毛。然必浮弱而滑，是为胃气，为肺之平脉。若但浮不滑，指下涩涩然如循鸡羽，毛多胃少之脉也。昔人以浮涩而短，为肺脏平脉，意谓多气少血，脉不能滑，不知独受营气之先，营行脉中之第一关隘。若肺不伤燥，必无短涩之理，即感秋燥之气，亦肺病耳，非肺气之本燥也。若浮而无力，按之如风吹毛，但毛无胃气也。加以关尺细数，喘嗽失血，阴虚阳扰，虽神丹不能复图也。若毛而微涩，又为庚金气予不足之象矣。若诸部皆毛，寸口独不毛者，阳虚独阴用事，兼挟痰气于上也。诸部不毛，气口独毛者，胃虚不能纳食，及为泄泻之征也。肾主癸水而应乎冬，脉得收藏之令，而见于筋骨之间，按之沉实，而举指流利，谓之曰石。然必沉濡而滑，是谓胃气，乃肾之平脉。若指下形如引葛，按之益坚，石多胃少之脉也。若弦细而劲，如循刀刃，按之搏指，但石无胃气也。若按之虽石，举之浮紧，又为太阳壬水受邪之象矣。若诸脉不石，左寸独石者，水气凌心之象。右关独石者，沉寒伤胃之象也。可知五脉之中，必得缓滑之象，乃为胃气，方为平脉。则胃气之验，不独在于右关也。况《内经》所言，四时之脉，亦不出乎弦、钩、毛、石，是知五脏之气，不出五行；四时之气，亦不出于五行。故其论脉，总不出乎五行之外也。但当察其五脉之中，偏少冲和之气，即是病脉。或反见他脏之脉，是本脏气衰，他脏之气乘之也。每见医守六部之绳墨，以求脏腑之虚实者，是欲候其人，不识形声笑貌，但认其居处之地也。若得其声形笑貌，虽遇之于殊方逆旅，暗室隔垣，未尝错认以为他人也。犹之此经之脉，见于他部，未尝错认以为他经之病也。至于临病察脉，全在活法推求，如诊富贵人之脉与贫贱者之脉，迥乎不侔。贵显之脉，常清虚流利；富厚之脉，常和滑有神；贱者之脉，常浊壅多滞；贫者之脉，常蹇涩少神。加以劳勤则粗硬倍常，至若尝富贵而后贫贱，则营卫枯槁，血气不调，脉必不能流利和滑，久按索然。且富贵之证治，与贫贱之证治，亦截然两途。富贵之人，恒劳心肾，精血内戕，病脉多虚，总有表里客邪，不胜大汗大下，全以顾虑元气为主，略兼调营和胃足矣。一切苦寒伤气，皆在切禁。贫贱之人，藜藿充肠，风霜切体，内外未尝温养，筋骸素惯疲劳，脏腑经脉，一皆坚固，即有病苦忧劳，不能便伤神志，一以攻发为主，若参、芪、桂、附等药，咸非是辈所宜。惟尝贵后贱，尝富后贫之人，素享丰腴，不安粗粝，病则中气先郁，非但药之难应，参、芪或不能支，反增郁悒之患，在所必至。非特富贵之脉证，与贫贱悬殊，即形体之肥瘠，亦是不同。肥盛之人，肌肉丰厚，胃气沉潜，纵受风寒，未得即见表脉。但须辨其声音涕唾，便知有何客邪。设鼻塞声重，涕唾稠黏，风寒所伤也。若虽鼻塞声重，而屡咳痰不即应，极力咯之，乃得一线黏痰，甚则咽腭肿胀者，乃风热也，此是肥人外感第一关键。以肥人肌气充盛，风邪急切难入，因其内多痰湿，故伤热最易，惟是酒客湿热，渐积于肉理，风邪易伤者有之。否则形盛气虚，色白肉松，肌腠不实之故，不可以此胶执也。瘦人肌肉浅薄，胃气外泄，即发热头痛，脉来浮数，多属于火。但以头之时痛时止，热之忽重忽轻，又为阴虚火扰之候也。惟发热头痛，无间昼夜，不分重轻，人迎浮盛者，方是外感之病。亦有表邪兼挟内火者，虽发热头痛，不分昼夜轻重，而烦渴躁扰，卧寐不宁，皆邪火烁阴之候，虽宜辛凉发散，又当顾虑其阴。独形瘦气虚，颜白唇鲜，卫气不固者，最易伤风，却无内火之患矣。矧吾江南之人，元气最薄，脉多不实，且偏属东方，木火最盛，治之稍过，不无热去寒起之虑。而膏粱之人，豢养柔脆，调适尤难，故善治大江以南病者，不难遍行宇内也。但要识其所禀之刚柔，情性之缓急耳。西北之人，惯拒风寒，素食煤火，外内坚固，所见脉多沉实，一切表里诸邪，不伤则已，伤之必重，非大汗大下，重用峻剂，不能克应。滇粤之人，恒受瘴热，惯食槟榔，表里疏豁，所以脉多微数，按之少实，纵有风寒，只宜清解，不得轻用发散，以表药性皆上升横散，触动瘴气，发热漫无止期，不致津枯血竭不已也。经云：西北之气，散而寒之；东南之气，收而温之，所谓同病异治也。是以他方之人，必问方隅水土，旁观者以为应酬套语，曷知其为察脉辨证、用药之大纲。故操司命之权者，务宜外息诸缘，内心无惴，向生死机关下个竿头进步工夫，自然不落时人圈缋。当知医门学问，原无深奥难明处，但得悉其要领，活法推求，便可一肩担荷，又何必搜罗百氏，博览群书，开凿寻文解义之端，愈滋多歧之惑哉！（《诊宗三昧》）

五〇、张璐《诸见血证》

　　或问：人身阳气，为阴血之引导，阴血为阳气之依归，何为清浊相干，乱于中外，而致血不归经，则有上溢下脱之患？其血或从吐出，或从呕出，或从咯出，或从鼻出，或从眼耳齿舌出，或从津唾而出，或从肌肤而出，或从二便而出，复有蓄积不行者，为患各有不同，愿一一显示至理，条分脏腑经络之源，以启学人蒙昧。石顽答曰：经言，血之与气，异名同类，虽有阴阳清浊之分，总由水谷精微所化，其始也混然一区，未分清浊。得脾气之鼓运，如雾上蒸于肺而为气，气不耗，归精于肾而为精，精不泄，归精于肝而化清血，血不泻，归精于心，得离火之化而为真血，以养脾脏，以司运动，以奉生身，莫贵乎此。虽经有上注于肺，乃化为血之说，而实不离五行之气化，转注如环也。如上所云，不过统论营卫血气之大端，乃节文耳。

夫营卫者，精气也；血者，神气也。气主煦之，血主濡之，虽气禀阳和，血禀阴质，而阴中有阳，阳中有阴，不能截然两分。其至清至纯者，得君主之令，以和调五脏，藏而不失，乃养脏之血也。其清中之浊者，秉输运之权，以洒陈六腑，实而不满，则灌注之血也。其清中之清者，会营周之度，流行百脉，满而不泄，此营经之血也。其源则一，析而为三，各有司属，若各守其乡，则阴平阳秘，安有上溢下脱之患乎？盖缘人之禀赋，不无偏胜，劳役不无偏伤，其血则从偏衰偏伤之处而渗漏焉。

夫人禀赋既偏，则水谷多从偏胜之气化，而胜者愈胜，弱者愈弱。阳胜则阴衰，阴衰则火旺，火旺则血随之而上溢；阴胜则阳微，阳微则火衰，火衰则血失其统而下脱。其上溢之血，非一于火盛也，下脱之血，非一于阳衰也，但以色之鲜紫浓厚，则为火盛，色之晦淡无光，即为阳衰，究其所脱之源，或缘脏气之逆，或缘腑气之乖，皆能致病。从上溢者，势必假道肺胃；从下脱者，势必由于二肠，及从膀胱下达耳。盖出于肺者，或缘龙雷亢逆，或缘咳逆上奔，血必从之上溢，多带痰沫，及粉红色者。其出于心包，亦必上溢，色必正赤，如朱漆光泽。若吐出便凝，摸之不粘指者，为守脏之血，见之必死。出于脾者，或从胃脘上溢，或从小肠下脱，亦必鲜紫浓厚，但不若心包血之光泽也。出于肝者，或从上呕，或从下脱，血必青紫稠浓，或带血缕，或有结块，出于肾者，或从咳逆，或从咯吐，或稀痰中杂出如珠，血虽无几，色虽不鲜，其患最剧。间有从精窍而出者，若气化受伤，则从膀胱溺孔而出，总皆关乎脏气也。其出于胃者，多兼水液痰涎，吐则成盘成盏，汪洋满地，以其多气多血，虽药力易到，不若脏血之笃，然为五脏之本，亦不可忽。

其衄血种种，各有所从，不独出鼻者为衄也。鼻衄皆血乘肺金，亦有阴盛迫其虚阳而脱者，虽经有脏腑诸衄不同，然不离于太阴之经，所以治有从阴从阳，顺治逆治之辨别；证有久衄暴衄，宜补宜泻之悬殊。其齿衄，有阳明少阴及风热之辨，但从板齿出者为牙宣，属阳明；齿动摇者为骨病，属少阴；龈肿上壅者，少阳风热也。耳衄则有肝肾二经之殊，但以常有不多不肿不疼者，为少阴之虚；暴出疼肿者，则厥阴经火也。眼衄亦属厥阴，但以卒视无所见者，为实火；常流血泪者，素患之风热也。其有诸窍一齐涌出，多缘颠仆骤伤，或药毒所致。若因肝肾疲极，五脏内崩，多不可活。舌衄皆手厥阴心包之火旺，但以舌尖破碎者为虚火；脉大满口者，挟龙雷之势，而上侮君主也。涎中见血为唾衄，足太阴经气不约也。汗孔有血为肌衄，足阳明经气不固也。如上诸衄，皆缘营气之逆满，卫气之疏豁，不能固护而行清道，总无关乎脏气也。

其下行之血，见于魄门者，则以便前便后分远近，近则大肠，远则小肠也。以溅洒点滴分风湿，溅则风淫，滴则湿著也。以鲜紫清晦分阴阳，鲜则阳盛，晦则阳衰也。与肠澼之血，痔漏之血，妇人经癸胎产之血无异，虽由二肠，颇关经络，是以随经下趋，各有不同。至于崩淋下脱，倒经上溢，虽下上之歧路攸分，然皆冲脉为病。而崩淋皆脾气下陷，倒经则肝血上逆，以脾为身之津梁，冲为肝之血海，是皆关乎脏气。更有肝脾受伤，血虽不下，而气色痿黄，大便稠黑，乃蓄血之征验。为患种种，难以悉陈，如内伤发黄，鼓胀喘满，腹大青筋，及产后败血流于经络，皆蓄血致病。

但证有虚中挟实，治有补中寓泻，从少从多之活法，贵乎临病处裁。大抵血气喜温而恶寒，寒则泣不能流，温则消而去之，此轩岐密旨。但世之名于医者，一见血证，每以寒凉济阴为务，其始非不应手，而取效于一时，屡发屡折，而既病之虚阳愈衰，必致呕逆喘乏，夺食泄泻，尚以为药力未逮，猛进苦寒，在阴不济阳，而上溢者尚为戈戟，况阳不统阴而亡脱者，尤为砒鸩。盖因阳药性暴，稍有不顾，下咽立见其害，不若阴柔之性，至死不知其误，而免旁人讥谤也。噫！医之弊，仅为知己道，难为世俗言也。（《张氏医通·卷五·诸血门》）

五一、张志聪《辨血》

经云：营气之道，内谷为宝。谷入于胃，乃传之肺，流溢于中，布散于外，精专者行于精隧。是血乃中焦之汁，流溢于中以为精，奉心化赤而为血。冲脉与少阴之大络起于肾，上循背里，为经络之海，其浮而外者，循腹右上行，至胸中而散，充肤热肉，渗皮肤，生毫毛，男子上唇口而生髭须，女子月事以时下。此流溢于中之血，半随冲任而行于经络，半散于脉外，而充于肤腠皮毛，卧则归于肝脏。是以热入血室，刺肝之期门，卧出而风吹之，则为血痹，此散于皮肤肌腠，故曰布散于外，乃肝脏所主之血也。故妇人之生，有余于气，不足于血，以其月事，数脱于血也。此血或因表邪太盛，迫其妄行，以致吐衄者；有因肝火盛者；有因暴怒，肝气逆而吐者；吐则必多，虽多不死，盖有余之散血也。又心下包络之血亦多，此从冲任通于心包，为经络之血者，乃少阴所主之血也。如留积于心下，胸中必胀，所吐亦多，而或有成块者，此因焦劳所致，治法宜引血归经。若屡吐不止，或咳嗽而成劳怯；或伤肾脏之原，而后成虚脱；所谓下厥上竭，为难治也。其精专者，行于经隧，心主之血也。中焦蒸水谷之津液，化而为血，独行于经隧，以奉生身，莫贵于此。营行脉中，如机缄之环转，一丝不续，乃回则不转，而穿坏判矣。是以有吐数口而卒死者，非有伤于血，乃神气之不续也。有因咳嗽而夹痰带血者，肺脏之血也。有因腹满而便血、唾血者，此因脾伤而不能统摄其血也。学者先当审其血气生始出入之源流，分别表里受病之因证，或补或清，以各经所主之药治之，未有不中于窍郄者矣。近时以吐血多者，谓从胃出，以阳明为多血多气耳。不知阳明之所谓多血多气者，以血气之生于阳明也，而太阳、太阴、厥阴，亦主多血，非独阳明。试观剖诸兽腹中，心下夹脊包络中多血，肝内多血，心中有血，脾中有血，肺中有血，肾中有血，胃实未尝有血，而可谓多乎。（《侣山堂类辨》卷上）

五二、张志聪《辨气》

或曰：人秉阴阳水火而生，总属一气血耳。余观《伤寒论》注疏，子以皮肤肌腠五脏六腑，各有所主之气，恐于阴阳之理相背欤！曰：子不明阴阳离合之道，合而为一，离则有三。太阳之气，生于膀胱，而主于肤表；少阳之气，生于肾脏，而通于肌腠。故《灵枢经》曰：三焦膀胱者，腠理毫毛其应。盖太阳之气主皮毛，三焦之气充肌腠，此太少之气，由下焦之所生。若夫阳明之气，乃水谷之悍气，别走阳明，即行阳行阴之卫气，由中焦之所生。此三阳之气各有别也。三阴者，五脏之气也，肺气主皮毛，脾气主肌肉，心气通血脉，肝气主筋，肾气主骨，此五脏之气，各有所主也。夫气生于精，阳生于阴，胃腑主化生水谷之精，是以营卫二气，生于阳明。膀胱者，州都之官，精液藏焉，而太阳之气，生于膀胱。肾为水脏，受五脏之精而藏之，故少阳之气，发于肾脏。水谷入胃，津液各走其道，五脏主藏精者也，是三阴之气，生于五脏之精，故欲养神气者，先当守其精焉。夫一阴一阳者，先天之道也；分而为三阴三阳者，后天之道也。子不明阴阳之离合，血气之生始，是谓失道。客曰：三阴三阳，敬闻命矣，请言其合也。曰：所谓合者，乃先天之一炁，上通于肺，合宗气而司呼吸者也。夫有生之后，皆属后天，故借中焦水谷之精，以养先天之精焉，复借先天之元炁，以化水谷之精微，中下二焦，互相资益，故论先后天之精气者，养生之道也；分三阴三阳者，治病之法也。如邪在皮肤，则伤太阳之气，或有伤于肺；邪在腠理，则伤少阳阳明，或有伤于脾；邪中少阴，则有急下急温之标本；邪中厥阴，则有或寒或热之阴阳，此在天之六气，伤人之三阴三阳，犹恐其不能分理，而可以一气论乎？若谓正气虚者，补中下二焦之元气，以御六淫之邪，则可。（《侣山堂类辨》卷上）

五三、柯琴《全论大法》

按仲景自序，言作《伤寒杂病论》合十六卷，则伤寒、杂病未尝分两书也。凡条中不冠伤寒者，即与杂病同义，如太阳之头项强痛，阳明之胃实，少阳之口苦、咽干、目眩，太阴之腹满吐利，少阴之欲寐，厥阴之消渴、气上撞心等证，是六经之为病，不是六经之伤寒，乃是六经分司诸病之提纲，非专为伤寒一证立法也。观五经提纲，皆指内证，惟太阳提纲，为寒邪伤表立；五经提纲皆指热证，惟太阴提纲，为寒邪伤里立。然太阳中暑，发热而亦恶寒；太阴伤热，亦腹痛而吐利，俱不离太阳主外，太阴主内之定法。而六经分证，皆兼伤寒杂病也明矣。因太阳主表，其提纲为外感立法，故叔和将仲景之合论，全属伤寒，不知仲景已自明其书不独为伤寒设，所以《太阳篇》中，先将诸病线索，逐条提清，比他经更详也。其曰太阳病，或已发热，或未发热，必恶寒、体痛、呕逆，脉阴阳俱紧者，名曰伤寒，是伤寒另有提纲矣。此不特为太阳伤寒之提纲，即六经伤寒总纲亦不外是。观仲景独于《太阳篇》别其名曰伤寒，曰中风，曰中暑，曰温病，曰湿痹，而他经不复分者，则一隅之举，可以寻其一贯之理也。其他结胸、脏结、阳结、阴结、瘀热、发黄、热入血室、谵语如狂等证，或因伤寒，或非伤寒，纷纭沓杂之中，正可以思伤寒、杂病合论之旨矣。盖伤寒之外皆杂病，病名多端，不可以数计，故立六经而分司之。伤寒之中最多杂病，内外夹杂，虚实互呈，故将伤寒、杂病而合参之，正以合中见泾渭之清浊，此扼要法也。叔和不知此旨，谓痉、湿、暍三种宜应别论，则中风、温病何得与之合论邪？以三证为伤寒所致，与伤寒相似，故此见之，则中风非伤寒所致，温病与伤寒不相似者，何不为之另列耶？霍乱是肝邪为患，阴阳易、瘥后劳复皆伤筋动血所致，咸当属于厥阴，何得另立篇目？叔和分太阳三证于前，分厥阴诸证于后，开后人分门类证之端。岂知仲景约法，能令百病兼该于六经，而不能逃六经之外，只在六经上求根本，不在诸病名目上寻枝叶。乃叔和以私意紊乱仲景之原集，于《劳复》后重集《可发汗》《不可发汗》诸篇，如弱反在关，濡反在巅，微反在上，涩反在下。不知如何名反耶？岂濡弱微涩等脉，有定位乎？此类姑不悉辨。

其云：大法春夏宜发汗，春宜吐，秋宜下。设未值其时，当汗不汗，当下不下，必待其时耶？而且利水、清火、温补、和解等法，概不言及，所以今人称仲景止有汗、吐、下三法，实由于此。夫四时者，众人所同，受病者，因人而异。汗吐下者，因病而施也。立法所以治病，非以治时，自有此大法之谬，后人因有随时用药之迂论。论麻黄、桂枝汤者，谓宜于冬月严寒，而三时禁用；论白虎汤者，谓宜于夏，而大禁于秋分后与立夏之前。夫必先岁气，毋代天和，寒热温凉之逆用，为平人饮食调理之常耳。仲景因证立方，岂随时定剂哉。当知仲景治法，悉本《内经》，按岐伯曰：调治之方，必别阴阳，阳病治阴，阴病治阳，定其中外，各守其乡，外者外治，内者内治，从外之内者治其外，从内之外者调其内，从内之外而盛于外者，先调其内，后治其外；从外之内而盛于内者，先治其外，后调其内；中外不相及，则治主病。微者调之，其次平之，盛者夺之，寒热温凉，衰之以属，随其攸利。此大法也。仲景祖述靡遗，宪章昭著，本论所称发热恶寒发于阳，无热恶寒发于阴者，是阴阳之别也。阳病，制白虎、承气以存阴；阴病，制附子、茱萸以扶阳；外者，用麻、桂以治表；内者，用硝、黄以治里。其于表虚里实，表热里寒，发表和表，攻里救里，病有浅深，治有次第，方有轻重，是定其中外，各守其乡也。太阳阳明并病，小发汗；太阳阳明合病，用麻黄汤，是从外之内者，治其外也。阳明病发热汗出，不恶寒反恶热，用栀子豉汤，是从内之外者，调其内也。发汗不解，蒸蒸发热者，从内之外而盛于外，调胃承气先调其内也。表未解而心下痞者，从外之内而盛于内，当先解表，乃可攻痞，是先治其外后调其内也。中外不相及，是病在半表半里，大小柴胡汤治主病也。此即所谓微者调之。其次平之，用白虎、栀豉、小承气之类；盛者夺之，则用大承气、陷胸、抵当之类矣。所云观其脉证，知犯何逆，以法治之，则寒热温凉，衰之以属，随其攸利之谓也。若分四时以拘法，限三法以治病，遇病之变迁，则束手待毙矣。

且汗、吐、下之法，亦出于岐伯，而利水清火调补等法悉具焉。其曰：有邪者渍形以为汗，在皮者汗而发之，实者散而泻之，此汗家三法。中满者泻之于内，血实者宜决之，是下之二法。高者因而越之谓吐，下者引而竭之，谓利小便，慓悍者按而收之是清火法，气虚宜掣引之是调补法也。夫邪在皮毛，犹未伤形，故仲景制麻黄汤，急汗以发表；邪入肌肉，是已伤其形，故用桂枝汤，歠稀热粥以解肌，是渍形以为汗。若邪正交争，内外皆实，寒热互呈，故制大青龙，于麻桂中加石膏以泻火，是散而泻之也。吐剂有栀豉、瓜蒂，分胸中虚实之相殊；下剂有大小承气、调胃、抵当，分气血浅深之不同；利水有猪苓、真武寒热之悬绝；清火有石膏、芩、连辈轻重之差等；阳气虚，加人参于附子、吴茱萸中以引阳；阴气虚，加人参于白虎、泻心中以引阴，诸法井然。质之岐伯，纤毫不爽，前圣后圣，其揆一也。

愚更有识焉，仲景言平脉辨证为《伤寒杂病论》，是脉与证未尝两分也。夫因病而平脉，则平脉即在辨证中。病有阴阳，脉合阴阳。发热恶寒发于阳，无热恶寒发于阴，是病之阴阳也，当列全论之首。大、浮、动、滑、数，名阳；沉、涩、弱、弦、微，名阴，是脉之阴阳也，此条当为之继。叔和既云搜采仲景旧论，录其证候诊脉，是知叔和另立脉法，从此搜采耳。试观《太阳篇》云：脉浮者，病在表；脉浮紧者，法当身疼痛；脉浮数者，法当汗出愈。诸条脉法，不入《辨脉》《平脉》篇，是叔和搜采未尽，犹遗仲景旧格也。由此推之，知寸口脉浮为在表，及寸口脉浮而紧，脉浮而数诸条，皆从此等处采出；脉有阴结阳结条，未始不在阳明中风中寒之间；洒淅恶寒而发热者，未始不在少阳寒热往来之部；脉阴阳俱紧者，未必非少阴之文；阴阳相搏条，未必不在伤寒脉结代之际。设仲景另集脉法，或有上下之分，谅无平、辨之别矣，名平名辨，皆叔和搜采之说，仲景所云各承家技者是也。世徒知《序例》为叔和之文，而不知仲景之书，皆系叔和改换，独为伤寒立论，十六卷中，不知道弃几何，而六经之文夹杂者亦不少，岂犹然仲景旧集哉。如疑余之谬，请看《序例》所引《内经》，莫不增句易字，彼尚敢改岐伯之经，况乎仲景之论邪，欲识真仲景者，逐条察其笔法，知《考工记》自不合于《周官》，褚先生大不侔于太史矣，世皆以《金匮要略》为仲景《杂病论》，则有若之似圣人，惟曾子为不可强乎。（《伤寒论翼》卷上）

五四、柯琴《六经正义》

按仲景自序云：虽未能尽愈诸病，其留心诸病可知。故于诸病之表里阴阳，分为六经，令各得所司，清理脉证之异同，寒热之虚实，使治病者只在六经中下手，行汗、吐、下、和、解、温、补等法，而无失也。夫一身之病，俱受六经范围者，犹《周礼》分六官而百职举，司天分六气而万物成耳。伤寒不过是六经中一证，叔和不知仲景之六经，是经界之经，而非经络之经，妄引《内经·热病论》作《序例》，以冠仲景之书，而混其六经之证治，六经之理因不明，而仲景平脉辨证能尽愈诸病之权衡废矣。

夫热病之六经，专主经脉为病，但有表里之实热，并无表里之虚寒。虽因于伤寒，而已变成热病，故竟称热病，而不称伤寒。要知《内经》热病，即温病之互名，故无恶寒证；但有可汗可泄之法，并无可温可补之例也。观温病名篇，亦称《评热病论》，其义可知矣。夫叔和不于病根上讲求，但于病名上分解，故《序例》所引《内经》，既背仲景之旨，亦舛岐伯之意也。

夫仲景之六经，是分六区地面，所该者广，虽以脉为经络，而不专在经络上立说。凡风寒湿热，内伤外感，自表及里，有寒有热，或虚或实，无乎不包，故以伤寒杂病合为一书，而总名为《伤寒杂病论》。所以六经提纲各立一局，不为经络所拘，弗为伤寒划定也。然仲景既云撰用《素问》，当于《素问》之六经广求之。按《皮部论》云：皮有分部，脉有经纪，其生病各异，别其分部左右上下，阴阳所在，诸经始终。此仲景创立六经部位之原。又曰：阳主外，阴主内。故仲景以三阳主外，三阴主内。又曰：在阳者主内，在阴者主出以渗于内。故仲景又以阳明主内；少阴亦有反发热者，故仲景又于表剂中用附子，是固其渗也。又曰：少阴之阴名枢儒，其入于经也，从阳部注于经，其出者从阴部注于骨。故仲景制麻黄附子汤，治发热、脉沉，无里证者，是从阳部注经之义也；制附子汤，治身体骨节痛、手足寒、背恶寒、脉沉者，是从阴内注于骨之义也。又《阴阳离合论》太阳为开，故仲景以之主表，而以脉浮、恶寒、头项强痛为提纲。立言与《热论》颇同，而立意自别。阳明为阖，故以之主里，所以胃实为提纲，虽有目痛、鼻干等证，而所主不在是。少阳为枢，少阴亦为枢，故皆主半表半里证。少阳为阳枢，归重在半表，故以口苦、咽干、目眩为提纲，而不及于胸胁痛鞕；少阴为阴枢，其欲寐不寐、欲吐不吐，亦半表半里证，虽有舌干、口燥等证，而不入提纲，归重在半里也。岂唯阳明主里，三阴皆主里，而阴阳异位，故所主各不同。阳明主里证之阳，阳道实，故以胃实属阳明。太阴主里证之阴，阴道虚，故以自利属太阴。太阴为开，又为阴中至阴，故主里寒自利；厥阴为阖，又为阴中之阳，故主里热气逆；少阴为阴中之枢，故所主或寒或热之不同，或表或里之无定，与少阳相似也。请以地理喻，六经犹列国也，腰以上为三阳地面，三阳主外，而本乎里。心者，三阳夹界之地也，内由心胸，外自巅顶，前至额颅，后至肩背，下及于足，内合膀胱，是太阳地面，此经统领营卫，主一身之表证，犹近边御敌之国也。内自心胸至胃及肠，外自额颅，由面至腹，下及于足，是阳明地面。由心至咽，出口颊，上耳目，斜至巅，外至胁，内属胆，是少阳地面。此太阳，差近阳明，犹京畿矣。腰以下为三阴地面，三阴主里而不及外。腹者三阴夹界之地也，自腹由脾及二肠魄门，为太阴地面；自腹至两肾及膀胱溺道，为少阴地面；自腹由肝上膈至心，从胁肋下及小腹宗筋，为厥阴地面，此经通行三焦，主一身之里证，犹近京夹辅之国也。太阴阳明，同居异治，犹周召分政之义。四经部位，有内外出入、上下牵引之不同，犹先王分土域民，犬牙相制之理也。若经络之经，是六经通路，非六经地面矣。

六经之有正邪客邪，合病并病，属脾属胃者，犹寇贼充斥，或在本境，或及邻国，或入京师也。太阳地面最大，内邻少阴，外邻阳明，故病有相关。如小便不利，本膀胱病，少阴病而亦小便不利者，是邪及太阳之界也。腰痛本肾病，太阳病而亦腰痛者，是邪及少阴之界也。六七日不便，及头痛身热者，是阳明热邪侵及太阳之界也。头项强痛，兼鼻鸣干呕者，是太阳风邪侵及阳明之界也。心胸是阳明地面而为太阳之通衢，因太阳主营卫，心胸是营卫之本，营卫环周不休，犹边邑之吏民士卒，会于京畿，往来不绝也。如喘而胸满者，是太阳外邪入阳明地面而骚扰，故称为太阳阳明合病。若头不痛，项不强，胸中痞鞭，气冲咽喉不得息者，此邪不自太阳来，乃阳明实邪结于胸中，犹乱民聚于本境而为患也。心为六经之主，故六经皆有心烦证。如不头项强痛，则烦不属太阳；不往来寒热，则烦不属少阳；不见三阴证，则烦不属三阴矣。故心愦愦、心怵惕、心懊恼，一切虚烦，皆属阳明，以心居阳明之地面也。阳明犹京师，故心腹皆居其地，邪在心为虚烦，在腹为实热，以心为阳而属无形，腹为阴而属有形也。夫人身之病，动关心腹，阳邪聚于心，阴邪聚于腹，肝为阴中之阳，故能使阴邪之气撞于心，阳明主在里之阳，故能使阳邪入聚于腹耳。

更请以兵法喻，兵法之要，在明地形，必先明六经之路，才知贼寇所从来，知某方是某府的来路，某方是某郡去路，来路是边关，三阳是也；去路是内境，三阴是也。六经来路各不同，太阳是大路，少阳是僻路，阳明是直路，太阴近路也，少阴后路也，厥阴斜路也。客邪多从三阳来，正邪多由三阴起，犹外寇自边关至，乱民自内地生也。明六经地形，始得握百病之枢机，详六经来路，乃得操治病之规则。如以证论，伤寒大寇也，病从外来；中风流寇也，病因旁及；杂病乱民也，病由中起。既认为何等之贼，又知为何地所起，发于其境，便御之本境，移祸邻郡，即两路夹攻。如邪入太阳地面，即汗而散之，犹陈利兵于要害，乘其未定而击之也。邪之轻者在卫，重者在营，尤重者在胸膈，犹寇之浅者在关外，深者在关上，尤深者在关内也，是麻黄为关外之师，桂枝、葛根为关上之师，大小青龙为关内之师矣。凡外寇不靖，内地盗贼必起而应之，因立两解法，故有大小青龙及桂枝、麻黄加减诸方。如前军无纪，致内乱蜂起，当重内轻外，因有五苓、十枣、陷胸、泻心、抵当等汤也。邪入少阳地面，宜杂用表里寒热攻补之品，为防御解利之法，如偏僻小路，利于短兵，不利于矛戟，利于守备，不利于战争也。邪之轻者入腠理，重者入募原，尤重者入脾胃。小柴胡，腠理之剂也；大柴胡，募原之剂也；小建中、半夏泻心、黄芩、黄连四汤，少阳之脾剂也；柴胡加芒硝、加龙蛎二方，少阳之胃剂也。如太阳少阳有合并病，是一军犯太阳，一军犯少阳矣。用柴胡桂枝汤，是两路分击之师也。甚至三阳合病，是三面受敌矣，法在独取阳明，阳明之地肃清，则太少两路之阳邪，不攻自解，但得内寇宁，而外患自息，此白虎之所由奏捷耳。若阳邪不戢于内地，用大承气以急下之，是攻贼以护主；若阴邪直入于中宫，用四逆汤以急救其里，是强主以逐寇也。阳明为内地，阳明界上，即太阳少阳地面。邪入阳明之界，近太阳地面，虽不犯太阳，太阳之师不得坐视而不救，故阳明之营卫病，即假麻黄、桂枝等方以汗之；邪近少阳地面，虽不入少阳，少阳之师不得高垒而无战，故阳明之腠理病，即借柴胡以解之。是知阳明之失守，非太阳之不固，即少阳之无备，所以每每两阳相合而为病也。若邪已在阳明地面，必出师奋击，以大逐其邪，不使少留，故用栀豉、瓜蒂之吐法，以迅扫之；若深入内地，不可复驱，则当清野千里，使无所摽掠，是又白虎得力处也；若邪在内廷，又当清宫除盗，此三承气所由取胜。如茵陈、猪苓辈，又为失纪之师立法矣。太阴亦内地，少阳厥阴，是太阴之夹界也。太阴居中州，虽外通三阳，而阴阳既已殊途，心腹更有膈膜之藩蔽，故寒水之邪，从太阳外属者轻，由少阴内受者重，风木之邪，自少阳来侵者微，因厥阴上袭者甚。如本经正邪转属阳明而为实，犹师老势穷，可下之而愈。如阳明实邪，转属本经而成虚，则邪盛正衰，温补挽回者甚难。盖太阴阳明，地形虽分，并无阻隔，阳明犹受敌之通衢，甲兵所聚，四战之地也；太阴犹仓廪重地，三军所依，亦盗贼之巢穴也。故元气有余，则邪入阳明；元气不支，则邪入太阴。在阳明地面，则陈师鞠旅，可背城借一，取胜须臾；在太阴地面，则焚劫积蓄，仓廪空虚，枵腹之士，无能御敌耳。厥阴之地，相火游行之区也，其本气则为少火，若风寒燥湿之邪，一入其境，悉化为热，即是壮火，其少火为一身之生机，而壮火为心腹之大患，且其地面通达三焦，邪犯上焦，则气上撞心，心中疼热，消渴，口烂，咽痛喉痹；逼入中焦，则手足厥冷，脉微欲绝，饥不欲食，食即吐蚘；移祸下焦，则热利下重，或便脓血，为害非浅，犹跋扈之师矣。仲景制乌梅丸方，寒热并用，攻补兼施，通理气血，调和三焦，为平治厥阴之主方，犹总督内地之大师也。其与之水以治消渴，茯苓甘草汤以治水，炙甘草汤以复脉，当归四逆以治厥，是间出锐师，分头以救上焦之心主，而安神明也。用白虎承气辈清胃而平中焦之热实，白头翁、四逆散清脾而止下焦之热利，是分头以救腹中之阴而扶胃脘之元气耳。胃为一腑而分阴阳二经，少阴一经而兼阴阳两脏者，皆为根本之地故也。邪有阴阳两途，脏分阴阳二气，如阳邪犯少阴之阳，反发热、心烦、咳、渴、咽痛；阳邪犯少阴之阴，则腹痛自利，或便脓血；阴邪犯少阴之阳，则身体骨节痛，手足逆冷，背恶寒而身蜷卧；阴邪犯少阴之阴，则恶寒呕吐，下利清谷，烦躁欲死。仲景制麻黄附子细辛、黄连阿胶、甘草、桔梗、猪肤、半夏、苦酒等汤，御阳邪犯少阴之阳也；其制桃花、猪苓等汤，御阳邪入少阴之阴也；附子、吴茱萸、四逆汤等，御阴邪犯少阴之阳也；通脉四逆、茯苓四逆、干姜附子等汤，御阴邪入少阴之阴也。少阴为六经之根本，而外通太阳，内接阳明。故初得之而反发热，与八九日而一身手足尽热者，是少阴阳邪侵及太阳地面也。自利纯清水，心下痛，口燥舌干者，少阴阳邪侵阳明地面也。出太阳，则用麻黄为锐师，而督以附子；入阳明，则全仗大承气，而不设监制，犹兵家用响导与用本部，不同法也。其阴邪侵入太阴，则用理中、四逆，加人尿猪胆等法亦犹是矣。嗟乎！不思仲景之所集，安能见病知源也哉。（《伤寒论翼》卷上）

五五、叶桂《十六种治法》

仲景《伤寒》正名十六种，其余发狂、谵语、郑声、结胸、痞满等证，皆系十六种正病传变所致，岂可概论作伤寒称之。

（一）伤　　寒

伤寒者，冬时触冒寒邪，而病即发者也。其证头项痛、腰脊强、发热、恶寒、不烦躁、无汗，脉来浮紧而涩，若在冬时霜降后及春分前，宜用麻黄汤。

（二）伤　　风

伤风者，感冒风邪也。其证头痛、身热、恶风、自汗、烦躁，脉来浮缓，宜桂枝汤。脉紧而涩，无汗、恶寒者，伤寒也。紧为恶寒，涩为无汗，然寒伤营属阴，阴主闭藏，是以无汗，故用麻黄轻扬以发表。浮缓恶风者，伤风也，浮为伤风，缓为自汗，故用桂枝甘温以解肌。

（三）伤寒见风

伤寒见风者，其人初感于寒，续中于风是也。外证寒多热少，不烦躁，脉当浮而紧，今反浮而缓者，此伤寒而见风脉，乃营卫并伤之证也。

（四）伤风见寒

伤风见寒者，其人先中于风，而重感于寒者是也。外证恶风、发热、烦躁，脉当浮而缓，今反浮而紧者，此伤风而见寒脉，亦营卫并伤之证，俱用大青龙汤，或九味羌活汤加减治之。

（五）湿

病有伤湿，有中湿，有风湿。伤湿者，湿伤太阳膀胱经者是也。中湿者，湿中太阴脾经，或肾经者是也。风湿者，或先伤于湿，后伤于风，风湿相搏而为病者是也。盖东南衮下之地，水多聚焉，居其处多湿，或中风雨雾露，是为中湿，此脾经与肾经受病也。其证一身尽疼、发热、身黄，脉沉而缓，治宜燥胜可也。或素有湿，又中于风，是为风湿。其证肢体疼痛，难以转侧，脉沉而涩，治宜微表以去其风，行燥以去其湿。大抵治湿之法，咸用羌、防以胜之，二术以燥之，苓、泽以渗之，或用附子以温之。看所挟风、寒、湿热之有无，及上下微甚以治之。切不可大发汗，汗之则风气去而湿气存；又不可下，下之则额上汗出微喘而死矣。

（六）湿　　温

湿温者，其人素伤于湿，又中于暑者也。其证两胫逆冷、腹满、多汗、头目痛或妄言。切不可发汗，发汗则使人不能言，耳聋不知痛处，身青面色变，名曰重暍。重暍，宜白虎汤加苍术，去暑燥湿故也。

（七）风　　温

风温者，其人素伤于风，复伤于热，风热相搏故也。其证四肢不收、头疼、身热、常自汗出，治在少阴厥阴。仲景曰：汗出身热者为风温。治宜辛凉疏风解热为主，切不可汗，汗之则发谵语，又不可下，下之则小便难，更不可温针，温针则耳聋而难言矣。

（八）冬温、温毒

冬温者，冬感温气而成，即时行之气也。何者？冬令严寒而反温热，人触冒之，名曰冬温。冬温之病，与伤寒大异，以温则气泄，是失其闭藏之令矣，故古人用补中益气带表药以治之。

温毒者，或冬令严寒，触冒寒邪，待天气喧热而发，或伤寒之热未已，再遇温热，变为温毒。温毒为病最重也，治宜寒凉大解其热。若邪热日深，毒气不泄，发为瘾疹斑烂，与时气发斑，其病尤重，或升麻葛根汤，或化斑汤治之。

（九）中　　暍

中暍者，夏日所得热病也，与伤寒相类，与热病相同。其证身热大渴，自汗烦躁，不甚恶寒，身体疼痛者是也。盖中暍者，热伤太阳经；中暑者，热伤心脾经也。虽与伤寒相似，切不可作伤寒治之。然手足虽冷，脉息虽虚，又不可用温热，宜清心利小便，或用清暑之药可也。

（一〇）温　　病

温病者，冬时感冒寒邪，不即时而病，藏于肌肉之中，至春温暖而发者是也。其证发热而渴不恶寒者，为温病也，或用升麻葛根汤，或用葛根解肌汤。大抵治温病之法，无正汗之理，此怫郁之热，自内达外，无表证明矣，宜辛平之剂发散之。

（一一）热　　病

热病者，冬伤于寒，不即发，至春又不发，郁而至夏者是也。其病身热、头痛、烦渴、不恶寒，脉洪而盛。盖因夏月时热两盛，治宜苦辛寒清解为主，寒邪郁久化热，经曰：热病者，伤寒之类也。故主苦辛寒法以救之。

（一二）晚　　发

晚发者，清明后、夏至前而发者是也。其证身热头痛，或恶风恶寒，或有汗无汗，或烦躁，脉来洪数，亦由冬时感寒所致，比之温热二证稍轻耳。不宜峻剂，宜清解邪热，通用栀子升麻汤加减治之。

（一三）痉　　病

痉病者，太阳经伤风，重感寒湿而致也。又曰：大发湿家汗则成痉。其证头项强直，身热恶寒，摇头、噤口、背反张者是也。外证发热恶寒，与伤寒相似；但其脉沉迟弦细，两目圆张，而项背反张、强硬如发痫之状，当视其有汗无汗，以分刚痉、柔痉。若无汗恶寒，名刚痉，宜葛根汤；有汗不恶寒，名柔痉，桂枝加葛根汤。如汗下太过，重亡津液，以致筋脉失养，不柔和而变痉者，又宜补养气血为主。更有产后，或金疮、一切去血过多之证，皆能成痉，亦当补养为先。此则似痉而非痉者，岂可一例而用风药误之。

（一四）温　疟

温疟者，由伤寒之热未已，再感于寒，变为温疟；或过经坏病，变为温疟。而寒热羁留者，皆因寒热相搏而成，治宜散寒解热为主，并用加减小柴胡汤。如热多倍加柴胡，寒多倍加桂枝，而或柴胡、葛根散其寒，石膏、知母解其热也。

（一五）时　行

时行者，谓春应暖而反寒，夏应热而反凉，秋应凉而反热，冬应寒而反温是也。盖四时不正乖戾之气，流行其间，而有其气，是以一岁之中，长幼之病相似，此则时行之气也。其外证有类伤寒，治宜解散，并用升麻葛根汤。然时行犹外入之感冒，而瘟疫乃内出之邪毒也。

（一六）寒　疫

寒疫者，非时感冒之暴寒，亦时行之气也。《伤寒例》曰：从春分以后，至秋分节前，天有暴寒，皆时行寒疫也，其证憎寒恶风，头痛身热。或用消风百解散，或用六神通解散加减。大抵此病，与温病及暑病相似，但治理有殊耳。然温暑之热，自内而出；寒疫之邪，寒抑阴气，乃外感者也。故治宜解表，若温暑，又兼表里者也。（《医效秘传》卷一）

五六、王维德《痈疽总论》

痈疽二毒，由于心生。盖心主血而行气，气血凝而发毒，毒借部位而名，治论循经则误。证之根盘，逾径寸而红肿者谓痈。痈发六腑，若其形止数分，乃为小疖。按之陷而不即高，虽温而顶不甚热者，脓尚未成；按之随指而起，既软而顶热甚者，脓已满足。无脓宜消散，有脓勿久留。醒消一品，立能消肿止疼，为疗痈之圣药。白陷者谓疽，疽发五脏，故疽根深而痈毒浅。根红散漫者，气虚不能拘血紧附也；红活光润者，气血拘毒出外也；外红里黑者，毒滞于内也；紫黯不明者，气血不充不能化毒成脓也；脓色浓厚者，气血旺也；脓色清淡者，气血衰也。未出脓前，腠理之间，痛有火毒之滞，疽有寒痰之凝。既出脓后，痛有热毒未尽宜托，疽有寒凝未解宜温。既患寒疽，酷暑仍宜温暖。如生热毒，严冬尤喜寒凉。然阴虚阳实之治迥别。阅古方书，总觉未详，因畅其旨备览焉。诸疽白陷者，乃气血虚寒凝滞所致。其初起毒陷阴分，非阳和通腠，何能解其寒凝；已溃而阴血干枯，非滋阴温畅，何能厚其脓浆。盖气以成形，血以华色，故诸疽平塌，不能逐毒者，阳和一转，则阴分凝结之毒，自能化解。血虚不能化毒者，尤宜温补排脓，故当溃脓毒气未尽之时，通其腠理之功，仍不可缓。一容一纵，毒即逗留；一解一逐，毒即消散。开腠而不兼温补，气血虚寒，何以成脓，犹无米之炊也；滋补而不兼开腠，仅可补其虚弱，则寒凝之毒，何能觅路行消，且毒盛者反受其助，犹车粟以助盗粮矣。滋补不兼温暖，则血凝气滞，孰作酿脓之具，犹之造酒不暖，何以成浆，造饭无火，何以得熟。世人但知一概清火以解毒，殊不知毒即是寒，解寒而毒自化，清火而毒愈凝。然毒之化必由脓，脓之来必由气血，气血之化，必由温也，岂可凉乎？况清凉之剂，仅可施于红肿痈疖，若遇阴寒险穴之疽，温补尚虞不及，安可妄行清解，反伤胃气，甚至阳和不振，难溃难消，毒攻内腑，可不畏欤。盖脾胃有关生死，故首贵止痛，次宜健脾，痛止则恶气自化，脾健则肌肉自生。阳和转盛，红润肌生，惟仗调和补养气血之剂。若夫性寒之药，始终咸当禁服。（《外科证治全生集》卷一）

五七、王维德《阴疽论》

阴疽之证，皮色皆同，然有肿、有不肿，有痛、有不痛，有坚硬难移，有柔软如绵，不可不为之辨。夫肿而不坚，痛而难忍，流注也；肿而坚硬微痛，贴骨、鹤膝、横痃、骨槽等类是也；不肿而痛，骨骱麻木，手足不仁，风湿也；坚硬如核，初起不痛，乳岩、瘰疬也；不痛而坚，形大如拳，恶核失营也；不痛不坚，软而渐大，瘿瘤也；不痛而坚如金石，形如升斗，石疽也。此等证候，尽属阴虚，无论平塌大小，毒发五脏，皆曰阴疽。如其初起疼痛者易消，重按不痛而坚者，毒根深固，消之难速。治之之法，方有一定，

学者览之了然。(《外科证治全生集》卷一)

五八、王维德《阴疽治法》

初起之形，阔大平塌，根盘散漫，不肿不痛，色不明亮，此疽中最险之证。倘误服寒凉，其色变如隔宿猪肝，毒攻内腑，神昏即死。夫色之不明而散漫者，乃气血两虚也。患之不痛而平塌者，毒痰凝结也。治之之法，非麻黄不能开其腠理，非肉桂、炮姜不能解其寒凝，此三味虽酷暑，不可缺一也。腠理一开，寒凝一解，气血乃行，毒亦随之消矣。学者照方依治，自无不愈，倘有加减，定难奏效。(《外科证治全生集》卷一)

五九、徐大椿《知病必先知证论》

凡一病必有数证，有病同、证异者，有证同、病异者，有证与病相因者，有证与病不相因者，盖合之则曰病，分之则曰证。古方以一药治一证，合数证而成病，即合数药而成方。其中亦有以一药治几证者，有合几药而治一证者，又有同此一证，因不同，用药亦异，变化无穷。其浅近易知者，如吐逆用黄连、半夏，不寐用枣仁、茯神之类，人皆知之。至于零杂之证，如《内经》所载：喘踠噫语，吞欠嚏呕，笑泣目瞑，嗌干，心悬善恐，涎下涕出，啮唇啮舌，善忘善怒，喜握多梦，呕酸魄汗等证，不可胜计，或由司天运气，或由脏腑生克，或由邪气传变，《内经》言之最详，后之医者，病之总名，亦不能知，安能于一病之中，辨明众证之渊源？即使病者身受其苦，备细言之，而彼实茫然不知古人以何药为治，仍以泛常不切之品应命，并有用相反之药以益其疾者，此病者之所以无门可告也。学医者，当熟读《内经》，每证究其缘由，详其情状，辨其异同，审其真伪，然后遍考方书、本草，详求古人治法，一遇其证，应手辄愈，不知者以为神奇，其实古圣皆有成法也。(《医学源流论》卷下)

六〇、徐大椿《病证不同论》

凡病之总者谓之病，而一病必有数证。如太阳伤风，是病也。其恶风、身热、自汗、头痛，是证也。合之而成其为太阳病，此乃太阳病之本证也。若太阳病而又兼泄泻不寐，心烦痞闷，则又为太阳病之兼证矣。如疟，病也。往来寒热、呕吐、畏风、口苦，是证也。合之而成为疟，此乃疟之本证也。若疟而兼头痛胀满，嗽逆便闭，则为有疟疾之兼证矣。若疟而又下痢数十行，则又不得谓之兼证，谓之兼病。盖疟为一病，痢又为一病，而二病又各有本证，各有兼证，不可胜举。以此类推，则病之与证，其分并何啻千万，不可不求其端而分其绪也。而治之法，或当合治，或当分治，或当先治，或当后治，或当专治，或当不治，尤在视其轻重缓急，而次第奏功。一或倒行逆施，杂乱无纪，则病变百出，虽良工不能挽回矣。（《医学源流论》卷上）

六一、徐大椿《病同因别论》

凡人之所苦，谓之病。所以致此病者，谓之因。如同一身热也，有风有寒，有痰有食，有阴虚火升，有郁怒忧思，劳怯虫疰，此谓之因。知其因，则不得专以寒凉治热病矣。盖热同，而所以致热者不同，则药亦迥异。凡病之因不同，而治各别者尽然，则一病而治法多端矣。而病又非止一证，必有兼证焉，如身热而腹痛，则腹痛又为一证。而腹痛之因，又复不同，有与身热相合者，有与身热各别者，如感寒而身热，其腹亦因寒而痛，此相合者也；如身热为寒，其腹痛又为伤食，则各别者也。又必审其食为何食，则以何药消之，其立方之法，必切中二者之病源，而后定方，则一药而两病俱安矣。若不问其本病之何因，及兼病之何因，而徒曰某病以某方治之，其偶中者，则投之或愈，再以治他人，则不但不愈，而反增病，必自疑曰：何以治彼效，而治此不效。并前此之何以愈，亦不知之，则倖中者甚少，而误治者甚多，终身治病，而终身不悟，历证愈多而愈惑矣。（《医学源流论》卷上）

六二、徐大椿《病同人异论》

天下有同此一病，而治此则效，治彼则不效，且不惟无效，而反有大害者，何也？则以病同而人异也。夫七情六淫之感不殊，而受感之人各殊，或气体有强弱，质性有阴阳，生长有南北，性情有刚柔，筋骨有坚脆，肢体有劳逸，年力有老少，奉养有膏粱藜藿之殊，心境有忧劳和乐之别，更加天时有寒暖之不同，受病有深浅之各异，一概施治，则病情虽中，而于人之气体，迥乎相反，则利害亦相反矣。故医者必细审其人之种种不同，而后轻重缓急，大小先后之法，因之而定。《内经》言之极详，即针灸及外科之治法尽然。故凡治病者，皆当如是审察也。（《医学源流论》卷上）

六三、陈念祖《虚痨》

《圣济总录》曰：虚痨之病，因五脏则为五痨，因七情则为七伤，痨伤之甚，身体瘦极，则为六极。所谓七伤者，一曰太饱伤脾，脾伤则善噫，欲卧面黄。二曰大怒气逆伤肝，肝伤则少血目暗。三曰强力入房，久坐湿地伤肾，肾伤则气短腰脚痛，厥逆下冷。四曰形寒饮冷伤肺，肺伤则气少，咳嗽鼻鸣。五曰忧愁思虑伤心，心伤则苦惊，喜忘善怒。六曰风雨寒暑伤形，形伤则发落，肌肤枯槁。七曰恐惧不节伤志，志伤则恍惚不乐。所谓五痨者，一曰肺痨，令人短气面肿，不闻香臭。二曰肝痨，令人面目干黑，口苦，精神不守，恐惧不能独卧，目视不明。三曰心痨，令人忽忽喜忘，大便苦难，时或溏泄，口中生疮。四曰脾痨，令人舌本苦直，不能咽唾。五曰肾痨，令人背难以俛仰，小便黄赤，时有余沥，茎内痛，阴湿囊生疮，小腹满急。此五者，痨气在五脏也，故名五痨。所谓六极者，一曰气极，令人内虚，五脏不足，邪气多，正气少，不欲言。二曰血极，令人无颜色，眉发堕落，忽忽喜忘。三曰筋极，令人数转筋，十指甲皆痛，苦倦不能久立。四曰骨极，令人瘦削，齿苦痛，手足烦疼，不可以立，不欲行动。五曰肌极，令人羸瘦无润泽，食饮不生肌肤。六曰精极，令人少气吸吸然，内虚五脏，气不足，毛发落，悲伤喜忘。此六者，痨之甚，身体瘦极也，故名六极。又五痨七伤六极之外，变证不一，治法皆以补养为宜。形不足者，温之以气，精不足者，补之以味，相得合而服之，以补精益气，此其要也。"

按方书论虚痨之证最繁，余取《圣济》书，以五痨七伤六极立论，为握要之法，以下分采各方，听人择用。然有不得不分者，亦有不必分者，神而明之，存乎其人，不可以口授也。《圣济》于总结处，提出气味二字，示人当从阴阳根本之地而药之，所谓吾道一以贯之也。按阳虚阴虚，是医家门面话，然亦不可不姑存其说，以资顾问。吴门马元仪，分阳虚有二，阴虚有三，较时说颇深一层。所谓阳虚有二者，有胃中之阳，后天所生者也；有肾中之阳，先天所基者也。胃中之阳，喜升浮，虚则反陷于下，再行敛降，则生气过抑不伸。肾中之阳，贵凝降，痨则浮于上，若行升发，则真气消亡立至，此阳虚之治有不同也。所谓阴虚有三者，如肺胃之阴，则津液也；心脾之阴，则血脉也；肾肝之阴，则真精也。液生于气，惟清润之品，可以生之；精生于味，非黏腻之物，不能填之；血生于水谷，非调补中州，不能化之。此阴虚之治有不同也。

按此证又多蒸热咳嗽，故医者以二皮清心，二冬保肺，而不知土旺则金生，毋区区于保肺；水升则火降，勿汲汲于清心。李士材此四语，深得治虚痨之法。脾肾虽有一方合治之说，其实驳杂，不能奏效，当审其所急而图之。如食少怠倦，大便或溏或秘，肌肉消瘦等证，治脾为急，以六君子汤、四君子汤、归脾汤之类，补养脾胃，调其饮食，即所以输精及肾也。如形伤骨痿，面色黯黑，骨蒸炊热，腰痛气喘，或畏寒多梦，腹痛遗精等证，治肾为急，肾阴虚者，以六味丸补坎中真水，肾阳虚者，以八味丸补坎中真火以通离火。稽之《周易》卦象，坤土是离火所生，艮土是坎水所生，赵养葵谓补水以生土，语虽离奇，却为妙旨也。（《医学从众录》卷一）

六四、陈念祖《虚痨续论》

虚痨证，宋元诸家，分类别名，繁而无绪，如治丝而棼也。丹溪颇有把柄，专主补阴，用四物汤加黄柏、知母之类，后世非之。明薛立斋出，以六君子、四君子、归脾汤、补中益气汤、加味逍遥散之类，与六味丸、八味丸、养荣汤之类间服，开口便以先天后天立论，虽视诸家颇高一格，其实开后人便易之门。至张景岳出，专宗薛氏先天之旨，而先天中分出元阴元阳，立左、右归饮丸，及大补元煎之类，有补无泻，自诩专家，虽论中有气虚精虚之辨，而大旨以气化为水，水化为气，阴阳互根，用方不甚分别，惟以熟地一味，无方不有，无病不用，是于简便之中又开一简便之门。且又著药性云，地黄生于中州沃土，色黄味甘，谓非脾胃正药，吾不信也。此论一出，而《本经》《金匮》诸圣训，扫地尽矣。夫薛氏书通共二十四种，吾不能一一摘其弊，而观其案中所陈病源，俱系臆说，罕能阐《灵》《素》不言之秘，所用方法，不出二十余方，加减杂沓，未能会《本经》性味之微，时贤徐灵胎目为庸医之首，实不得已而为此愤激之言也。即景岳以阴虚阳虚，铺张满纸，亦属浮泛套谈，能读《金匮》者，便知余言不谬也。详考虚痨治法，自《内经》而外，扁鹊最精，上损从阳，下损从阴，其于针砭所莫治者，调以甘药。《金匮》因之，而立建中诸方，意以营卫之道，纳谷为宝，居常调营卫以安其谷，寿命之本，积精自刚，居常节欲以生其精，及病之甫成，脉才见端，惟恃建中、复脉为主治，皆稼穑作甘之善药，一遵精不足者，补之以味之义也。景岳亦会得甘温之理，或变而为甘寒至静之用，视惯用苦寒戕伐中土者颇别。然方方重用熟地，自数钱以及数两，古法荡然矣。且熟地之用滞，非胃所宜；其性湿，非脾所喜。彼盖取滋润以填补其精，而不知精生于谷，脾胃伤则谷少入，而不生其血，血少自不能化精，而虚痨日甚。况虚痨之人，必有痰嗽，亦最易感冒，若重用频用熟地，又佐以参、术，则风寒闭于皮毛而不出，痰火壅滞于胸膈而不清，药入病增，谓非人人之共见乎？予以此证，每力争治法，无如医友及病家，心服薛氏景岳诸法，以六味、八味、左归、右归、补中、逍遥、六君、四君、大补元煎之类，谓不寒不燥之品，先入为主，至死不悔，亦斯民之厄也。戊申秋闱后，抑郁无聊，取《内经》《金匮》等书，重加研究，参之平时所目击之证，如何而愈，如何而剧而死，大有所悟。知虚痨之病，死于病者少，死于药者多，侃侃不阿，起立斋、景岳于今日，当亦许为直友也。(《医学从众录》卷一)

六五、吴瑭《汗论》

汗也者，合阳气阴精蒸化而出者也。《内经》云：人之汗，以天地之雨名之。盖汗之为物，以阳气为运用，以阴精为材料。阴精有余，阳气不足，则汗不能自出，不出则死；阳气有余，阴精不足，多能自出，再发则痉，痉亦死；或熏灼而不出，不出亦死也。其有阴精有余，阳气不足，又为寒邪肃杀之气所搏，不能自出者，必用辛温味薄急走之药，以运用其阳气，仲景之治伤寒是也。《伤寒》一书，始终以救阳气为主，其有阳气有余，阴精不足，又为温热升发之气所铄，而汗自出，或不出者，必用辛凉以止其自出之汗，用甘润甘凉培养其阴精为材料，以为正汗之地，本论之治温热是也。本论始终以救阴精为主，此伤寒所以不可不发汗，温热病断不可发汗之大略也。唐宋以来，多昧于此，是以人各著一伤寒书，而病温热者之祸亟矣。呜呼！天道欤，抑人事欤？（《温病条辨》卷四）

六六、吴瑭《温病起手太阴论》

四时温病，多似伤寒，伤寒起足太阳，今谓温病起手太阴，何以手太阴亦主外感乎？手太阴之见证，何以大略似足太阳乎？手足有上下之分，阴阳有反正之义，庸可混乎。《素问·平人气象论》曰：脏真高于肺，以行营卫阴阳也。《伤寒论》中，分营分卫，言阴言阳，以外感初起，必由卫而营，由阳而阴，足太阳如人家大门，由外以统内，主营卫阴阳。手太阴为华盖，三才之天，由上以统下，亦由外以包内，亦主营卫阴阳，故大略相同也。大虽同而细终异，异者何？如太阳之窍主出，太阴之窍兼主出入，太阳之窍开于下，太阴之窍开于上之类，学者须于同中求异，异中验同，同异互参，真诠自见。（《温病条辨》卷四）

六七、王士雄《六气辨》

所谓六气：风、寒、暑、湿、燥、火也。分其阴阳，则《素问》云：寒暑六气，暑统风火，阳也；寒统燥湿，阴也。言其变化，则阳中惟风无定体，有寒风，有热风。阴中则燥湿二气有寒有热。至暑乃天之热气，流金烁石，纯阳无阴。或云阳邪为热、阴邪为暑者，甚属不经。经云：热气大来，火之胜也。阳之动，始于温，盛于暑。盖在天为热，在地为火，其性为暑，是暑即热也，并非二气。或云暑必兼湿者，亦误也。暑与湿原是二气，虽易兼感，实非暑中必定有湿也。譬如暑与风，亦多兼感，岂可谓暑中必有风耶？若谓热与湿合始名为暑，然则寒与风合又将何称？更有妄立阴暑阳暑之名者，亦属可笑。如果暑必兼湿，则不可冠以阳字，若知暑为热气，则不可冠以阴字。其实彼所谓阴者，即夏月之伤于寒湿者耳。设云暑有阴阳，则寒亦有阴阳矣。不知寒者，水之气也；热者，火之气也。水火定位，寒热有一定之阴阳。寒邪传变，虽能化热，而感于人也，从无阳寒之说。人身虽有阴火，而六气中不闻有寒火之名。暑字从日，日为天上之火，寒字从仌，仌为地下之水。暑邪易入心经，寒邪先犯膀胱，霄壤不同，各从其类，故寒暑二气，不比风燥湿，有可阴可阳之不同也。况夏秋酷热，始名为暑，冬春之热，仅名为温，而风寒燥湿皆能化火，今日六气之邪有阴阳之不同，又随人身之阴阳变化，毋乃太无分别乎？（《温热经纬·外感温热篇》王士雄按）

六八、王士雄《霍乱热证》

春分以后，秋分以前，少阳相火、少阴君火、太阴湿土，三气合行其政。故天之热气下，地之湿气上，人在气交之中，受其蒸淫之气，由口鼻入而扰其中，遂至升降失司，清浊不分，所泻者皆五脏之津液，急宜止之。然止，非通因塞用之谓也。湿甚者，胃苓汤分利阴阳，暑亦自去；热甚者，桂苓甘露饮清其暑火，湿亦潜消。若火盛之体，内本无湿，而但吸暑邪者，白虎汤之类宜之。且脏性有阴阳之别，阴虚者火旺，虽病发之时，适犯生冷，而橘、朴等只宜暂用；阳虚者湿胜，虽寒润之品，非其所宜，如胃苓汤已为合法，纵使体极虚羸，亦不过补气清邪并用。若因其素禀之亏，而忘其现病之暑，进以丁、附、姜、桂之剂，真杀人不转睫矣。凡伤暑霍乱，有身热烦渴，气粗喘闷，而兼厥逆躁扰者，慎勿认为阴证。但察其小便必黄赤，舌苔必黏腻、或白厚，宜燃照汤，澄冷服一剂，即现热象。彼时若投姜、附药，转见浑身青紫而死矣。甚或手足厥冷少气，唇面爪甲皆青，腹痛自汗，六脉皆伏，而察其吐出酸秽，泻下臭恶，小便黄赤热短，或吐下皆系清水，而泻出如火，小便点滴或全无者，皆是热伏厥阴也。热极似阴，急作地浆煎、竹叶石膏汤服之。又有吐泻后，身冷如冰，脉沉欲绝，汤药不下，或发哕，亦是热伏于内。医不能察，投药稍温，愈服愈吐。验其口渴，以凉水与之，即止。后以驾轻汤之类投之，脉渐出者生。然暑之为病，伤之骤，则发之暴；伤之渐，则发之缓，故九月时候，犹多伏暑霍乱之证，医者不可不知。（《随息居霍乱论卷上·热证》）

六九、王士雄《霍乱寒证》

岁土不及，则脾胃素虚之人，因天运而更见其虚。中阳既虚，寒湿自盛，以致朝食暮泻而为飧泄，甚加呕吐而为霍乱。观其与飧泄并称，则知利者必是清谷而非臭秽，吐者亦必澄彻而非酸浊。小便之利，口之不渴，又从而可必矣。如此，才是寒湿霍乱，可以理中、五苓之类治之。故读书须以意逆其理，自然触处洞然，无往而不贯矣。且寒霍乱，多见于安逸之人，以其深居静处，阳气不伸，坐卧风凉，起居任意，冰瓜水果，恣食为常，虽在盛夏之时，所患多非暑病，王安道论之详矣。轻则藿香正气散，或平胃加木香、藿香、生姜、半夏之类；湿盛而四肢重著，骨节烦痛者，胃苓汤加木香、藿香、大腹皮之类；七情郁结，寒食停滞者，厚朴汤、治中汤；头痛、恶寒、无汗者，香薷饮先解其表，随以大顺散调其里；如果脉弱阳虚，腹痛喜得温按，泻出不臭者，来复丹；若吐泻不止，元气耗散，或水粒不入，或口渴喜冷而不多饮，或恶寒战栗，手足厥冷，或烦热发躁，揭去衣被，但察其泻出不臭者，乃内虚阴盛格阳，宜理中汤，甚则四逆汤加食盐少许；更有暴泻如水，冷汗四逆，脉弱不能言者，急进浆水散救之，并宜冷服。然此辈实由避暑而反为寒伤致病，若拘泥时令，误投清暑之剂而更助其阴，则顷刻亡阳莫换矣。前人有治此证而愈者，尚未确知其为寒病也，遂谓夏月暑病，通宜热药，妄立阴暑名目，贻误后人，此因偶中而错认面目也，余于《温热经纬》辨之详矣。（《随息居霍乱论卷上·寒证》）

七〇、王泰林《辨证概述》

四时百病，不出外感内伤。外感者，风、寒、暑、湿、燥、火也；内伤者，喜、怒、忧、思、悲、恐、惊也。

外感六淫：

风　风有风热，有风寒，有风湿，有风燥，有风火也。

寒　寒有寒湿，寒久能化热。

暑　暑有阳暑，有阴暑，暑必挟湿。

湿　湿有寒湿，有湿热，有风湿，有湿去而化燥。

燥　燥有外伤，有内伤，有气燥，有血燥。

火　火有实火，虚火，上焦火，中焦火，下焦火，五脏六腑之火。

内伤七情：

惊喜皆伤心，心跳不寐。

悲忧皆伤肺，咳嗽汗多。

思虑皆伤脾，食少倦怠，无力便溏。

怒伤肝，或腹胁痛，头昏眩而火升。

恐伤肾，或心跳遗精，或腰痛脊痛。

又有劳倦内伤为不足，饮食内伤为不足中之有余。

又有劳力伤脾，色欲伤肾，皆属内伤之证。

暴病初起，寒热头痛，总名之曰风寒。有汗者伤风，多鼻塞；无汗者感寒，多骨节痛。

暑病初起，阴暑挟湿者，多胸痞吐泻；阳暑则壮热，大渴头痛。

湿证因天时，初起者身重发热，或有汗无汗，而足冷者多，其胸必闷，口必腻而不渴者多。间有渴欲饮水而恶心者。因嗜茶酒而病者，必舌腻而不欲饮，小便少而或大便溏。

燥自外感者，必咳嗽咽干，凛凛恶寒。燥因内伤者，必舌干便燥，易饥不欲食，有伤气伤血之分也。

火证最多，壮热，目赤，口渴，便秘，烦躁，脉洪大。

暴病多实，久病多虚；暴病多寒，久病多热。（《医学刍言》）

七一、王泰林《温病》

吾吴为卑湿之地，病真伤寒者绝少，所看时症，虽曰伤寒，其实皆温热、风温、湿温之病。近见淮上人吴鞠通《温病条辨》，言之甚详，宜读之。

治法　温病初起，即在阳明，虽一日恶寒，至二日即但热，故开首即以栀豉汤加牛蒡、薄荷、橘皮、桔梗、杏仁等味，夹食加枳实、山楂，二三日不大便加瓜蒌仁，三四日热重口渴加连翘、芦茅根，五六日即愦愦神昏者，其证必重，加犀、羚、石菖蒲、天竺黄之类。若舌焦黄，脘腹硬痛，大便不通，用凉膈散下之，甚则承气汤。

风温治法 风温之邪，夹风者必咳嗽头痛，微寒发热，如前胡、杏仁、桔梗、牛蒡、薄荷、荆芥、橘红、枳壳，及其化火，与上温热治同。

湿温治法 湿温必胸痞，舌苔厚而白腻，淡豉、橘红、半夏、茯苓、滑石，无汗加葛根。

温热、风温、湿温化火治法 温热、风温、湿热，大便泄者，此为热泄，葛根黄芩黄连汤；呕恶者，橘皮竹茹汤；烦躁透斑疹，牛蒡、镑犀尖、连翘、竺黄、豆豉、鲜地，若至谵语，舌尖红，中心苔白或燥，此邪自卫传营，如犀角、鲜地、赤芍、丹皮、菖蒲、郁金、山栀、天竺黄等，用万氏牛黄清心丸开之；开之不应，至宝丹，或珠珀犀黄散；有谵语，舌焦黑，不知人，大剂犀、羚、鲜地、鲜斛、川连、连翘、菖蒲、芦根，送下紫雪丹五分，或有开而得生者，然究竟危极矣。

温病调理 温病调理，总以甘凉养胃，清彻余邪，如豆卷（炒黄）、川贝、茯苓、扁豆、丹皮、谷芽、橘皮等味（温病后调理，总以治胃，喻嘉言法也）。

时疫呕恶，用苦辛不效，转用轻清芳香法 温病中间，或病愈后，呕恶烦闷不得寐，泻心汤和温胆汤最妙。用苦泄之药不灵，乃胃虚不胜药味之苦劣也，与七叶饮甚轻灵，如鲜藿香、佩兰叶、竹茹、鲜荷叶、鲜稻叶、冬瓜子、薄荷、枇杷叶，余尝用之见效。

温邪兼感暴寒治法 前言温邪，初在阳明，此其常也。然亦有暴寒引动温邪者，亦见太阳表证，如头项强痛，周身疼，恶寒甚而无汗者，亦宜羌活、防风、葱白、豆豉、秦艽、荆芥温散之，但不用麻、桂耳。

温疫治法 又有时疫温疫，沿门阖境，其病相似者是也。吴又可先生以达原饮为开手要方，其证舌苔满白，但热不寒。方中槟榔为辟瘴之药，芩、知为退热之药，芍、草为和中之药，独草果一味，究嫌辛烈，余尝去而不用，即芍、草二味，虽曰和中，而一嫌其敛，一嫌其滞，不若橘、苓、半夏之和中理气化浊而为当也。

《温疫论》中用大黄，极言神妙无比，后人不善用而强效颦，误事亦多。惟疫症误下之害小，伤寒误下之害大，盖以疫多火证耳。

变用承气法 《温疫论》云：人方食肉而适得病，虽下之而食不下，必加人参于下药之中，其积始行。此盖助其胃气，以敷布流行，即又可先生聪明善用大黄处也。曾见吴济享治一年高人，食牛肉胀满不消，诸药不效，先用人参六君子汤一剂，而后消而下之，即又可先生之意，将一方而为二法也。

变用白虎汤 吴又可用白虎加人参汤，与仲景法不同。仲景云，伤寒脉浮，发热无汗，其表不解者，不可与白虎汤。而《温疫论》中，有脉浮发热无汗者，与白虎加人参汤，气化津回，得汗从表达。盖伤寒之邪，自表传里而化热，其外已解，故必大烦大渴，大热大汗，脉洪大者，用白虎则金清而火退；若温邪时疫，其热自里达表，脉本但数而不浮，脉浮则其邪欲从表出，故温疫脉浮发热无汗，与白虎人参汤，反汗出而解，此亦又可善用古方处也。（《医学刍言》）

七二、吴师机《略言》（摘录）

外治之理，即内治之理，外治之药，亦即内治之药，所异者法耳。医理药性无二，而法则神奇变幻，上可以发泄造化五行之奥蕴，下亦扶危救急，层见迭出而不穷。且治在外则无禁制，无窒碍，无牵掣，无黏滞。世有博通之医，当于此见其才。

外治必如内治者，先求其本。本者何？明阴阳，识脏腑也。《灵》《素》而下，如《伤寒论》《金匮》以及诸大家所著，均不可不读，即喻嘉言、柯韵伯、王晋三诸君所阐发，俱有精思，亦不可不细释。今无名师，是即师也。通彻之后，诸书皆无形而有用。操纵变化自我，虽治在外，无殊治在内也，外治之学所以颠扑不破者此也。所以与内治并行，而能补内治之不及者此也。若不考其源流，徒恃一二相传有效之方，自矜捷径秘诀，而中无所见，设遇疑难之证，古无传方，其不坐窘者几何？或知其一，未知其二，此虽无失，而彼已阴受其损者有矣。谚云：医得头疼眼又瞎，良工要不如是也。

膏与药分为二，临证活变在此。有但用膏而不必药者；有竟用药而不必膏者；有膏与药兼用者；有膏自膏，药自药，以相反相济为用者；有膏即药，药即膏，以相佐相益为用者。古人于熬者曰膏，撮者为药，兹合之而两全；今人混言膏药，兹离之而各妙。

膏，纲也。药，目也。膏判上中下三焦，五脏六腑，表里寒热虚实，以提其纲。药随膏而条分缕析，以为之目。膏有上焦心肺之膏，有中焦脾胃之膏，有下焦肝肾之膏。有专主一脏之膏，脏有清有温。有专主一腑之膏，腑有通有涩。又有通治三焦，通治五脏，通治六腑之膏。又有表里寒热虚实分用之膏，互用之膏，兼用之膏。药则或糁膏内，或敷膏外；或先膏而用洗擦；或后膏而用熏熨。膏以帅药，药以助膏。景嵩厓谓，观大易阴阳消长，可知内治之理。愚谓观一部《周礼》，六官分职，陈殷置辅，敷布精密，水泄不漏，可为用膏用药之法，读书人当识此意。

膏方取法不外于汤丸，凡汤丸之有效者皆可熬膏，不仅香苏、神术、黄连解毒、木香导滞、竹沥化痰，以及理中、建中、调胃、平胃、六君、六味、养心、归脾、补中益气等为常用之方也。或谓用汤丸熬膏，何不内服？不知吾惟不敢为内服，故用膏耳。自来相戒，误人非必毒药也，所见不真，桂枝下咽，承气入胃，并可以毙。即一味麻黄，一味黄连，一味白术，一味熟地，用不得当，贻害无穷。愚者自是而不知其非，旁观皆窃笑之，明者心知之而不肯自言，未尝不愧且悔也。然焉能吐而出之乎？或又云：良工可不患此。亦思良工古今有几，且良工亦不废外治。昔叶天士用平胃散炒熨治痢，用常山饮炒嗅治疟，变汤剂为外治，实开后人无限法门。吾之用膏，即本于此。使必内服而后可，无论妄为下药，药适加病，倘遇不肯服药之人，不能服药之证，而其情其理，万万不忍坐视者，又将何法以处之？

膏可统治百病，人皆讥之，且举名贤论紫金锭统治百病之非为证，不知此亦偏见耳。药不止走一经治一证，汇而集之，其统治也固宜。如冲和汤为太阳解表之方，而春可治温，夏可治热，秋可治湿，以治杂证亦有神也。通圣散为双解表里之方，而兼治风、热、燥三证。五积散为内伤外感之方，然内而脏腑，外而皮毛经络，上而头项，下而腰脚，妇人调经，无不可用。又，丹溪治痛风，有上中下寒湿食血痰统治方。东垣中满分消丸，合二陈、平胃、泻心、四苓、六君而为一方；麻黄白术散治风火湿热郁而为病，而表里寒热补泻之药咸备；越鞠治气合痰血食湿热，变之而为薛己八味逍遥，加之而为《养生》六郁解毒。高鼓峰治血，以一方统七情饥饱劳役等因，胡念斋深服之，陈修园复赏之。他如三和汤、三一承气、三一肾气、六一顺气之类，古方如此者不胜枚举。膏药本其意而更推之扩之，虽治百病何难？要之，人病不外气滞血凝，及阴有寒湿，阳有燥热而已。观病机十九条，文曰皆属，皆即统也。病可统而药不可统乎？知其要者，一言而终。制膏药者，亦在乎能握其要而已。满屋散钱，以一线贯串百钱可，即千钱万钱亦无不可，是所谓握其要也。一副牙牌，不过单双配合，而千变万化，用无穷尽，是亦所谓握其要也。握要之道，一通字该之，理通则治自通矣，然通须虚心读书。

外治药中多奇方，学识未到，断不能悟，或少见多怪，反訾古人为非，则大不可。吾谓医之所患在无法耳，既有其法，可不执一。如一证中古有洗法、熏法，我即可以药洗之、熏之；有盦法、擦法、熨法，我即可以药盦之、擦之、熨之。原方可用则用，不可用则选他方，或制新方用之。张元素云：古方今病不相能。许学士云：用其法不用其方。非独时异势殊，证多变迁，方未可拘泥，亦恐后人不识前人，妄加訾议，而教人以圆而用之之法也，所谓善于师古者此也。

膏中用药味，必得通经走络，开窍透骨，拔病外出之品为引，如姜、葱、韭、蒜、白芥子、花椒，以及槐、柳、桑、桃、蓖麻子、凤仙草、轻粉、山甲之类，要不可少，不独冰、麝也。补药必用血肉之物，则与人有益，如羊肉汤、猪肾丸、乌骨鸡丸、鳖甲煎、鲫鱼膏之类，可以做加，若紫河车则断不可用，或用牛胞衣代之，其力尤大，此补中第一药也。须知外治者，气血流通即是补，不药补亦可。

膏中用药味，必得气味俱厚者，方能得力。虽苍术、半夏之燥，入油则润；甘遂、牵牛、巴豆、草乌、南星、木鳖之毒，入油则化，并无碍。又炒用蒸用，皆不如生用；勉强凑用，不如竟换用。统领健儿，斩关夺门，擒贼歼魁，此兵家之所以制胜也，膏药似之。若以今医所处和平轻淡之剂相绳，则见者惊走矣。

膏药热者易效，凉者次之，热性急而凉性缓也。攻者易效，补者次之，攻力猛而补力宽也。然大热之证，受之以凉，其气即爽；极虚之证，受之以补，其神即安，只在对证耳。若夫热证亦可以用热者，一则得热则行也；一则以热引热，使热外出也，即从治之法也。虚证亦可以用攻者，有病当先去，不可以养患也。且以气相感，虚人亦能胜，无虚虚之祸也，此又在临证之斟酌而变通也。

古汤头治一证，往往有寒热并用者，有消补兼行者，膏药何独不然？《精要》有贴温膏，敷凉药之说，足为用膏药者之一诀，推之亦可贴补膏敷消药也，此即扶正以逐邪之义也。若治两证，则寒热消补虽同用，而上不犯下，下不犯上，中不犯上下，更无顾忌。仲景《伤寒论》有火熏令其汗，冷水噀之，赤豆纳鼻，猪胆汁、蜜煎导法，皆外治也。汗下之法具矣，用之失宜，非法之咎也。后贤于痞气结胸，又有畲法、熨法，是病发于阴而误治者，与病发于阳而误治者皆有法也。至于无阳者宜蒸，脏结者宜灸，于无法之中更出一法，至周且详矣。而特以才高识妙，不必专主外治，故外治方不若内治之备，然博采诸书，未始不粗有其规模。或谓温病断不能用外治，吾谓温病治法皆从伤寒推出，能者特于源流辨之分明耳。如吴鞠通《温病条辨》，大旨在手太阴足太阳，伤阳伤阴上认得清，至所用泻心、白虎等法，岂能外于伤寒？而伤寒外治，于热邪传里，有黄连水洗胸法，皮硝水揭胸法，芫花水拍胸法，石膏和雪水敷胸法，老蚓和盐捣敷胸法，发斑有胆汁、青黛水、升麻水扫法，吐衄有井水噀法、搭法，蓄血有苏叶汤摩法，通有犀角地黄熬贴法，其余伤寒兼证变证，无不各有外治法。凡热病应用之药，伤寒皆有之，即伤寒所未有，不难以伤寒之所有者比类求之。然则，以外治法治温病，即可从外治伤寒之法推之而已。或又谓温病传变至速，非膏药所及，不知汤丸不能一日数服，而膏药可一日数易，只在用者之心灵手敏耳。惟是法由我造，不能为捡方治病者道也。破习见而化拘牵，是所望于聪明理达者。（《理瀹骈文》）

七三、唐宗海《阴阳水火气血论》

人之一身，不外阴阳。而阴阳二字，即是水火。水火二字，即是气血。水即化气，火即化血。何以言水即化气哉？气著于物，复还为水，是明验也。盖人身之气，生于脐下丹田气海之中。脐下者肾与膀胱，水所归宿之地也。此水不自化为气，又赖鼻间吸收天阳，从肺管引心火下入于脐之下，蒸其水使化为气。如《易》之坎卦，一阳生于水中，而为生气之根，气既生，则随太阳经脉为布护于外，是为卫气。上交于肺，是为呼吸。五脏六腑，息以相吹，止此一气而已。然气生于水，即能化水。水化于气，亦能病气。气之所至，水亦无不至焉。故太阳之气，达于皮毛则为汗，气挟水阴而行于外者也。太阳之气，上输于肺，膀胱肾中之水阴，即随气升腾而为津液，是气载水阴而行于上者也。气化于下，则水道通而为溺，是气行水亦行也。设水停不化，外则太阳之气不达，而汗不得出；内则津液不生，痰饮交动，此病水而即病气矣。又有肺之制节不行，气不得降，因而癃闭滑数；以及肾中阳气不能镇水，为饮为泻，不一而足，此病气即病水矣。总之，气与水本属一家，治气即是治水，治水即是治气。是以人参补气，以其生于北方水中之阳，甘寒滋润，大生津液，津液充足而肺金濡润，肺主气，其叶下垂以纳气，得人参甘寒之阴，内具阳性，为生气化水之良品，故气得所补益焉。即如小柴胡，仲景自注云：上焦得通，津液得下，胃气因和。是通津液，即是和胃气。盖津液足，则胃上输肺，肺得润养，其叶下垂，津液又随之而下，如雨露之降，五脏戴泽，莫不顺利，而浊阴全消，亢阳不作，肺之所以制节五脏者如此。设水阴不足，津液枯竭，上则痿咳，无水以济之也；下则闭结，制节不达于下也；外则蒸热，水阴不能濡于肌肤也。凡此之证，皆以生水为治法，故清燥救肺汤生津以补肺气，猪苓汤润利以除痰气，都气丸补水以益肾气。即如发汗，所以调卫气也，而亦戒火攻以伤水阴，故用白芍之滋阴以启汗源，用花粉之生津以救汗液。即此观之，可知滋水即是补气。然补中益气汤、六君子、肾气丸，是皆补气之方也，何以绝不滋水哉？盖无形之水阴，生于下而济于上，所以奉养是气者也，此水则宜滋。有形之水质，入于口而化于下，所以传导是气者也，此水则宜泻。若水质一停，则气便阻滞，故补中汤用陈、术以制水；六君子用苓、半以利水；肾气丸亦用利水之药以佐桂、附，桂、附以气药化水，苓、泽即以利水之药以化气；真武汤尤以术、苓利水为主，此治水之邪，即以治气；与滋水之阴，即以补气者，固并行而不悖也。且水邪不去，则水阴亦不能生，故五苓散去水邪，而即能散津止渴，并能发汗退热，以水邪去，则水阴布故也。然水阴不滋，则水邪亦不能去，故小柴胡通达津液，而即能下调水道。总见水行则气行，水止则气止，能知此者，乃可与言调气矣。

何以言火即化血哉？血色，火赤之色也。火者心之所主，化生血液，以濡周身。火为阳，而生血之阴，即赖阴血以养火。故火不上炎，而血液下注，内藏于肝，寄居血海，由冲、任、带三脉行达周身，以温养肢体，男子则血之转输无从觇验，女子则血之转输，月事时下。血下注于血海之中，心火随之下济，故血盛而火不亢烈，是以男子无病，而女子受胎也。如或血虚，则肝失所藏，木旺而愈动火，心失所养，火旺而益伤血，是血病即火病矣。治法宜大补其血，归、地是也。然血由火生，补血而不清火，则火终亢而不能生血，故滋血必用清火诸药，四物汤所以用白芍，天王补心丹所以用二冬，归脾汤所以用枣仁，仲景炙甘草汤所以用二冬、阿胶，皆是清火之法。至于六黄汤、四生丸，则又以大泻火热为主。是火化太过，反失其化，抑之即以培之，清火即是补血？又有火化不及，而血不能生者，仲景炙甘草汤，所以有桂枝以宣心火；人参养荣汤，所以用远志、肉桂以补心火，皆是补火生血之法。其有血寒血痹者，则用桂枝、细辛、艾叶、干姜等，禀受火气之药，以温达之，则知治火即是治血。血与火原一家，知此乃可与言调血矣。

夫水火气血，固是对手，然亦互相维系。故水病则累血，血病则累气，气分之水阴不足，则阳气乘阴而干血，阴分之血液不足，则津液不下而病气。故汗出过多则伤血，下后亡津液则伤血，热结膀胱则下血，是水病而累血也。吐血咳血，必兼痰饮；血虚则精竭水结，痰凝不散；失血家往往水肿；瘀血化水，亦发水肿；是血病而兼水也。盖在下焦，则血海膀胱，同居一地；在上焦，则肺主水道，心主血脉，又并域而居。在躯壳外，则汗出皮毛，血循经脉，亦相依而行，一阴一阳，互相维系，而况运血者即是气，守气者即是血。气为阳，气盛即为火盛；血为阴，血虚即是水虚，一而二，二而一者也。人必深明此理，而后治血理气，调阴和阳，可以左右逢源。又曰：血生于心火，而下藏于肝，气生于肾水；而上主于肺。其间运上下者，脾也。水火二脏，皆系先天。人之初胎，以先天生后天；人之既育，以后天生先天，故水火两脏，全赖于脾。食气入胃，脾经化汁，上奉心火，心火得之，变化而赤，是之谓血。故治血者，必治脾为主，仲景炙甘草汤，皆是此义。以及大黄下血，亦因大黄秉土之色，而大泄地道故也。地黄生血，亦因地黄秉土之润，而大滋脾燥故也。其余参、芪运血统血，皆是补脾。可知治血者，必以脾为主，乃为有要，至于治气，亦宜以脾为主，气虽生于肾中，然食气入胃，脾经化水，下输于肾，肾之阳气，乃从水中蒸腾而上，清气升而津液四布，浊气降而水道下行，水道下行者，犹地有江河，以流其恶也；津液上升者，犹土膏脉动，而雨露升也。故治气者必治脾为主，六君子汤和脾利水以调气，真武汤扶脾镇水以生气，十枣、陷胸等汤攻脾夺水以通气，此去水邪以补气之法也。又有水津不灌，壮火食气，则用人参滋脾以益气，花粉清脾以和气，凡治气者，亦必知以脾为主，而后有得也。李东垣治病，以气为主，故专主脾胃，然用药偏于刚燥，不知脾不制水固宜燥，脾不生津则宜滋，气分不可留水邪，气分亦不可无水津也。朱丹溪治病以血为主，故用药偏于寒凉，不知病在火脏宜寒凉，病在土脏宜甘缓也。此论不专为失血立说，然治血者，必先知之，而后于调气和血，无差爽云。(《血证论》卷一)

七四、唐宗海《脏腑病机论》

脏腑各有主气，各有经脉，各有部分，故其主病，亦各有见证之不同。有一脏为病，而不兼别脏之病者，单治一脏而愈；有一脏为病，而兼别脏之病者，兼治别脏而愈。业医不知脏腑，则病原莫辨，用药无方，乌睹其能治病哉？吾故将脏腑大旨，论列于后，庶几于病证药方，得其门径云。

心者，君主之官，神明出焉。盖心为火脏，烛照事物，故司神明。神有名而无物，即心中之火气也。然此气非虚悬无着，切而指之，乃心中一点血液，湛然朗润，以含此气，故其气时有精光发见，即为神明。心之能事，又主生血，而心窍中数点血液，则又血中之最精微者，乃生血之源泉，亦出神之渊海。血虚则神不安而怔忡，有瘀血亦怔忡；火扰其血则懊憹，神不清明，则虚烦不眠，动悸惊惕；水饮克火，心亦动悸；血攻心则昏迷，痛欲死；痰入心则癫；火乱心则狂。与小肠相为表里，遗热于小肠，则小便赤涩；火不下交于肾，则神浮梦遗。心之脉上夹咽喉，络于舌本，实火上壅为喉痹；虚火上升，则舌强不能言。分部于胸前，火结则为结胸，为痞，为火痛；火不宣发则为胸痹。心之积曰伏梁，在心下大如臂，病在脐上有动气。此心经主病之大旨也。

包络者，心之外卫。心为君主之官，包络即为臣，故心称君火；包络称相火，相心经宣布火化，凡心之能事，皆包络为之，见证治法，亦如心脏。

肝为风木之脏，胆寄其间。胆为相火，木生火也。肝主藏血，血生于心，下行胞中，是为血海。凡周身之血，总视血海为治乱，血海不扰，则周身之血，无不随之而安，肝经主其部分，故肝主藏血焉。至其所以能藏之故，则以肝属木，木气冲和条达，不致遏郁，则血脉得畅。设木郁为火，则血不和；火发为怒，则血横决，吐血错经，血痛诸证作焉。怒火甚则狂；火太甚则颊肿面青，目赤头痛；木火克土，则口燥泄痢，饥不能食，回食逆满，皆系木郁为火之见证也。若木挟水邪上攻，又为子借母势，肆虐脾经，痰饮泄泻，呕吐头痛之病又作矣。木之性主于疏泄，食气入胃，全赖肝木之气以疏泄之，而水谷乃化。设肝之清阳不升，则不能疏泄水谷，渗泻中满之证，在所不免。肝之清阳，即魂气也，故又主藏魂。血不养肝，火扰其魂，则梦遗不寐。肝又主筋，癥瘕囊缩，皆属肝病。分部于季胁少腹之间，凡季胁少腹疝痛，皆责于肝。其经名为厥阴，谓阴之尽也。阴极则变阳，故病至此，厥深热亦深，厥微热亦微，血分不和，尤多寒热并见。与少阳相表里，故肝病及胆，亦能吐酸呕苦，耳聋目眩。于位居左，多病左胁痛，又左胁有动气。肝之主病，大略如此。

胆与肝连，司相火，胆汁味苦，即火味也。相火之宣布在三焦，而寄居则在胆腑，胆火不旺，则虚怯惊悸；胆火太亢，则口苦呕逆，目眩耳聋，其经绕耳故也。界居身侧，风火交煽，则身不可转侧，手足抽掣。以表言里，则少阳之气，内行三焦，外行腠理，为荣卫之枢机。逆其枢机，则呕吐胸满，邪客腠理，入与阴争，则热；出与阳争，则寒，故疟疾少阳主之。虚劳骨蒸，亦属少阳，以营卫腠理之间不和，而相火炽甚故也。相火挟痰，则为癫痫；相火不戢，则肝魂亦不宁，故烦梦遗精。且胆中相火，如不亢烈，则为清阳之木气，上升于胃，胃土得其疏达，故水谷化；亢烈则清阳遏郁，脾胃不和。胸胁之间骨尽处，乃少阳之分，病则其分多痛。经行身之侧，痛则不利屈伸。此胆经主病之大略也。

胃者，仓廪之官，主纳水谷。胃火不足，则不思食，食入不化，良久仍然吐出。水停胸膈，寒客胃中，皆能呕吐不止。胃火炎上，则饥不能食，拒隔不纳，食入即吐，津液枯竭，则成隔食，粪如羊屎，火甚则结硬，胃家实则谵语，手足出汗，肌肉潮热，以四肢肌肉，皆中宫所主故也。其经行身之前，至面上，表证目痛鼻干，发痉不能仰，开窍于口，口干咽痛，气逆则哕。又与脾相表里，遗热于脾，则从湿化，发为黄瘅。胃实脾虚，则能食而不消化。主燥气，故病阳明，总系燥热。独水泛水结，有心下如盘等证，乃为寒病。胃之大略，其病如此。

脾称湿土，土湿则滋生万物，脾润则长养脏腑。胃土以燥纳物，脾土以湿化气。脾气不布，则胃燥而不能食，食少而不能化。譬如釜中无水，不能腐物也。故病隔食，大便难，口燥唇焦，不能生血，血虚火旺，发热盗汗。若湿气太甚，则谷亦不化，痰饮泄泻，肿胀腹痛之证作焉。湿气挟热，则发黄发痢，腹痛壮热，手足不仁，小水赤涩。脾积名曰痞气，在心下如盘，脾病则当脐有动气，居于中州，主灌四旁，外合肌肉。邪在肌肉，则手足蒸热汗出，或肌肉不仁。其体阴而其用阳，不得命门之火以生土，则土寒而不化，食少虚羸。土虚而不运，不能升达津液，以奉心化血，渗灌诸经。经云：脾统血，血之运行上下，全赖乎脾，脾阳虚则不能统血，脾阴虚又不能滋生血脉，血虚津少，则肺不得润养，是为土不生金。盖土之生金，全在津液以滋之。脾土之义，有如是者。

　　肺为乾金，象天之体，又名华盖，五脏六腑，受其复冒，凡五脏六腑之气，皆能上熏于肺以为病。故于寸口肺脉，可以诊知五脏。肺之令，主行制节，以其居高，清肃下行，天道下际而光明，故五脏六腑，皆润利而气不亢，莫不受其制节也。肺中常有津液，润养其金，故金清火伏；若津液伤，则口渴气喘，痈痿咳嗽。水源不清而小便涩；遗热大肠而大便难。金不制木，则肝火旺，火盛刑金，则蒸热，喘咳，吐血，痨瘵并作。皮毛者，肺之合也，故凡肤表受邪，皆属于肺，风寒袭之，则皮毛洒淅；客于肺中，则为肺胀，为水饮冲肺。以其为娇脏，故畏火，亦畏寒。肺开窍于鼻，主呼吸，为气之总司。盖气根于肾，乃先天水中之阳，上出鼻，肺司其出纳。肾为水，肺为天，金水相生，天水循环，肾为生水之源，肺即为制气之主也。凡气喘咳息，故皆主于肺。位在胸中，胸中痛，属于肺，主右胁，积曰息贲，病则右胁有动气。肺之为义，大率如此。

　　肾者水脏，水中含阳，化生元气，根结丹田，内主呼吸，达于膀胱，运行于外，则为卫气。此气乃水中之阳，别名之曰命火。肾水充足，则火之藏于水中者，韬光匿彩，龙雷不升，是以气足而鼻息细微。若水虚，则火不归元，喘促虚痨，诸证并作。咽痛声哑，心肾不交，遗精失血，肿满咳逆，痰喘盗汗。如阳气不足者，则水泛为痰，凌心冲肺，发为水肿，腹痛奔豚，下利厥冷，亡阳大汗，元气暴脱。肾又为先天，主藏精气，女子主天癸，男子主精，水足则精血多，水虚则精血竭。于体主骨，骨痿故属于肾。肾病者，脐下有动气。肾上交于心，则水火既济，不交则火愈亢。位在腰，主腰痛；开窍于耳，故虚则耳鸣耳聋。瞳人属肾，虚则神水散缩，或发内障。虚阳上泛，为咽痛颊赤；阴虚不能化水，则小便不利；阳虚不能化水，小便亦不利也。肾之病机，有如此者。

膀胱者，贮小便之器，经谓州都之官，津液藏焉，气化则能出矣。此指汗出，非指小便。小便虽出于膀胱，而实则肺为水之上源，上源清则下源自清；脾为水之堤防，堤防利则水道利。肾又为水之主，肾气行，则水行也。经所谓气化则能出者，谓膀胱之气，载津液上行外达，出而为汗，则有云行雨施之象，故膀胱称为太阳经，谓水中之阳，达于外以为卫气，乃阳之最大者也。外感则伤其卫阳，发热恶寒。其经行身之背，上头项，故头项痛、背痛、角弓反张，皆是太阳经病。皮毛与肺合，肺又为水源，故发汗须治肺，利水亦须治肺，水天一气之义也。位居下部，与胞相连，故血结亦病水，水结亦病血。膀胱之为病，其略有如此。

三焦，古作膲，即人身上下内外相联之油膜也。唐宋人不知焦形，以为有名而无象，不知《内经》明言焦理纵者，焦理横者，焦有文理，岂得谓其无象。西洋医书，斥中国不知人有连网，言人饮水入胃，即渗出走连网而下，以渗至膀胱，膀胱上口，即在连网中也。中国《医林改错》一书，亦言水走网油而入膀胱。观剖牲畜，其网油中有水铃铛，正是水过其处，而未入膀胱者也。此说近出，力斥旧说之谬，而不知唐宋后，古膲作焦，不知膜油即是三焦，是以致谬。然《内经》明言三焦者，决渎之官，水道出焉，与西洋医法，《医林改错》正合，古之圣人，何尝不知连网膜膈也哉。按两肾中一条油膜，为命门，即是三焦之源，上连肝气胆气，及胸膈而上入心，为包络，下连小肠大肠，前连膀胱，下焦夹室，即血室气海也。循腔子为肉皮，透肉外出，为包裹周身之白膜，皆是三焦所司。白膜为腠理，三焦气行腠理，故有寒热之证，命门相火布于三焦，火化而上行为气，火衰则元气虚，火逆则元气损，水化而下行为溺，水溢则肿，结则淋。连肝胆之气，故多挟木火，与肾、心包相通，故原委多在两处，与膀胱一阴一阳，皆属肾之腑也，其主病可知矣。

小肠者，受盛之官，变化出焉。上接胃腑，下接大肠，与心为表里，遗热则小水不清；与脾相连属，土虚则水谷不化。其部分，上与胃接，故小肠燥屎，多借胃药治之；下与肝相近，故小肠气痛，多借肝药治之。

大肠司燥金，喜润而恶燥，寒则滑脱，热则秘结，泄痢后重，痔漏下血。

与肺相表里，故病多以治肺之法以治之，与胃同是阳明之经，故又多借治胃之法以治之。

以上条列，皆脏腑之性情部位，各有不同，而主病亦异，治杂病者宜知之，治血证者亦宜知之，临证处方，分经用药，斯不致南辕北辙耳。(《血证论》卷一)